U0188951

THE MASSACHUSETTS EYE AND EAR INFIRMARY

ILLUSTRATED MANUAL OF

5TH EDITION

原书第5版

OPHTHALMOLOGY

原著 [美] Neil J. Friedman　　[美] Peter K. Kaiser　　合著 [美] Roberto Pineda Ⅱ

麻省眼科学

主译　姚　克

中国科学技术出版社

·北 京·

图书在版编目（CIP）数据

麻省眼科学 : 原书第 5 版 / (美) 尼尔·丁·弗里德曼 (Neil J. Friedman) , (美) 彼得·K. 凯泽 (Peter K. Kaiser) 原著 ; 姚克主译 . — 北京 : 中国科学技术出版社 , 2024.3

书名原文 : The Massachusetts Eye and Ear Infirmary Illustrated Manual of Ophthalmology，5E

ISBN 978-7-5236-0551-6

Ⅰ.①麻… Ⅱ.①尼… ②彼… ③姚… Ⅲ.①眼科学—图解 Ⅳ.① R77-64

中国国家版本馆 CIP 数据核字 (2024) 第 044591 号

著作权合同登记号 : 01-2023-6059

策划编辑	孙　超　焦健姿
责任编辑	孙　超
文字编辑	陈　雪
装帧设计	佳木水轩
责任印制	李晓霖

出　　版	中国科学技术出版社
发　　行	中国科学技术出版社有限公司发行部
地　　址	北京市海淀区中关村南大街 16 号
邮　　编	100081
发行电话	010-62173865
传　　真	010-62179148
网　　址	http://www.cspbooks.com.cn

开　　本	787mm×1092mm　1/16
字　　数	742 千字
印　　张	41.5
版　　次	2024 年 3 月第 1 版
印　　次	2024 年 3 月第 1 次印刷
印　　刷	北京盛通印刷股份有限公司
书　　号	ISBN 978-7-5236-0551-6/R·3202
定　　价	428.00 元

Elsevier (Singapore) Pte Ltd.

3 Killiney Road, #08−01 Winsland House I, Singapore 239519

Tel: (65) 6349−0200; Fax: (65) 6733−1817

译者名单

主　　译　姚　克

译　　者　（以姓氏汉语拼音为序）

陈　敏　　陈雪萍　　方肖云　　冯　蕾　　顾钰香

韩　伟　　何笑英　　晋秀明　　克维沙尔　李谨予

李雨航　　刘　彤　　刘　鑫　　马　健　　牟玉杰

倪海龙　　平熹源　　秦齐雨　　秦祯蔚　　沈俊慧

苏志涛　　孙朝晖　　孙传宾　　汤霞靖　　童浩海

万萧捷　　王春阳　　王静怡　　王　凯　　王凯军

王　宁　　王　昕　　王　瑶　　吴　炜　　吴星镝

吴雅颖　　徐铭煜　　徐　雯　　许　哲　　杨　硕

叶　娟　　叶盼盼　　叶子繁　　尹厚发　　尹金福

宥永胜　　于晓宁　　余乃吉　　鱼音慧　　张　丽

张　琪　　张一栋　　张　玉　　钟乐扬　　朱奕睿

学术秘书　刘　鑫

内容提要

本书引进自 Elsevier 出版社，由哈佛大学医学院附属麻省眼耳医院组织编写，是眼科学界经典图书之一，自第 1 版更新至第 5 版历经 20 余年。书中内容丰富，不仅包括眼表疾病、视神经及眼部血管病变、眼底病变及眼外伤的诊断及治疗，还包括视光学知识及眼部解剖等。全书配有 700 余张高清图片，图文并茂地展示了眼部手术要点及多种疾病光学相干断层扫描、视神经血流检测、视野检查等眼科检查的典型特征，有助于读者理解和掌握相关知识。本书可供眼科及相关专业医生和医学生参考阅读。

主译简介

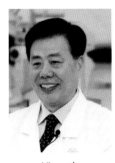

姚 克

教授，博士生导师，国际眼科科学院院士，浙江大学眼科医院院长，浙江大学医学院附属第二医院眼科中心主任，国际眼科理事会常务理事，亚太白内障及屈光手术医师学会主席，中华医学会常务理事，中华医学会眼科学分会主任委员，浙江省科学技术协会名誉主席，浙江省医学会会长，《中华眼科杂志》主编，*Advances in Ophthalmology Practice and Research* 主编。

原书编著者名单

原 著

Neil J. Friedman, MD
Adjunct Clinical Professor
Department of Ophthalmology
Stanford University School of Medicine
Stanford, CA, USA
Partner
Mid-Peninsula Ophthalmology Medical Group
Menlo Park, CA, USA

Peter K. Kaiser, MD
Chaney Family Endowed Chair in
 Ophthalmology Research
Professor of Ophthalmology
Cleveland Clinic Lerner College of Medicine
Cole Eye Institute
Cleveland, OH, USA

合 著

Roberto Pineda II
Thomas Y. and Clara W. Butler Chair in
 Ophthalmology
Associate Professor of Ophthalmology

Harvard Medical School
Cornea and Refractive Surgery Service
Massachusetts Eye and Ear Infirmary
Boston, MA, USA

参编者[①]

Daniel Youngjun Choi, MD
Partner, Central Valley Eye Medical Group
Stockton, CA, USA

Yaping Joyce Liao, MD, PhD
Associate Professor
Director, Neuro-Ophthalmology
Department of Ophthalmology and Department of
 Neurology
Stanford University School of Medicine
Palo Alto, CA, USA

---

① 非常感谢这些同事的贡献，他们帮助审查和编写了书中的各个章节。

原书序

眼科学是一门视觉科学，带有插图的参考书对专业学习非常重要。在 Friedman 教授、Kaiser 教授和 Pineda 教授等眼科专家领衔编写的前 4 版基础上，全新第 5 版不仅延续了简洁精美的版式风格，还进一步丰富了图书内容，提高了对临床眼科工作者的实用价值。

基于眼科学领域的新进展，全新第 5 版对各章进行了大量更新，内容涵盖了感染性葡萄膜炎、角膜缘干细胞缺乏症、移植物抗宿主病、神经营养性角膜炎、遗传性色盲及屈光手术操作等新诊断、新图像、新治疗方面的内容。全新版本将继续强调先进影像技术的重要性，包括光学相干断层扫描、广角血管造影、广角眼底照相等对临床眼科医生具有较高教学及临床参考价值的内容。

本书的所有编者均在哈佛大学医学院接受过本科、研究生学习或初级医师和（或）中级医师培训，书中的知识内容传承了哈佛大学医学院最优秀的教学模式。在基础研究、转化和临床研究逐步推动临床发展的背景下，把研究进展融入不同年资眼科医师的培养非常关键。感谢所有作者在这部经典图书的出版和再版中所做出的巨大贡献。

Joan W. Miller, MD
Chief of Ophthalmology,
Massachusetts Eye and Ear and Massachusetts General Hospital
David Glendenning Cogan Professor of Ophthalmology and Chair,
Harvard Medical School
Boston, MA, USA

译者前言

哈佛大学医学院附属麻省眼耳医院作为全美排名前五的著名专科医院，拥有丰富的临床诊疗经验和许多优秀的医学专家。如今 *The Massachusetts Eye and Ear Infirmary Illustrated Manual of Ophthalmology* 一书已更新至第 5 版，秉承着严谨和创新的理念陪伴了一批又一批读者。全新第 5 版在此前版本的基础上，更新了大量珍贵的眼科疾病诊疗图片、研究成果和专家共识，使读者能够更加便捷和准确地掌握眼科疾病的诊断和治疗方法，为临床眼科工作提供了极大的帮助。

本书具有三大特点，其一是内容全面丰富，不仅涵盖了眼科常见疾病的海量知识，还对复杂疑难病症进行了详细介绍，并且在相应章节中对外伤性和先天性眼病的临床诊疗进行了深入阐释；其二是简洁精练，作为眼科医生的案头常备工具书，书中对每种疾病的临床特征用简明扼要的语言进行了描述，并通过精美的表格和图片进一步简化文字陈述，辅助阅读；其三也是本书最大的特点，即收录的图片全面且准确，书中几乎所有病例的诊断与讨论分析中都附有图片及相应说明，内容相当丰富，不仅包括各种疾病患者的症状和体征，还有很多疾病机制及查体技巧，使本书的实用性大幅提升。

本书是一部专业、全面、实用的临床眼科学参考书，适合眼科专业医生、医学生及与眼科医疗工作相关的其他人员参考阅读。

为翻译这部经典著作，翻译团队的成员投入了大量时间和精力。经过反复讨论和推敲，终于圆满完成了本书的翻译工作，通过在翻译过程中的学习和历练，各位成员也拓展了自身知识并提高了专业水平。中文译本尽量准确地还原了原著的精髓和风格，希望为这部经典著作的进一步推广及广大读者更便捷地获取专业知识略尽绵薄力量。

浙江大学医学院附属第二医院眼科中心主任
浙江大学眼科医院院长

原书前言

从本书第 1 版问世至今已更新至第 5 版，我们为这部著作的编写及修订更新付出了 20 余年的努力。我们非常激动地与大家一起见证全新第 5 版的问世。我们的初衷不变，仍旧希望编写一部内容涵盖各类眼科疾病的参考书，并以一种便于阅读的形式呈现给读者。从第 2 版开始，每一版都在上一版的基础上结合眼科学的发展进行了大量修订。我们相信全新第 5 版将延续本书高品质的特色。

书中多个章节补充了新的知识和图片，并结合当下最新的诊疗思路对大量评估和临床处置的相关内容进行了全新修改。数十名青年医师和高年资医师参与了本书的审校，并提出了宝贵意见，目的是使本书更加适合各阶段的眼科医生。新增图片包括临床病例照片、影像学表现（如荧光素血管造影、光学相干断层扫描、眼底自发荧光），并进行了一些图片更新。

此外，第 5 版还纳入了多种专业名词的全新分类体系，以及新的流行病学数据。

我们相信全新第 5 版能够在原有版本的基础上有所突破，结合专业领域中重要的新知识和前沿的新变化，获得广大读者的喜爱。

Neil J. Friedman, MD
Peter K. Kaiser, MD
Roberto Pineda Ⅱ, MD

致 谢

本书的出版离不开众人的帮助。我们非常感谢参与本书编写工作的各位医学专家、医学科研人员及其他工作人员，他们来自 Bascom Palmer 眼科研究所、Cole 眼科研究所、Cullen 眼科研究所、麻省眼耳医院、纽约眼耳医院、斯坦福大学，他们给予了大量的教学指导和支持。我们由衷感谢为本书提供有价值的建议及修改意见的所有人。

此外，我们要对 Elsevier 出版社的工作人员表示感谢，包括 Russell Gabbedy、Kayla Wolfe、Nani Clansey、Radjan Selvanadin 及他们的同事，感谢大家给予我们图书出版方面的专业帮助和为本书顺利出版所做的贡献。

我们还要感谢 Tami Fecko、Nicole Brugnoni、Anne Pinter、Shawn Perry、Louise Carr-Holden、Ditte Hesse、Kit Johnson、Bob Masini、Audrey Melacan、Jim Shigley、Huynh Van 及他们的同事为本书提供了丰富精美的图片，使本书与其他同类参考书相比具有明显优势。同时，感谢多位临床医生为本书提供了大量不同眼科疾病的宝贵病例资料。

最后，要感谢我们的家人，他们是 Mae、Jake、Alan、Diane、Peter（PJ）、Stephanie、Dawn、Peter、Anafu、Christine、Roberto、Anne、Gabriela 和 Nicole，感谢他们的爱和支持！

Neil J. Friedman, MD

Peter K. Kaiser, MD

Roberto Pineda Ⅱ, MD

其他贡献者

以下内容转载自 Friedman 和 Kaiser 编写的 *Essentials of Ophthalmology*（Saunders 出版社，2007）：图 2-3，图 2-15，图 2-22，图 4-1，图 4-2，图 4-31，图 4-45，图 7-9，图 7-20，图 7-21，图 10-144，图 11-30，图 12-19，附图 A-7，附图 A-10，附图 A-19，附图 A-20，附图 A-23，附图 A-27，附图 A-28，附图 A-30，附图 A-31，附图 A-32，附图 A-43，附表 A-2，附表 A-3。

以下内容转载自 Friedman、Kaiser、Trattler 编写的 *Review of Ophthalmology*（Saunders 出版社，2007）：图 2-25，图 2-26，图 7-1，图 7-6，附图 A-14，附图 A-16，附图 A-17，附图 A-21，附图 A-29。

以下内容由 Bascom Palmer 眼科研究所提供：图 3-10，图 4-3，图 4-43，图 4-53，图 4-66，图 5-8，图 5-13，图 5-26，图 5-34，图 5-40，图 5-47，图 5-64，图 5-65，图 5-71，图 5-76，图 5-78，图 5-87，图 6-10，图 6-11，图 6-12，图 7-8，图 7-14，图 7-22，图 7-23，图 8-6，图 8-37，图 8-39，图 8-41，图 9-7，图 10-1，图 10-7，图 10-8，图 10-13，图 10-32，图 10-34，图 10-41，图 10-42，图 10-43，图 10-47，图 10-56，图 10-57，图 10-64，图 10-66，图 10-96，图 10-99，图 10-100，图 10-110，图 10-117，图 10-134，图 10-148，图 10-149，图 10-152，图 10-153，图 10-154，图 10-155，图 10-163，图 10-169，图 10-204，图 10-205，图 10-208，图 10-210，图 10-222，图 10-223，图 10-237，图 10-239，图 10-244，图 10-246，图 10-247，图 10-248，图 10-251，图 10-260，图 10-262，图 10-263，图 10-264，图 10-265，图 10-266，图 10-267，图 10-272，图 10-273，图 10-274，图 10-276，图 10-277，图 11-15，图 11-18，图 11-21。

以下内容由 Cole 眼科研究所提供：图 1-3，图 1-28，图 1-32，图 1-33，图 1-34，图 1-35，图 3-3，图 3-11，图 3-14，图 3-19，图 3-22，图 3-23，图 3-37，图 3-49，图 3-52，图 3-56，图 3-65，图 4-8，图 4-20，图 4-25，图 4-29，图 4-32，图 4-40，图 4-41，图 4-44，图 4-50，图 4-55，图 4-56，图 4-58，图 4-65，图 4-68，图 5-5，图 5-6，图 5-12，图 5-25，图 5-35，图 5-38，图 5-39，图 5-42，图 5-43，图 5-51，图 5-57，图 5-61，图 5-68，图 5-92，图 5-99，图 5-100，图 5-101，图 5-102，图 6-13，图 6-14，图 7-17，图 7-31，图 7-39，图 7-46，图 8-4，图 8-8，图 8-9，图 8-10，图 8-11，图 8-21，图 8-24，图 9-2，图 9-6，图 10-2，图 10-14，图 10-18，图 10-19，图 10-20，图 10-21，图 10-22，图 10-23，图 10-25，图 10-28，图 10-30，图 10-31，图 10-35，图 10-36，图 10-37，图 10-38，图 10-44，图 10-46，图 10-48，图 10-49，图 10-50，图 10-52，图 10-58，图 10-59，图 10-61，图 10-62，图 10-67，图 10-73，图 10-76，图 10-77，图 10-78，图 10-79，图 10-93，图 10-95，

图 10-97，图 10-98，图 10-102，图 10-103，图 10-105，图 10-106，图 10-108，图 10-115，图 10-121，图 10-123，图 10-124，图 10-125，图 10-131，图 10-132，图 10-135，图 10-137，图 10-138，图 10-139，图 10-140，图 10-141，图 10-145，图 10-146，图 10-147，图 10-151，图 10-157，图 10-159，图 10-160，图 10-161，图 10-162，图 10-164，图 10-165，图 10-166，图 10-167，图 10-168，图 10-171，图 10-172，图 10-174，图 10-175，图 10-179，图 10-181，图 10-182，图 10-185，图 10-188，图 10-189，图 10-190，图 10-191，图 10-192，图 10-193，图 10-194，图 10-197，图 10-198，图 10-199，图 10-200，图 10-201，图 10-202，图 10-203，图 10-207，图 10-211，图 10-214，图 10-215，图 10-217，图 10-218，图 10-219，图 10-220，图 10-221，图 10-226，图 10-227，图 10-228，图 10-230，图 10-231，图 10-232，图 10-236，图 10-241，图 10-249，图 10-254，图 10-257，图 10-258，图 10-261，图 10-269，图 10-270，图 10-271，图 10-275，图 11-1，图 11-2，图 11-3，图 11-4，图 11-12，图 11-16，图 11-17，图 11-23，图 11-24，图 11-34，图 11-37，图 12-5，图 12-9，图 12-12，图 12-13，图 12-14。

以下内容由麻省眼耳医院提供：图 1-2，图 1-8，图 1-10，图 1-11，图 1-12，图 1-13，图 1-14，图 1-15，图 1-16，图 1-21，图 1-29，图 1-36，图 2-1，图 2-2，图 2-4，图 2-7，图 2-10，图 2-11，图 2-12，图 2-20，图 2-23，图 2-24，图 3-5，图 3-8，图 3-12，图 3-13，图 3-17，图 3-20，图 3-21，图 3-24，图 3-29，图 3-41，图 3-47，图 3-48，图 3-57，图 3-63，图 3-64，图 3-68，图 4-4，图 4-5，图 4-6，图 4-9，图 4-12，图 4-13，图 4-15，图 4-16，图 4-17，图 4-18，图 4-19，图 4-26，图 4-27，图 4-30，图 4-33，图 4-34，图 4-37，图 4-38，图 4-39，图 4-49，图 4-51，图 4-52，图 4-57，图 4-59，图 4-61，图 4-62，图 4-63，图 5-2，图 5-7，图 5-15，图 5-16，图 5-17，图 5-18，图 5-21，图 5-22，图 5-23，图 5-29，图 5-30，图 5-36，图 5-37，图 5-41，图 5-44，图 5-45，图 5-52，图 5-55，图 5-56，图 5-60，图 5-62，图 5-72，图 5-74，图 5-75，图 5-78，图 5-88，图 5-89，图 5-93，图 6-1，图 6-2，图 6-5，图 6-8，图 6-15，图 7-2，图 7-4，图 7-7，图 7-10，图 7-12，图 7-16，图 7-24，图 7-27，图 7-29，图 7-30，图 7-33，图 7-36，图 7-37，图 7-38，图 7-40，图 7-42，图 7-43，图 7-44，图 7-45，图 7-48，图 8-1，图 8-3，图 8-5，图 8-7，图 8-12，图 8-13，图 8-15，图 8-16，图 8-17，图 8-18，图 8-22，图 8-23，图 8-27，图 8-40，图 8-42，图 8-45，图 9-1，图 9-3，图 10-29，图 10-45，图 10-65，图 10-68，图 10-69，图 10-71，图 10-116，图 10-127，图 10-128，图 10-129，图 10-130，图 10-142，图 10-150，图 10-158，图 10-170，图 10-173，图 10-178，图 10-179，图 10-180，图 10-184，图 10-196，图 10-206，图 10-209，图 10-225，图 10-229，图 10-238，图 10-240，图 10-242，图 10-243，图 10-245，图 10-250，图 11-5，图 11-6，图 11-7，图 11-10，图 11-13，图 11-26，图 11-29，图 11-35。

以下内容由纽约眼耳医院提供：图 3-7，图 3-16，图 3-34，图 3-39，图 3-59，图 4-13，图 4-21，图 4-35，图 4-37，图 4-46，图 4-47，图 4-48，图 4-54，图 4-60，图 4-64，图 5-14，图 5-46，图 5-48，图 5-49，图 5-50，图 5-53，图 5-54，图 5-59，图 5-73，图 5-95，图 5-98，图 7-3，图 7-9，图 7-11，图 7-13，图 7-26，图 8-14，图 8-28，图 8-36，图 8-38，图 8-44，

图 9-5，图 9-10，图 10-3，图 10-10，图 10-11，图 10-12，图 10-17，图 10-24，图 10-30，图 10-33，图 10-51，图 10-63，图 10-92，图 10-114，图 10-156，图 10-186，图 10-187，图 10-195，图 10-206，图 10-212，图 10-224，图 10-233，图 10-234，图 10-235，图 11-11，图 11-20。

以下内容由 Shamik Barfna, MD 提供：图 12-16。

以下内容由 Michael Blair, MD 提供：图 10-279，图 10-280。

以下内容由 Robert Chang, MD 提供：图 5-97。

以下内容由 Warren Chang, MD 提供：图 2-8，图 2-9。

以下内容由 Netan Choudhry, MD 提供：图 10-133。

以下内容由 Cullen 眼科研究所提供：图 1-7，图 5-82，图 11-14。

以下内容由 Eric D. Donnenfeld, MD 提供：图 3-6。

以下内容由 Jay Duker, MD 提供：图 10-176，图 10-177。

以下内容由 Chris Engelman, MD 提供：图 11-38。

以下内容由 Neil J. Friedman, MD 提供：图 1-6，图 1-9，图 4-10，图 4-11，图 4-69，图 5-3，图 5-4，图 5-11，图 5-19，图 5-28，图 5-31，图 5-66，图 5-67，图 5-77，图 5-86，图 6-3，图 7-5，图 7-15，图 7-47，图 8-19，图 8-25，图 8-26，图 8-30，图 8-31，图 10-9，图 11-22，图 11-27，图 11-31，图 11-32，图 11-33，图 11-36，图 12-4，图 12-6，图 12-7，图 12-8，图 12-15，图 12-20，附图 A-34，附图 A-35，附图 A-42，附图 A-44，附图 A-45。

以下内容由 Ronald L. Gross, MD 提供：图 5-70，图 6-4，图 6-7，图 6-9，图 7-25，图 7-28，图 7-34，图 11-23。

以下内容由 M. Bowes Hamill, MD 提供：图 4-7，图 4-25，图 4-27，图 4-41，图 4-66，图 5-9，图 5-10，图 5-81，图 7-32，图 7-35。

以下内容由 Allen Ho, MD 提供：图 10-163，图 10-183，图 10-255，图 10-256。

以下内容由 Thomas N. Hwang, MD, PhD 提供：图 11-9。

以下内容由 J. Michael Jumper, MD 提供：图 10-128，图 10-129。

以下内容由 ATul Jain, MD 提供：图 6-6，图 9-4，图 10-15，图 10-16。

以下内容由 Peter K. Kaiser, MD 提供：图 2-13，图 2-16，图 2-19，图 2-21，图 9-8，图 9-9，图 10-4，图 10-5，图 10-6，图 10-26，图 10-27，图 10-39，图 10-40，图 10-53，图 10-54，图 10-55，图 10-70，图 10-74，图 10-75，图 10-80，图 10-81，图 10-82，图 10-83，图 10-84，图 10-85，图 10-86，图 10-87，图 10-88，图 10-94，图 10-101，图 10-104，图 10-107，图 10-109，图 10-111，图 10-112，图 10-113，图 10-116，图 10-118，图 10-119，图 10-120，图 10-136，图 10-143，图 10-212，图 10-216，图 10-268，图 11-16，图 11-19，附图 A-1，附图 A-2，附图 A-3，附图 A-4，附图 A-6，附图 A-8，附图 A-9，附图 A-11，附图 A-12，附图 A-13，附图 A-15，附图 A-18，附图 A-22，附图 A-24，附图 A-25，附图 A-26，附图 A-38，附图 A-39，附图 A-40，附图 A-41。

以下内容由 Robert Kersten, MD 提供：图 3-51，图 3-62，图 3-66。

以下内容由 Jonathan W. Kim, MD 提供：图 1-25，图 1-26，图 3-43。

以下内容由 John Kitchens, MD 提供：图 10-60。

以下内容由 Douglas D. Koch, MD 提供：图 5-33，图 5-69，图 8-2，图 8-20，图 8-29，图 8-32，图 8-33，图 8-34，图 8-35，图 8-43，图 12-11，图 12-18。

以下内容由 Andrew G. Lee, MD 提供：图 2-14，图 2-17，图 2-27，图 7-18，图 11-1，图 11-8。

以下内容由 Peter S. Levin, MD 提供：图 1-23，图 3-9，图 3-30，图 3-38，图 3-58，图 3-60，图 3-61，图 3-67。

以下内容由 Thomas Loarie 提供：图 12-17。

以下内容由 Edward E. Manche, MD 提供：图 12-10。

以下内容由 Samuel Masket, MD 提供：图 12-2。

以下内容由 Timothy J. McCulley, MD 提供：图 1-1，图 1-5，图 1-18，图 1-20，图 1-21，图 1-22，图 1-24，图 1-30，图 1-31，图 3-2，图 3-4，图 3-25，图 3-44，图 3-45，图 11-25。

以下内容由 George J. Nakano, MD 提供：图 5-94。

以下内容由 James R. Patrinely, MD 提供：图 1-17，图 1-27，图 3-18，图 3-28，图 3-31，图 3-32，图 3-33，图 3-35，图 3-36，图 3-40，图 3-42，图 3-50，图 3-53，图 3-54，图 3-55。

以下内容由 Julian Perry, MD 提供：图 3-1，图 3-46。

以下内容由 Roberto Pineda Ⅱ, MD 提供：图 5-20，图 5-27，图 5-32，图 5-90，图 5-91，图 5-96，附图 A-33，附图 A-36，附图 A-37。

以下内容由 David Sarraf, MD 和 ATul Jain, MD 提供：图 10-122，图 10-126，图 10-260，图 10-261，图 10-262。

以下内容由 Richard Spaide, MD 提供：图 10-89，图 10-90，图 10-91。

以下内容由 Paul G. Steinkuller, MD 提供：图 1-19，图 2-5，图 2-6，图 12-1。

以下内容由 Christopher N. Ta, MD 提供：图 3-15，图 3-26，图 3-27，图 4-21，图 4-22，图 4-23，图 5-1，图 5-24，图 5-58，图 5-63，图 5-85，图 7-41，图 12-3。

目　录

第1章　眼　眶

Orbit

一、外伤

（一）钝挫伤

1. 眼眶挫伤

眼眶挫伤，指由钝性外伤导致的眼周挫伤，常伴有眼球、鼻旁窦和骨性眼窝的损伤，可能伴有外伤性视神经病变或眼眶出血。患者主诉疼痛，可能存在视力下降。患者体征包括眼睑水肿、淤血及上睑下垂（图 1-1）。单纯挫伤是一种眶隔前（眼睑）损伤，痊愈后通常不会有后遗症。继发于上睑提肌挫伤的外伤性上睑下垂可能需要 3 个月才能恢复；大多数眼整形外科医生会建议先观察 6 个月，再考虑是否进行手术修复。

- 在没有眼眶体征（传入性瞳孔障碍、视野缺损、眼球运动受限和眼球突出）的情况下，影像学检查一般不是必需的。但如果致伤原因较严重〔如机动车事故（motor vehicle accident, MVA）、大面积创伤或意识丧失〕，那么即使在没有眼眶体征的情况下，也建议考虑影像学检查。具备影像学检查指征时，首选眼眶 CT。
- 当眼球完整性好且视力不受影响时，在外伤后的 48h 内可以每小时冰敷 20min，以缓解肿胀。
- 合并的其他损伤也需要对应处理。

2. 眼眶出血和眶间隔综合征

手术或外伤引起的眶组织内血液淤积

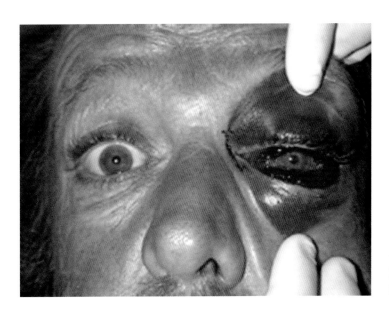

◀ 图 1-1　眼眶挫伤，可见严重的眼睑淤血和水肿、结膜下出血，以及结膜水肿

（球后出血）可能导致眼球突出、眼球变形、视神经牵拉和压迫（眶间隔综合征）。患者可能主诉疼痛和视力下降。患者体征包括大疱、结膜下出血、眶压升高、眼球突出、按压眼球阻力升高、眼球运动受限、眼睑淤血和眼压（intraocular pressure，IOP）升高（图1-2）。及时识别和治疗是决定预后的关键。紧急治疗手段包括眦切开术和眦松解术。对于伴有视神经病变的严重情况时，可行局部血肿清除或眶壁减压手术。

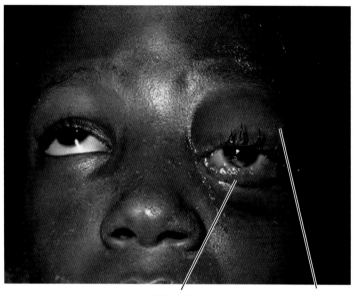

结膜水肿　　　　　　眼睑水肿

◀ 图1-2　左眼球后出血，可见眼球突出、眼睑肿胀、结膜水肿和眼球上转受限

眼科急诊

- 如果怀疑是眶间隔综合征，应紧急行外眦切开术和外眦松解术。
- 外眦切开术：首先使用止血钳夹压外眦，然后用Stevens剪刀从外侧连合（外眦角）后外侧到外侧眶缘做一全层切口。有些医生主张在切开前压迫外眦韧带。通过将下睑缘外侧提离面部，把剪刀放置在下睑结膜和下睑皮肤的移行处，用剪刀尖感受到外眦韧带后将其下支切断。如果下睑活动不够灵活、下支未被充分切断，则应重复上述操作。如果眼压持续升高、眼眶持续紧张，可考虑切断外眦韧带的上支。在外眦韧带松解术后压力未充分缓解的情况下，可行眶隔松解术，即在眦松解术切口基底部对眶隔进行钝性分离。
- 尽管有些专家主张行急诊眶底骨折手术，但由于手术并发症多，因此并不建议眼眶手术经验少的外科医生采用这种术式；当然，在有失明风险的紧急情况下，仍应考虑采用。
- 出血后1周择期行眦成形术。

- 在确认视力情况并实施紧急（如必要）处理（即外眦切开术和外眦松解术）后，应行眼眶 CT（非增强，直接冠状面和矢状面，3mm 扫描层厚）。急性外伤患者禁行 MRI。
- 如果视力稳定、眼压升高（>25mmHg），可局部使用降眼压药物 [0.15% 溴莫尼定（Alphagan-P），1 滴，每天 3 次；0.5% 噻吗洛尔，1 滴，每天 2 次；和（或）2% 多佐胺（Trusopt），1 滴，每天 3 次]。

3. 眼眶骨折

眼眶骨折可单独发生（如爆裂性骨折），也可伴有移位或未移位的眶缘骨折。眼眶骨折可能并发眼、视神经、上颌、下颌或颅内损伤。

(1) 眶底（爆裂性）骨折：眶底（爆裂性）骨折是最常见的需要修复的眼眶骨折，通常累及上颌骨的后内侧底（最薄弱处），并可向外侧延伸至眶下管。眶内容物可能脱垂或嵌入上颌窦内。症状和体征包括上视复视（前壁骨折）或下视复视（后壁骨折）、眼球内陷、眼球脱垂和眶下神经感觉减退（图 1-3 和图 1-4）。常存在眼眶和眼睑气肿，擤鼻子可使气肿扩大。

- 对于轻度外伤，在没有眼眶体征的情况下，无须进行眼眶 CT。
- 考虑请眼眶手术会诊，尤其是在复视、眶底大范围骨折（图 1-5）（大于眶底表面积的 50% 时）、张口受限、面部不对称、下直肌嵌顿和眼球内陷的情况下。1 周后肿胀消退，再考虑行手术修复，但在儿童 Trapdoor 眼眶骨折合并眼外肌嵌顿的情况下主张行急诊修复。

(2) 儿童眶底骨折：儿童眶底骨折与成人有很大的不同，因为儿童骨头较柔韧，而成人骨头较脆。这会导致"活板门现象"（Trapdoor），即下直肌或肌肉周围组织嵌顿于骨折部位。在这种情况下，眼球内陷较少见，但眼球运动严重受限。当眼球向受累肌肉相对的方向转动时，眼球运动会突然停止（最常见的情况是在下直肌受累时上视受限），像是被"拴"住了。此时被动牵拉试验阳性，常出现恶心和心动过缓（眼心反射）症状。尽管潜在损伤严重，但眼部症状通常不明显，因此被称为"白眼爆裂性骨折"。

- 儿童眶底骨折伴嵌顿是急诊手术（24h 内）的指征。

(3) 内侧壁（筛窦）骨折：内侧壁骨折常累及泪道和筛骨（筛骨纸板），偶尔会伴有凹陷性鼻骨骨折、外伤性内眦距离过宽（严重病例）和眶底骨折。并发症包括鼻泪管损伤、筛前动脉损伤引起的严重鼻出血、眼眶和眼睑气肿。内直肌嵌顿罕见，由单纯的内侧壁骨折导致的眼球内陷极其罕见。

- 应置入引流支架减少通过鼻泪管延伸的骨折。如果不进行一期修复，可能会导致鼻泪管持续性阻塞，进而需要行泪囊鼻腔吻合术。
- 鼻骨骨折时建议请耳鼻咽喉科会诊。

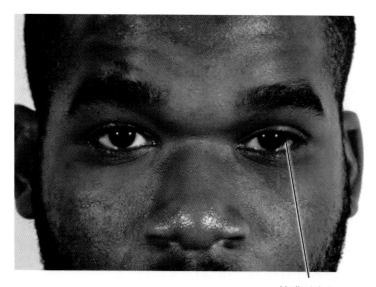

◀ 图 1-3　眶底爆裂性骨折伴眼球内陷、眼球异位和左眼上睑下垂

结膜下出血

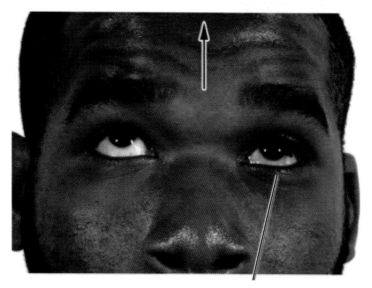

◀ 图 1-4　与图 1-3 所示为同一患者，可见左侧下直肌嵌顿，无法上视

眶底骨折伴嵌顿

(4) 眶顶骨折：眶顶骨折是一种少见的骨折，通常继发于钝器伤或弹射伤。可累及额窦、筛板和脑部。可能伴随脑脊液（cerebrospinal fluid，CSF）鼻漏或颅内积气。

• 建议请神经外科和耳鼻咽喉科会诊，尤其当合并脑脊液鼻漏或颅内积气时。

(5) 眶尖骨折：眶尖骨折可伴随其他面部骨折，并可能累及视神经管和眶上裂。很可能直接发生外伤性视神经损伤。并发症包括颈动脉 - 海绵窦瘘和由碎骨片导致的视神经损伤。由于眶尖骨折毗邻多条脑神经和血管，处理起来很棘手。

• 当骨折移位对视神经造成明显的卡压时，需要眼整形外科医生或神经外科

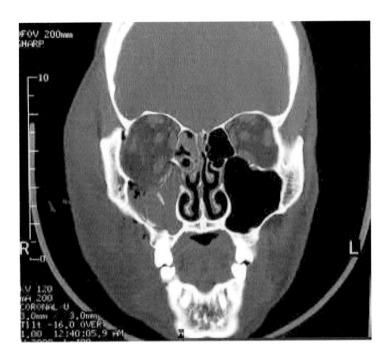

医生立即进行手术干预。存在外伤性视神经病变时可全身使用大剂量类固醇（见第 11 章）。

(6) 三角骨折：三角骨折涉及三个骨折部位，即眶下缘（上颌骨）、眶外侧缘（通常位于颧额缝）和颧弓。骨折总是延伸至眶底。患者可诉疼痛、压痛、双眼复视和张口受限（张口或咀嚼时疼痛）。体征包括眶缘不连续或可触及的"下阶梯感"、颧骨变平、眼球内陷、眶下神经感觉减退、气肿（眼眶、结膜或眼睑）、眼球运动受限、鼻出血、鼻漏、淤血和上睑下垂。当眶外侧缘后移位时，眼球突出度测量不一定能发现眼球内陷。

(7) Le Fort 骨折：Le Fort 骨折是严重的上颌骨骨折，其特征是延伸至翼板。

Le Fort Ⅰ 型骨折：上颌骨低位横行骨折，无眼眶受累。

Le Fort Ⅱ 型骨折：累及鼻骨、泪骨和上颌骨（眶内侧壁），以及眶底和眶缘，可能累及鼻泪管。

Le Fort Ⅲ 型骨折：延伸至眶内侧壁，横贯眶底并穿过眶外侧壁（颅面分离），可能累及视神经管。

- 当存在眼眶体征（传入性瞳孔障碍、复视、眼球运动受限、眼球突出和眼球内陷）或致伤机制复杂严重（如MVA、大范围面部外伤）时，建议行眼眶 CT（非增强，直接矢状面和冠状面，3mm 扫描层厚）。MRI 上骨成像为暗信号，故在评估骨折方面的作用有限。
- 下颌骨骨折时建议请耳鼻咽喉科会诊。
- 存在单纯性眼眶骨折和三角骨折建议请眼眶手术专家会诊。
- 需要嘱咐患者避免擤鼻子。应指导患者使用"吸 - 吐"的方式清除鼻腔分泌物。

- 鼻减充血剂［盐酸羟甲唑啉（Afrin 鼻喷雾剂），每天2次，连用3天；注意，可能会导致前列腺肥大的患者出现尿潴留］。
- 初始48h内冰敷。
- 部分专家主张使用口服抗生素［阿莫西林-克拉维酸（Augmentin）250～500mg，口服，每天3次，治疗10天］治疗。
- 完成初始评估后，由于咬肌和颞肌收缩，可能使未移位的颧骨骨折发生移位。此类患者建议请眼眶或耳鼻咽喉科会诊评估。

（二）穿通伤

穿通伤可能由弹射伤（如子弹枪）或刺伤（如刀、树枝）导致。即使没有明显的外部伤口，也应该考虑可能有异物存在。

眶内异物

残留于眶内的异物可伴或不伴有眼部和视神经损伤。惰性异物（如玻璃、铅、BB弹、塑料）通常在体内的耐受性较好，应在病情受控的情况下由眼整形外科医生进行评估是否处理（图1-6）。有机物类异物则有明显的感染风险，应手术取出。长期存在的铁类异物可能产生铁毒性（铁质沉着），包括视网膜病变。

患者可能无症状，也可能主诉疼痛或视力下降。关键体征包括眼睑或结膜撕裂伤。其他体征可能包括淤血、眼睑水肿和红斑、结膜出血或水肿、眼球突出、眼球运动受限，以及弹伤性脉络膜视网膜炎。患者还可能存在相对性传入性瞳孔障碍（relative afferent pupillary defect, RAPD）。若眶内异物未累及眼球和视神经，一般预后良好。

- 确切的病史（在获取病史时，如有必要，可将未成年子女与父母分开）对于确定潜在异物的性质至关重要。
- 实验室检查：刺入伤采样进行细菌和真菌培养。铅异物残留的患者应监测

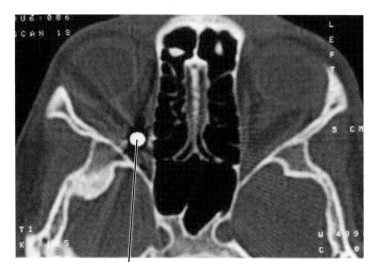

眶内异物

◀ 图1-6 眼眶CT显示眶尖异物

血清铅水平。

- 眼眶 CT（非增强，直接冠状面和矢状面）。最佳方案是薄层矢状面 CT（0.625～1.25mm，取决于扫描仪器的性能），然后进行多平面重建以确定异物的性质和位置。如果是金属异物，禁止行 MRI 检查。
- 如果没有眼或视神经损伤，通常不清除眼球赤道后部的小的惰性异物，但需随访观察。
- 患者接受口服抗生素治疗［阿莫西林 - 克拉维酸（Augmentin）500mg，口服，每天 3 次，治疗 10 天］，第 2 天随访。
- 当需要预防破伤风（离上一次破伤风疫苗接种＞7 年或接种情况未知）时，应注射破伤风疫苗（破伤风类毒素 0.5ml，肌内注射）。
- 眶内异物清除的手术指征包括瘘管形成、感染、视神经受压、大异物或容易取出的异物（通常位于眼球赤道部的前方）。手术应由眼整形外科医生进行。有机异物应尽快清除。

二、眼球半脱位

【定义】

眼球自发向前移位，导致眼球赤道部突出于眼睑之前，而眼睑退缩至眼球后。

【病因】

对于眼球突出（如 Graves 病）的患者，眼球半脱位通常是自发的，但也可能是自主性的或外伤性的。

【机制】

眼睑张开等活动对眼球产生压力，导致眼球向前移动。眨眼时，眼睑退缩至眼球后，将眼球卡在半脱位的位置。

【流行病学】

可发生于任何年龄段（11 月龄至 73 岁），无性别或种族差异。危险因素包括眼睑操作、眼球突出、严重眼睑退缩、眼睑松弛综合征、甲状腺眼病（thyroid eye disease，TED）和浅眼眶（如 Crouzon 综合征或 Apert 综合征）。

【症状】

可无症状，可能存在疼痛、视物模糊和焦虑。

【体征】

眼球明显突出于眼睑外（图 1-7）。根据眼球半脱位的时间长短，可能伴有暴露性角膜病、角膜擦伤、眼睑痉挛和视神经病变。

【评估】

- 采集完整的眼科病史，注意既往发作和潜在诱因。
- 进行完整的眼科检查（眼球复位后），注意视力、瞳孔、眼球运动、眼球突出度、眼睑、角膜和检眼镜检查。

处　理

- 立即进行眼球复位。使患者放松，滴加表面麻醉药，通过以下步骤复位。
  - 当患者向下看时，上拉上睑并下压眼球。

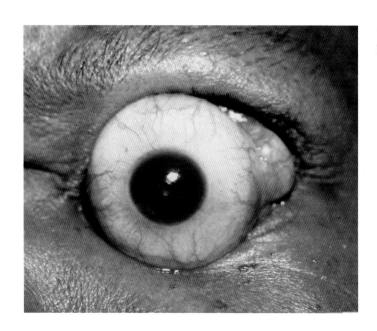

◀ 图 1-7　眼球半脱位患者，其眼球赤道部和泪腺位于眼睑前

- 将拉钩置于上睑中央下方，下压眼球，并前推眼睑。当眼睑超过眼球赤道部时，让患者向上看从而将眼睑拉过眼球。
- 可能需要面神经阻滞麻醉、镇静或全身麻醉。
- 指导患者避免诱发因素，以及如何减少眼球半脱位。
- 治疗潜在疾病。
- 手术选择包括部分睑缘缝合术和眼眶减压术。

【预后】

好，除非出现并发症。

三、颈动脉海绵窦瘘和硬脑膜海绵窦瘘

【定义】

本疾病为颈动脉与海绵窦的动静脉交通，存在两种类型。

- 高流瘘：海绵窦和颈内动脉之间的动静脉交通（颈动脉 - 海绵窦瘘）。
- 低流瘘：小的脑膜动脉分支和海绵窦的硬脑膜壁之间的动静脉交通（硬脑膜海绵窦瘘）。

【病因】

- 高流瘘：自发，因动脉粥样硬化和高血压患者的颈动脉瘤在窦内破裂而产生；或者继发于闭合性头部创伤（颅底骨折）而产生。
- 低流瘘：与颈动脉海绵窦这一类相比，低流瘘起病较慢；硬脑膜海绵窦瘘更常为自发性产生。

【症状】

可能听到吹风样"嗖嗖"声（静脉杂音），眼睛可能突出、变红。

【体征】

- 高流瘘：可能有眼眶杂音、搏动性眼球突出、结膜水肿（图 1-8）、眼

表充血和血管迂曲（结膜螺旋血管）
（图 1-9）、视网膜血管充血和眼压
升高。
- 低流瘘：表现为轻度眼球突出和眼眶
充血。在严重的病例中，与颈动脉海
绵窦瘘相似的体征也可出现。

【鉴别诊断】

眼眶静脉曲张随体位变化或 Valsalva
运动而改变，可因小创伤出血。颈动脉海

绵窦瘘也可能被误诊为眼眶炎症性病变，
或者偶尔被误诊为葡萄膜炎。

【评估】

- 采集完整的病史，注意起病和症状持
续时间，以及外伤史和系统性疾病史
（动脉粥样硬化、高血压）。
- 进行完整的眼科检查，注意眼眶听
诊、眼球突出度测量、结膜检查、眼
压测量和检眼镜检查。

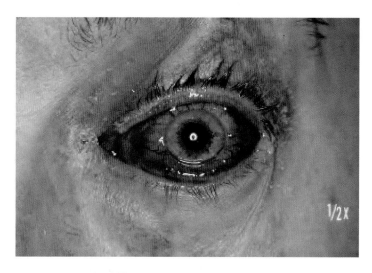

◀ 图 1-8 颈动脉海绵窦瘘伴结
膜充血和结膜水肿

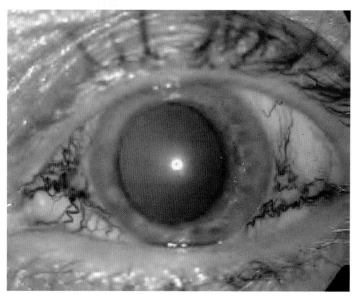

◀ 图 1-9 颈动脉海绵窦瘘伴扩
张的、螺旋状的巩膜表层血管和
结膜血管

- 眼眶 CT 或 MRI：评估眼上静脉扩张程度。
- 通常需要动脉造影来确诊动静脉瘘；CTA 和 MRA 已经在很大程度上取代了传统的血管造影。

处 理

- 症状严重者（无法控制的眼压升高、重度眼球突出、视网膜缺血、视神经病变、重度杂音、皮质静脉受累）考虑行选择性血管栓塞或结扎。
- 提倡对所有颈动脉海绵窦瘘的患者进行治疗，但争议较大。

【预后】

高达 70% 的硬脑膜海绵窦瘘可自行消退。

四、感染

（一）眶隔前蜂窝织炎

【定义】

主要是眼睑感染，未延伸至眶隔后，不累及眼球和眼眶。

【病因】

通常发生在眶周外伤或皮肤感染后。外伤性病例应考虑金黄色葡萄球菌感染，<5 岁的儿童病例应考虑流感嗜血杆菌（不可分型流感嗜血杆菌）感染。

【症状】

眼睑肿胀、发红，上睑下垂，疼痛；低热。

【体征】

眼睑红斑、水肿，上睑下垂和局部发热（温度可能很高）；视力正常；眼球运动正常、活动时无疼痛；无眼球突出；结膜和巩膜无炎症表现；可能有不明显的眼睑伤口；可能存在脓肿（图 1-10 和图 1-11）。

【鉴别诊断】

眼眶蜂窝织炎、眼眶特发性炎症（idiopathic orbital inflammation，IOI）、泪腺炎、泪囊炎、结膜炎和外伤。

【评估】

- 采集完整的眼科病史，注意外伤史、鼻窦疾病、近期牙科操作史或感染史、糖尿病病史或免疫抑制病史。

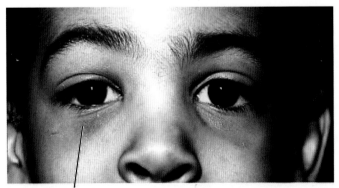

眼睑红斑

◀ 图 1-10 轻度眶隔前蜂窝织炎伴右侧眼睑红斑

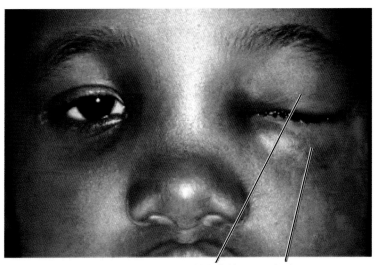

眼睑水肿　　红斑

- 进行完整的眼科检查，注意视力、色觉、瞳孔情况、眼球运动、眼球突出度、眼睑情况、结膜和巩膜情况。
- 检查生命体征、头颈部淋巴结、脑膜刺激征（颈项强直）和感觉中枢检查。

- 实验室检查：全血细胞记数（complete blood count，CBC）与分类，血培养；伤口处取样培养（若存在伤口）。
- 在无外伤的情况或在有眼眶体征的情况下，行眼眶和鼻窦 CT，检查是否存在眼眶蔓延和鼻旁窦内混浊。

处　理

轻度眶隔前蜂窝织炎

- 口服使用抗生素：阿莫西林 – 克拉维酸（Augmentin）250～500mg，口服，每天 3 次；二代或三代头孢菌素，如头孢克洛（Ceclor）250～500mg，口服，每天 3 次；青霉素过敏患者可用甲氧苄啶 – 磺胺甲噁唑（Bactrim）双效片剂 1 片，口服，每天 2 次。
- 局部使用抗生素（杆菌肽或红霉素软膏，每天 4 次）治疗并发的结膜炎。
- 眼睑脓肿应行引流（避免损伤眶隔和上睑提肌腱膜）。

中到重度眶隔前蜂窝织炎

- 全身静脉使用抗生素：头孢呋辛 1g，静脉注射，每 8 小时 1 次；氨苄西林 – 舒巴坦（Unasyn）1.5～3.0g，静脉注射，每 6 小时 1 次。
- 全身静脉抗生素的使用也适用于脓毒症患者、门诊依从性差的患者、5 岁以下儿童，以及口服抗生素治疗 48h 后疗效不佳的患者。
- 所有病例应每天随访，直至病情改善。

【预后】

及早治疗，通常预后良好。

（二）眼眶蜂窝织炎

【定义】

感染蔓延至眶隔后部，可与眶隔前蜂窝织炎同时存在。

【病因】

最常继发于筛窦炎，也可能继发于额窦、上颌窦或蝶窦感染。其他病因包括泪囊炎、龋齿、颅内感染、外伤和眼眶手术。链球菌和葡萄球菌是最常见的病原菌。<5 岁的儿童中常见流感嗜血杆菌（不可分型流感嗜血杆菌）感染。藻菌类（犁头霉菌、毛霉菌或根霉菌）是导致眼眶真菌感染的最常见病原菌，可导致坏死、血栓形成和眼眶侵袭。真菌感染通常发生于免疫功能低下的患者（如糖尿病、代谢性酸中毒、恶性肿瘤或医源性免疫抑制的患者），若发生颅内感染可能会致命。

【症状】

视力下降、疼痛、眼红、头痛、复视、眼球突出、眼睑肿胀和发热。

【体征】

视力下降、发热、眼睑红斑水肿和压痛、眼球运动受限或眼球运动时疼痛、眼球突出、相对性传入性瞳孔障碍、结膜充血水肿；还可能存在视盘肿胀；真菌感染通常表现为眼球突出和眶尖综合征（见第 2 章）。多条脑神经受累提示感染向后蔓延至眶尖或海绵窦，或者两者同时受累（图 1-12 和图 1-13）。

【鉴别诊断】

甲状腺眼病（成人）、眼眶特发性炎症、骨膜下脓肿、眼眶肿瘤（如横纹肌肉瘤、淋巴细胞增生性疾病、皮样囊肿破裂）、眼眶血管炎、外伤、颈动脉-海绵窦瘘、海绵窦血栓形成。

眼睑水肿 / 红斑

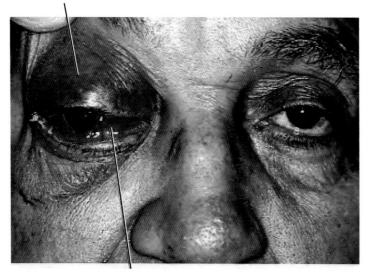

结膜水肿 / 充血

◀ 图 1-12 眼眶蜂窝织炎，伴右侧眼球突出、眼睑水肿及红斑、结膜充血及水肿，右眼外斜视（注意右侧角膜映光点偏移至角膜缘）

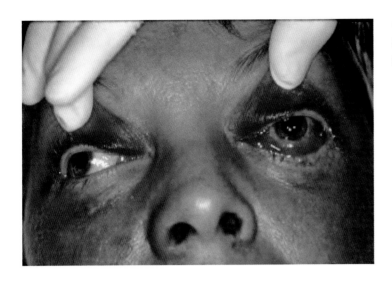

◀ 图 1-13　左侧眼眶毛霉菌感染，伴眼睑水肿、结膜充血、结膜水肿和注视受限

【评估】

- 采集完整的眼科病史，注意外伤、鼻窦疾病史、近期牙科操作史或感染史、糖尿病病史或免疫抑制史。
- 进行完整的眼科检查，注意视力、色觉、瞳孔、眼球运动、眼球突出度、眼睑情况、结膜情况、角膜情况（包括角膜敏感度）、第 V 对脑神经（cranial nerve，CN）的感觉检查，以及检眼镜检查。
- 检查生命体征、头颈部淋巴结、脑膜征（颈项强直），并进行感觉中枢检查。检查口腔内是否有真菌感染迹象。
- 实验室检查：CBC 和分类，血培养（藻菌类感染时常培养阴性）；伤口处取样培养（若存在伤口）。
- 眼眶和鼻窦 CT（增强，直接冠状面和矢状面，3mm 扫描层厚），检查是否存在鼻窦混浊或脓肿。

处 理

- 静脉使用抗生素（疗程 2 周）：萘夫西林 1～2g，静脉注射，每 4 小时 1 次；头孢曲松 1～2g，静脉注射，每 12～24 小时 1 次；氨苄西林 – 舒巴坦（Unasyn）1.5～3.0g，静脉注射，每 6 小时 1 次。
    - 针对甲氧西林耐药的金黄色葡萄球菌，可使用万古霉素或头孢噻肟静脉注射。
    - 针对真菌，可使用两性霉素 B 0.25～1.0mg/kg，静脉注射，平均分配至每 6 小时使用 1 次。
- 局部使用抗生素（杆菌肽或红霉素软膏，每天 4 次）治疗结膜炎或角膜暴露。
- 需每天随访，监测视力、色觉（红色色觉障碍）、眼球运动、眼球突出情况、眼压、角膜和视神经。

- 静脉使用抗生素治疗症状改善后改口服抗生素（疗程 10 天）：阿莫西林 – 克拉维酸（Augmentin）250～500mg，口服，每天 3 次；头孢克洛（Ceclor）250～500mg，口服，每天 3 次；青霉素过敏者可用甲氧苄啶 – 磺胺甲噁唑（Bactrim）双效片剂 1 片，口服，每天 2 次。
- 骨膜下脓肿需要紧急转诊给眼整形外科医生，密切观察，必要时手术引流。
- 如果存在鼻窦混浊或怀疑藻菌类感染，建议请耳鼻咽喉科会诊行组织学诊断。
- 糖尿病或免疫抑制的患者出现藻菌类（毛霉菌）感染的风险高。由于死亡率极高，藻菌类感染的患者需要进行紧急清创和活检，静脉使用抗真菌药物（两性霉素 B 0.25～1.0mg/kg，静脉注射，平均分配至每 6 小时 1 次），并处理潜在的系统疾病。

【预后】

取决于病原菌和就诊时的病情。可能发展为眶尖综合征、海绵窦血栓形成、脑膜炎，或者永久性神经功能缺损。毛霉菌感染可能致命。

五、炎症

（一）甲状腺眼病

【定义】

甲状腺眼病是一种免疫介导的疾病，通常与 Graves 病同时发生，可引起一系列眼部异常。也称为甲状腺相关眼病、甲状腺功能不全眼病或 Graves 眼病。

【流行病学】

甲状腺眼病是成人单侧或双侧眼球突出最常见的病因，女性常见（8∶1）。90% 以上的患者有甲状腺功能的异常；其中，甲状腺功能亢进最常见（90%），但也可能有甲状腺功能减退（4%）或甲状腺功能正常（6%）的患者。1% 的患者有或将发展为重症肌无力。吸烟是甲状腺疾病的危险因素，并大大增加了 Graves 病患者出现甲状腺眼病的概率。

【症状】

体征和症状反映了该病病程中的四种临床表现：眼睑疾病、眼表疾病、眼球运动障碍和视神经病变。

可能有眼红、异物感、流泪、视力下降、色觉障碍、双眼复视或眼球突出。

【体征】

眼睑退缩（图 1-14）、水肿、兔眼（图 1-15）、上睑迟滞（von Graefe 征）、瞬目减少、浅表性角膜病、结膜充血、眼球突出、眼球运动受限（眼球上转受限常见，提示下直肌受累）、被动牵拉试验阳性、按压眼球阻力升高、视力和色觉下降、相对性传入性瞳孔障碍、视野缺损。少数病例可能出现眼窝和眼周组织的急性充血。Graves 病眼部表现的 Werner 分类（可记忆为 NO SPECS）。

- 没有症状或体征（no signs or symptoms，N）。

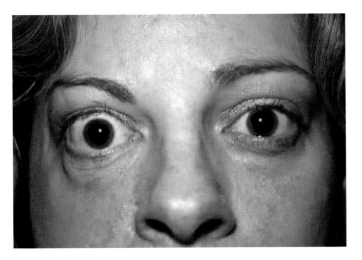

◀图1-14 右眼甲状腺眼病，可见眼球突出、眼睑退缩和上下巩膜暴露

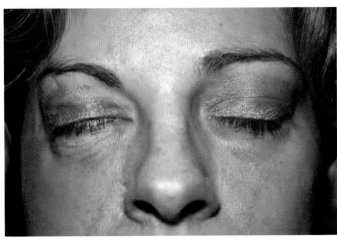

◀图1-15 与图1-14所示为同一患者，可见右侧兔眼（注意右侧眼睑轻微闭合不全）

- 只有体征（only signs，O）。
- 软组织受累（体征和症状）［soft tissue involvement（signs and symptoms），S］。
- 眼球突出（proptosis，P）。
- 眼外肌受累（extraocular muscle involvement，E）。
- 角膜受累（corneal involvement，C）。
- 失明（视神经受压）［sight loss（optic nerve compression），S］。

【鉴别诊断】

眼眶特发性炎症、眼眶和泪腺肿瘤、眼眶血管炎、外伤、蜂窝织炎、动静脉瘘、海绵窦血栓形成、凝视麻痹、脑神经麻痹和生理性突眼。

【评估】

- 采集完整的眼科病史，注意甲状腺疾病史、自身免疫性疾病史或癌症史；注意甲亢症状史，如怕热、体重减轻、心悸、出汗和易怒。
- 进行完整的眼科检查，注意脑神经、视力、色觉、瞳孔、眼球运动、被动牵拉试验、眼球突出度测量、眼睑、角膜、眼压和检眼镜检查。
- 视野检查，在早期病例中作为基线情

况检查，在晚期病例中排除视神经病变。

- 实验室检查：甲状腺功能检查，包括促甲状腺激素（thyroid-stimulating hormone，TSH）、T_4（总 T_4 和游离 T_4）、T_3，以及促甲状腺免疫球蛋白（thyroid-stimulating immunoglobulin，TSI）。

- 眼眶 CT（增强，直接冠状面和矢状面，3mm 扫描层厚）或 MRI 多平面重建：眼外肌肿大，但不累及肌腱；下直肌最常受累，其次是内直肌、上直肌、外直肌和斜肌（inferior-medial-superior-lateral-oblique，IMSLO）。MRI 能更好地显示视神经、眶脂和眼外肌，而 CT 能更好地显示眼眶骨性结构。

- 请内分泌科会诊。

处 理

- 手术干预推迟到病情稳定持续 9～12 个月后，除非发生视神经病变或眼球极度突出导致了严重的暴露性角膜病变。
- 在足够长的静止期后，手术应逐步从后向前进行：眶骨减压，斜视手术，最后行眼睑重建。
- 潜在的甲状腺疾病由内分泌科医生治疗。

角膜暴露
- 局部润滑，清醒时使用人工泪液可高达每小时 1 次，睡眠时使用软膏每晚 1 次。
- 睡眠时考虑用胶带贴住眼睑或使用湿房镜。
- 更严重的干眼症可使用泪小点栓塞。
- 永久性外侧睑缘缝合术或眦缝合术对外侧结膜水肿或外侧睑裂增宽的患者有效。

眼睑退缩
- 在足够长的静止期后行眼睑退缩（眼睑延长）手术。

复视
- 口服类固醇（泼尼松 80～100mg，口服，每天 1 次，连用 1～2 周，逐渐减量，减量时间需＞1 个月）是有争议的。
- Fresnel 棱镜（临时）。
- 静止期超过 6 个月，以及眼眶手术完成后的患者，考虑行斜视手术（直肌后徙）。

视神经病变
- 立即口服类固醇（泼尼松 100mg，口服，每天 1 次，连用 2～14 天）。
- 外照射治疗（15～30Gy）是有争议的，并逐渐被摒弃使用。
- 眶减压术治疗视神经压迫应由眼整形外科医生进行。最常采用的平衡减压术是针对内侧和外侧眶壁减压。由于术后诱发性复视发生率较高，应尽量避免去除下壁。

【预后】

复视和眼表疾病较常见，6% 的患者会发展成视神经病变。尽管有手术治疗方法，但外科治疗常需要行多次手术，患者也易残留功能和外观缺陷。

（二）眼眶特发性炎症（眼眶假瘤）

【定义】

眼眶组织的急性或慢性特发性炎症，有时被统称为眼眶假瘤。眼眶任何组织都可能受累，如泪腺（泪腺炎）、眼外肌（肌炎）、巩膜（巩膜炎）、视神经鞘（视神经周围炎）和眼眶脂肪。

Tolosa-Hunt 综合征：是一种累及眶尖或前海绵窦的眼眶特发性炎症，可导致疼痛性眼外肌麻痹。

【流行病学】

可发生在所有年龄组；通常为单侧发病，双侧发病在儿童中更为常见；成人需要评估系统性血管炎（如韦格纳肉芽肿病、结节性多动脉炎）或淋巴细胞增生性疾病。眼眶特发性炎症是除甲状腺眼病外第二常见的导致眼球突出的原因。其发病机制可能由感染和免疫介导。

【症状】

急性眼眶疼痛发作、视力下降、双眼复视、眼红、头痛和系统性症状（50% 的儿童有系统性症状，包括发热、恶心和呕吐）。

【体征】

受累区域压痛明显、眼睑水肿和红斑（图 1-16）、泪腺肿大（图 1-17）、眼球运动受限和运动时疼痛（肌炎）、被动牵拉试验阳性、眼球突出、按压眼球阻力升高、诱发性远视、结膜水肿、角膜感觉减退（第 V 对脑神经第 1 支受累）、眼压升高；可能会发生视盘炎或虹膜炎（儿童更常见）。

【鉴别诊断】

甲状腺眼病、眼眶蜂窝织炎、眼眶肿瘤、泪腺肿瘤、眼眶血管炎、外伤、海绵窦血栓形成、脑神经麻痹、眼带状疱疹。

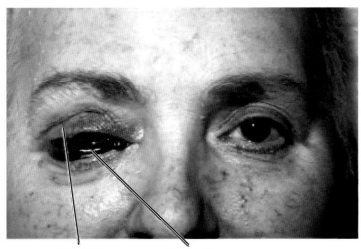

眼睑红斑　　　结膜水肿

◀ 图 1-16　右侧眼眶特发性炎症伴眼睑水肿、上睑下垂和结膜水肿

结膜水肿

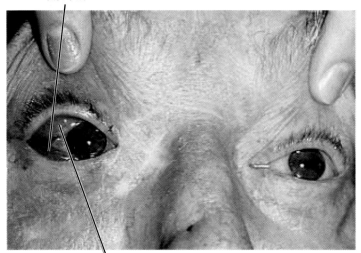

泪腺肿大

◀ 图 1-17　右侧眼眶特发性炎症伴泪腺受累，注意上方的泪腺有肿胀、脱垂

【评估】

- 采集完整的眼科病史，注意既往发作史、癌症史或其他系统性疾病史。
- 进行完整的眼科检查，注意眼睑和眼眶触诊、瞳孔、眼球运动、被动牵拉试验、眼球突出度测量、眼睑情况、角膜情况、眼压和检眼镜检查。
- 双侧发病或异常病例（疑似血管炎）者应行以下实验室检查：全血细胞计数（complate blood count，CBC）、红细胞沉降率（erythrocyte sedimentation rate，ESR）、抗核抗体（antinuclear antibody，ANA）、血尿素氮（blood urea nitrogen，BUN）、肌酐、空腹血糖、抗中性粒细胞胞质抗体（antineutrophil cytoplasmic antibodies，ANCA）、血管紧张素转换酶（angiotensin-converting enzyme，ACE）、尿常规。
- 眼眶 CT 或 MRI：巩膜增厚、强化（环征），眼外肌增大伴肌腱受累，泪腺受累，或者弥漫性炎症伴眼眶脂肪条纹。眼眶特发性炎症的推荐影像学检查是薄层增强脂肪抑制 MRI。
- 对于类固醇治疗无反应、复发和异常的病例，考虑行眼眶活检。

处　理

- 口服类固醇（泼尼松 80～100mg，口服，每天 1 次，连用 1 周，几个月内逐渐减量）；在开始全身使用类固醇之前，完善纯化蛋白衍生物（purified protein derivative，PPD）和对照检测、CBC、血糖、血脂和胸片，并对长期使用类固醇（≥5mg，每天 1 次，连用≥3 个月）患者监测其身高、骨密度和脊柱 X 线（基础值和每 1～3 年一次）。

- 辅以 H_2 受体拮抗药［雷尼替丁（Zantac）150mg，口服，每天 2 次］或质子泵抑制药［奥美拉唑（Prilosec）20mg，口服，每天 1 次］；在长期全身使用类固醇时，应补充钙剂、维生素 D，还可考虑加用双膦酸盐或特立帕肽。
- 如存在虹膜炎，则局部使用类固醇（初始使用 1% 醋酸泼尼松龙，每 2 小时 1 次，3～4 周内逐渐减量）。
- 患者全身使用类固醇后应在 24～48h 明显起效。如果无反应，则强烈提示其他诊断。

【预后】

虽然复发者很常见，但急性起病者通常预后良好。硬化型眼眶炎症则起病更隐匿，并且对治疗的反应通常较差。

六、先天异常

通常与发育不良综合征同时发生，很少单独发生。

（一）先天性无眼球

视泡形成失败会导致眼球缺失，此时眼睑外观保持正常；眼外肌存在，但异常插入眼眶软组织内（图 1-18）。出现眼眶发育不良的情况极为罕见，此时会随着对侧面部的发育成熟而表现得更加明显。先天性无眼球通常是双侧和散发的。眶缘有特征性的"荷包线"。诊断需要眼眶 CT、超声和麻醉下眼科检查。在大多数情况下，存在一个大致的球体，但难以辨认，仅在眶内容物的尸检切片中可见。

（二）小眼球

视泡形成后发育中断，形成小的畸形眼，比先天性无眼球常见，但与先天性无眼球存在相似的眼眶表现。通常是单侧和隐性遗传。常伴有白内障、青光眼、无虹膜、虹膜缺损，以及系统性异常，包括多指（趾）、并指（趾）、马蹄内翻足、多囊肾、肝囊性变、腭裂和脑膜脑膨出。真性无眼球和严重的小眼球只能通过组织学检

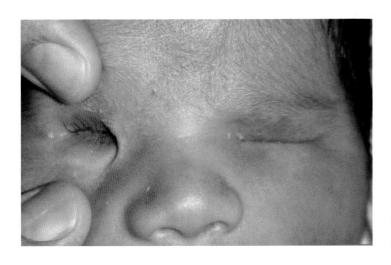

◀ 图 1-18 先天性无眼球，可见眼球缺失，眼睑和睫毛正常

查进行区分。

（三）小眼球伴囊肿

由于胚裂未闭合而导致结构混乱的囊性眼，表现为下睑蓝色肿块。与很多疾病相关，包括风疹、弓形虫病、母体维生素 A 缺乏、母体沙利度胺摄入、13 三体综合征、15 三体综合征和 18 号染色体缺失。

- 治疗的目的是通过逐步扩大眼眶而使面部对称，方法包括在出生后几年内行多次眶切开，依次植入不同直径的眼眶植入物、可扩张的眼眶植入物、一系列的结膜眼片。避免对小眼球患者行眼球摘除。

- 眼眶成熟的具体年龄尚不清楚，但选择性眼球摘除术应推迟到幼儿期。9 岁之前的眼球摘除可能会导致明显的眼眶不对称（影像学提示该缺陷的发生率高达 15%），但 9 岁之后的眼球摘除不会导致明显的面部不对称。

- 10 岁后可行重建手术。

（四）真性小眼球

真性小眼球者眼球小（轴长＜20.5mm）但结构正常；晶状体大小正常，但巩膜和脉络膜有增厚。常伴有远视和闭角型青光眼，接受眼内手术时出现脉络膜渗出的风险增加。

（五）颅面部疾病

面中部裂综合征可累及内上眼眶或内下眼眶（有时伴有脑膜脑膨出），并可引起眶距过宽（两侧眼眶内侧壁之间的骨性结构增宽）。颅缝早闭也会发生眶距过宽，如 Crouzon 综合征（颅面骨发育不良）和 Apert 综合征（尖头并指综合征）均存在颅缝的过早闭合。这些综合征的患者也可能存在眼球突出和外眦异位。

- 应由经验丰富的眼整形外科医生行颅面手术。

七、儿童眼眶肿瘤

（一）儿童良性眼眶肿瘤

1. 眼眶皮样瘤（皮样囊肿）

眼眶皮样瘤（皮样囊肿）常见，表现为良性、可触及、光滑、无痛的迷芽瘤（组织正常，但位于异常部位），由结缔组织组成，并包含皮脂腺和毛囊的皮肤附属器结构。眼眶皮样瘤是最常见的儿童眼眶肿瘤。通常在儿童时期（90% 在 10 岁以内）显现出来，并缓慢增大。最常见的发生部位是颧额缝的颞上方。症状包括上睑下垂、眼球突出和复视（图 1–19）。肿瘤可位于眼眶内或眼眶外，或者同时存在于眼眶内外（此时为"哑铃状"皮样囊肿）。

- 眼眶 CT（增强，直接冠状面和矢状面，3mm 扫描层厚）：边界清晰，伴有骨性成形的囊性肿块。

- 手术完整切除肿瘤；术中应保护包膜，避免囊肿破裂，以防止复发和急性炎症，手术应由眼整形外科医生进行。

2. 淋巴管瘤

淋巴管瘤是一种低流量血管畸形，被误称为淋巴管瘤。属于良性、无色素的迷芽瘤，特征为扁平内皮细胞排列形成管腔，内部充满淋巴液，血管内不含红细胞，不形成真正的淋巴管。淋巴管瘤经皮肤观察可能会呈蓝色，可伴有头颈部病变。患者在 10 岁前就可有明显表现，淋巴管瘤可呈浸润性生长，也可因肿瘤内出血（"巧克力囊肿"）而突然起病（图 1-20 和图 1-21）。在上呼吸道感染时，淋巴管瘤可增大。通常表现为突然的眼球突出，可有疼痛、上睑下垂和斜视。并发症包括暴露性角膜病变、压迫性视神经病变、青光眼，以及弱视。进展通常缓慢而持续，也

可能自限好转。

- 眼眶、鼻旁窦和咽部的增强 CT：可见无包膜、不规则肿块伴囊腔（图 1-22），呈浸润性生长。
- 对出血灶（"巧克力囊肿"）行眼眶细针抽吸，对急性眼眶出血伴压迫性视神经病变行手术探查。
- 手术完整切除通常是不可能的。局部切除适用于眼部损害患者或严重外观

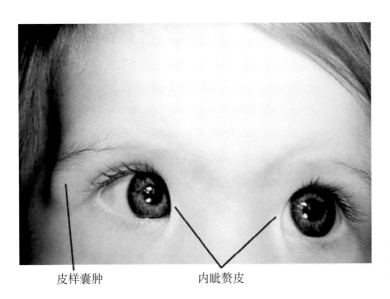

皮样囊肿　　　内眦赘皮

◀ 图 1-19　右侧眼眶皮样囊肿，表现为眶外侧缘肿块，注意由于内眦赘皮引起的假性斜视

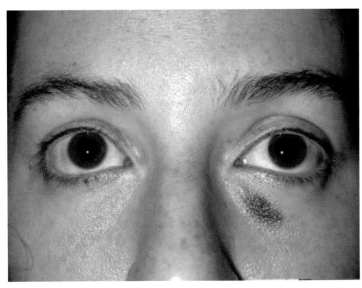

◀ 图 1-20　左侧下睑淋巴管瘤伴皮下出血

畸形患者，手术应由眼整形外科医生进行。

- 考虑口服西地那非治疗（试验性治疗）。
- 儿童应行儿科耳鼻咽喉专科检查，以排除气道损伤。

3. 幼年黄色肉芽肿

幼年黄色肉芽肿为痣状黄色内皮瘤，由组织细胞和 Touton 巨细胞组成，很少累及眼眶。在出生后至 1 岁之间出现，伴轻度眼球突出。幼年黄色肉芽肿常伴黄橙色皮损，并可导致骨质破坏。常自限好转。眼眶超声可帮助诊断。

- 大多数情况下可观察到自限好转。
- 可考虑局部类固醇注射（有争议）。
- 若出现罕见的视力受损，则行手术切除。

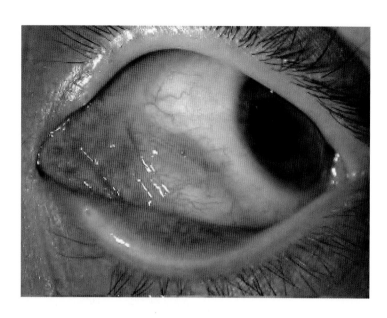

◀ 图 1-21　淋巴管瘤，前部可见表现为内眦部的结膜下血管性肿块

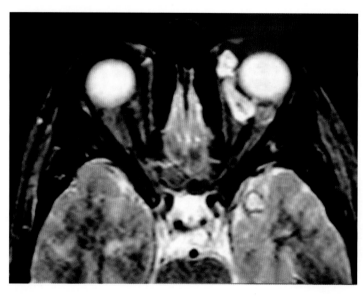

◀ 图 1-22　与图 1-21 所示为同一患者，MRI T_2 加权成像上显示左侧眼眶淋巴管瘤的不规则囊性外观

4. 组织细胞肿瘤

最初命名为组织细胞增生症 X，朗格汉斯细胞组织细胞增生症包括一系列相关的肉芽肿性疾病，最常见于 1—4 岁儿童。免疫组化染色和电子显微镜可见非典型（朗格汉斯）组织细胞（+CD1a），伴电子显微镜下的特征性 Birbeck（细胞质）颗粒。

(1) Hand-Schüller-Christian 病：为一种慢性、复发性疾病。本病的典型三联征为眼球突出、溶解性颅骨缺损和尿崩症。

- 治疗包括全身糖皮质激素治疗和化疗。

(2) Letterer-Siwe 病：为一种急性、系统性疾病。发生于婴儿期，伴肝脾肿大、血小板减少和发热，预后极差。

- 治疗包括全身糖皮质激素治疗和化疗。

(3) 嗜酸性肉芽肿：为一种局限性疾病，最常累及眼眶。骨质损害伴软组织的受累常会导致眼球突出。由于额骨最常受累，病变常位于眼眶颞上部位。

- 治疗包括局部切开刮除、病灶内类固醇注射或放疗。

（二）儿童恶性眼眶肿瘤

1. 横纹肌肉瘤

横纹肌肉瘤是最常见的儿童原发性眼眶恶性肿瘤和最常见的儿童软组织恶性肿瘤，平均发病年龄为 5—7 岁，90% 的病例发生于 <16 岁的患者，男性常见（5∶3）。表现为快速起病、进行性单侧眼球突出、眼睑水肿和变色（图 1-23）。鼻出血、鼻窦炎和头痛提示已累及鼻窦。外伤史可能会有误导性。好发于眼眶鼻上部。CT 常显示骨性眼眶破坏。肿瘤起源于原始间充质，而非眼外肌。紧急活检对诊断是必需的。横纹肌肉瘤存在四种组织学形式。

(1) 胚胎型：最常见（70%），50% 的细胞有横纹。

(2) 腺泡型：恶性程度最高，预后最差，位于眶下部，第二常见（20%～30%），几乎没有横纹。

(3) 葡萄簇型：葡萄状，起源于鼻旁窦或结膜，罕见。

(4) 多形型：最罕见（<10%），分化程

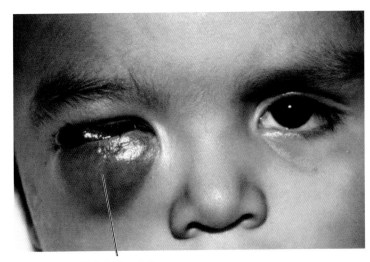

眼睑水肿 / 变色

◀ 图 1-23　右侧眼眶横纹肌肉瘤，伴明显的下睑水肿、变色和结膜水肿

度最高，常见于老年人，预后最佳，肿瘤局限于眶内者 5 年生存率可达 90%～95%，大多数细胞有横纹。

- 对所有病例行紧急诊断性活检和免疫组化染色。横纹肌肉瘤的分期对治疗方法的选择至关重要。
- 请儿童肿瘤科会诊以进行系统评估，包括腹部和胸部 CT、骨髓活检和腰椎穿刺。
- 联合手术、全身化疗和放疗的综合治疗。新的治疗方案改善了预后，在横纹肌肉瘤组间研究Ⅳ（Intergroup Rhabdomyosarcoma Study Ⅳ，IRS-Ⅳ）中，Ⅰ类、Ⅱ类和Ⅲ类分组的患者 3 年无失败生存率分别为 91%、94% 和 80%。

2. 神经母细胞瘤

神经母细胞瘤是最常见的儿童眼眶转移瘤（仅次于横纹肌肉瘤的第二常见的眼眶恶性肿瘤），常在 10 岁前发病。原发肿瘤常位于腹部（50% 为肾上腺）、纵隔或颈部，起源于未分化的神经嵴来源的胚胎细胞。患者通常有突发性眼球突出，伴双侧眼睑淤血（"熊猫眼"）（图 1-24 和图 1-25）；可发展为同侧 Horner 综合征和眼阵挛（快速眼动）。预后差。

- 眼眶 CT：边界不清的肿块伴骨质破坏（外侧壁最常见）。
- 请儿童肿瘤科会诊，进行系统评估。
- 治疗包括局部放疗和全身化疗。

3. 白血病

晚期白血病，尤其是急性淋巴细胞型，可出现眼球突出；粒细胞肉瘤（绿色瘤）是一种少见的髓系白血病亚型，也可出现眼球突出，眼球突出通常在血液或骨

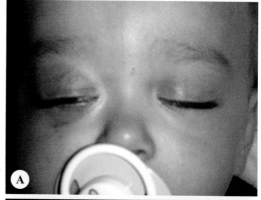

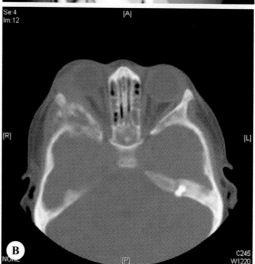

▲ 图 1-24　A. 神经母细胞瘤，可见双侧眼睑淤血和右侧上睑肿胀；B. CT 提示眼眶转移

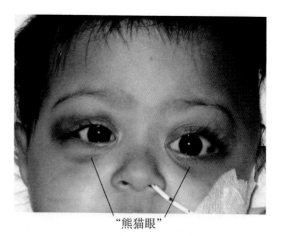

▲ 图 1-25　眼眶神经母细胞瘤，可见双侧眼睑淤血（"熊猫眼"）

髓体征之前出现。这两种类型常在 10 岁以前起病。

- 请儿童肿瘤科会诊。
- 治疗采用全身化疗。

八、成人眼眶肿瘤

（一）成人良性眼眶肿瘤

1. 海绵状血管瘤

这类病变被误称为海绵状血管瘤，实际是血管错构瘤，也是最常见的成人眼眶肿瘤。可能在出生时就存在，但常在 40—60 岁发病。它是女性好发的四种眼周肿瘤之一（其他还包括脑膜瘤、皮脂腺癌和脉络膜骨瘤）。患者通常出现无痛性视力下降或复视。体征包括缓慢进展的眼球突出和压迫性视神经病变。眼球后部受压可引起远视和脉络膜皱褶。妊娠期间瘤体可能增大。

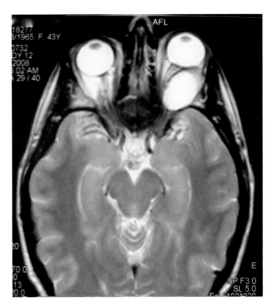

▲ 图 1-26　MRI T$_2$ 加权成像上显示左侧眼眶海绵状血管瘤，为一高信号肿块，并使得眼球和视神经移位

- 眼眶 CT（可疑为肿瘤时行增强扫描）：界限清楚的肌锥内或肌锥外病变；无骨质侵蚀（可能存在骨重塑）；相邻结构可能移位，但无浸润或破坏。
- 眼眶 MRI：肿瘤在 T$_1$ 加权成像上呈低信号，T$_2$ 加权成像上呈高信号，伴混杂的内部信号（图 1-26）。
- A 型超声检查：内部高反射。
- 手术完整切除（通常需要外侧眼眶切开并去骨）适用于严重的角膜暴露、压迫性视神经病变、难治性复视或眼球突出；手术应由眼整形外科医生进行。

2. 黏液囊肿

黏液囊肿是由眶壁骨折和鼻窦分泌导管阻塞共同导致的鼻窦囊性肿块（图 1-27

和图 1-28），内衬以假复层纤毛柱状上皮，囊内充满黏性物质。患者通常有慢性鼻窦炎病史（额窦和筛窦）。与囊性纤维化相关，通常位于眼眶鼻上部，须与脑膨出和脑膜膨出相鉴别。

- 头部和眼眶 CT：眼眶病变和眶壁缺损，伴鼻窦混浊。
- 手术完整切除应由眼整形外科医生或耳鼻咽喉整形外科医生进行。可能需要封闭额窦；术前和术后需全身使用抗生素［氨苄西林 – 舒巴坦（Unasyn）1.5～3.0g，静脉注射，每 6 小时 1 次］。

3. 神经鞘瘤（施万细胞瘤）

罕见的良性肿瘤（占所有眼眶肿瘤的 1%），常见于青年至中年个体。患者表现为渐进性、无痛性眼球突出和眼球移位（图 1-29）。可能与 1 型神经纤维瘤病相关。是两类存在真性包膜的眼眶肿瘤之一。组

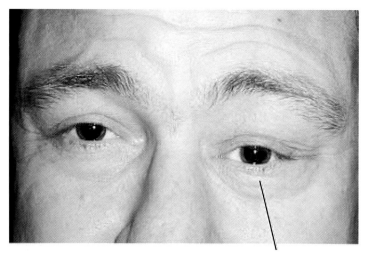

◀ 图 1–27　眼眶黏液囊肿伴左侧眼球异位

眼球异位

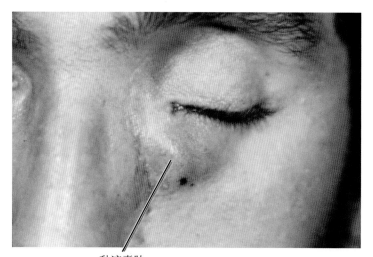

◀ 图 1–28　左眼黏液囊肿

黏液囊肿

织学检查显示被神经束膜包绕的施万细胞以两种模式增殖：Antoni A 型（实性、栅栏状核、Verocay 小体）和 Antoni B 型（疏松、黏液样区）。该病罕见复发和恶化。

- 眼眶 CT：边界清晰的肿块；几乎无法与"海绵状血管瘤"区分；可能有囊性区域。
- A 型超声检查：内部低反射。
- 手术完整切除应由眼整形外科医生进行。

4. 脑膜瘤

症状表现与肿瘤具体部位有关，但眼球突出、眼球移位、复视和视神经病变是常见的表现（图 1–30 和图 1–31）。诊断中位年龄为 38 岁，女性常见（3∶1）（见第 11 章）。

(1) 原发性眼眶脑膜瘤：通常起源于视神经（见第 11 章）。

(2) 蝶骨脑膜瘤：通常起源于颅内，并向眶内生长。

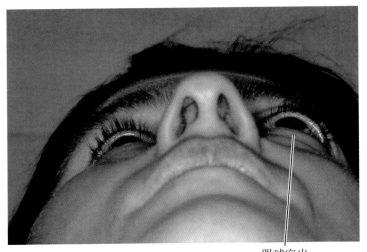

◀ 图 1-29　神经鞘瘤（施万细胞瘤）导致左侧眼球突出

眼球突出

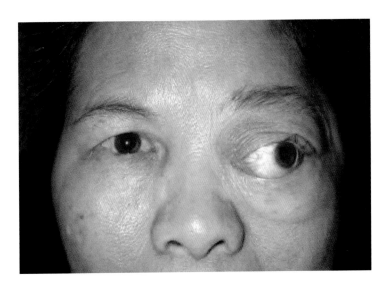

◀ 图 1-30　蝶骨翼脑膜瘤导致左侧眼球突出和外斜视

- 常可观察到视神经脑膜瘤。放疗被认为是进展性肿瘤的一线治疗方式。由于完整切除手术常导致视神经损伤或横断，手术切除仅适用于已无视功能的最具侵袭性的病变患者。

5. 纤维组织细胞瘤

纤维组织细胞瘤是最常见的间叶源性眼眶肿瘤，但极为罕见。病变通常位于鼻上象限，质硬、边界清晰。常见于中年人。转移风险仅见于不到 10% 的肿瘤。组织学上，该肿瘤细胞呈车轮状或席纹状排列。复发时常更具侵袭性，并可能发生恶化。

- 手术完整切除应由眼整形外科医生进行。

6. 纤维骨瘤

(1) 纤维发育不良：非恶性的无痛骨质增生，通常累及单块（单骨型）或多块（多骨型）面骨和眶骨；常见于 Albright 综合征患者。大多数在 10 岁前发病，青春期迅速增长，成年期几乎不再增长。大多数患者存在病理性长骨骨折。

- 眼眶 X 线：弥漫性骨质硬化伴磨玻璃样外观，病灶可透过射线，枕骨增厚。

(2) 骨瘤：罕见的、生长缓慢的良性骨肿瘤，常累及额窦和筛窦。导致眼球向远离肿瘤的方向移位。外科干预通常是姑息性的，临床治愈几乎不可能。但多为偶然发现，大多数是非进展性的，很少需要手术切除或清创。

- 眼眶 CT：边界清晰的病灶，伴钙化。
- 如果出现视力受损或发生颅内蔓延，常需行完整手术切除。
- 应由眼整形外科医生评估。
- 考虑请耳鼻咽喉科会诊。

7. 胆固醇肉芽肿

胆固醇肉芽肿是眼眶额骨特发性出血性病变，常见于男性。可导致眼球突出、视物模糊、复视和可触及的肿块。手术切除可治愈。

- 眼眶 CT：边界清晰的颞上部肿块，伴骨质破坏。

8. 动脉瘤性骨囊肿

动脉瘤性骨囊肿是一种特发性、溶骨性、膨胀性肿块，常见于四肢长骨，眶上部相对少见。发生于青春期。病灶内出血会导致眼球突出、复视和脑神经麻痹。

- 眼眶 CT：边界清晰的软组织肿块，伴骨质溶解。

（二）成人恶性眼眶肿瘤

1. 淋巴组织肿瘤

淋巴浸润占眼眶肿瘤的 10%。非炎性眼眶淋巴浸润分为反应性淋巴组织增生和恶性淋巴瘤。临床上通常难以区分，需通过显微镜下形态学和免疫表型进行诊断。眼周淋巴瘤 75% 位于眼眶，20%～33% 位于结膜，5%～20% 位于眼睑。大多数原发性眼眶淋巴瘤是非霍奇金低级别 B 细胞淋巴瘤，50% 为黏膜相关淋巴组织（mucosa-associated lymphoid tissue，MALT）淋巴瘤；继发性淋巴瘤通常为中或高级别。最

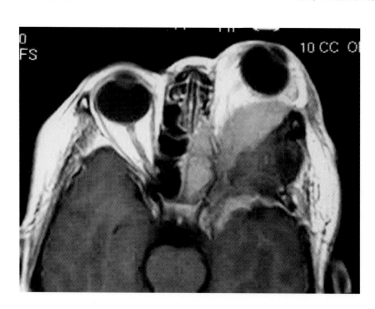

◀ 图 1-31　与图 1-30 所示为同一患者，MRI T_1 加权成像显示眼眶肿块和眼球移位

常见于 50—70 岁的患者，在儿童中极为罕见，女性比男性更常见（3 : 2）。患者表现为无痛性眼球突出、复视、视力下降（诱发性远视）或这些症状的组合（图 1-32 和图 1-33）。病变可能位于肌锥内或肌锥外，或者两者兼有。50% 的眼眶淋巴瘤患者最终发展为全身受累；MALT 淋巴瘤患者累及全身的风险较低；然而，15%～20% 的 MALT 病变可转变为更具侵袭性的类型。约 100% 的患者通过放疗能充分控制局部病灶。全身受累则通常采用化疗。预后良好，5 年生存率为 90%。

- 眼眶 CT：无包膜的实性肿瘤，与周围组织分界不清；通常无骨性改变。
- 诊断需要对新鲜的（而非保存的）标本进行组织活检和免疫组化。
- 反应性浸润表现为无克隆细胞群的滤泡增生。
- 淋巴瘤诊断要点包括单克隆细胞群、特异性基因重排［通过聚合酶链反应

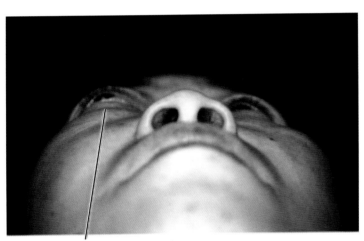

眼球突出

◀ 图 1-32　眼眶淋巴组织肿瘤导致右侧眼球突出

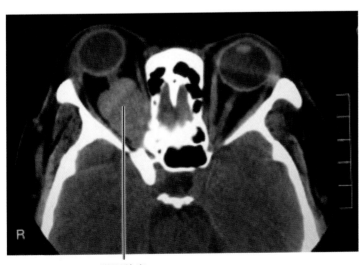

眼眶肿瘤

◀ 图 1-33　与图 1-32 所示为同一患者，眼眶 CT 显示眼眶淋巴组织肿瘤和眼球突出

（polymerase chain reaction，PCR） 评估〕或明显的细胞和结构异型性，几乎均为结外 B 细胞非霍奇金淋巴瘤。50% 以上为 MALT 淋巴瘤。

- 多克隆浸润不符合诊断标准，因为淋巴瘤可能发展为恶性淋巴瘤。
- 对活检证实的眼眶淋巴瘤患者，应请内科医生或肿瘤科医生对其进行系统评估；包括胸部、腹部和骨盆 CT，全身正电子发射体层成像（positron emission tomography，PET），CBC 和分类、血清蛋白电泳、ESR，还可行骨扫描；部分病例可行骨髓活检。
- 眼附属器淋巴瘤的治疗取决于肿瘤的分期和组织学分类。对于孤立的低级别眼附属器淋巴瘤，外照射放疗是标准治疗方案。对于累及范围更广或更高级别的淋巴瘤，则需要全身化疗或放化疗结合。

2. 纤维骨瘤

（1）软骨肉瘤：通常发生在 20 岁以后，女性比男性稍微多见一些；常表现为双侧受累伴眼球颞侧移位。若发生颅内侵犯，则通常是致命的。

- 眼眶 CT：不规则病灶伴骨质侵蚀。

（2）骨肉瘤：常见的原发性骨恶性肿瘤，通常发生在 20 岁之前。

- 眼眶 CT：溶骨性骨破坏伴钙化。

3. 转移瘤

转移瘤只占所有眼眶肿瘤的 10%，但是最常见的眼眶恶性肿瘤。最常见的原发部位有乳腺、肺（支气管源性）、前列腺和胃肠道。症状包括快速起病、疼痛性眼球突出、眼球运动受限和复视。视力可能正常。乳腺硬癌会特征性引起眼眶纤维化，导致眼球内陷。

- 眼眶 CT：骨质侵蚀和邻近结构破坏。
- 姑息性眼眶局部放疗应由对眼眶疾病有治疗经验的肿瘤放射科医生进行。
- 对于顽固性疼痛患者，可考虑姑息性手术减瘤或切除。
- 请血液科和肿瘤科会诊。

九、获得性无眼球

获得性无眼球指因恶性肿瘤、外伤、疼痛和失明行眼球摘除术或眼内容物剜除术而导致的眼球缺失（图 1-34），男性比女性更多见。眼窝或植入物的炎症或感染可表现为大量黏液脓性分泌物，眼球向某一方向运动时疼痛加重，或者流血性泪水；疼痛性质与眼球摘除术前不同；体征可包括结膜炎症、植入物暴露引起的结膜裂伤或结膜糜烂、睑缘炎或蜂窝织炎。

- 应观察眼睑有无蜂窝织炎、上睑下垂或退缩。
- 必须检查上睑结膜是否有巨乳头表现（见第 4 章）。
- 在没有结膜缺损或病变的情况下，局部使用广谱抗生素〔庆大霉素或硫酸多黏菌素 B（Polytrim）1 滴，每天 4 次〕治疗。
- 如观察到结膜缺损，则应由眼整形外科医生评估。治疗包括去除多孔型植入物的无血管部分、二次植入、真皮脂肪移植物植入或其他技术。
- 植入物暴露时会有发生眶蜂窝织炎的风险，此时应口服抗生素治疗、手术治疗或两种治疗同时进行：头孢氨苄 250～500mg，口服，每天 4 次；阿莫西林 – 克拉维酸（Augmentin）250～500mg，口服，每天 3 次。

- 在感染期间，应将义眼更换为眼片。如果存在结膜缺损，术后须由眼科医生重新调整义眼，同时使用眼片 1 个月（图 1-35）。

- 为了避免结膜瘢痕、穹窿缩窄和眼窝挛缩，眼窝内无义眼或眼片的时间不

能超过 24h（有争议）。

十、眼球萎缩和眼球痨

眼球萎缩和眼球痨指意外或手术创伤后的进行性眼部功能失代偿，存在三个阶段，其终末期又称为眼球痨。

（一）眼球萎缩未收缩阶段

眼球形状和大小正常，但伴有白内障、

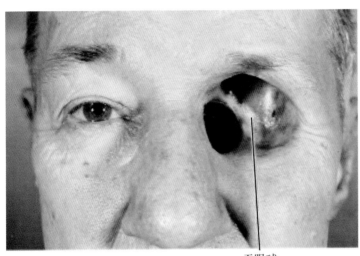

无眼球

◀ 图 1-34　因眼眶肿瘤行眶内容物剜除术所致的左眼获得性无眼球

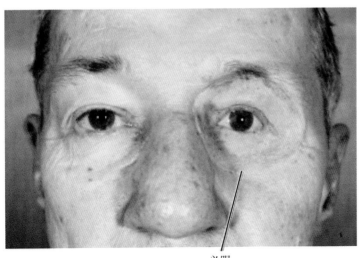

义眼

◀ 图 1-35　与图 1-34 所示为同一患者，义眼在位

视网膜脱离、粘连或睫状体炎性假膜。

（二）眼球萎缩伴收缩阶段

眼球软而小，伴眼压下降；前房塌陷；角膜水肿伴血管化、纤维化和混浊。

（三）眼球萎缩伴组织紊乱阶段（眼球痨）

眼球约为正常眼球大小的 2/3，伴巩膜增厚；眼内组织紊乱；角膜、晶状体和视网膜钙化。可发生自发性出血或炎症，葡萄膜内可能存在骨质（图 1-36）。眼球痨的患者通常失明，并且患眼内恶性肿瘤的风险增加。

- 应每年进行 B 超检查，以排除眼内恶性肿瘤。

- 失明、眼球疼痛时首先使用局部类固醇（1% 醋酸泼尼松龙，每天 4 次）和睫状肌麻痹药（1% 阿托品，每天 3 次）治疗。严重的眼部疼痛考虑球后注射乙醇或氯丙嗪（Thorazine）治疗。

- 可将由眼科医生制作的美容性眼片佩戴至萎缩眼，以改善外观和支撑眼睑。

- 眼球摘除术通常可以永久性缓解疼痛，在很多病例中可以改善外观。

- 现代眼球摘除术将眼外肌固定于多孔型义眼座上，以使义眼呈现自然的运动。

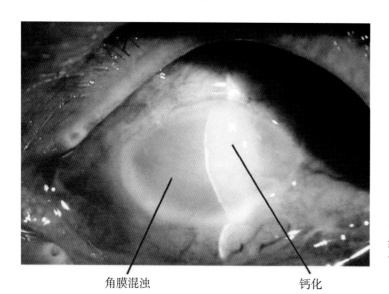

◀ 图 1-36　眼球痨表现为眼球缩小，角膜混浊、水肿、增厚，前房浅

角膜混浊　　　　　钙化

第 2 章　眼球运动和脑神经
Ocular Motility and Cranial Nerves

一、斜视

【定义】

双眼在水平或垂直方向上的失调，可以是共同性（在所有注视方向上偏斜角度一致）或非共同性（在不同注视方向上偏斜角度不同）；可以是隐性、显性或间歇性。

- 隐斜视：隐性偏斜。
- 显斜视：显性偏斜。

内斜视：向内偏斜。

外斜视：向外偏斜。

上斜视：向上偏斜（图 2-1）。

下斜视：向下偏斜（垂直斜视一般用高位眼描述，但如果明确低位眼为斜视病因，可用低位眼描述）。

【病因】

先天性或获得性局部或全身的肌肉、神经或神经肌肉性异常，儿童期起病者通常为特发性。下文为不同类型（水平、垂直、特殊类型）斜视的详细阐述，除此之外还包括脑神经麻痹、慢性进行性眼外肌麻痹（chronic progressive external ophthalmoplegia, CPEO）、重症肌无力等相关内容。

【症状】

可无症状，也可能存在眼斜、转头、歪头、视力下降、双眼复视（大龄儿童或成年人可见）、头痛、视疲劳、眼疲劳。

【体征】

视力正常或下降（弱视）、眼位偏斜、

上斜视

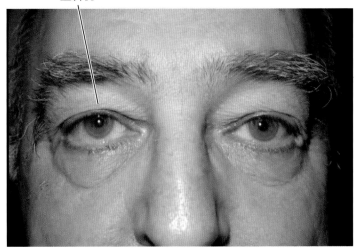

◀ 图 2-1　右眼上斜视，注意右眼下方巩膜露白较对侧眼增加

眼球运动受限、立体视下降，可能有因其他眼部病理情况（如角膜混浊、白内障、无晶状体眼、视网膜脱离、视神经萎缩、黄斑瘢痕、结核）导致的继发性的形觉剥夺性斜视（通常发生于 6 岁前引起内斜视，发生于大龄儿童及成年人时引起外斜视）。

【鉴别诊断】

如前所述；假性斜视（内眦赘皮）、负 κ 角（假性内斜视）、正 κ 角（假性外斜视）、黄斑异位（如早产儿视网膜病变、弓蛔虫病）。

【评估】

- 采集完整的眼科病史，关注发病年龄、眼斜方向、眼斜频率、斜视家族史、神经症状、外伤史和系统疾病病史。
- 完善系统的眼部检查，关注视力、屈光状态、睫状肌麻痹验光、瞳孔、眼球运动（双眼同向运动、单眼转动、遮盖和交替遮盖试验）、斜视角度（Hirschberg 法/角膜映光法、Krimsky 法/三棱镜角膜映光法，或者三棱镜遮盖试验）、旋转斜视（双马氏杆试验）、Parks-Bielschowsky 三步法（用于明确单纯旋转垂直肌麻痹）、头位、立体视（Titmus 立体视测试、随机点立体视测试）、视网膜抑制/异常视网膜对应 [Worth 4 点灯、4 个棱镜度（prism diopter，PD）底朝外三棱镜试验、马氏杆、红玻璃片、Bagolini 线状镜或后像试验]、融合功能（立体镜、Hess 屏试验）、被动牵拉试验、检眼镜检查。

- 实验室检查：发现有肌肉限制时应行甲状腺功能检查（T_3、T_4、TSH）；怀疑重症肌无力时，应检测抗乙酰胆碱受体抗体。患有慢性进行性眼外肌麻痹的患者应行心电图（electrocardiogram，ECG）检查，以排除因 Kearns-Sayre 综合征导致的心脏传导阻滞。进行依酚氯铵（Tensilon）试验、冰袋试验、抗乙酰胆碱受体抗体检测以排除重症肌无力。
- 部分患者应根据实际需要选择眼眶 CT 或 MRI 检查。
- 脑神经受累时应请神经内科会诊并行颅脑 MRI。
- 甲状腺功能障碍及肌无力患者需请内科会诊。

处 理

- 治疗潜在病因。
- 矫正屈光不正。
- 对儿童而言，采用遮盖或压抑疗法治疗弱视（见第 12 章）；遮盖视力优势眼或主视眼；对任何年龄的人来说，部分时间遮盖疗法都适用。如果使用全天遮盖（即清醒时间全部遮盖，弱视改善后逐步缩短遮盖时间），则连续遮盖单眼时间不应长于年龄（岁）×1 周。对于不配合遮盖疗法的儿童而言，阿托品压抑疗法（即对优势眼使用阿托品每天 1 次或每周 2 次滴眼）是很好的替代方案。

- 复查时间根据患者年龄制订（复查周期为年龄 ×1 周；例如，2 岁儿童每 2 周复查 1 次，4 岁儿童每 4 周复查 1 次）。
- 根据斜视类型及程度决定是否行眼外肌手术。

【预后】

取决于病因，通常预后佳。

二、水平斜视

（一）内斜视

眼球转向内侧；最常见的斜视类型（>50%）。

1. 婴儿型内斜视

在 6 个月前发病，偏斜角度大（80%>35PD）的恒定性斜视（图 2-2）；通常为交叉注视，具有正常的屈光状态，阳性家族史比较常见，可能合并下斜肌亢进（70%）、分离性垂直斜视（dissociated vertical deviation，DVD）（70%）、隐性眼球震颤，以及持续性的平滑追随运动不对称。

- 手术前应遮盖注视眼或优势眼以治疗弱视。

- 矫正 > + 2.00D 的远视性屈光不正。
- 应尽早行眼外肌手术（6 月龄至 2 岁）：双侧内直肌后徙或单侧内直肌后徙联合外直肌缩短术；可能需要联合下斜肌亢进、DVD 矫正术，术后过矫或欠矫在很多病例中都是在所难免的。

2. 调节性内斜视

在 6 月龄至 6 岁起病，通常在 2 岁时高发，斜视角度可变（通常在婴儿期眼位正常）；刚起病时通常在儿童疲劳或生病时呈间歇性发病。

调节性内斜视共分三种。

（1）屈光性：通常为远视（平均 +4.75D），调节性集合 / 调节值（accommodative convergence-to-accommodation，AC/A）比值正常（每一个屈光度调节 3∶1PD～5∶1PD），远内斜角（esotropia at distance，

内斜视

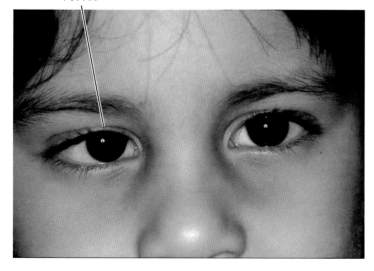

◀ 图 2–2 右眼内斜视（内转），斜视眼的角膜映光点在瞳孔颞侧而非中央

ET）与近内斜角（esotropia at near，ET′）基本一致。

(2) 非屈光性：高 AC/A 比值，近内斜角大于看远内斜角（ET′＞ET）。

- AC/A 比值计算方法如下。
  - 隐斜法：AC/A=IPD+［（N–D）/ 屈光度］
  - IPD：瞳距（cm）；N：近距斜视量；D：远距斜视量；屈光度：注视固定距离时的调节需求。
  - 梯度法：AC/A=（WL–NL）/ D
  - WL：戴镜斜视量；NL：裸眼斜视量；D：戴镜度数。

(3) 混合性。

- 采用单光或双光镜片（图 2–3）无法完全矫正。

- 对于 6 岁以下或 6 岁以上可以耐受的儿童，给予充分的睫状肌麻痹后验光；如果内斜视可矫正至 8PD 以内，则无须下一步治疗。

- 对于高 AC/A 比值或残留的 ET′，可采用平分瞳孔的平顶双光镜（下加 +2.50～+3.00D）佩戴；或者采用缩瞳药，尤其对于年龄太小无法配合佩戴眼镜的婴儿而言（0.125% 依可碘酯，每天 1 次；注意不要与全身麻醉时使用的琥珀胆碱合用）；对于难治性病例，可联合使用配镜和缩瞳治疗。

- 对于残余内斜视＞10PD 患者，可行眼外肌手术。

3. 获得性非调节性内斜视和其他类型的内斜视

可能因精神压力、形觉剥夺、分开不足（ET≥ET′）、近反射痉挛、连续性内斜视眼位（外斜视术后）、第Ⅵ对脑神经麻痹引起。

- 对于存在主观症状或斜视角度较大的患者，可以考虑手术治疗（表 2–1）。

- 如果没有明显病因，可行 MRI 检查以排除小脑扁桃体下疝畸形。

4. 周期性内斜视

非常罕见的非调节性内斜视（1∶3000）；通常在 2—6 岁发病；患儿正位时居多，但以 24～48h 为 1 个周期出现内斜视；可进展为恒定性内斜视。

- 矫正＞+3.00D 的远视。

- 当斜视角度稳定时，可以考虑行眼外肌手术。

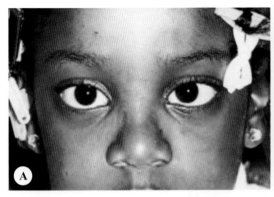
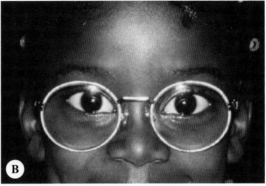

▲ 图 2–3　A. 调节性内斜视；B. 患者在佩戴全矫远视镜后斜视得到改善

三棱镜度	双侧 MR 后徙术（mm）	双侧 LR 缩短术（mm）	截退术	
			MR 后徙（mm）	LR 缩短（mm）
15	3	3.5	3	3.5
20	3.5	4.5	3.5	4.5
25	4	5.5	4	5.5
30	4.5	6	4.5	6
35	5	6.5	5	6.5
40	5.5	7	5.5	7
50	6	8	6	7.5
60	6.5	—	6.5	8
70	7	—	—	—

表 2-1　水平斜视手术量：内斜视

LR. 外直肌；MR. 内直肌

（二）外斜视

眼球外转（图 2-4），可以是间歇性（通常在 2 岁左右发病，罕见弱视）或恒定性［先天性罕见，病因通常为连续性外斜视眼位（内斜视术后）、间歇性外斜视失代偿或形觉剥夺（＞5 岁儿童）］；因患者多为交替注视，故弱视或异常视网膜对应少见。

1. 基本型外斜视

远外斜角（exotropia at distance，XT）、近外斜角（exotropia at near，XT′）度数相等；AC/A 比值正常，融像性集合正常。

2. 集合不足型外斜视

集合不足型外斜视患者注视由远及近的物体时无法充分集合（即集合近点增大）；看近外斜角度大于看远外斜角度（XT′＞XT），融像性集合幅度下降。很少在 10 岁前发病，女性略多发。通常在十几岁时以视疲劳、阅读困难、视近模糊、复视、疲劳等症状起病。在神经退化性疾病（如帕金森病）和外伤性脑损伤患者中多见，很少与调节不足或睫状体功能障碍相关。

- 治疗方案包括棱镜矫正（往往无效）或单眼遮盖。对集合不足的患者而言，双光镜片是非常难适应的，需避免使用。
- 考虑眼外肌手术。慎行双侧内直肌缩短术，以免造成视远分开不足。
- 斜视矫正训练的有效性是存在争议的。笔尖训练（将笔尖由远缓慢移近到破裂点，重复 10～15 次）是最常见的训练方法，但是有效性极低；扫视训练或三棱镜融合训练（逐步增加底朝外三棱镜直至到达破裂点，重复 10～15 次）更为有效。

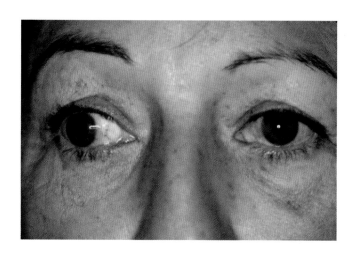

◀ 图 2-4 右眼外斜视
角膜映光点位于偏斜眼的鼻侧虹膜缘而非瞳孔中心

3. 假性外展过强型外斜视

除了长时间遮盖（遮盖试验）后会出现看近斜视度增加（全隐斜）的情况外，其他 XT＞XT′ 称为假性外展过强型外斜视。此时，近加 +3.00D 球镜时看近外斜角度 XT′ 也会增加，可以有高 AC/A 比值。

4. 真性外展过强型外斜视

遮盖试验前后均有 XT＞XT′，可能存在高 AC/A 比值。

- 矫正屈光不正，可考虑给予额外的负镜片（以刺激集合），尤其是对于高 AC/A 比值的患者。
- 考虑使用底朝内三棱镜以促进集合。
- 如果患者有 50% 的时间表现为外斜视且年龄＞4 岁，可考虑眼外肌手术：双眼外直肌后徙术；术后发生持续性内斜视（主诉为术后复视）时可考虑三棱镜矫正或使用缩瞳药，术后 8 周及以上内斜视无改善者可考虑二次手术（表 2-2）。

三、A 征、V 征和 X 征斜视

自上而下注视时水平斜视度会发生改变，存在于高达 50% 的斜视患者中。

1. A 征

水平斜视量在向上方注视（内斜视向上方注视时斜视度更大）及向下方注视（外斜视向下方注视时斜视度更大）时存在差异，外斜视更多见。如果差异≥10PD，则有临床意义。与上斜肌亢进相关。患者可能表现为下颌上抬的异常头位。

- 如果是有临床意义的偏斜，应考虑眼外肌手术：存在斜肌亢进者，则减弱斜肌；无斜肌亢进者，则考虑水平肌肉移位术（内直肌上移，外直肌下移）。
- 如果患者双眼单视且立体视可达 40 弧秒，禁用上斜肌断腱术。

2. V 征

水平斜视量在向上方注视（外斜视向上方注视时斜视度更大）和向下方注视（内斜视向下方注视时斜视度更大）时存在差异（图 2-5 和图 2-6），内斜视更多见。如果差异≥15PD，则有临床意义。与下斜肌亢进、外直肌神经支配增加、上直肌反应不足、Apert 综合征、Crouzon 综合征相关。患者可能表现为下颌内收的异常头位。

三棱镜度	双侧 LR 后徙术（mm）	双侧 MR 缩短术（mm）	截退术	
			LR 后徙（mm）	MR 缩短（mm）
15	4	3	4	3
20	5	4	5	4
25	6	5	6	5
30	7	5.5	7	5.5
35	7.5	6	7.5	6
40	8	6.5	8	6.5
50	9	—	9	7

表 2-2　水平斜视手术量：外斜视

LR. 外直肌；MR. 内直肌

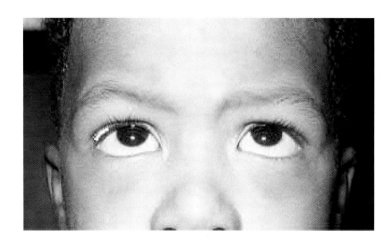

◀ 图 2-5　内斜 V 征，向上方注视内斜度数降低

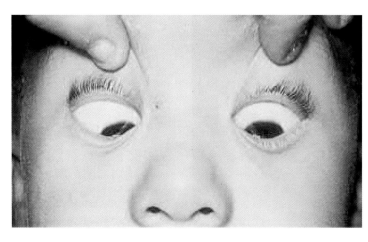

◀ 图 2-6　与图 2-5 所示为同一患者，向下方注视时内斜度数增大

- 如果是有临床意义的偏斜，应考虑眼外肌手术：存在斜肌亢进者，则减弱斜肌；无斜肌亢进者，则考虑水平肌肉移位术（内直肌下移，外直肌上移）。

3. X 征

与第一眼位相比，向上方或向下方注视均出现外斜视角度增大；由斜肌或外直肌的继发性挛缩造成，导致向上方和向下方注视时出现系绳效应。

- 如果是有临床意义的偏斜，应考虑眼外肌手术：若为斜肌造成的 X 征，应考虑分期手术。若为系绳效应造成的 X 征，应考虑外直肌后徙术。

四、垂直斜视

（一）Brown 综合征（上斜肌肌鞘综合征）

Brown 综合征指先天性或获得性的上斜肌肌鞘异常，导致眼球无法上转，尤其内转时上转不能（图 2-7）。外展位时上转正常或轻度受限；可能在第一眼位时存在下斜视，而导致下颌上抬的异常头位；被动牵拉试验阳性，在将患眼向后压、眼向内上方牵拉时阻力更明显（与下直肌限制不同，后者将患眼向前牵引时更明显）；V 征（与上斜肌亢进不同，表现为 A 征），无上斜肌亢进，内转时下射，严重者内转时可表现为睑裂增宽。10% 的患者表现为双眼发病，女性居多（3 : 2），右眼受累较左眼多。获得性 Brown 综合征患者与类风湿关节炎、幼年型类风湿关节炎、鼻窦炎、手术（鼻窦、眼眶、斜视或视网膜脱离手术）、硬皮病、低丙种球蛋白血症、产后及外伤相关。

- 通常不需要治疗，尤其对获得性 Brown 综合征患者而言，其预后取决于病因，病因处理后可能自行缓解。
- 如果存在炎症性病因，可考虑在滑车附近注射类固醇激素或口服类固醇激素。
- 如果存在异常头位或第一眼位时存在大角度下斜视的患者，应考虑眼外肌手术：上斜肌断腱术或肌腱切除术或

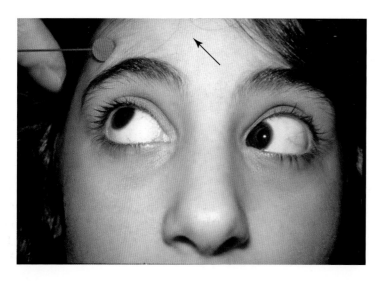

◀ 图 2-7 **Brown** 综合征表现为左眼内转时上转不能

硅胶带延长术，联合或不联合同侧下斜肌后徙。

（二）分离性斜视综合征：分离性垂直斜视、分离性水平斜视及分离性旋转斜视

分离性斜视综合征指非注视眼在遮盖时或注意力不集中时呈现的上转、水平转、倾斜或旋转运动。通常是双眼、不对称且无症状，不遵循 Hering 法则（即配偶肌接受等量的神经冲动法则）。有 Bielschowsky 现象（增加注视眼前放置的中性密度滤光片时，被遮盖眼下转）、红玻璃片现象（在任一眼前放置红玻璃片，并注视光源时，红光成像均在白光成像之下）；与先天性内斜视（75%）、隐性眼球震颤、下斜肌亢进、内斜视术后相关。

- 一般不需要治疗。
- 存在异常头位、偏斜角较大且恒定性或出现频率高时考虑眼外肌手术：双侧上直肌后徙术、下直肌缩短术或下斜肌减弱术（表 2-3）。

表 2-3　垂直斜视手术量	
分离性垂直斜视	
分　级	SR 后徙
轻度	5mm
中度	7mm
重度	10mm
IO 亢进	
分　级	IO 后徙
轻度	10mm
中度	15mm
重度	肌切除术

IO. 下斜肌；SR. 上直肌

（三）单眼上转缺陷（双上转肌麻痹）

散发的、单侧眼完全的上转不能（可能有良好的 Bell 征）；患眼在第一眼位下斜视，向上方注视时斜视角度加大，常伴同侧上睑下垂（图 2-8 和图 2-9）。患者可能会保持下颌上抬的头位以帮助融合成像，可能为核上性、先天性、继发性（继发于脑血管疾病、肿瘤或感染）。分 3 种类型。

上睑下垂 / 下斜视

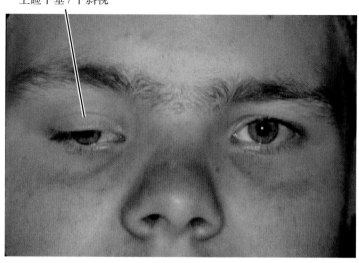

◀ 图 2-8　单眼上转缺陷（双上转肌麻痹），表现为右眼上睑下垂及下斜视

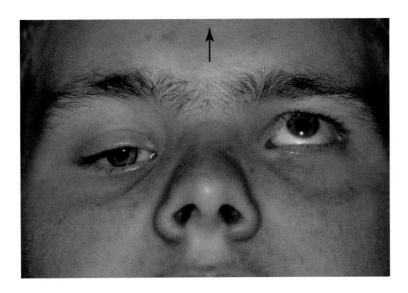

◀ 图 2-9　与图 2-8 所示为同一患者，表现右眼上转无力

1 型：下直肌受限，单侧纤维化综合征。

2 型：上转无力（上直肌、下斜肌），真性双上转肌麻痹。

3 型：混合型（下直肌受限及上转无力）。

- 存在下颌上抬头位、第一眼位较大下斜视或融合功能差，可考虑眼外肌手术：下直肌限制，可考虑下直肌后徙术；上直肌无力，可考虑 Knapp 术式（将内外直肌上移并转位至上直肌两侧）。

- 可能需要手术矫正残余的上睑下垂。

五、特殊类型斜视

（一）Duane 后退综合征

Duane 后退综合征指先天性外展神经（第 Ⅵ 对脑神经）缺失或发育不全，以及第 Ⅲ 对脑神经在外直肌的异常神经分布；20% 为双侧发病，女性发病居多（3 : 2），左眼发病居多（3 : 1）。共分为三种类型（第 1 型比第 3 型常见，第 3 型比第 2 型常见）。

1 型：外转受限，第一眼位时内斜视。

2 型：内转受限，第一眼位时外斜视。

3 型：内转外转均受限（图 2-10 和图 2-11）。

内、外直肌的同时收缩导致眼球后退及睑裂变窄。三种类型均出现内转时睑裂变窄、外转时睑裂变宽。上射及下射（缰绳现象）常见。患者可能有面转姿态以帮助融合成像。弱视者较罕见。极少与耳聋相关，较少合并其他眼部及系统性疾病。

- 通常不需要治疗。

- 矫正屈光不正。

- 治疗弱视。

如果在第一眼位时存在明显的眼位偏斜、异常头位、明显的上射或下射，可考虑眼外肌手术：1 型患者可行内直肌后徙术；2 型患者可行外直肌后徙术，坚决不要行外直肌切除缩短术；存在严重眼球后退的 3 型患者可行内外直肌后徙术。

上射 / 内转受限 / 睑裂变窄

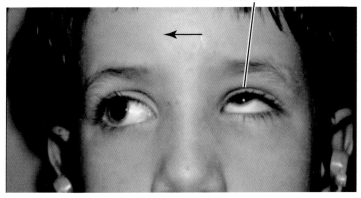

◀ 图 2-10　3 型 Duane 后退综合征，表现为左眼内转时受限、上射（缰绳现象）及睑裂变窄

外转受限 / 睑裂变宽

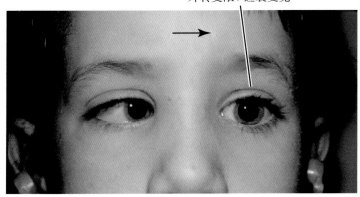

◀ 图 2-11　与图 2-10 所示为同一患者，表现为左眼外转时受限、睑裂变宽

（二）Möbius 综合征

先天性双侧第Ⅵ对、第Ⅶ对脑神经核发育不全（可能累及第Ⅴ对、第Ⅸ对、第Ⅻ对脑神经），双眼均无法内转过中线，伴内斜视、溢泪、暴露性角膜炎和面具脸；患者可能有肢体畸形或胸肌缺失（Poland 综合征）。

- 内斜视患者需考虑眼外肌手术：双侧内直肌后徙术。
- 治疗因面神经麻痹导致的暴露性角膜病变（见第 3 章和第 5 章）。

（三）限制性斜视

导致一条或多条眼外肌受限的多种疾病，眼球向受累肌肉的方向运动受限（可导致非共同性斜视）（图 2-12）；被动牵拉试验阳性。常见于甲状腺眼病（见第 1 章），也见于眼眶骨折（见第 1 章）和先天性纤维化综合征。

（四）先天性纤维化综合征

多种肌肉受限及纤维化，共分 5 种类型。

1. 广泛性纤维化（常染色体显性＞常染色体隐性＞特发性）：最严重的类型；双眼所有肌肉均受累，包括上睑提肌（上睑下垂）；下直肌通常受累最严重。

2. 先天性下直肌纤维化（散发或家族

上转受限 / 眼球内陷

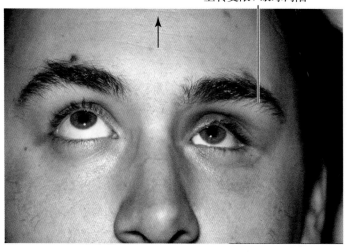

◀ 图 2-12　由左眼眼眶骨折导致的左眼下直肌嵌顿所引起的限制性斜视，表现为左眼上转受限，同时出现左眼眼球内陷（左眼呈凹陷性外观）

性）：仅下直肌受累。

3. 固定性斜视（散发）：双眼水平肌肉受累；内直肌比外直肌更常被累及，导致严重内斜视。

4. 垂直后退综合征：双眼垂直肌肉受累；上直肌比下直肌更常被累及，导致下转受限。

5. 先天性单侧纤维化（散发）：单眼所有肌肉受累，导致眼球内陷及上睑下垂。

六、眼球震颤

【定义】

不自主的、由慢相开始的有节奏的眼球摆动；应避免与扫视侵扰混淆，后者没有慢相。眼球震颤可以是共轭性（双眼具有同样的震颤方向及幅度）、分离性（双眼震颤幅度不同）、非共轭性（双眼震颤方向不同，如跷跷板样眼球震颤）。眼球震颤通常存在快相（冲动型眼球震颤），但也可以是钟摆型眼球震颤（在两个方向的震颤速度相同）。方向可以是水平、垂直、旋转或混合的。眼球震颤根据患者快相的方向命名。

【病因】

● 先天性眼球震颤：眼球震颤会因注视改变而不同，可能有中间带（在特定眼位上，眼球震颤变慢或停止；通常偏离中心 15°），有一个优势位点；多数病例发病与视力无关。大部分先天性眼球震颤是水平冲动型眼球震颤，在向上方或下方注视时仍然保持水平方向，向左右注视时存在明显的注视诱发性眼球震颤及中间带。

– 传入性或形觉剥夺性眼球震颤：钟摆型或冲动型眼球震颤；与眼白化病、无虹膜、色盲、先天性静止性夜盲症、先天性视神经异常、Leber 先天性黑矇、先天性白内障等造成的视力障碍有关。

– 传出性或运动性眼球震颤：通常是水平性眼球震颤，但也可以是垂直性、旋转性，或者是混合性；由眼球运动缺陷造成；出生或出生后不久发病；可为遗传性，定位于 6p 染色体。通常为水平性，可能有中间带及头位（为了使眼球转向中间带方向）；集合时震颤减弱，睡眠时震颤停止；无振动幻视；可存在头部振动，可为隐性，被水平视动性眼球震颤（optokinetic nystagmus，OKN）测试逆转（60%）；可能与斜视相关（33%）。如果中央凹功能正常，可存在相对较好的视力。

- 隐性眼球震颤：指当一只眼被遮住时诱发的双侧冲动性眼球震颤（快相远离被遮盖眼），解除遮盖时震颤缓解；可能与先天性内斜视和 DVD 相关；只在单眼注视时出现；因此，双眼视力优于单眼视力；正常的 OKN 反应；可能存在中间带。

- 点头样痉挛：点头样痉挛表现三联征包括眼球震颤（单眼或不对称、细微、非常快速的、水平和多变）、点头、斜颈（歪头）三联征。4—12月龄时发病，5 岁时好转，良性疾病；除此之外，神经系统正常。视交叉神经胶质瘤和鞍旁肿瘤也可发生类似的眼球运动；因此，应仔细检查是否存在相对性传入性瞳孔障碍、视神经异常，并行神经系统影像学检查；点头样痉挛是一个排他性诊断；需随访患者是否出现弱视。

• 获得性眼球震颤：很多类型的眼球震颤有位置性。

- 会聚 – 回缩性眼球震颤：指当试图向上注视时，所有水平直肌同时收缩缩短导致双眼有节奏的会聚及

眼球向眶内回缩。背侧中脑综合征或 Parinaud 综合征的一个特征性表现。因位于内侧纵束头端间质核（rostral interstitial nucleus of medial longitudinal fasciculus，riMLF）的垂直注视中心受损或挤压而造成。与梗阻性脑积水、松果体瘤和其他肿瘤、外伤、脑卒中和脱髓鞘疾病［多发性硬化（multiple sclerosis，MS）］有关。应治疗潜在病因。并非真正的眼球震颤（不是由慢相启动）。

- 下跳性眼球震颤：由眼球慢速向上漂移启动的冲动性眼球震颤，向下方注视时出现快相；在外下方注视时更为明显；中间带通常在上方。与延颈髓交界处的病灶有关，包括 Arnold-Chiari 畸形、脊髓空洞症、绒球 – 旁绒球通路病变、多发性硬化、脑血管意外、药物中毒（锂）；需治疗潜在病因，钾通道阻滞药（4- 氨基吡啶）、加巴喷丁、氯硝西泮、巴氯芬等药物可能有治疗效果。

- 药物诱导性眼球震颤：通常表现为冲动性眼球震颤和持续性的注视诱发性眼球震颤（例如，向左侧注视时左向眼球震颤，右侧注视时右向眼球震颤）；与抗惊厥药（苯妥英钠、卡马西平）、巴比妥类、镇静药和吩噻嗪类药物的使用相关；通常为注视诱发，向下注视时可能不会诱发。如果出现症状，应减少或停止药物的使用，但需关注减药或停

药后的原发病反应。

- 注视诱发性眼球震颤：朝向注视方向的冲动性眼球震颤，第一眼位没有眼球震颤；由神经积分器功能受损造成。可以是生理性（长时间的偏心注视使人疲劳造成，对称性）或病理性（长时间、非对称性）；通常由于药物（抗惊厥药物、镇静药）的使用导致，也可由脑干或颅后窝病变造成。

- 周期交替性眼球震颤：非常罕见的在第一眼位出现的水平性冲动性眼球震颤，每 60～90s 会自发改变震颤方向，存在 10～15s 的震颤停止期；即使在注视目标时仍周期性存在。可能是先天性或由于前庭小脑病变造成（位于小脑小结及小脑蚓的病灶），也与延颈髓交界处病灶相关；通常使用巴氯芬治疗有效。

- 跷跷板样眼球震颤：合并出现共轭性旋转眼球震颤、非共轭性垂直眼球震颤，所以呈现出一眼上转且内旋而对侧眼下转并外旋。这一过程交替进行，可能有核间性眼肌麻痹（internuclear ophthalmoplegia，INO）。通常与脑血管事件或外伤后造成的蝶鞍上巨大肿块或间脑病灶相关，也可与先天性无视交叉有关。

- 上跳性眼球震颤：在第一眼位发生、向上看时加重的眼球震颤。无病灶指向性，通常由前蚓部和下脑干损伤造成；也与 Wernicke 综合征或药物中毒相关。

- 前庭性眼球震颤：通常为水平性，含有旋转成分（快相朝向正常侧，慢相朝向异常侧）；可能与眩晕、耳鸣和耳聋相关；由终末器官、周围神经（凝视可抑制眼球震颤）或中枢神经（凝视不可抑制眼球震颤）损伤造成。

- 生理性眼球震颤：通常发生于偏心注视、OKN、发热、旋转[前庭-眼反射（vestibulo-ocular reflex，VOR）]、摇头、压力变化、受压、闪光诱发、闪烁诱发等一系列情况下。

【症状】

可无症状，也可伴有视力下降、振动幻视（在获得性眼球震颤中），以及其他取决于病因的神经功能障碍症状（如听力下降、耳鸣，眩晕伴前庭性眼球震颤）。

【体征】

不同程度的视力下降、眼振动幻视；可能有近视力优于远视力的现象、歪头，以及其他眼部或系统病理体征（如无虹膜、双眼间质混浊、黄斑瘢痕、视神经萎缩、中央凹发育不全、白化病等）。

【鉴别诊断】

其他振动，包括方波急跳、扫视震荡、眼球扑动、上斜肌肌纤维颤搐、眼阵挛（快速、不可预测、多个方向的扫视，睡眠时消失，与神经母细胞瘤或儿童期病毒性脑病有关，可见于患有内脏癌的成人，也被称为扫视躁狂）、固视不稳定、自发性眼球扑动（通常为癔症或伪病，不能持续超过30s，通常为水平面的快速背靠背扫视，可能同时有眼睑扑动），以及扫视干扰（如小脑共济失调）或平滑追随（如 Parkinson 病）。

【评估】

- 采集完整的眼科病史，关注药物或毒素的摄入；进行眼科检查，关注单眼和双眼视力、检影验光、瞳孔检查、眼球运动、头位和检眼镜检查。
- 可能需要头部 CT 或 MRI 以排除颅内病变。
- 可能需要请神经科或神经眼科会诊。

处　理

- 对于大部分类型没有有效的治疗措施。
- 对于先天性眼球震颤，考虑底朝外三棱镜治疗（通过刺激集合抑制眼球震颤）。
- 对于周期交替性眼球震颤，考虑巴氯芬治疗（5～80mg，口服，每天 3 次）。
- 当患者有歪头时，应基于 Kestenbaum 式考虑行眼外肌手术，使得中间带挪至第一眼位。
- 如果是因药物或毒物导致的眼球震颤，应停止摄入诱发性物质。

【预后】

取决于病因，通常为良性。

七、第Ⅲ对脑神经麻痹

【定义】

第Ⅲ对脑神经（动眼神经）自中脑到眼眶走行中的任一处病变可以引起完全性或部分性麻痹（其上支支配上直肌和上睑提肌，下支支配内直肌、下直肌和下斜肌，副交感神经纤维支配虹膜括约肌和睫状肌）（图 2-13）；可伴或不伴瞳孔受累。

【病因】

发病原因与年龄相关：先天性发病者多与产伤或神经系统综合征相关；儿童发病者多见于细菌感染、病毒感染后、外伤或肿瘤（脑桥胶质瘤）；成人发病者常见于缺血性疾病或微血管病变（20%～45% 与高血压或糖尿病相关），15%～20% 与动脉瘤相关，10%～15% 与外伤相关，10%～15% 与肿瘤相关，另外 10%～30% 病因不明；极少与眼肌麻痹性偏头痛相关。神经的异常再生提示存在压迫性病变，如海绵窦内动脉瘤或肿瘤；也可能在外伤后出现，但与缺血或微血管病变无关（80% 的情况不累及瞳孔）；95% 的压迫性病变累及瞳孔。识别病变位置非常重要。

- 神经核性：极少单独发病。通常由微血管梗死引起。体征包括双侧上睑下垂和对侧上直肌受累，也可由更弥漫性的脑干病变（肿瘤、手术后）和其他异常引起。
- 神经纤维束性：多由脱髓鞘性血管异常或转移性肿瘤引起，可表现为多种综合征，包括 Benedikt 综合征（第Ⅲ对脑神经麻痹合并对侧偏身震颤、偏身投掷、感觉丧失）、Nothnagel 综合征（第Ⅲ对脑神经麻痹合并同侧小脑性共济失调和辨距不良）、Claude 综合征（Benedikt 综合征联合 Nothnagel 综合征）、Weber 综合征（第Ⅲ对脑神经麻痹合并对侧轻瘫）。

- 蛛网膜下腔病变：多数因为动脉瘤（尤其后交通动脉瘤）、外伤或钩回疝造成，极少数情况与微血管病变或感染相关；一般都会累及瞳孔。

- 海绵窦病变：常因海绵窦瘘、动脉瘤、肿瘤（如淋巴组织增生）、炎症（如 Tolosa-Hunt 综合征、结节病）、感染（如带状疱疹、结核）或垂体卒中造成；多合并第IV对、第V对、第VI对脑神经症状和交感神经异常，约90%的病例无瞳孔改变。

- 眼眶病变：罕见，但可能由肿瘤、创伤或感染引起；多合并第II对、第IV对、第V对、第VI对脑神经症状；由于第III对脑神经在眶上裂前分叉，所以在此处病变可能导致部分麻痹症状（其实，神经纤维束性及蛛网膜下腔病变引起的第III对脑神经麻痹也可能

在临床上表现出类似分支受损的部分麻痹症状）。

【症状】

双眼复视（遮盖单眼后复视消失），眼斜，可伴有眼痛、头痛、同侧上睑下垂。

【体征】

上睑下垂，除向外注视时正常外眼球运动均受限，因滑车神经的作用造成试图下转时眼球旋转，被动牵拉试验阴性，第一眼位时呈外斜视及下斜视（外下眼位）；可伴随瞳孔中等程度散大（"吹胀"瞳孔、传出障碍）（图2-14）；在存在神经异常再生的病例中可见眼睑-注视运动障碍［下直肌或内直肌纤维错误支配至上睑提肌，使下视时出现上睑回缩（假性 von Graefe 征），或者内收时出现上睑回缩］、瞳孔-注视运动障碍（下直肌或内直肌纤维错误支配至虹膜括约肌，使下视或内收时出现

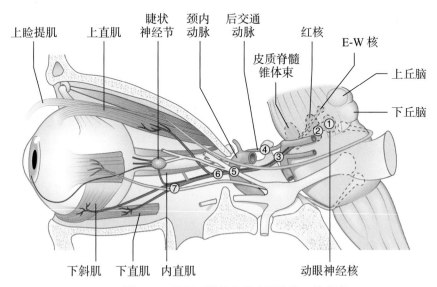

▲ 图 2-13　第Ⅲ对脑神经麻痹所致的 7 种疾病

①核性麻痹；②神经纤维束性麻痹综合征；③钩回疝；④后交通动脉瘤；⑤海绵窦综合征；⑥眶尖综合征；⑦不累及瞳孔的单纯麻痹

瞳孔收缩）等（图 2-15）；也可合并其他神经系统障碍表现或其他脑神经麻痹表现。

性眼外肌麻痹。

【鉴别诊断】

重症肌无力、甲状腺眼病、慢性进行

【评估】

● 采集完整的眼科病史；进行全面的神经系统查体，关注脑神经检查；眼部

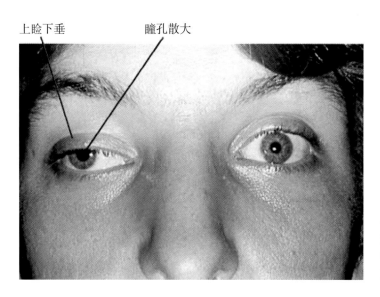

上睑下垂　　瞳孔散大

◀ 图 2-14　第Ⅲ对脑神经麻痹伴右侧上睑下垂、瞳孔散大、外斜视和下斜视，这是典型的"外下眼位"、下垂眼睑、散大瞳孔外观

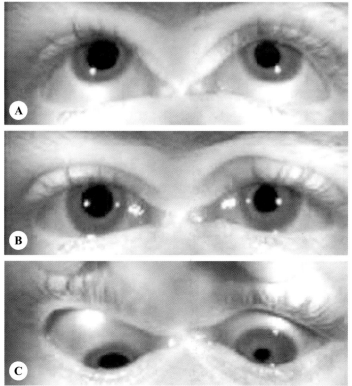

A

B

C

◀ 图 2-15　左眼第Ⅲ对脑神经存在原发性异常再生，可见眼球下转时左眼瞳孔收缩，这是因为支配下直肌的神经错误支配至虹膜括约肌

检查需关注瞳孔、眼睑、眼球突出度、眼球活动和被动牵拉试验。

- 实验室检查：空腹血糖、CBC、ESR、性病实验室检查（venereal disease research laboratory，VDRL）、梅毒免疫荧光吸附试验（fluorescent treponemal antibody absorption，FTA-ABS）、ANA。
- 检测血压。
- 如果出现以下任何一种情况，建议行MRI或MRA、CTA检查：瞳孔受累，合并其他神经系统异常，<50周岁瞳孔未受累的患者，存在提示神经异常再生的体征，瞳孔未受累的微血管病变患者治疗3个月后无改善。以上检查手段对直径>3mm的动脉瘤检测敏感性可达到90%，但若检查结果阴性，可考虑运用金标准检查，即数字减影血管造影（digital substraction angiography，DSA）。
- 必要时可行腰穿检查以评估是否有感染、细胞学或蛛网膜下腔出血证据。
- 必要时可行依酚氯铵（Tensilon）试验、冰袋试验或抗胆碱酯酶受体抗体检测，以排除重症肌无力。
- 请神经眼科或神经介入专科会诊，在发现有瞳孔受累的情况下尤为重要。

处 理

- 治疗方法取决于病因。
- 对孤立的瞳孔不受累的病变需要密切观察1周是否出现瞳孔累及。
- 用透明外科胶带遮蔽单眼或将一侧镜片涂以透明指甲油，可帮助减轻成人患者的复视症状。

- 对于动脉瘤、肿瘤或外伤患者可能需要神经外科手术。
- 治疗基础性疾病。

【预后】

取决于病因，由微血管病变导致的神经麻痹多数能在2～3个月内（最多6个月内）完全或部分好转。如果是外伤或压迫性损伤所导致的神经麻痹，由于可能产生异常神经再生，故预后较差。

八、第Ⅳ对脑神经麻痹

【定义】

第Ⅳ对脑神经（滑车神经）自中脑到眼眶路径中的任意位置病变所引起的麻痹（图2-16）。

【病因】

最常见的病因包括外伤（尤其是外力引起的颅脑闭合性对冲伤）、微血管病变（如高血压、糖尿病）、先天性（可伴或不伴有头位）、海绵窦疾病（炎症、感染、肿瘤）、脑干病变（脑卒中、肿瘤）等，以及相对少见的动脉瘤。另外还有30%的病例无法找到确切病因，严重的头部外伤可能导致双侧受累。识别病变位置非常重要。

- 神经核性：多见于脑卒中患者，也有部分与肿瘤相关，并且很少单独受累。其他病因包括脱髓鞘疾病和外伤。
- 神经纤维束性：极为罕见。相关病因与神经核性的病因相同，可能并发对侧Horner综合征，外伤（尤其是近前髓帆损伤）可能导致双侧滑车神经麻痹。

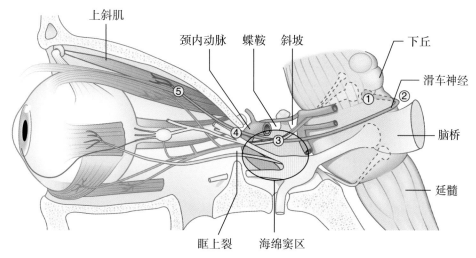

上斜肌　　颈内动脉　蝶鞍　斜坡　　　下丘　　滑车神经　脑桥　延髓　眶上裂　海绵窦区

▲ 图 2-16　第Ⅳ对脑神经麻痹所致的 5 种疾病

①核性或神经纤维束性综合征；②蛛网膜下腔综合征；③海绵窦综合征；④眶尖综合征；
⑤单纯麻痹

- 蛛网膜下腔病变：多数由闭合性脑外伤引起，极少数与肿瘤、感染或动脉瘤相关。
- 海绵窦病变：导致海绵窦病变的病因包括炎症（结节病）、感染（真菌）或肿瘤（淋巴组织增生、脑膜瘤、垂体腺瘤）。多合并第Ⅲ对、第Ⅴ对、第Ⅵ对脑神经改变及交感神经异常。

【症状】

双眼垂直或倾斜复视，可能存在旋转斜视、视物模糊、对侧倾斜头位。

【体征】

上斜肌麻痹及 Parks-Bielschowsky 三步法试验阳性，患侧眼上斜视（向对侧注视或向患侧歪头时斜视度加大）（图 2-17 和图 2-18），外旋性斜视（斜视度＞10° 时提示双侧患病可能性大），先天性患者伴有较大的垂直融合范围（＞4PD）；下颌内收；被动牵拉试验阴性；双侧发病者可合并 V 征内斜视、向右侧注视时左眼高位、向左侧注视时右眼高位；非单纯性滑车神经麻痹者可同时合并其他神经系统症状。

【鉴别诊断】

重症肌无力、甲状腺眼病、眼眶疾病、第Ⅲ对脑神经麻痹、Brown 综合征、反向偏斜。

【评估】

采集完整的眼科病史；进行神经系统查体，重点关注脑神经功能；进行眼部检查，特别关注眼球活动、头位（先天性患者可通过查看旧照片观察持续性头位表现）、垂直融合功能、双马氏杆试验（测量旋转性斜视）、被动牵拉试验。

- Parks-Bielschowsky 三步法定位麻痹肌。
  - 第一步：在第一眼位判断高位眼［若右眼高位，提示右下直肌、右上斜肌（right superior oblique，RSO）或左上直肌、左下斜肌麻痹］。

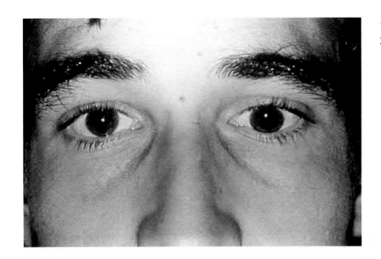

◀ 图 2-17 第Ⅳ对脑神经麻痹伴右眼上斜视

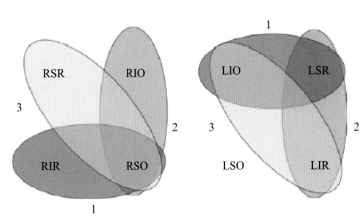

◀ 图 2-18 Parks-Bielschowsky 三步试验提示右上斜肌麻痹，每一步都会圈定一对肌肉，被三个圈都圈住的则为麻痹的肌肉 LIO. 左下斜肌；LIR. 左下直肌；LSO. 左上斜肌；LSR. 左上直肌；RIO. 右下斜肌；RIR. 右下直肌；RSO. 右上斜肌；RSR. 右上直肌

- 第二步：判断向哪一侧水平方向注视时上斜视加重（若向左侧注视时上斜加重，提示右上斜肌、右下斜肌或左上直肌、左下直肌麻痹）。

- 第三步：Bielschowsky 歪头试验，判断头向哪一侧倾斜时上斜视加重（若头向右倾斜时上斜加重，提示右上斜肌、右上直肌或左下斜肌、左下直肌麻痹）。

三步法后，可识别出麻痹的眼外肌（若第一眼位时右眼为高位眼，向左侧注视时垂直斜视加重，头向右倾斜时垂直斜视加重，则提示右上斜肌麻痹）。

- 有明确血管危险因素的单纯麻痹可随访观察。若 3 个月内无好转，则需要进行个体化评估。

- 实验室检查：空腹血糖、CBC、胆固醇、血脂、ACE、VDRL、FTA-ABS、ANA；如怀疑巨细胞动脉炎（giant cell arteritis，GCA），则考虑加查 ESR 和 CRP。

- 检测血压。

- 对无缓解或有伴随神经症状的病例需要考虑行神经影像学检查。如果怀疑眼眶疾病，需要进行 CT；如果怀疑颅内病变需要行 MRI 检查；如果怀疑动脉瘤需要行血管造影（包括传统血管造影、MRA、CTA）。

- 考虑腰椎穿刺检查。
- 考虑行依酚氯铵（Tensilon）试验、冰袋试验或胆碱酯酶受体抗体检测以排除重症肌无力。
- 请神经眼科会诊。

处　理

- 对因治疗。
- 用透明外科胶带遮蔽单眼、将一侧镜片涂以透明指甲油、使用三棱镜可帮助减轻成人患者的复视症状。
- 对发病时间长、症状稳定的患者可考虑眼外肌手术：依据 Knapp 分级对于上斜肌麻痹的处理设计手术方案，考虑使用 Harado Ito 术（上斜肌肌腱膜外侧转位术）纠正旋转斜视。
- 对于动脉瘤、肿瘤或外伤可能需要神经外科处理。
- 治疗基础性疾病。

【预后】

取决于病因，由微血管病变导致的神经麻痹多数能完全或接近完全好转。

九、第Ⅵ对脑神经麻痹

【定义】

第Ⅵ对脑神经（外展神经）自脑桥到眼眶路径中的任意位置病变所引起的麻痹（图 2-19）。

【病因】

发病原因依据年龄而有所不同。<15 岁的未成年中肿瘤（如脑桥胶质瘤）或病毒感染多见，15—40 岁中青年患者中则病因多样，8%～30% 的患者无法明确原因；>40 岁的成年人外伤或微血管病变［如高血压、糖尿病（糖尿病患者的单纯脑神经麻痹受累发生率：第Ⅵ对脑神经＞第Ⅲ对脑神经＞第Ⅳ对脑神经）］是主要病因；有些病例也与多发性硬化、脑血管意外、颅内压增高相关，极少数与肿瘤（如鼻咽癌）相关。识别病变位置非常重要。

- 神经核性：可由脑桥梗死、脑桥胶质瘤、小脑肿瘤、微血管病变或 Wernicke-Korsakoff 综合征导致，造成同侧水平注视麻痹（不能向患侧转动眼球）。
- 神经纤维束性：常由肿瘤、微血管病变或脱髓鞘病变导致，可导致 Foville 综合征（脑桥背侧病变导致水平注视麻痹，同侧第Ⅴ对、第Ⅵ对、第Ⅶ对、第Ⅷ对脑神经麻痹，同侧 Horner 综合征）和 Millard-Gubler 综合征（脑桥腹侧病变导致同侧第Ⅵ对、第Ⅶ对脑神经麻痹合并对侧轻偏瘫）。
- 蛛网膜下腔病变：多数与颅内压升高有关（30% 特发性颅内压升高的患者有第Ⅵ对脑神经麻痹），其他病因还包括颅底肿瘤（如听神经瘤、脊索瘤）、基底动脉血管瘤、出血、炎症或脑膜炎。
- 颞骨岩部病变：多由外伤（如颅底骨折）或感染引起；Gradenigo 综合征（中耳炎继发颞骨岩部感染导致同侧

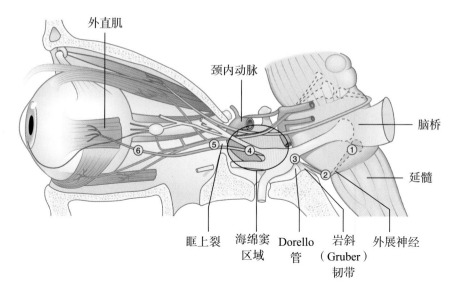

外直肌

颈内动脉

脑桥

延髓

眶上裂　海绵窦　Dorello　岩斜　外展神经
　　　　　区域　　管　　（Gruber）
　　　　　　　　　　　　韧带

▲ 图 2-19　第Ⅵ对脑神经麻痹所致的 6 种疾病
①脑干综合征；②蛛网膜下腔综合征；③岩尖综合征；④海绵窦综合征；⑤眶尖综
合征；⑥单纯麻痹

第Ⅵ对、第Ⅶ对脑神经麻痹，表现为同侧 Horner 综合征，同侧三叉神经痛及同侧耳聋，见于儿童）；假性 Gradenigo 综合征（鼻咽癌可能导致中耳炎，从而引起与 Gradenigo 综合征相似的表现）。

- 海绵窦病变：由海绵窦的病变引起，病因包括炎症（结节病）、感染（真菌）或肿瘤（淋巴组织增生、脑膜瘤、垂体大腺瘤）；多合并第Ⅲ对、第Ⅴ对、第Ⅵ对脑神经症状及交感神经异常。

【症状】
双眼水平复视（向麻痹肌功能位注视时，视远时复视症状比视近明显）（图 2-20），可能合并眼斜。

【体征】
外直肌麻痹导致内斜视，眼球外转受限或外转扫视运动减慢；被动牵拉试验阴性；非单纯第Ⅵ对脑神经麻痹者同时可合并其他神经系统症状。

【鉴别诊断】
甲状腺眼病、重症肌无力、眼眶炎性假瘤、Ⅰ型 Duane 眼球后退综合征、Möbius 综合征（第Ⅵ对、第Ⅶ对脑神经麻痹）、眼眶骨折导致内直肌嵌顿、近反射痉挛。

【评估】
- 采集完整的眼科病史；进行神经系统查体，重点关注脑神经功能；眼部检查需关注眼球活动、被动牵拉试验及检眼镜检查。
- 对于有明确血管危险因素的单纯麻痹患者可随访观察。如果 3 个月内无好转，则需要进行个体化评估。

外展不能

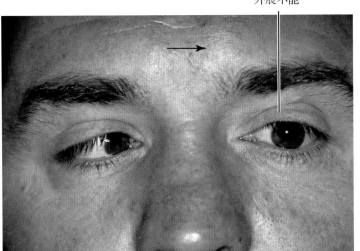

◀ 图 2–20　第 Ⅵ 对脑神经麻痹，向左侧注视时左眼无法外展

- 实验室检查：空腹血糖、CBC、胆固醇、血脂、ACE、VDRL、FTA-ABS、ANA；对怀疑 GCA 的患者，考虑查 ESR 和 CRP。
- 检测血压。
- 对无缓解或伴随神经症状的病例，需要考虑行神经影像学检查。如果怀疑眼眶疾病，需要行 CT；如果怀疑颅内病变需要行 MRI 检查；如果怀疑动脉瘤需要行血管造影（包括传统血管造影、MRA、CTA）。
- 考虑腰椎穿刺检查。
- 考虑行依酚氯铵（Tensilon）试验、冰袋试验或胆碱酯酶受体抗体检测以排除重症肌无力。
- 请神经眼科会诊。

处　理

- 对因治疗。

- 用透明外科胶带遮蔽单眼、将一侧镜片涂以透明指甲油、使用三棱镜可帮助减轻成人患者的复视症状。
- 对发病时间长、症状稳定的患者可考虑眼外肌手术。
- 对于动脉瘤、肿瘤或外伤可能需要神经外科处理。
- 治疗基础性疾病。

【预后】

取决于病因，由微血管病变导致的神经麻痹多数能在 3 个月内好转。

十、多发性脑神经麻痹

【定义】

多支脑神经同时出现麻痹，由自脑干到眼眶路径中的任意位置病变同时累及多对脑神经所引起（图 2–21）。

【病因】

重症肌无力、Guillain-Barré 综合征

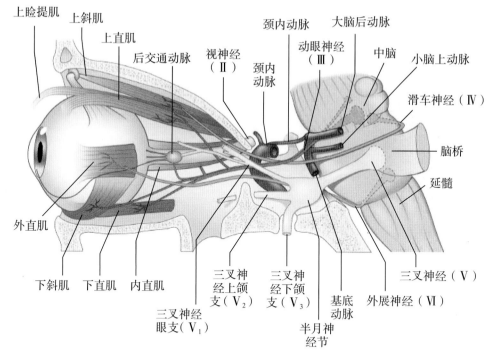

▲ 图 2–21　脑神经通路

（尤其是 Miller-Fisher 型）、Wernicke 脑病、CPEO、脑卒中、多发性硬化、海绵窦 / 眶尖或眼眶疾病。

- 脑干病变：由中脑或脑桥血管性病变、累及相邻脑神经核团的肿瘤导致。

- 蛛网膜下腔病变：常由浸润性病灶、感染或肿瘤引起。

- 海绵窦综合征：鞍旁病变导致多发性脑神经麻痹（第Ⅲ对、第Ⅳ对、第Ⅵ对脑神经，第Ⅴ对脑神经第 1 支和第 2 支）和交感神经受累，影响到在海绵窦或眶上裂处的不同运动神经纤维（图 2–22）；眼交感神经麻痹者可出现 Horner 综合征。病因包括血管瘤（如海绵窦颈内动脉瘤）、动静脉瘘（如颈内动脉海绵窦瘘、硬脑膜海绵窦瘘）、肿瘤（如白血病、淋巴瘤、脑膜瘤、垂体腺瘤、脊索瘤）、炎症（如韦格纳肉芽肿病、多发性硬化、Tolosa-Hunt 综合征）或感染（如海绵窦血栓形成、带状疱疹、结核、梅毒、毛霉菌病）。海绵窦内病变不一定累及经过此处的所有神经。

- 眶尖综合征：多支运动性脑神经麻痹合并视神经（第Ⅱ对脑神经）受损，病因如前所述。

【症状】
疼痛、复视；可伴有眼斜、上睑下垂、波动性视力下降及色觉障碍。

【体征】
视力及色觉正常或下降（眶尖综合征患者）、上睑下垂、斜视、眼球运动受限、被动牵拉试验阴性；三叉神经第 1 支和第

冠状视图

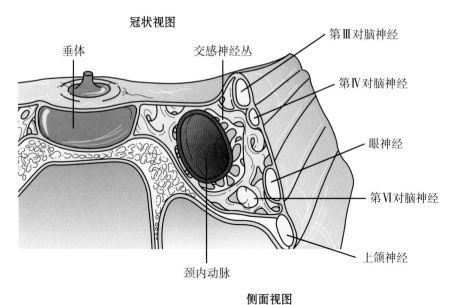

垂体　　　　　交感神经丛

第Ⅲ对脑神经

第Ⅳ对脑神经

眼神经

第Ⅵ对脑神经

上颌神经

颈内动脉

侧面视图

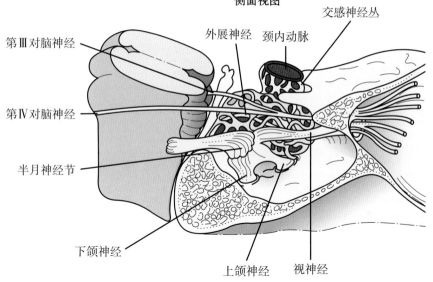

第Ⅲ对脑神经　　　外展神经　颈内动脉　交感神经丛

第Ⅳ对脑神经

半月神经节

下颌神经　　上颌神经　视神经

▲ 图 2-22　海绵窦解剖

2 支支配区域面部感觉减退；相对性传入性瞳孔障碍、瞳孔缩小（Horner 综合征）和三叉神经（面部）痛。高流量动静脉瘘患者还可表现为眼球突出、结膜充血、结膜水肿、眼压增高、眼眶杂音及视网膜病变。海绵窦血栓患者有发热、眼睑水肿及面部感染表现。

【鉴别诊断】

甲状腺眼病、重症肌无力、GCA、Miller-Fisher 型 Guillain-Barré 综合征、CPEO、眼眶疾病（见第 1 章）。

【评估】

• 采集完整的眼科病史；进行神经系统查体，关注脑神经功能；眼部检查需关注颜面部感觉、眼眶听诊、视力、色觉、瞳孔、眼球活动、被动牵拉试验、眼球突出度、眼压、检眼镜检查。

- 实验室检查：空腹血糖、CBC、ESR、VDRL、FTA-ABS、ANA；如怀疑感染因素，需行血培养。

- 头部、眼眶及海绵窦 CT 和（或）MRI-MRA。

- 考虑腰椎穿刺。

- 必要时行脑血管造影排除动脉瘤或动静脉瘘。

- 考虑行依酚氯铵（Tensilon）试验、冰袋试验或抗胆碱酯酶受体抗体检测，以排除重症肌无力。

- 必要时请神经眼科、耳鼻咽喉科、全科会诊。

处 理

- 病因治疗。

- 对于动脉瘤、肿瘤或外伤，可能需要神经外科处理。

- Tolosa-Hunt 综合征患者可口服激素治疗（泼尼松 60～100mg，口服，每天 1 次）；使用全身激素前需完善 PPD 和对照检测、CBC、血糖、血脂和胸片检查；对于需长时间服用激素（≥5mg，每天 1 次，时间长于 3 个月）的患者需在基线及每 1～3 年时监测高度、骨密度及脊柱 X 线。

- 需要长期使用全身激素的患者需加用 H_2 受体拮抗药（雷尼替丁 150mg，口服，每天 2 次）或质子泵抑制药（奥美拉唑 20mg，口服，每天 1 次）；需补充钙和维生素 D，必要时服用双膦酸盐或特立帕肽。

- 海绵窦血栓患者需全身使用抗生素（针对链球菌和葡萄球菌应用万古霉素 1g，静脉注射，每 12 小时 1 次；联合头孢他啶 1g，静脉注射，每 8 小时 1 次）；对于梅毒患者，给予青霉素 G 治疗（240 万 U，静脉注射，每 4 小时 1 次，连续治疗 10～14 天；后减量至每周 240 万 U，肌内注射，治疗 3 周）。

- 对于毛霉菌感染，需要全身抗真菌治疗（两性霉素 B 0.25～1.0mg/kg，静脉注射，静脉滴注＞6h）。

- 治疗基础性疾病。

【预后】
取决于病因，多数预后不良。

十一、慢性进行性眼外肌麻痹

【定义】
累及所有注视方向的慢性进行性双侧眼外肌麻痹。

【病因】
单独发病或为遗传性肌病；可见于以下几种罕见综合征。

- Kearns-Sayre 综合征（线粒体 DNA）：表现为 CPEO、视网膜色素病变（见第 10 章）和心脏传导障碍（包括心律失常、心脏传导阻滞、心肌病）三联征；也与智力发育迟滞、身材矮小、耳聋、前庭功能障碍（共济失调）和脑脊液蛋白含量升高有关。通常在 20 岁之前发病。组织学检查可发现破碎的红纤维。

- 遗传学：线粒体 DNA 基因缺失引起氧化磷酸化受损。

• 线粒体脑病、乳酸性酸中毒和脑卒中样发作（线粒体 DNA）：出现在正常发育后的儿童时期。线粒体脑肌病伴乳酸酸中毒和脑卒中样发作（mitochondrial encephalomyopathy with lactic acidosis and stroke-like episodes, MELAS），也可伴有呕吐、癫痫发作、偏瘫、听力丧失、痴呆、身材矮小、偏盲、CPEO、视神经病变、视网膜色素病变和皮质盲。脑卒中样发作在 40 岁之前出现。

- 遗传学：80% 的病例由 *MT-TL1* 基因突变引起，这种突变导致线粒体合成蛋白质、利用氧气和产生能量的能力受损。

• 肌阵挛性癫痫与破碎红纤维（线粒体 DNA）：童年期或青春期发病。脑肌病伴有肌阵挛、癫痫、共济失调、痉挛、痴呆和肌肉活检（Gomori 三重染色）显示破碎的红纤维；也可合并构音障碍、视神经病变、眼球震颤、身材矮小和听力丧失。

- 遗传学：80% 以上的病例是 *MT-TK* 基因突变引起。

• 强直性肌营养不良（常染色体显性）：最常见的肌肉营养不良，初发于成年期。表现为 CPEO、双侧上睑下垂、眼睑迟落、眼轮匝肌无力、瞳孔缩小、"圣诞树"（多色性）样白内障、视网膜色素病变，并伴有肌营养不良（晨起严重）、心肌病、前额脱发、颞肌萎缩、睾丸萎缩和智力迟钝。可分为两种类型（1 型和 2 型）；两种类型的体征和症状有重叠，但是 2 型临床表现较 1 型相对较轻。

- 遗传学：1 型是染色体 19q13 上的 *DMPK* 基因突变引起，2 型是由于染色体 3q21 上 *CNBP* 基因突变所致。

• 眼咽肌营养不良（常染色体显性）：40 岁以后发病。表现为 CPEO 合并吞咽困难。常见于法裔加拿大人，发病率约 1/1000。在以色列的布哈拉（中亚）犹太人口中更多见，发病率为 1/600。

- 遗传学：14q11 染色体上 *PABPN1* 基因突变。

【症状】

不同程度的视力下降（如合并视网膜或视神经异常的综合征）、眼睑下垂、异物感、流泪。即使眼位偏斜，一般也不会出现复视症状。

【体征】

视力正常或下降，眼球运动受限（即使是娃娃头试验和冷热刺激试验），Bell 现象缺失，眼球通常正位（可能会出现斜视，通常是外斜视），被动牵拉试验阴性，上睑下垂（图 2-23），眼轮匝肌眼肌无力，浅表性点状角膜炎（尤其是下部角膜），白内障，视网膜色素上皮改变或视网膜色素病变（见第 10 章）（图 2-24）；瞳孔通常不受累。

【鉴别诊断】

下视麻痹（内侧纵束头端间质核即 riMLF 病变）、上视麻痹、进行性核上性麻痹、中脑背侧综合征、重症肌无力。

【评估】

- 完善眼科病史采集；进行神经系统检查，尤其需要注意脑神经相关检查；眼科检查应特别关注视力、眼球活动、娃娃头试验、Bell 现象、被动牵拉试验、眼睑、瞳孔和检眼镜检查。

- 送检血液进行线粒体 DNA 分析，以发现线粒体相关疾病。

- 考虑肌肉活检（取大腿或三角肌）以检测是否存在破碎红纤维，或者行肌电图检查以明确诊断。也可以取肌肉

上睑下垂

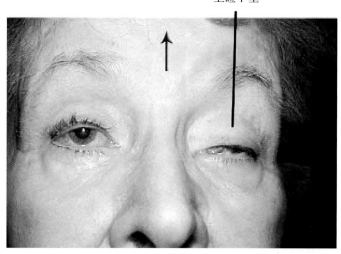

◀ 图 2-23　慢性进行性眼外肌麻痹，表现为双眼上睑下垂及眼睑上翻受限，患者试图向上看（注意抬起的眉毛），但眼睛仍在原处（注意右眼角膜映光点位于瞳孔中央正前方），眼睑仍下垂（左眼明显）

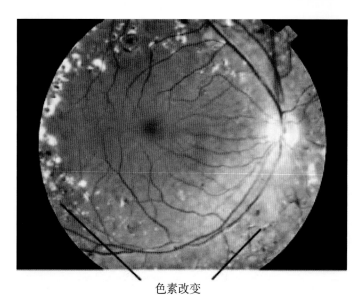

色素改变

◀ 图 2-24　Kearns-Sayre 综合征患者的视网膜色素改变，在视神经和血管弓周围有明显的视网膜色素上皮色素沉着和萎缩区域

做基因检测。

- 排除重症肌无力。
- 请心内科会诊，完善心脏相关检查，包括 ECG（Kearns-Sayre 综合征、强直性肌营养不良）。
- 如果需要排除中枢神经系统病变，可以考虑腰椎穿刺。
- 如果怀疑有眼咽肌营养不良，考虑进行吞咽试验和基因检测。

处 理

- 无有效治疗。
- 若存在暴露性角膜炎，用不含防腐剂的人工泪液，每小时 1 次滴眼，以及使用眼膏，数小时 1 次涂眼。
- Kearns-Sayre 综合征患者需要请心内科会诊，必要时行起搏器植入。
- 上睑下垂可以考虑手术治疗，但术后存在暴露性角膜炎风险。

【预后】

取决于综合征类型，预后不良。

十二、水平运动障碍

【定义】

- 核间性眼肌麻痹（internuclear ophthalmoplegia，INO）：内侧纵束（medial longitudinal fasciculus，MLF）连接对侧外展神经核与同侧动眼神经亚核，协调支配内直肌；当其出现病变时可导致的病变同侧眼内转不到位和对侧眼外展时眼球震颤（图 2-25）；一般情况下病变不影响集合功能（累及 MLF 后部时），除非累及中脑或前部 MLF 时才会影响集合。可表现为单侧病变，也可为双侧病变；此时表现为外斜、外斜视双侧核间性眼肌麻痹综合征（"wall-eyed" bilateral INO，WEBINO）。

- 一个半综合征：INO 联合脑桥旁中线网状结构（paramedian pontine reticular formation，PPRF）（水平侧视中枢）或外展神经核病变；此时出现同侧 MLF 受累，导致向病灶侧的凝视麻痹，病灶侧眼球不能外展，对侧眼球不能内收（一个）；以及对侧 INO，导致向对侧注视时，对侧眼球能外展，病灶侧眼球不能内收（半个）（图 2-26）。

- 其他：先天性（核上性或核下性）外展神经和中间神经元病变、Möbius 综合征、眼球运动失用症、额顶叶病变、顶枕叶病变、被盖病变、脑桥病变、帕金森病、亨廷顿病、药物影响等。

【病因】

取决于年龄：50 岁以下患者通常为脱髓鞘病变（单侧或双侧 INO）或肿瘤（脑桥神经胶质瘤引起的一个半综合征）。双侧发病的儿童则通常由脑干胶质瘤引起。50 岁以上患者通常为血管疾病。其他病因包括动静脉畸形、动脉瘤、基底动脉闭塞、多发性硬化和肿瘤（脑桥转移癌）。

【症状】

双眼水平复视，向对侧注视时加重。

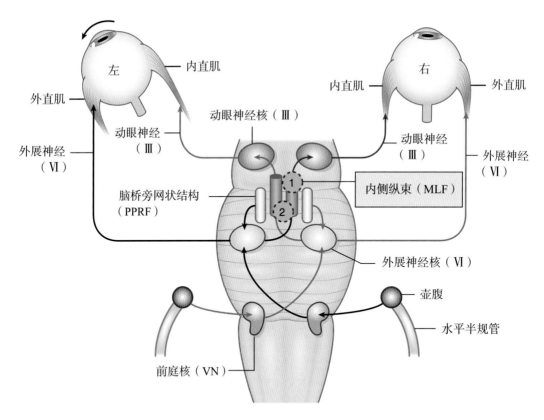

▲ 图 2-25 右侧核间性眼肌麻痹（1）与双侧核间性眼肌麻痹（2）

【体征】

眼球运动受限（INO 者患侧眼无法内收，一个半综合征患者仅在向病灶对侧注视时有对侧眼外展）；对侧眼外展时眼球震颤（INO 者）；娃娃头试验和冷热刺激试验阴性，被动牵拉试验阴性；可能合并上视时眼球震颤或反向偏斜（病变累及 MLF 喙侧间质核）。

【鉴别诊断】

内直肌麻痹、假性注视麻痹（如甲状腺眼病、重症肌无力、CPEO、眼眶炎性假瘤、Duane 综合征、近反射痉挛）。

【评估】

• 采集完整的眼科病史；进行神经系统检查，注意脑神经检查；眼部检查注意眼球运动、娃娃头试验（冷热刺激试验和被动牵拉试验不是明确诊断所必需的）。

• MRI 检查重点关注脑干和中脑。

• 必要时行依酚氯铵（Tensilon）试验、冰袋试验或乙酰胆碱受体抗体检测来排除重症肌无力。

• 必要时请神经内科或神经外科会诊。

处 理

• 对因治疗。

• 动脉瘤、肿瘤或外伤可能需要神经外科干预。

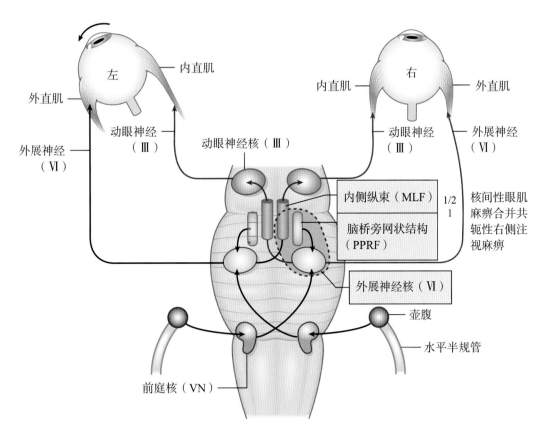

▲ 图 2-26　右侧急性一个半综合征（麻痹性脑桥外斜视）

- 治疗潜在的神经系统疾病或内科疾病。

【预后】

通常预后良好，血管病变或脱髓鞘患者多可完全恢复。多发性硬化症患者由于反复的发作可能造成永久性的损伤。

十三、垂直运动障碍

【定义】

进行性核上麻痹（Steele-Richardson-Olszewski 综合征）是一种具有帕金森病表现的退行性神经系统疾病，可引起进行性双眼眼外肌麻痹，影响各注视方向；通常最先影响垂直注视（首先累及向下注视）。病变定位于 17 号染色体（tau 蛋白基因的变异，被称为 H1 单倍型）。

- 中脑背侧（Parinaud）综合征：由上方脑干损伤引起，表现为核上性垂直注视麻痹（首先累及向上注视）。中脑背侧损伤，特别是中脑顶盖受压或缺血性损伤，包括邻近动眼神经核的上丘结构（动眼神经起源）和 Edinger-Westphal 核损伤，都会导致眼球运动功能障碍。
- 反向偏斜：由中枢前庭通路损伤和其他核上性功能障碍引起的垂直眼位偏斜。

【病因】

- 中脑背侧综合征：通常为松果体肿瘤（年轻男性患者）所致，也见于脑血管意外、脑积水、动静脉畸形、外伤、多发性硬化或梅毒。
- 反向偏斜：通常与中枢前庭通路或小脑损伤有关，多为非局限性病变。

【症状】

视物模糊、双眼复视（中脑背侧综合征者看近物时）；可伴有阅读障碍、异物感、流泪、痴呆［进行性核上性麻痹（progressive supranuclear palsy，PSP）］，或者其他神经系统症状（反向偏斜）。

【体征】

- 进行性核上性麻痹（Steele-Richardson-Olszewski 综合征）：进行性眼球自主运动障碍（但娃娃头试验阴性），被动牵拉试验阴性；可能有颈部僵直和脂溢性皮炎、进行性痴呆、构音障碍和缩量扫视。
- 中脑背侧综合征：核上注视性麻痹（因此前庭神经、娃娃头试验和 Bell 现象正常）、被动牵拉试验阴性、光 – 近反射分离；可能有视盘水肿、辐辏式 – 回缩性眼球震颤（OKN 检查时试图向上或向下注视时出现）、眼睑退缩（Collier 征）、辐辏和调节痉挛（可诱发近视）、反向偏斜、浅表性点状角膜炎（尤其是下方角膜）。
- 反向偏斜：垂直性眼球运动不协调（共同性或非共同性），低位眼位于病灶同侧，高位眼外旋和低位眼内旋（眼底镜检查明显）；不遵守 Parks-Bielschowsky 三步法原则，当躺下时偏斜可消失或发生其他改变（前庭通路的外周输入变化所致）。可能有其他神经系统体征，如累及同侧脑干神经通路的体征。

【鉴别诊断】

下视性麻痹（病变累及内侧纵束头端间质核时）、上视性麻痹、CPEO、重症肌无力、甲状腺眼病、动眼神经危象（双侧短暂强直性眼球上转及颈部过伸，见于吩噻嗪过量，少数见于帕金森病）、Whipple 病、橄榄核脑桥小脑萎缩或核黄疸。

【评估】

- 采集完整的眼科病史；进行神经系统检查，注意脑神经症状；眼部检查重视眼球运动、娃娃头试验、被动牵拉试验、眼睑、调节、瞳孔、角膜和检眼镜检查。
- 头部和眼眶 CT 或 MRI-MRA（或两者兼有），注意脑干和中脑结构。
- 必要时行依酚氯铵（Tensilon）试验、冰袋试验或乙酰胆碱受体抗体检测来排除重症肌无力。
- 必要时请神经内科或神经外科会诊。

处 理

- 对因治疗。
- 若存在暴露性角膜炎，用不含防腐剂的人工泪液，每小时 1 次滴眼，以及使用眼膏，数小时 1 次涂眼。

- 动脉瘤、肿瘤或外伤可能需要神经外科干预。
- 治疗神经系统基础疾病或内科疾病。

【预后】

取决于病因。

十四、重症肌无力

【定义】

导致肌肉无力的位于神经肌肉接头病变的自身免疫性疾病，本病特点为症状多变性和易疲劳性。

【病因】

针对横纹肌突触后乙酰胆碱受体或其他蛋白的自身抗体，见于 70%～90% 的全身性重症肌无力患者，但仅见于 50% 的眼型重症肌无力患者；不累及瞳孔或睫状肌。HLA-B8 和 DR3 检出率较高。

【流行病学】

女性多发。5% 的患者有家族史；90% 有眼部受累（上睑提肌、眼轮匝肌和眼外肌），75% 的患者以眼部症状为初始表现，只有 20% 的患者仅眼部受累；自身免疫性甲状腺疾病、胸腺瘤（全身性肌无力患者的发病率为 10%，单纯眼部肌无力患者的发病率可能较低）、硬皮病、全身性红斑狼疮、类风湿关节炎、桥本甲状腺炎、多发性硬化和甲状腺眼病的发病率增加。

【症状】

可表现为孤立的眼部形式（眼型重症肌无力），伴有双眼复视、眼睑下垂、构音障碍、吞咽困难；劳累或疲劳时，所有症状加重。可伴随延髓性肌肉无力（流口水、吞咽困难）和呼吸短促，以及颈部、四肢和躯干无力。如果出现吞咽和呼吸困难，患者可能发生迅速的失代偿。

【体征】

体征多变，不对称上睑下垂（疲劳、持续向上注视、傍晚时加重），眼球运动受限（可类似于任何形式的眼球运动障碍）；常为上睑下垂和同侧下斜视；被动牵拉试验阴性；伴眼轮匝肌无力和 Cogan 眼睑抽搐（患者向下看后再向上看至原位时发生的上眼睑抽搐）（图 2-27）；很少有注视诱发的眼球震颤；很少表现为类似 INO 的症状。重症肌无力可以表现为任何影响眼球运动的神经病变或肌病。

【鉴别诊断】

动眼神经、滑车神经、外展神经麻痹，Guillain-Barré 综合征的 Miller-Fisher 亚型，肉毒毒素中毒，甲状腺眼病，多发性硬化，INO，CPEO，特发性眼眶炎症，以及上睑提肌脱离。

【评估】

- 可能需要急诊处理。
- 完善眼科、神经系统和全身病史采集，神经系统检查注意脑神经检查，眼科检查重视眼球运动，必要时行牵拉试验、眼睑（上睑下垂）、瞳孔和角膜。
- 冰袋试验：在闭合的眼睑敷上冰袋 2min 后（冰敷 + 休息），上睑下垂有所改善。
- 依酚氯铵（Tensilon）试验：由于试验

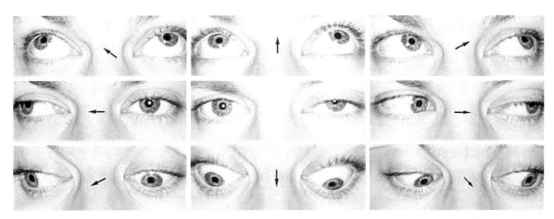

▲ 图 2-27 重症肌无力伴左侧上睑下垂和内转障碍，原始眼位和向左侧注视时左眼上睑下垂最明显，向右侧各个方位注视时都可见明显的左眼内转障碍

药品难以获得，故不再普遍使用。可考虑进行口服短效吡斯的明 60mg 试验替代，患者可在诊间或家里服药。在过去，依酚氯铵（Tensilon）试验是通过 2mg 依酚氯铵溶于 1ml 生理盐水静脉注射实现的，然后观察在接下来的 1min 内复视和眼睑体征的改善情况；如无改善，则增加依酚氯铵剂量至 4mg，溶于 1ml 生理盐水后静脉注射，观察复视和眼睑体征的改善情况；试验需重复 2 次；若 3~4min 后复视及眼睑体征无改善，则检测结果为阴性；但阴性结果并不能完全排除重症肌无力。特别注意的是，需要对高危患者进行心脏监测，因为依酚氯铵对心血管有影响；如出现心动过缓、心绞痛或支气管痉挛，应立即静脉注射阿托品 0.4mg；也可考虑在试验前预先静脉注射阿托品 0.4mg。

- 实验室检查：抗胆碱酯酶受体抗体和其他自身抗体、甲状腺功能检查 [TSH、T_4（总 T_4 和游离 T_4）和 T_3]，若有甲状腺疾病病史，可考虑检测甲状腺相关自身抗体（促甲状腺免疫球蛋白、抗甲状腺过氧化物酶抗体、抗甲状腺结合球蛋白抗体）。

- 考虑肌电图、重复刺激的神经传导试验、外周或轮匝肌的单纤维肌电图（最敏感的测试）。

- 胸部 CT 以排除胸腺瘤，即使在不考虑进行胸腺切除的情况下也应检查。

- 请神经科或内科会诊，也可请两个科室联合会诊。

- 检查是否存在其他自身免疫性疾病。

处 理

- 症状轻微者无须治疗。

- 对中度症状患者可口服胆碱酯酶抑制药吡斯的明（Mestinon）60mg，每天 3~4 次。但对许多患者来说并不是 100% 有效，用药期间注意绞痛和腹泻的不良反应。长效吡期的明（180mg；可以分成各 90mg 的一半）有较好的耐受性。

- 为了使患者进入缓解期，可考虑短期口服类固醇（泼尼松20～100mg，口服，每天1次）；但肌无力症状可能在治疗初期的2周内发生反常的恶化；在开始使用全身类固醇前，需要完善PPD和对照检测、CBC、血糖、血脂和胸片。需要长期服用类固醇的患者（剂量≥5mg，每天1次，时间超过3个月），需在用药前及用药后每1～3年检测身高、骨密度和脊柱X线。

- 对于长期用全身性类固醇的患者，需加用H_2受体拮抗药（雷尼替丁150mg，口服，每天2次）或质子泵抑制药（奥美拉唑20mg，口服，每天1次）；也需补充钙、维生素D，必要时加用双膦酸盐或特立帕肽。

- 对于那些需要慢性免疫抑制治疗的患者，考虑非类固醇类免疫调节治疗，如麦考酚酸酯（Cellcept）、甲氨蝶呤等。

- 肌无力危象患者可能需要插管。

- 对于严重肌无力患者，可考虑血浆置换、静脉注射免疫球蛋白、利妥昔单抗（Rituxan）或其他药物输注。

- 用透明外科胶带遮蔽单眼或将一侧镜片涂以透明指甲油可帮助减轻成人患者的复视症状。

- 如果有大胸腺瘤，可考虑胸腺切除术。对眼型重症肌无力患者而言，胸腺切除术疗效等同于内科治疗。

- 治疗甲状腺疾病、甲状腺眼病、其他自身免疫性疾病、其他基础内科疾病。

【预后】

多变、慢性、进行性；如果仅眼部受累，则预后佳。

第3章 眼睑、睫毛与泪器
Lids, Lashes, and Lacrimal System

一、眼睑外伤

眼睑外伤必须进行彻底评估，因为看似微小的创伤可能会威胁到眼球功能。除明显的美容问题以外，异物嵌入、眼睑闭合不全和泪器损伤都可能产生持久的不良影响。外伤可能是钝性或锐性，常见包括拳击、机动车事故或运动损伤。致伤机制复杂严重、存在眼眶体征或广泛眼周损伤者可能需要进行眼眶评估，包括CT。

（一）挫伤

眼睑挫伤（图3-1）伴水肿及淤血，常继发于眼钝挫伤。血肿通常不是分散的，而是浸润性的，可累及多层组织。除非有局部的血液积聚，否则血肿无法通过手术有效清除，因此治疗的目标是减少进一步出血。挫伤是否向眼眶后部扩展需要进行评估，若存在则应进行相应处理。眼部受累很常见；可发生外伤性上睑下垂（水肿、血肿或上睑提肌直接损伤所致的机械性上睑下垂），可能需要长达6个月的时间才能消退。若无眼球或骨性损伤，通常预后良好。

- 清醒时每小时冷敷45min，持续24～48h。
- 排除并治疗开放性眼外伤（见第4章）或其他相关眼外伤。
- 眶隔前血肿（无眼眶体征）不是眦切开术指征，眶隔前水肿或出血不会导致眶间隔综合征。

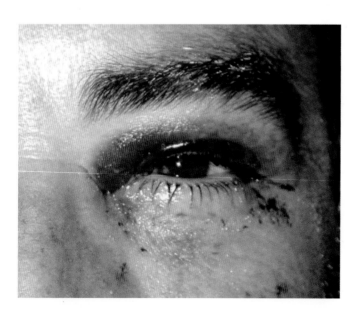

◀ 图3-1　眼睑挫伤伴上睑明显淤血及眼睑鼻侧肿胀

（二）擦伤

浅表擦伤或轻度真皮上皮擦伤常以二期愈合的方式愈合，很少需要植皮。

- 浅表伤口可涂抹抗生素软膏（红霉素或杆菌肽类）。更深层（真皮全层）的损伤则考虑全身使用抗生素。

（三）撕脱伤

撕脱伤指眼睑撕裂伤或剪切伤导致的眼睑组织部分或完全离断（图 3-2）。眼睑缺损的手术修复取决于组织缺失和损伤的程度；完全撕裂的残留组织应进行探查，并通过手术复位。为避免引起遮盖性弱视，儿童应避免采用眼睑共享的手术方式（译者注：即使用下睑重建上睑或使用上睑重建下睑）。

当存在组织缺损时，手术方案的设计应个性化。在术式选择时需考虑水平眼睑松弛度等因素。例如，对于眼睑严重退化松弛的老年患者，即使缺损高达 30% 仍可能通过直接缝合进行修复；对于年轻患者，小到 10% 的缺损也可能无法在不行眦松解术的情况下进行直接缝合。以下是基于眼睑缺损大小的一般处理指南。

1. 上睑缺损

- 小缺损（<33%）：直接缝合，伴或不伴外眦切开术和上眦松解术。
- 中度缺损（33%~50%）：Tenzel 半圆形旋转皮瓣，或者邻近睑结膜瓣和全层皮肤移植。
- 大缺损（>50%）：下睑桥形皮瓣重建术（Cutler-Beard 术式），游离睑结膜移植和皮瓣，正中前额皮瓣，或者下睑全层转移推进皮瓣。

2. 下睑缺损

- 小缺损（<33%）：直接缝合，伴或不伴外眦切开术和下眦松解术。
- 中度缺损（33%~50%）：Tenzel 半圆形旋转皮瓣，或者邻近全睑结膜瓣和全层皮肤移植。
- 大缺损（>50%）：上睑睑结膜带蒂皮瓣伴全层皮肤移植术（Hughes 术式），游离睑结膜移植和皮瓣，Mustarde 旋转颊部皮瓣，耳后游离皮瓣或推进皮

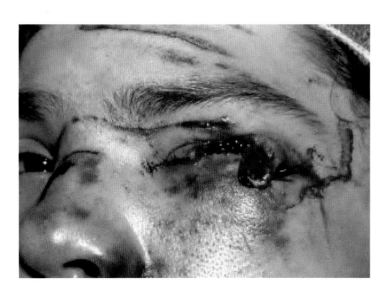

◀ 图 3-2　眼睑撕脱，可见大片组织缺损及上睑皮片悬垂

瓣下睑前层重建术。

（四）裂伤

指眼睑裂伤累及皮肤和深层结构（肌肉和脂肪），常由贯通伤导致。眼睑裂伤分为：①无睑缘受累；②睑缘受累（图3-3）；③眦角受累（韧带和泪器）。处理及时的清洁伤口通常能成功修复，但也可能并发眼睑切迹、睑内翻、睑外翻或瘢痕；污染的伤口有感染的风险。

位于鼻侧睑缘裂伤，若累及泪小点和任何一侧眼睑内眦之间的泪小管（眼泪的管道），可能存在多种致伤机制（图3-4）。贯通伤，如犬咬伤，可直接损伤泪小管。除此之外，作用于眼睑最薄弱部位的剪切力也可导致。此时泪小管的裂伤可能伴发位于其外侧的眼睑裂伤，因为损伤面积相

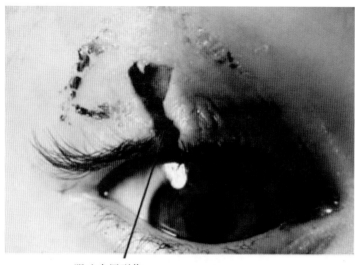

◀ 图 3-3　累及睑缘的上睑全层裂伤

眼睑全层裂伤

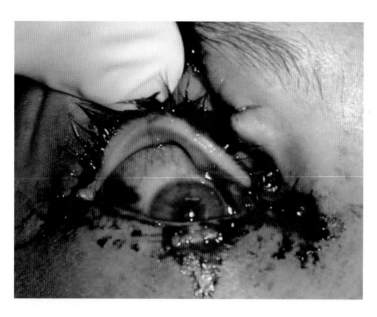

◀ 图 3-4　上睑全层裂伤伴泪小管撕裂

对较小而常常被忽略。泪小管裂伤可通过裂隙灯检查内侧眼睑来识别，并通过泪道探通和冲洗来确诊。如果能早期通过支架修复，则预后良好。

- 当需要进行破伤风预防时（距上次破伤风注射＞10年或接种情况未知时），应注射破伤风疫苗（破伤风类毒素0.5ml，肌内注射）；动物咬伤时，需考虑狂犬病预防。

- 脂肪脱垂至伤口提示眶隔结构破坏。

- 对于污染的伤口，应全身使用抗生素（双氯西林250～500mg，口服，每天4次；或者头孢氨苄250～500mg，口服，每天4次，连用7～10天；动物或人咬伤时，考虑用青霉素Ⅴ，500mg，口服，每天4次）。

- 未累及睑缘的眼睑裂伤的手术修复：伤口周围用2%利多卡因和1∶100 000的肾上腺素浸润麻醉。使用聚维酮碘（Betadine）溶液冲洗消毒，铺巾。仔细检查伤口内是否有异物。检查伤口处深层结构直至伤口基底部，并注意所有眶隔损伤（累及上睑提肌或提肌腱膜的伤口需要逐层缝合，通常需要沿主要眼睑皱褶延长切口，并进行外部修复）。用生理盐水或杆菌肽溶液充分冲洗。尽量保留所有组织，只有严重坏死的组织必须切除。沿眼轮匝肌分布的水平或弓形伤口常仅需皮肤单层缝合；裂开的伤口或横断于眼轮匝肌的伤口，则分两层缝合。眼轮匝肌使用6-0 Polyglactin线间断埋线缝合；皮肤可单独缝合。一些专家主张间断缝合，另一些专家主张连续缝

合。如果使用不可吸收缝线，如6-0 Prolene或尼龙线，则应在5～6天后拆线。或者，可使用吸收缝线（6-0快速吸收肠线）。这尤其适用于较难配合拆线的儿童或可能不遵嘱随访拆线的患者。局部使用抗生素，大多数外伤病例同时需全身使用抗生素。

- 累及睑缘、未累及泪小管的眼睑裂伤的手术修复：伤口周围用2%利多卡因和1∶100 000的肾上腺素浸润麻醉。使用聚维酮碘（Betadine）溶液冲洗消毒，铺巾。仔细检查伤口内是否有异物。通过泪道探通和泪道冲洗评估泪小管是否受累。尽量保留所有组织，只有严重坏死的组织必须切除。睑缘使用6-0尼龙线或7-0 Vicryl线间断缝合2～3针对位。首先，通常使用垂直褥式缝合穿过睑板腺开口，以对合睑板，同时1～2针间断缝合以对合睫毛根部。每一针都应注意缝线两端与伤口边缘的距离相等。注意要拉紧睑板缝线，使对合的伤口边缘轻微外翻；否则，随着伤口愈合和延伸，睑缘可能会形成切迹。缝线需留长。为在缝合睑板时更好地显露，可暂不拉紧睑缘缝线，而使用Steri-Strips胶带粘贴。余下的睑板使用6-0 Polyglactin线间断板层缝合，并在睑板前表面打结，以避免损伤眼表。必须注意缝线与睑缘的距离，以确每一针使睑板对合的位置对等。上睑缝合时，重要的是要避免全层缝合导致损伤结膜表面，但在缝合下睑时出现这种情况一般能耐受。如果此时睑缘缝线还未打结，

现在应拉紧打结。眼轮匝肌使用6-0 Polyglactin线间断埋线缝合。皮肤使用6-0尼龙线或快速吸收肠道缝线间断缝合。睑缘线结的长端收入皮肤缝线中，以使其远离角膜。伤口涂抹抗生素软膏。皮肤缝线可在7～10天后拆除，但睑缘缝线应保留10～14天，以避免睑缘裂开产生切迹。

- 累及睑缘和泪小管的眼睑裂伤的手术修复：伤口周围用2%利多卡因和1∶100 000的肾上腺素浸润麻醉。使用聚维酮碘（Betadine）溶液冲洗消毒，铺巾，并以尽量少的操作仔细检查伤口。小镊子（0.3mm）和棉签头有助于定位泪小管断裂的鼻端。扩张受累泪小管所对应的泪小点，然后置入两端有鼻泪管探针的硅胶支架。第一个探头穿过泪小点和断裂泪小管的外侧部。将其插入泪小管的内侧部，并进入泪囊，紧贴泪囊窝。继续置入鼻泪管，缓慢上下旋转探头，轻微施加向下的压力，直至探到一条低阻力的通道，即鼻泪管开口。用直头止血钳、有槽探针或拉钩进入鼻孔，从下鼻甲下方取出探头。第二个探头则穿过对侧泪小点，并以相同的方式取出，此时便可固定管子于外鼻孔处。使用7-0 Polyglactin线2～3针间断缝合泪小管撕裂创口（缝线穿过泪小管壁）。根据需要对泪小管周围组织进行缝合。除了泪小点内侧没有睑板的患者外，其余睑缘的修复原则如前所述。3个月后取出支架。

二、眼睑感染

（一）睑缘炎与睑板腺功能障碍

【定义】

眼睑边缘炎症（睑缘炎）和眼睑产生油脂的皮脂腺阻塞［睑板腺功能障碍（meibomian gland dysfunction，MGD）、睑板腺炎］，常同时发生。睑缘炎根据部位［前（感染性）、后（睑板腺炎、MGD）、眦角（位于外眦）］或病因分类。

【病因】

慢性葡萄球菌或蠕形螨感染、脂溢性皮炎（单发、伴葡萄球菌重叠感染、伴睑板腺脂溢、伴继发性睑板腺炎）、原发性睑板腺炎、特应性皮炎、银屑病和真菌感染；眦部睑缘炎与莫-阿双杆菌感染有关。睑板腺分泌物成分的改变导致腺体阻塞、炎症和泪膜改变。泪膜紊乱（细菌脂解性胞外酶和睑脂异常所致）、上皮细胞死亡和炎症可引起眼表疾病。国际研讨会根据分泌量高低对MGD进行了分类。

- 低排出型：原发性或继发于药物。
- 阻塞型：瘢痕性［原发性或继发性（沙眼、眼类天疱疮、多形红斑、特应性疾病）］或非瘢痕性［原发性或继发性（脂溢性皮炎、玫瑰痤疮、特应性疾病、银屑病）］。
- 高排出型：原发性或继发性（脂溢性皮炎、玫瑰痤疮）。

【流行病学】

成人非常常见，前睑缘炎的患病率约为12%，后睑缘炎的患病率约为24%；常与干眼症共存（约86%的干眼症患者有

MGD 表现）（见第 4 章）；也可能伴发葡萄球菌边缘性角膜炎（见第 5 章）和玫瑰痤疮。

【症状】

瘙痒、红眼、灼烧感、流泪、轻微疼痛、异物感、畏光、视物模糊，通常在晨起和夜晚时加重。

【体征】

- 前睑缘炎：睫毛上有结痂或鳞屑［"头屑状物"（鳞屑碎片）和"领状物"（环绕睫毛根部的鳞屑）］、睫毛脱落（秃睫）、睑缘发红、结膜充血，可能发展为血管翳、小疱、角膜浸润和溃疡（图 3-5）。
- MGD：眼睑边缘增厚、红斑，伴毛细血管扩张；睑板腺萎缩、肿胀、凹陷或阻塞；睑脂混浊、增厚［可有"牙膏征"：轻轻按压眼睑可挤出条状厚的白色脂样物质；通过评估睑脂性状

和排出情况，睑板腺分泌功能可分为 0～3 级（即 0 级 = 清澈；1 级 = 混浊；2 级 = 混浊伴有碎屑（颗粒状）；3 级 = 厚（牙膏状）］；可能有睑板腺包涵体（睑结膜下可见黄色隆起物）、泪膜破裂时间缩短（<10s）、泪膜碎片和泡沫、结膜充血、角膜染色（通常出现在下方）；也可能发展为复发性睑板腺囊肿、睑腺炎或倒睫（图 3-6）。

MGD 分期（基于睑脂排出情况和性状、症状和角膜染色，用于指导治疗）：第 1 阶段，分泌物排出能力和性状轻微改变，无症状，无角膜染色；第 2 阶段，分泌物排出能力和性状轻度改变，症状轻微，无或有限的角膜染色；第 3 阶段，分泌物排出能力和性状中度改变，症状中度，轻至中度的角膜染色（主要为周边角膜）；第 4 阶段，分泌物排出能力和性状重度改变，症状明显，明显的中央角膜染色；"附加"病变，伴眼表或眼睑疾病（如

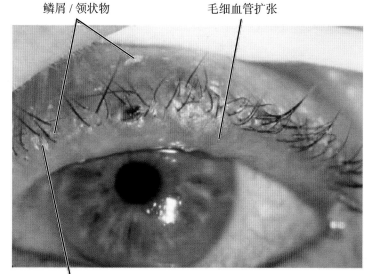

鳞屑 / 领状物　　　　毛细血管扩张

睑缘增厚

◀ 图 3-5　前睑缘炎伴睑缘增厚、鳞屑和领状物

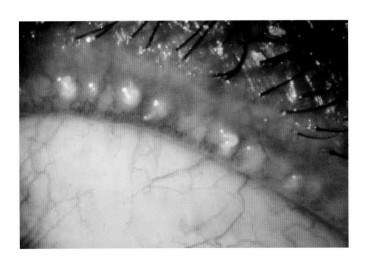

◀ 图 3-6　睑板腺功能障碍，可见睑板腺浓缩，睑板腺开口阻塞、凸起，皮脂增厚，睑缘毛细血管扩张

眼表炎症加重、黏膜角化、泡性角膜炎、倒睫、睑板腺囊肿、前睑缘炎）。

【鉴别诊断】

干眼症、原发性单纯疱疹病毒感染、过敏性或感染性结膜炎、上方角膜缘角结膜炎、药疹、黏液捕集综合征、眼睑松弛综合征、Thygeson 浅层点状角膜炎、角膜异物、皮脂腺癌、鳞癌或基底细胞癌、盘状红斑狼疮、眼瘢痕性类天疱疮。

【评估】

- 采集完整的病史，注意皮肤癌症史、性传播疾病（sexually transmitted diseases，STD）史、口唇疱疹史、过敏史、眼部用药史和慢性复发性疾病史；单侧、慢性或难治性症状提示恶性肿瘤可能。

- 进行完整的眼科检查，注意面部皮肤、眼睑、睑板腺开口、睫毛、泪膜（泪膜破裂时间和泪膜碎片、泪河高度）、结膜和角膜。采用 Wratten #12 黄色滤光片和钴蓝光联合的方法进一步观察评估荧光素染色和泪膜破裂时间。

- 如可疑恶性病变（溃疡、黄色、慢性、瘢痕或单侧眼睑病变，常伴角膜病变）则进行病灶活检。

- 实验室检查：衣原体培养（对于伴发慢性滤泡性结膜炎或怀疑 STD 者）。

- 考虑睑板腺成像（睑板腺缩短和脱落）。

处　理

前睑缘炎

- 保持眼睑卫生：每天热敷眼睑，然后用市售眼睑擦洗棉片或 0.01%～0.02% 次氯酸溶液（Avenova，HyphoChlor，Acuicyn），或者在稀释婴儿洗发水或茶树油洗发水溶液中浸泡过的面巾或棉签头对睑缘进行按摩和清洁。此外，可每周局部涂抹 50% 茶树油，后可局部使用类固醇（每天 3 次，使用 2 天）。

- 可考虑机械擦洗睑缘以去除生物膜、皮屑和碎片（使用一次性高速旋转微海绵进行 BlephEx 治疗）。
- 局部使用抗生素软膏（杆菌肽或红霉素，睡眠时，连用 2～4 周）。

睑板腺功能障碍

- 热敷、眼睑按摩和眼睑擦洗。
- 营养补充剂 [口服鱼油，如 ω3 - 脂肪酸：二十碳五烯酸（eicosapentaenoic acid，EPA）和二十二碳六烯酸（docosahexaenoic acid，DHA）]。
- 考虑短期(1～2 周)局部使用类固醇(Lotemax)或抗生素 – 类固醇(Tobradex)滴眼液，每天 4 次，或者软膏，每天 2 次。
- 对于顽固性或伴发玫瑰痤疮的病例，考虑口服抗生素(多西环素 50mg，口服，每天 2 次；或者米诺环素 50mg，口服，每天 1 次，连用 2 周，再用多西环素 20～50mg，口服，每天 1 次)。四环素 250mg 也有效，但需要更频繁地给药，并且更常见胃肠道不良反应。妊娠哺乳期女性或乳牙期儿童不宜使用这些药物，可用红霉素 250mg，口服，每天 2 次（后改每天 1 次）替代。
- 考虑阿奇霉素(Azasite)，每天 2 次，连用 2 天；后改每天 1 次，连用 2～4 周。
- 考虑局部使用 0.05% 环孢素（Restasis），每天 2 次，连用 3 个月。
- 考虑进行院内热疗或促分泌物排出治疗 [LipiFlow，eyeXpress，iLux，MiBo ThermoFlo，TearCare，或者强脉冲光（intense pulsed light，IPL）]，或者睑板腺导管内探通治疗。
- 治疗伴随疾病，如玫瑰痤疮和干眼症。

【预后】

预后好；复发 – 缓解常见，常需长期维持治疗。

（二）单纯疱疹病毒感染

单纯疱疹病毒（herpes simplex virus，HSV）引起的原发感染，常症状轻微且难以被察觉。患者可诉疼痛、瘙痒和发红。表现为眼睑上小簇的浆液脓性水疱（图 3-7），最终破裂结痂；也可能出现边缘性溃疡性睑缘炎、滤泡性结膜炎、点状或树枝状角膜炎，以及耳前淋巴结肿大。

- 皮肤受累部位冷敷，每天 2～4 次。
- 全身使用抗病毒药物 [阿昔洛韦（Zovirax）400mg，口服，每天 5 次；或者泛昔洛韦（Famvir）500mg，口服；或者伐昔洛韦(Valtrex)1g，口服，每天 3 次，连用 7～10 天]。
- 睑结膜炎或角膜受累患者可局部使用抗病毒药物 [更昔洛韦（Zirgan）凝胶 0.15%，每天 5 次；曲氟尿苷（Viroptic）1%，每天 9 次；或者阿糖腺苷（Vira-A）3%，每天 5 次，连用 1～2 周]。

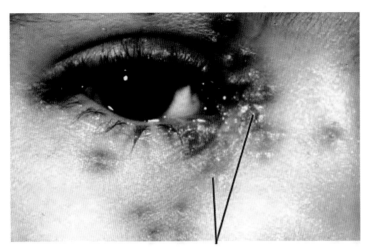

◀ 图3-7　原发性单纯疱疹病毒感染，伴眼睑水疱

浆液脓性水疱

（三）带状疱疹病毒感染

由潜伏于三叉神经第1支的水痘-带状疱疹病毒［眼带状疱疹（herpes zoster ophthalmicus，HZO）］再激活所致，通常累及上睑。带状疱疹感染影响多达30%的人口，其发病率和严重程度在＞60岁人群中更高（50%发生在85岁的人群中），其中10%～20%的患者有眼带状疱疹。表现为单侧急性疼痛性沿皮区分部的斑丘疹，随后水疱破溃形成囊泡状溃疡和结痂（图3-8）；新病灶进展期约1周，后在2～6周内消退。患者有发热、头痛、不适的前驱症状，伴三叉神经第1支支配皮区的疼痛（刺痛、感觉异常、瘙痒、灼热）、红斑和水肿，可不伴皮疹（无疹性带状疱疹）；鼻尖或单侧鼻部受累（Hutchinson征）是眼部受累（眼神经鼻睫分支）的一种提示。如果不进行抗病毒治疗，眼部受累率高达65%［最常见的是结膜炎（57%）、角膜炎（12%）］；眼睑瘢痕可能导致睑内翻、睑外翻、倒睫、睫毛脱落（秃睫）、泪小管和泪小点狭窄、坏死、眼睑退缩伴眼睑闭合不全和暴露性角膜炎。50%的病例会出现并发症；最常见的是带状疱疹后神经痛（postherpetic neuralgia，PHN），一种在皮疹出现后持续3个月以上的神经病理性疼痛综合征。疱疹后神经痛的发病率和严重程度也随着年龄的增长而增加（＞60岁为37%，＞70岁为48%）；其他危险因素包括疼痛的严重程度（前驱期和急性期）、皮疹的严重程度和眼部受累情况。尽管经过治疗，仍有25%的患者在5年内发展为慢性或复发性眼带状疱疹；总复发率高达51%。

- 冷盐水或硫酸铝-醋酸钙（Domeboro），冷敷，每天2～3次。

- 受累皮肤局部使用抗生素软膏（红霉素或杆菌肽，每天2～3次）。

- 全身使用抗病毒药物（阿昔洛韦800mg，口服，每天5次，连用7～10天；或者泛昔洛韦500mg，口服；或者伐昔洛韦1g，口服，每天3次，连用7天）。免疫功能低下的患者可使用阿昔洛韦每天10～12mg/kg，静脉注

水疱伴结痂

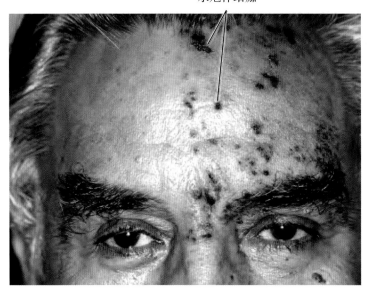

◀ 图 3-8 带状疱疹分布于单侧三叉神经第 1 支（三叉神经眼支）支配区域

射，均分每 8 小时 1 次，连用 10～14 天；耐药株全身使用阿糖腺苷或膦甲酸钠。皮疹出现的 72h 内进行抗病毒治疗可降低病毒散播能力、皮疹严重程度和持续时间、急性疼痛和眼部感染率。泛昔洛韦或伐昔洛韦治疗均优于阿昔洛韦，因为前两种药物可降低疱疹后神经痛的发生率、持续时间和严重程度。

- 排除眼部受累（见第 5 章和第 6 章）。
- 疱疹后神经痛的治疗包括以下一种或多种药物：三环抗抑郁药（阿米替林、多塞平、去甲替林或地昔帕明 25～100mg，口服，每天 1 次）、加巴喷丁［（Neurontin）600mg，口服，每天 2～6 次］、普瑞巴林［（Lyrica）300～600mg，口服，每天 1 次］、阿片类（羟考酮 10～30mg，口服，每天 2 次）、局部镇痛药［5% 利多卡因软膏，利多卡因 - 普鲁卡因乳膏，或

者 5% 利多卡因贴片，每 4～6 小时 1 次；0.025% 辣椒素（Zostrix）乳膏耐受性较差］、口服类固醇（泼尼松 60mg，口服，连用 1 周；后改为 30mg，连用 1 周；后改为 15mg，连用 1 周）；疱疹后瘙痒考虑苯海拉明［（Benadryl）25～50mg，口服，睡前］。极少数需要神经阻滞或肉毒杆菌毒素注射治疗。

- 考虑低剂量伐昔洛韦［（ValTrex）500mg，口服，每天 1 次］或阿洛韦（400mg，口服，每天 2 次）进行病毒抑制治疗，以降低眼带状疱疹复发的风险。
- ≥50 岁的个体可接种疫苗。带状疱疹预防研究（Shingles Prevention Study，SPS）已证实疫苗的安全性和有效性；接种 Zostavax 疫苗可降低 51% 的带状疱疹发病率，以及 67% 的疱疹后神经痛发病率，并可降低发病者的带状疱疹严重程度和持续时间；然而，疫

苗的效力随着患者年龄的增加而降低，10 年后可能需要重新接种。新疫苗 Shingrix 则更有效（在 50—69 岁的患者中有效率为 97%，69 岁以上的患者中有效率＞91%），并且 2 次给药间隔为 2～6 个月。

（四）传染性软疣

传染性软疣为 DNA 痘病毒感染，常见于儿童，通过直接接触传播。常无症状；表现为位于眼睑或睑缘的有光泽的半球形蜡样丘疹伴中央脐凹（图 3-9），丘疹可出现在身体的任何部位。可能伴发慢性滤泡性结膜炎、浅层血管翳和浅层点状角膜炎。虽然疾病是自限性的，但消退可能需要数年时间；播散性病例可发生于获得性免疫缺陷综合征患者。

- 治疗方法是通过刮除、冷冻或烧灼一个或多个病灶以刺激免疫系统来消除卫星灶。建议的治疗方案包括切除一个病灶进行活检，同时刮除至少一个其他病灶。

（五）蠕形螨病

毛囊蠕形螨或皮脂蠕形螨所导致的寄生虫性毛囊感染，可伴睑缘炎；是一种很常见的感染，但通常无症状；可能引起睑腺炎形成。检查拔除的毛囊可见睫毛根部有数层薄薄的半透明结痂。

- 眼睑擦洗可能有效：用市售洗剂；或者可用棉球、面巾或棉签头将温热的婴儿洗发水和水（50：50 混合物）的混合溶液涂抹在眼睑和睫毛上；也可考虑使用茶树油洗发水。

（六）阴虱病或虱病

阴虱病或虱病指睫毛受虱子（阴虱）感染，常通过性传播或与感染者密切接触传播。患者诉瘙痒和灼烧感；体征包括附着在睫毛上的小的、珍珠状的白色幼虱（虱卵），虱子成虫（图 3-10 和图 3-11），耳前淋巴结肿大，眼睑和睫毛血染，睑结膜炎，结膜滤泡，结膜充血。

- 用细镊子去除虱子和虱卵。
- 局部涂抹软膏（红霉素或 Lacrilube，

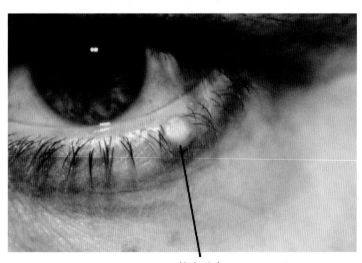

软疣丘疹

◀ 图 3-9　传染性软疣，可见下睑有特征性的光泽半球形丘疹，伴中央脐凹

每天 3 次，连用 14 天），使虱子窒息。

- 睑缘使用毒扁豆碱软膏 0.25%×1（重复使用 1 周），或者荧光素 20%，1 滴或 2 滴，辅以灭虱乳膏和洗发水（非眼用）：氯菊酯乳膏洗液 1%（Nix）、林丹 1%、γ-六氯化苯（Kwell）、除虫菊酯液与胡椒基丁醚（RID，A-200 吡啶酸盐溶液）（警告：不建议孕妇和儿童使用 Kwell 和 RID）。

- 丢弃或在流动热水中彻底清洗所有床上用品、家庭日用织品和衣物。

- 治疗性伴侣。

（七）麻风病

麻风分枝杆菌所引起的慢性传染性疾病，麻风分枝杆菌是一种多形性抗酸杆菌。在麻风的四种类型中，结核样型和瘤型麻风可累及眼睑，表现为睫毛和眉毛脱落、倒睫、麻痹性睑外翻、眼睑闭合不全伴暴露性角膜炎和瞬目减少；可发展为角膜溃疡和穿孔。

阴虱

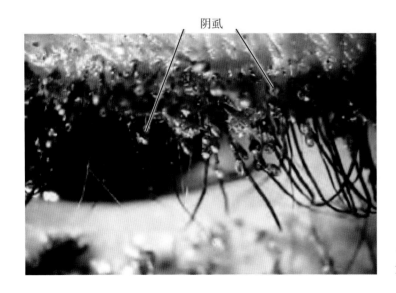

◀ 图 3-10　睫毛阴虱感染，注意睫毛根部的皮肤慢性改变

阴虱

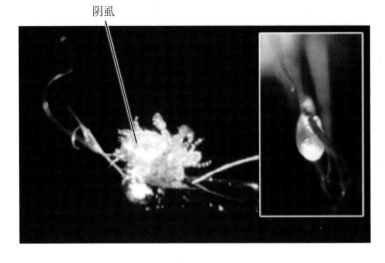

◀ 图 3-11　睫毛阴虱特写

- 全身使用多药治疗：氨苯砜（100mg，口服，每天 1 次）和利福平（600mg，口服，每天 1 次），可考虑加用氯法齐明（100mg，口服，每天 1 次）。
- 通过暂时或永久性睑缘缝合术减少角膜暴露。

三、眼睑炎症[①]

（一）睑板腺囊肿（霰粒肿）和睑腺炎（麦粒肿）

【定义】

- 睑板腺囊肿：睑板腺囊肿指睑板腺阻塞和炎症，伴皮脂渗漏进入周围组织而导致脂肪肉芽肿形成；常由内睑腺炎演变而来；可伴有睑板腺炎和玫瑰痤疮。
- 睑腺炎：睑腺炎指眼睑皮脂腺急性细菌感染，最常见的是睑板腺（内睑腺炎）或 Zeis 腺或 Moll 腺（外睑腺炎）感染；与金黄色葡萄球菌有关。

【症状】

红、肿、热、痛的眼睑肿块（图 3-12 和图 3-13），慢性睑板腺囊肿时则无压痛。

【体征】

皮下红斑结节，偶有压痛，伴脓点或渗液；通常单发，但也可以是多发或双侧发病；有时严重的肿胀会妨碍观察或触诊散在的结节；可能伴有睑缘炎、睑板腺炎和玫瑰痤疮的体征，可能发展为重叠感染并引发蜂窝织炎。

【鉴别诊断】

眶隔前蜂窝织炎、皮脂腺癌、化脓性肉芽肿。

【评估】

完整的眼科病史和眼科检查，注意既往发作史、发热、面部皮肤、眼睑、睑板腺开口、外翻眼睑、睫毛、眼球运动和角膜。

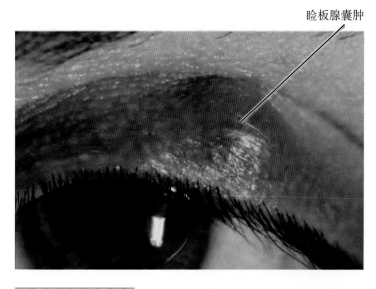

睑板腺囊肿

◀ 图 3-12　上睑睑板腺囊肿

---

① 译者注：国内外有关"炎症"和"感染"的界定有所不同，为保留原著风格，此处未做修改。

睑板腺囊肿

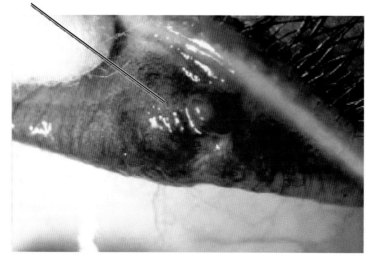

◀ 图 3–13　与图 3–12 所示为同一患者，外翻患者眼睑后可见睑板腺囊肿

处　理

- 热敷和轻柔按摩 10min，每天 4 次。
- 如果病灶有渗液，则下穹窿局部使用抗生素软膏（红霉素或杆菌肽，每天 2～3 次）。
- 考虑短疗程（1～2 周）局部使用抗生素 – 类固醇软膏（Tobradex，每天 2 次）。
- 如果 1 个月后没有改善，考虑切开和刮除病灶。
- 考虑病灶内注射类固醇（醋酸曲安奈德 10mg/ml 或 40mg/ml；使用 30G 针注射 0.5ml）治疗泪器旁睑板腺囊肿，或者治疗切开刮除术效果一般的睑板腺囊肿。
- 复发病变必须行活检以排除恶性肿瘤。
- 治疗潜在的睑板腺炎和玫瑰痤疮。
- 口服抗生素（多西环素 50mg，口服；或者米诺环素 25mg，口服，每天 2 次）可能对多发和复发性睑板腺囊肿有效。四环素 250mg 也有效，但需要更频繁地给药，并更常出现胃肠道不良反应。育龄期女性或乳牙期儿童不宜使用这些药物，可用红霉素 250mg，口服，每天 2 次替代。

【预后】

预后好，可能需要数周到数月才能完全消退；复发常见（尤其是睑缘炎或玫瑰痤疮）；建议保守治疗；经后部切口外科引流同时刮除和切除脂肪肉芽肿组织的治疗方式可能会导致瘢痕形成和疾病复发；类固醇注射可能会导致色素减退或局部脂肪萎缩。

（二）接触性皮炎

【定义】

因化学或机械刺激、对过敏原的免疫超敏反应所引起的急性皮肤炎症。

【症状】

肿胀、发红、瘙痒、流泪、异物感，以及眼部和眼睑不适。

【体征】

红斑、片状剥脱或结痂性皮疹伴水肿（图 3-14），可能有水疱或渗出性病损；苔藓样斑块提示长期暴露于刺激物的可能。

【鉴别诊断】

单纯疱疹、带状疱疹、眶隔前蜂窝织炎，化学、紫外线或热烧伤。

【评估】

- 完整的病史，注意刺激物接触史，如肥皂、香水、化妆品、发胶、指甲油、珠宝、药物、毒葛；以及化学品、紫外线或热暴露。
- 完整的眼科检查，注意面部皮肤、眼睑、结膜和角膜。
- 考虑皮肤科会诊。

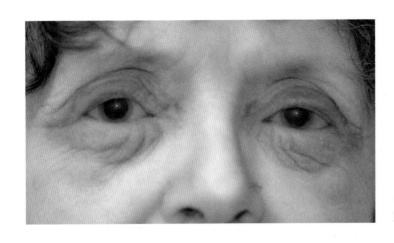

◀ 图 3-14　接触性皮炎，可见双侧肿胀的红斑片状皮疹

处 理

- 对不同严重程度的眼睑皮炎，采用阶梯式治疗方法。在没有眼科指导的情况下，眼周类固醇使用不得超过 2 周。
- 识别并去除刺激物，可能需要进行过敏原贴片试验确定致病过敏原。
- 冷敷。
- 结痂或渗液处病损可局部使用抗生素软膏（红霉素或杆菌肽，每天 2 次）。
- 考虑使用温和的类固醇乳膏（<1% 氢化可的松乳膏，每天 2~3 次，连用 7~10 天）涂抹眼睑；避免药物接触睑缘和眼部（因此，使用眼科制剂更安全，如氟米龙软膏）。
- 可用眼科类固醇溶液按摩受累眼睑之上，每天 2 次替代。
- 他克莫司（Protopic）0.1%，一种非甾体软膏，对治疗眼睑皮炎非常有效，可被考虑为在使用局部类固醇之前的一线用药。

- 口服抗组胺药（苯海拉明 25～50mg，口服，每天 3～4 次）治疗严重或广泛的病变或奇痒。
- 严重病例考虑使用短期口服类固醇（泼尼松 40～80mg，口服，每天 1 次，10～14 天内逐渐减量）；在开始全身使用类固醇之前，完善 PPD 和对照检测、血糖和胸片。
- 全身使用类固醇时，加用 H₂ 受体拮抗药（雷尼替丁 150mg，口服，每天 2 次）或质子泵抑制药（奥美拉唑 20mg，口服，每天 1 次）。

【预后】

一般预后良好。去除刺激物后 1～2 周内可消退；如果类固醇减量过快，可能会复发。

（三）眼睑松弛综合征

特发性，反复发作的上睑无痛性水肿，伴或不伴红肿和瘙痒。随着时间的推移，反复发作可能导致上睑组织萎缩和松弛，引起皮肤过早出现皱纹、上睑下垂、由脂肪萎缩所致的过深的上睑沟，以及泪腺脱垂。常见于年轻女性，第 1 次发作时通常＜20 岁。可以用局部类固醇软膏快速治疗炎症，尚无方法可以预防或缩短发作期。眼睑成形术对治疗多次炎症发作后的长期后遗症可能有效。

（四）睫毛和眉毛脱落

【定义】

局限性或弥漫性睫毛、眉毛脱落，或者两者兼有（图 3-15）。

【病因】

- 局限性：慢性睑缘炎、眼睑肿瘤（基底细胞癌、鳞癌或皮脂腺癌）、烧伤、外伤、拔毛癖、眼睑感染（带状疱疹、水痘、牛痘、梅毒、结核、真菌）。
- 系统性：内分泌疾病（甲状腺功能减退、垂体功能不全）、皮肤病（银屑病、脂溢性皮炎、脱发综合征、寻常痤疮、神经性皮炎、鱼鳞病、脓疱病、扁平苔藓）、药源性疾病（局部使用肾上腺素、金、砷、巴比妥类、丙

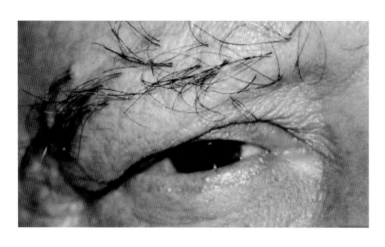

◀ 图 3-15　睫毛和眉毛脱落，可见睫毛几乎完全脱落，眉毛部分脱落

基硫氧嘧啶、奎宁、化疗药物）、结缔组织病（系统性红斑狼疮）、慢性营养不良。

【症状】

无症状，可能有发红、瘙痒。

【体征】

睫毛和眉毛脱落，可能存在眼睑或皮肤损害。

【评估】

- 完整的眼科病史和眼科检查，注意面部皮肤、头皮、眉毛、眼睑和睫毛。警惕肿瘤，尤其是局限性睫毛和眉毛脱落。
- 评估潜在的激素或营养问题。
- 考虑请内科或皮肤科会诊。

处 理

- 治疗潜在病因。
- 可能需要眼睑活检。
- 考虑整体睫毛移植。

【预后】

取决于潜在病因。

（五）白癜风和白发症

睫毛或眉毛的毛囊（白发症）和皮肤（白癜风）中黑色素完全缺失，导致局部毛发或皮肤白斑；可能与严重皮炎、Vogt-Koyanagi-Harada 综合征（图 3-16）、结节性硬化、局部放射、交感性眼炎和 Waardenburg 综合征［常染色体显性遗传（autosomal dominant，AD）、前额白发、先天性白发症、鼻根畸形、连眉（眉毛增粗并融合）、先天性耳聋、虹膜异色和眼距过宽］有关。

- 治疗潜在疾病。

（六）玫瑰痤疮

【定义】

玫瑰痤疮是发生于面中部皮肤和眼睑的慢性炎症性疾病。

【病因】

玫瑰痤疮是由人体免疫系统和血管

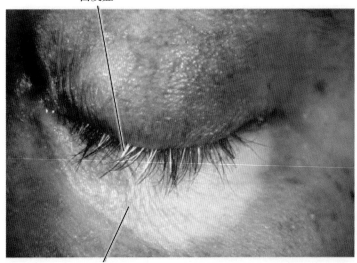

白发症

白癜风

◀ 图 3-16 Vogt-Koyanagi-Harada 综合征患者，下睑黑色素完全缺失导致白癜风和白发症（睫毛变白）

调节过程的先天缺陷所致，可能是因为血管周围胶原变性，从而导致血管扩张和炎症物质渗漏到皮肤中引起的。存在遗传倾向，在特定种族背景（如北欧人种）中更为常见；女性更常见（为男性的 2～3 倍）。在 20% 的患者中，眼部症状和体征可能较皮肤表现更早出现；约 5% 的患者存在角膜受累。有理论提出，其病理生理学过程可能包括毛囊蠕形螨或幽门螺杆菌感染导致的炎症反应。面部潮红与酒精、辛辣食物、咖啡因、极端气温和长时间阳光照射等诱因有关。

【症状】

面部潮红、流泪、干眼和异物感。

【体征】

痤疮、面部和眼睑毛细血管扩张、主要累及鼻子和两颊皮肤的潮红、持续性面部红斑、鼻赘、睑缘炎、复发性睑板腺囊肿或睑腺炎、结膜炎、角膜炎、血管翳、泪膜破裂时间缩短、泪膜碎片和泡沫（图 3-17）。

【评估】

完整的眼科病史和眼科检查，注意面部皮肤、眼睑、泪膜、结膜和角膜。

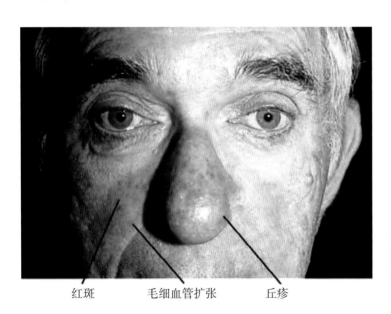

红斑　　毛细血管扩张　　丘疹

◀ 图 3-17 玫瑰痤疮，可见鼻赘（蒜头鼻）、两颊和眉区的面中部红斑

处 理

皮肤表现

- 口服抗生素（多西环素 100mg，口服；或者米诺环素 50mg，口服，每天 2 次，连用 3 周，后改为每天 1 次，连用 3～4 个月）。四环素 250mg 也有效，但需要更频繁地给药，并更常导致胃肠道不良反应。育龄期女性或乳牙期儿童不宜使用这些药物，可用红霉素 250mg，口服，每天 2 次（后可改为每天 1 次）替代。

- 局部用药：0.75% 甲硝唑（MetroGel，MetroCream），每天 2 次，连用 2～4 周；此外，也可使用 20% 壬二酸（Azelex，Finevin）、1% 克林霉素（Cleocin-T）或 5% 氯菊酯（Elimite）乳膏。
- 考虑局部使用茶树油。
- 避免接触导致皮肤潮红的诱因。
- 可使用绿色化妆品、脉冲染料激光（pulsed-dye laser，PDL）或 IPL 疗法治疗毛细血管扩张。
- 晚期鼻赘可采用二氧化碳激光、切除手术或电烙术治疗。

眼部表现

- 口服抗生素。
- 保持眼睑卫生：每天热敷眼睑，然后使用市售眼睑擦洗棉片、0.015% 次氯酸、在稀释婴儿洗发水或茶树油洗发水溶液中浸泡过的面巾或棉签头对睑缘进行按摩和清洁。
- 考虑局部使用阿奇霉素（每天 2 次，连用 2 天；后改为每天 1 次，连用 2～4 周）。
- 对于难治性病例，考虑使用短疗程局部使用抗生素 – 类固醇软膏或 0.75% 复方甲硝唑软膏。
- 可考虑 LipiFlow 或 TearCare 治疗、IPL 治疗和（或）睑板腺导管内探通治疗。

【预后】

临床病程多变，预后取决于疾病的严重程度和对治疗的反应。

四、眼睑位置异常

（一）上睑下垂

【定义】

上眼睑的下垂（图 3-18）。

【病因】

- 腱膜性（退化性）：指上睑提肌腱膜止端断裂、中央断裂或功能减弱导致的上睑下垂，是上睑下垂最常见的类型，常与高龄、眼科手术、眼外伤、妊娠、慢性眼睑肿胀和眼睑松弛综合征有关；上睑提肌功能良好。
- 机械性：肿瘤的肿块效应或眼睑瘢痕的牵拉效应（瘢痕性上睑下垂）导致的上睑上提困难；上睑提肌功能良好。
- 肌源性：由肌肉疾病导致的先天性上睑提肌无力，包括慢性进行性眼外肌麻痹、强直性肌营养不良和眼咽型肌营养不良；上睑提肌功能极差。
- 神经源性：第 Ⅲ 对脑神经麻痹（动眼神经麻痹）或 Müller 肌交感神经传入障碍（Horner 综合征）或神经肌肉接头的广泛功能障碍（如重症肌无力）（图 3-19）；上睑提肌功能根据病因不同而不同。

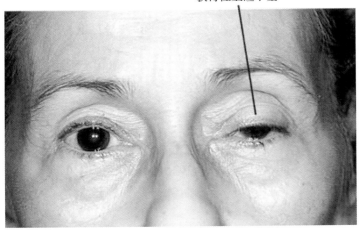

获得性上睑下垂

◀ 图 3-18　左眼明显的获得性上睑下垂，最常见的病因是上睑提肌腱膜功能减弱或断裂

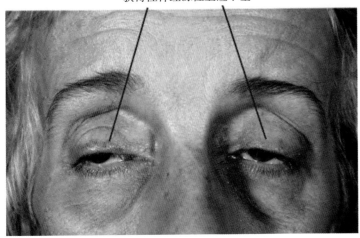

获得性神经源性上睑下垂

◀ 图 3-19　重症肌无力导致的双侧获得性上睑下垂

- 先天性：先天性上睑提肌功能不良（图 3-20 和图 3-21）；常为单侧、非遗传性、肌源性，伴提肌纤维化和脂肪浸润；极少数由上睑提肌腱膜断裂（可由产伤引起）导致，这部分患者上睑提肌功能常良好。先天性 Horner 综合征（上睑下垂、瞳孔缩小、无汗症、虹膜脱色素）伴因交感神经兴奋性降低引起的 Müller 肌功能低下，或者先天性神经源性上睑下垂伴因第 V 对脑神经（支配翼状肌）和上睑提肌之间

异常连接导致的 Marcus-Gunn 下颌瞬目综合征。

【症状】

上方视野缺损、眉部疼痛、深度觉缺失，可伴视力下降（先天性患者的形觉剥夺性弱视）。

【体征】

上睑下垂，伴上视时上睑不能完全提起，眉部肌肉紧缩，出现眉间纹，眼睑皱褶升高，病侧睑裂明显缩小，对侧眼睑异

先天性上睑下垂

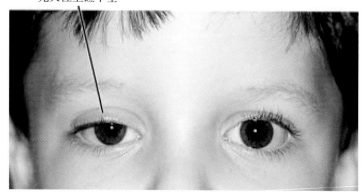

◀ 图 3-20　儿童患者的右眼先天性上睑下垂

上睑提肌功能不良

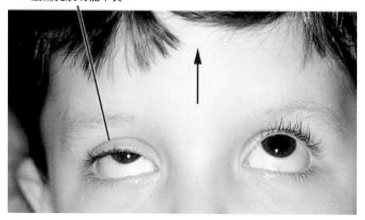

◀ 图 3-21　与图 3-20 所示为同一患者，右眼上视时上睑提肌功能不良，注意上睑提肌移动幅度减小

常抬高（Hering 定律）；下视时，先天性上睑下垂患者的病侧眼睑可能高于对侧眼睑（眼睑迟滞），而获得性上睑下垂患者则相反；视轴遮挡时可出现视力下降，双侧视轴遮挡时出现头部歪斜、下颌上抬的特殊姿势；先天性上睑下垂的其他相关异常包括眼睑闭合不全、上直肌功能减退、高度散光、屈光参差、斜视、弱视、内眦赘皮和睑裂狭小综合征。

【鉴别诊断】

皮肤松弛综合征（上睑皮肤堆积、假性上睑下垂）、眼睑肿胀、眼睑肿瘤、眼球内陷（如眶底骨折）、下斜视、对侧眼睑退缩或眼球突出（如甲状腺眼病）和小眼球（眼球痨、小眼畸形、无眼畸形）。

【评估】

• 采集完整的眼科病史，注意发病年龄、既往手术史或外伤史、功能受损程度和一天中功能受损最严重的时刻，以及全身乏力、呼吸问题、复视等相关症状。

• 完善眼科检查，注意儿童弱视、视力、瞳孔、眼球运动、Bell 现象、眼睑、角膜感觉和角膜情况。

• 眼睑测量：睑缘反射点距离（上睑缘和角膜映光点之间的距离，正常值为

4.5mm)、睑裂高度、上睑皱褶高度（腱膜性患者的皱褶位置高）和上睑提肌功能（上睑缘从下视到上视之间移动的距离；正常值为>11mm；腱膜性上睑下垂者正常，先天性上睑下垂者减小）。

- 考虑用依酚氯铵（Tensilon）试验评估神经功能，以排除重症肌无力。

- 考虑用 2.5% 去氧肾上腺素刺激 Müller 肌，以排除 Horner 综合征；也可局部使用 4%～10% 可卡因或 1% 羟苯丙胺或两者同时使用。

- 在手术前进行视野检查，检查时分别用与不用胶带或手指提起上睑（上睑下垂视野），以记录视觉受损情况。

- 手术前拍照记录眼睑外观。

处　理

- 通过手术治疗上睑下垂。
  - 上睑提肌功能良好：上睑提肌腱膜复位术，上睑提肌缩短术，Müller 肌切除术，Fasanella-Servat 睑结膜缩短术。
  - 上睑提肌功能不良（<6mm）：采用硅胶管、聚四氟乙烯带、阔筋膜或额肌瓣行额肌悬吊术。在某些病例中，最大限度的上睑提肌切除可能有效。
  - Horner 综合征或轻度上睑下垂伴上睑提肌功能良好：上睑板（Müller 肌）缩短术。
- 对腱膜性上睑下垂患者，手术可在患者清醒、轻度镇静的情况下进行，并在术中进行调整。对机械性上睑下垂者，手术包括去除所有机械性阻碍部分（如切除肿瘤或去除粘连），然后根据需要调整上睑提肌。对先天性上睑下垂者，手术取决于上睑提肌功能，在上睑提肌功能正常的情况下，上睑提肌前移术效果良好，但也存在效果差异，因为许多患者是需要全身麻醉的儿童，此时无法进行术中微调。当上睑提肌功能约为 6mm 时，上睑提肌前移术的成功率降低；当<6mm 时，大多数外科医生会倾向选择额肌悬吊术。
- 上睑下垂手术难度较高，常易与简单的眼睑成形术混淆。上睑下垂手术应由经验丰富的眼睑外科医生进行。
- 当 Bell 反射差或角膜知觉降低时，应避免手术或进行欠矫手术。
- 治疗潜在的疾病。

【预后】

腱膜性和机械性上睑下垂预后很好；先天性上睑下垂预后尚可或良好，取决于上睑提肌功能；肌源性和神经源性上睑下垂预后不确定。

（二）皮肤松弛综合征

上睑组织松弛（图 3-22），导致皮肤和皮下组织堆积。常与眶脂经薄弱的眶隔疝出有关（图 3-23）。可伴有上睑下垂或假性上睑下垂（皮肤松弛的机械性作用）。

假性上睑下垂　皮肤松弛综合征

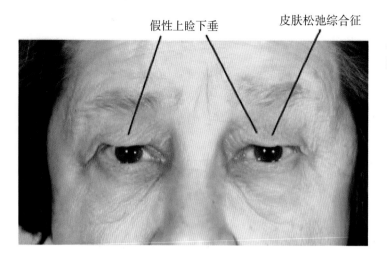

◀ 图 3-22　皮肤松弛综合征导致的假性上睑下垂

皮肤松弛综合征

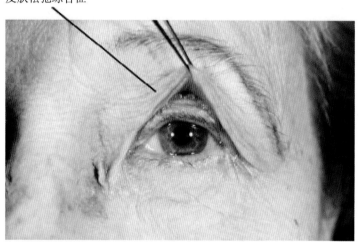

◀ 图 3-23　皮肤松弛综合征伴上睑皮肤和皮下组织堆积、眶脂肪疝，当多余的皮肤回缩时，可以在正常位置看到上睑缘

严重皮肤松弛综合征可能导致上方视野缺损。治疗通过外科手段，术前需注意是否存在合并症（如上睑下垂）。下睑皮肤松弛，在极为罕见的情况下，可能会因为极严重的眶脂肪疝而影响向下注视时的视力。

（三）睑外翻

【定义】

眼睑边缘外翻。

【病因】

• 瘢痕性：由烧伤（热烧伤或化学烧

伤）、眼外伤（手术或机械创伤）或慢性炎症伴眼睑前层收缩引起。

• 先天性：由眼睑前层（皮肤和眼轮匝肌）垂直短缩引起，很少单独发生，可伴有睑裂狭小综合征（睑裂狭小、上睑下垂、逆向内眦赘皮和内眦距离过宽）。

• 炎症性：由慢性眼睑皮肤炎症（特应性皮炎、带状疱疹感染、玫瑰痤疮）引起。

• 退行性：由水平眼睑松弛和组织疏松

引起，随后出现眼睑延长、松垂，结膜肥大；常累及下睑，是成人睑外翻的最常见病因（图 3-24）。

- 机械性：由眼睑水肿、巨大眼睑肿瘤、眶脂肪疝或佩戴骑跨于眼睑的框架眼镜引起。
- 麻痹性：常由第Ⅶ对脑神经麻痹（Bell麻痹）引起，可以是暂时性的。

【症状】

流泪，慢性眼睑或眼部刺激，或者无症状。

【体征】

睑缘外翻，结膜角化、充血、肥大，浅层点状角膜炎，皮炎（慢性溢泪和摩擦所致）；可有角膜溃疡或瘢痕。

【评估】

- 采集完整的眼科病史，注意眼部手术史、外伤史、烧伤史、感染史或面瘫史（Bell 麻痹）。
- 完善眼科检查，注意眼睑、眼轮匝肌功能、外眦韧带松弛、脂肪疝出和瘢痕、结膜和角膜情况。

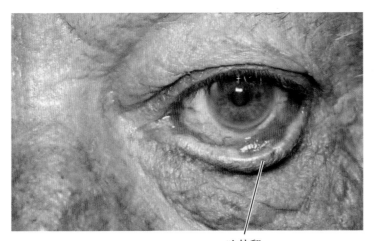

睑外翻

◀ 图 3-24 左侧下睑退行性睑外翻

处 理

- 治疗睑外翻相关的角膜和结膜暴露：不含防腐剂的人工泪液，每小时 1 次；软膏，睡前使用，以局部润滑。

瘢痕性

- 四步操作：①瘢痕松解；②外侧睑板条固定以水平紧缩眼睑；③全层皮肤移植或面颊提升以延长眼睑前层；④眼睑后层垫片（耳软骨或其他材料）。

先天性

- 轻度睑外翻通常不需要治疗。中度或重度睑外翻的治疗方法与瘢痕性睑外翻类似，采用眼睑水平紧缩和全层皮肤移植以垂直延长眼睑前层。

炎症性

- 治疗潜在的皮肤疾病。临时措施包括用胶带贴住眼睑颞侧，使用湿房镜，使用不含防腐剂的人工泪液，每小时1次，进行局部润滑。

退行性

- 三种措施可单独采用或联合采用：①内侧梭形切除术治疗泪小点外翻；②使用外侧睑板条固定术、外侧眼睑楔形切除术或眦部韧带折叠术以水平紧缩眼睑；③下睑缩肌复位。

机械性

- 去除导致睑外翻的机械牵拉因素（如肿瘤或脂肪切除、眼镜调整）和眼睑水平紧缩术。

麻痹性

- 如果由Bell麻痹引起，通常在6个月内自限。临时措施包括用胶带贴住眼睑颞侧、缝合睑缘、使用湿房镜，以及使用不含防腐剂的人工泪液，每小时1次，局部润滑；对少数慢性病例，则可考虑行眦部成形术、外侧睑缘缝合术、眉部悬吊术和眼睑水平紧缩术（伴或不伴中层支撑物置入，如耳软骨）。

【预后】

手术治疗通常预后良好。瘢痕性和炎症性睑外翻易复发，麻痹性睑外翻可能在Bell麻痹后6个月内自限。

（四）睑内翻

【定义】

眼睑边缘内翻；可影响上睑或下睑，其中下睑受累更常见。

【病因】

- 瘢痕性：由眼睑后层（睑板和结膜）缩短，伴眼睑内翻、睫毛和睑缘与眼球发生摩擦所导致；与Stevens-Johnson综合征、眼瘢痕性类天疱疮、沙眼、带状疱疹、眼科手术、眼外伤、热烧伤或化学烧伤，以及长期局部使用青光眼药物引起的慢性结膜炎有关（图3-25）。

- 先天性：由睑板结构缺损、眼睑后层缩短或眼睑缩肌发育不良引起；水平睑板纽结是一种罕见的先天性睑内翻，常影响上睑。

- 退行性：是老年患者睑内翻的最常见原因，常影响下睑；危险因素包括水平眼睑松弛、眶隔前眼轮匝肌收缩过强、眼睑缩肌断裂或萎缩、退行性眼球内陷。

- 痉挛性：由眼部炎症或刺激引起；通常在有早期潜在退行性变化患者的眼科手术后发生。

【症状】

流泪，异物感和红眼。

【体征】

睑缘内翻、睑缘角化（瘢痕性）、水平眼睑松弛、眶隔前眼轮匝肌骑跨、眼球内

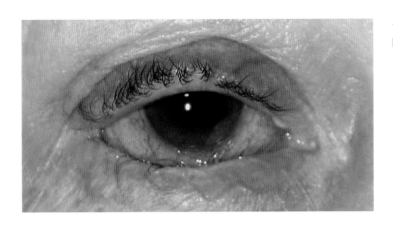

◀ 图 3-25 右侧下睑瘢痕性睑内翻

陷、睑球粘连（瘢痕性）、结膜充血、浅层点状角膜炎，可能存在角膜溃疡或瘢痕。

史、外伤史、烧伤史或感染史。

【鉴别诊断】

倒睫、双行睫、眼睑痉挛。

【评估】

• 采集完整的眼科病史，注意眼部手术

• 完善眼科检查，注意眼睑、眼睑张力（眼睑复位试验）、下睑缘（松弛）、内外眦肌腱、下穹窿（异常加深），在睑板下缘处进行手指外翻眼睑测试以区分退行性睑内翻和瘢痕性睑内翻（退行性者可被翻转，瘢痕性者则不可）。

处 理

• 如果存在角膜受累，应局部使用抗生素软膏（红霉素或杆菌肽，每天 2～4 次）。

瘢痕性

• 程度轻微者行瘢痕切除并考虑行眼睑前层切除或后徙术；下睑受累者行睑板切断术；如果睑板严重受损，则采用巩膜、耳软骨或硬腭行睑板移植；严重的病例可能还需要行结膜和黏膜移植术。

先天性

• 很少能改善，通常需要通过手术纠正潜在的解剖异常。

退行性

• 三种措施可单独采用或联合采用：①临时治疗措施包括在下睑下方用胶带粘贴固定、Quickert 缝合或热灼烧；②外侧睑板条固定术以水平紧缩眼睑；③采用全层横向睑成形术和睑缘旋转术（Wies 手术）或缩肌复位术修复眼睑缩肌。

痉挛性

• 通过以下方法打破睑内翻 - 眼刺激的循环：用胶带使内翻的睑缘外翻，热灼烧或缝合的方法暂时外翻眼睑；考虑 A 型肉毒杆菌毒素（Botox）注射；随着眼睑的退化改变，常需要更积极地调整方法（外侧眼睑缩短伴跨结膜眼睑缩肌前移）。

【预后】

除自身免疫性或炎症相关的瘢痕性睑内翻外均预后良好。

五、眼睑痉挛

【定义】

双侧眼轮匝肌不受控制的阵发性收缩。

- 特发性眼睑痉挛：被认为是由基底节紊乱引起的；通常在 50—70 岁逐渐起病；部分伴其他运动障碍，一级亲属中运动障碍发病率高。
- Meige 综合征：特发性眼睑痉挛伴鬼脸面相，颈部和四肢可有齿轮样强直。

【症状】

眼睑或面部肌肉出现无法控制的眨眼、挤眉弄眼或抽搐。

【体征】

眼轮匝肌或面部肌肉痉挛，发作期间眼睑可能难以被检查者可能难以打开观察；睡觉时可能无症状。

【鉴别诊断】

反射性眼睑痉挛（眼睑刺激、干眼、睑内翻、倒睫、过度使用角膜接触镜或脑膜刺激所致）、一侧面肌痉挛、面部肌纤维颤搐、Tourette 综合征、痛性抽搐（三叉神经痛）、帕金森病、亨廷顿病、基底节梗死。

【评估】

- 采集完整的眼科病史，注意眼部刺激诱因、压力和咖啡因摄入史，以及神经系统疾病史。
- 完善眼科检查，注意脑神经、眼球运动和眼睑情况。
- 对有不典型病史或表现的患者考虑行头颅 MRI，注意颅后窝结构。

处　理

- 眼轮匝肌注射 A 型肉毒杆菌毒素以减弱收缩；由于疗效会逐渐下降，通常需要每 12 周重复注射 1 次；不良反应少见，包括暂时性上睑下垂和复视。
- 氟哌啶醇、氯硝西泮、溴隐亭或巴氯芬等药物治疗效果有限。

【预后】

恰当治疗后预后良好；在大多数情况下，需要每隔几个月进行肉毒杆菌毒素无限期重复注射。

六、Bell 麻痹

【定义】

不明原因病变引起的面神经（第 VII 对脑神经）受累导致的急性、获得性、单纯性的周围性面瘫。

【病因】

根据定义，病因不明；MRI 和尸检证实了神经性炎症的存在；大多数病例被认为与疱疹病毒感染有关。

【症状】

24h 内急性发作的单侧面瘫，常伴有头痛和麻木；干眼、异物感、流泪、流涎、构音障碍和吞咽困难。长期症状包括口眼联动、进食流泪、视力下降、角膜刺激。

【体征】

单侧面神经麻痹，累及第Ⅶ对脑神经的全部分支。慢性体征包括眉毛下垂、同侧面部高肌张力（图 3-26）、眼睑闭合不全（图 3-27）、暴露性角膜病变伴溢泪、溃疡和瘢痕（表 3-1）。

【鉴别诊断】

腮腺或面神经肿瘤、外伤（颞骨骨折）、先天性面神经麻痹、头部带状疱疹、中枢神经系统疾病、手术后表现。

【评估】

- 采集完整的病史，注意发病的日期、具体时间和性质，症状持续时间，最初 4 个月内症状是否有症状改善的表现。
- 完善眼科检查，注意脑神经、眼睑、眼轮匝肌功能、眉毛位置、下睑退缩和角膜情况。
- 对发病迟缓，并进展超过 1 周的患者，需要行面神经 MRI 和颞骨 CT 检查。
- 累及其他脑神经时需要行进一步行脑干检查。

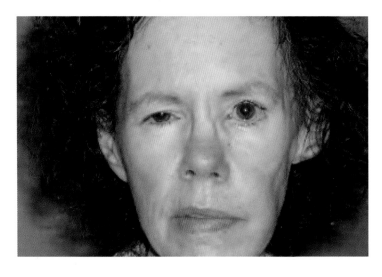

◀ 图 3-26　左侧 Bell 麻痹患者，注意左侧面部高肌张力

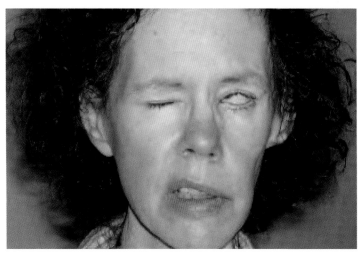

◀ 图 3-27　与图 3-26 所示为同一患者，患者正试图闭合眼睑，注意左侧严重的眼睑闭合不全，但 Bell 反射良好

分 级	描 述	特 点
表 3-1　House-Brackmann 面神经功能分级系统		
Ⅰ级	正常	面部功能正常
Ⅱ级	轻度功能异常	仔细检查时有轻度的面肌无力；抬眉正常；闭眼完全、快速
Ⅲ级	中度功能异常	明显的面肌无力，但无面部变形或不对称；轻度联带运动；可轻微抬眉；用力后闭眼完全
Ⅳ级	中重度功能异常	面部变形或不对称；不能抬眉；眼睑闭合不全
Ⅴ级	重度功能异常	面部运动几乎不能察觉；眼睑闭合不全
Ⅵ级	完全麻痹	面部无法运动

改编自 House JW, Brackmann DE. Facial nerve grading system, *Otolaryngol Head Neck Surg.* 1985;93:146.

处 理

- 初始治疗：积极地使用黏性人工泪液，每小时 1 次；软膏，睡前，以润滑眼表。
- 考虑在夜间用胶带贴合眼睑；相比于胶带，一些患者更倾向于使用 Tegaderm 敷料。
- 考虑金负荷体植入或暂时性外侧睑缘缝合术。
- 每月复查改善的情况。若 4 个月之后仍无改善，则提示预后不良，需要进一步检查（MRI 和 CT）。
- 考虑抗病毒（阿昔洛韦）和抗炎（泼尼松）治疗。
- 慢性后遗症可通过手术（持续性面瘫）或肉毒杆菌毒素治疗（异常再生）。
- 暂无证据支持使用面部电刺激治疗，面部物理疗法的有效性也尚无强有力的证据支持。

【预后】

通常很好，大多数患者几乎能完全恢复功能（Ⅱ级）；90% 的患者功能在 1 年内可以恢复，99% 的患者功能在 2 年内可以恢复。

七、眼睑松弛综合征

【定义】

慢性乳头状结膜炎伴睑板松弛，自发性眼睑外翻，俯卧时失去眼睑 - 眼球接触。

【病因】

夜间眼睑外翻，伴睑结膜与床上用品摩擦。

【流行病学】

常见于患有阻塞性睡眠呼吸暂停的肥胖男性；也与圆锥角膜有关。

【症状】

长期眼红和眼部刺激，醒来时症状尤其明显；轻度黏液状眼部分泌物。

【体征】

眼睑松弛无力呈橡胶状（尤其是上睑），极易外翻，睑结膜乳头增生（图 3-28），结膜充血，浅层点状角膜炎。

【鉴别诊断】

巨乳头性结膜炎、成人包涵体结膜炎、上方角膜缘角结膜炎、春季角结膜炎、特应性角结膜炎、药疹。

【评估】

- 完整的眼科病史和眼科检查，注意眼睑、上睑松弛、睑结膜和角膜情况。
- 行正规睡眠监测以评估阻塞性睡眠呼吸暂停。

处 理

- 使用不含防腐剂的人工泪液，多达每小时 1 次，局部润滑。
- 若累及角膜，局部使用抗生素软膏（红霉素或杆菌肽，每天 2~4 次，连用 5~7 天）治疗。
- 睡眠时使用金属眼罩。
- 可考虑以下手术矫正方式：上睑外侧睑板条固定术、内外眦折叠术或内侧睑板条固定术；楔形切除术效果较差。
- 考虑请耳鼻咽喉科会诊行睡眠评估。

【预后】

预后很好。

八、倒睫

【定义】

睫毛错向生长。

【病因】

创伤（外伤、热烧伤、手术）、感染（沙眼、带状疱疹）、自身免疫性疾病（眼瘢痕性类天疱疮、Stevens-Johnson 综合征）、炎症（睑缘炎、春季角结膜炎）。

【症状】

红眼、异物感和流泪。

【体征】

睫毛向眼球生长并摩擦眼球（图 3-29），结膜充血，浅层点状角膜炎；慢性患者可能有角膜瘢痕。

【鉴别诊断】

双行睫（睫毛异位）、假性倒睫（睑内翻、眼睑赘皮）。

【评估】

完整的眼科病史和眼科检查，注意眼睑、睫毛、结膜和角膜情况。

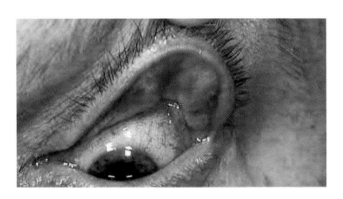

◀ 图 3-28　眼睑松弛综合征，可见上睑极度松弛，注意因夜间眼睑外翻所导致的上睑乳头状结膜炎

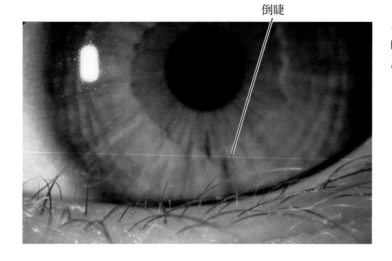

倒睫

▲ 图 3-29 倒睫者可见眼睑的睫毛向后生长，接触角膜上皮，应避免与双行睫混淆（图 3-32）

处 理

- 使用不含防腐剂的人工泪液，多达每小时 1 次，局部润滑。
- 如果累及角膜，局部使用抗生素软膏（红霉素或杆菌肽，每天 2~4 次，连用 5~7 天）。
- 如果只有少量睫毛错向生长，可使用细镊子拔除。
- 对于节段性倒睫，考虑采用双重冻融技术冷冻治疗；用细镊子拔除睫毛；并发症包括眼睑水肿、眼睑切迹和皮肤脱色素。
- 使用电解脱毛治疗广泛性或复发性倒睫；由于可能会损伤周围的毛囊和眼睑组织并形成瘢痕，故该方式应用有限。也可以考虑射频消融和激光消融。
- 使用 1.0mm 微环钻进行环钻。
- 节段性倒睫考虑全层楔形切除术联合一期闭合治疗，大范围倒睫考虑睑板离断（睑板切开）术或睑内翻修复治疗；手术应由眼整形外科医生进行。
- 考虑口服阿奇霉素（单次 1g），以减少因沙眼引起的倒睫术后复发。

【预后】

拔除后易复发，永久性去除后预后通常良好。

九、先天性眼睑异常

（一）睑缘粘连

眼睑部分或完全融合。严重的类型可能伴有颅面畸形。预后通常良好，除非有严重的并发缺陷。

- 简单病例的可以手术中使用止血钳夹持皮肤处结构 10~15s 后切开，注意复位皮肤和结膜；严重病例可能需要行大手术修复。

（二）睑裂狭小

睑裂紧张、向上缩短（垂直和水平方），伴眼睑功能差、上睑提肌皱褶消失。可能是散发的，或者是伴有睑裂狭小、上睑下垂、逆向内眦赘皮和内眦距过宽的先天性综合征（常染色体显性遗传）的一部分（图 3-30）。预后取决于先天性综合征的严重程度和是否需要额外手术。致病基因定位于染色体 3q2（*FOXL2* 基因）。

- 手术通常在 4—5 岁时进行，以保证鼻梁充分发育。
- 先天性综合征：考虑分步进行眼整形修复，通过 Y-V 成形术和经鼻穿线术使内眦成形，3～4 个月后行额肌悬吊矫正上睑下垂，最后在耳周或锁骨上区取材进行全层皮肤移植。

（三）眼睑缺损

由睑缘的额鼻部或上颌中胚层的不完全融合所导致的眼睑缺损，小至切迹、大至全层，常为累及鼻上部的单侧病变（图 3-31）。下外侧缺损则通常为双侧，并伴有系统性异常，如下颌骨颜面发育不全（常染色体显性，Treacher-Collins 综合征）；可能出现角膜暴露和干眼。小缺损（<25%）预后良好；中等和较大缺损的预后取决于缺损位置和并发畸形。常伴有小眼球、虹膜缺损和前极性白内障。

- 使用不含防腐剂的人工泪液或软膏，多达每小时 1 次，进行局部润滑。
- 手术修复（延迟至学龄前）：小缺损（<25%）通过五边形切除后直接分层缝合修复，中等缺损（25%～50%）通过 Tenzel 皮瓣（伴或不伴外眦松解）进行修复，大缺损（>50%）通过肌皮瓣或全层眼睑旋转皮瓣修复。
- 儿童应避免采用眼睑共享的手术方式，这可能会导致遮盖性弱视。

（四）隐眼

第一、二、三波神经嵴迁移时的先天性缺陷所致的眼睑和前部眼球结构发育异常，包括眉毛、睑裂、睫毛和结膜的部分或完全缺损；平顺的皮肤从眉部一直延伸

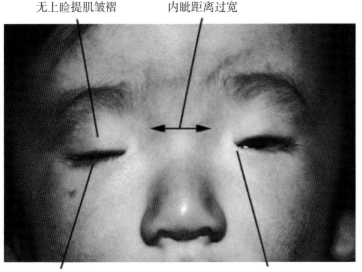

无上睑提肌皱褶　　　内眦距离过宽

睑裂狭小　　　　　逆向内眦赘皮

◀ 图 3-30 睑裂狭小综合征表现为睑裂狭小、上睑皱褶缺失、上睑下垂、逆向内眦赘皮和内眦距过宽

至脸颊，眼球可被隐藏或遮盖；更后部眼眶结构通常是正常的。由于潜在的结构性眼部缺陷，预后往往很差。

- 治疗重点是逐步扩大未经刺激的骨性眼眶，以防止面中部发育不全；眼睑重建通常需要多次手术或使用扩张性眼片。

（五）双行睫

异位睫毛生长于睑板腺开口后部或以外（图3-32）。可能是先天性或获得性（如慢性炎症导致），偶尔是遗传性。睫毛通常比正常睫毛短、软、细，可接触或不接触结膜和角膜表面；常可以耐受。在先天性双行睫中，胚胎毛囊皮脂腺单位异常发育成毛囊。如果存在角膜受累，应进行谨慎的治疗，因为治疗可能会造成更大的损伤。

- 在轻症病例中，使用不含防腐剂的人

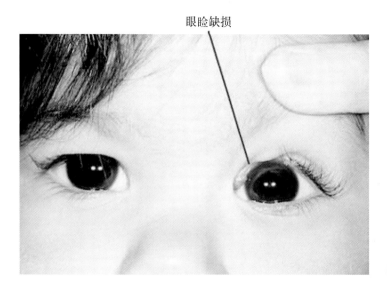

眼睑缺损

◀ 图3-31　儿童患者的左侧上睑鼻上部睑缘缺损

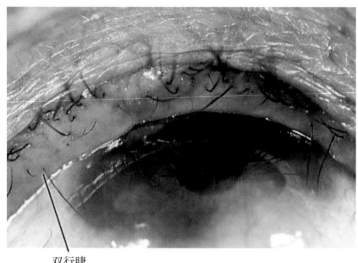

双行睫

◀ 图3-32　双行睫，睫毛起源于睑板腺开口

工泪液、软膏或绷带镜局部润滑。

- 严重病例采用睫毛拔除、睑板切断术、电解、冷冻或激光热消融治疗。

（六）眼睑赘皮

多余的皮肤和眼轮匝肌导致下睑边缘向内旋，使睫毛转向眼球（图 3-33）；常自限。亚洲人更常见。即便是对需要手术的患者，眼睑赘皮的预后良好。

- 对婴儿进行保守治疗，因为随着面部成熟，眼睑赘皮会逐渐消退。
- 睫毛下肌肉皮肤切除术非常有效，注意避免过度切除而导致睑外翻。

（七）内眦赘皮

内眦部垂直的新月状皮肤皱褶覆盖在内眦肌腱上，通常是双侧的（图 3-34）。由发育不成熟的面部骨骼或多余的皮肤和皮下组织导致。可出现在上部（睑板型内眦赘皮）、下部（逆向型内眦赘皮）最明显，或上下均匀分布（眼睑型内眦赘皮）。睑板型内眦赘皮常出现在亚洲人中，而逆向型内眦赘皮与睑裂狭小综合征有关。预后良好。

- 如果是由面部骨骼发育不成熟引起的，可推迟治疗。
- 需要治疗时（延迟至学龄前），Z 成形

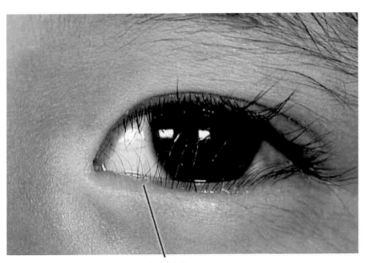

眼睑赘皮

◀ 图 3-33　下睑赘皮，可见睫毛向上生长

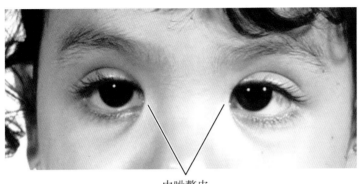

内眦赘皮

◀ 图 3-34　内眦赘皮可表现为假性斜视，可见覆盖内眦部的垂直皮肤皱褶

术或 Y-V 成形术常有效；可能需要重建眼睑皱褶。

（八）大眼睑

指睑裂水平增宽，常为颞侧；常累及下睑，由于外眦肌腱向下方走行而表现为反先天愚型样外观。患者瞬目减少，眼睑闭合困难，眼睑闭合不全伴暴露性角膜炎。预后一般良好。

- 轻症者可使用不含防腐剂的人工泪液局部润滑。
- 如果症状严重且存在角膜病变，可能需要行全层眼睑切除术联合外眦肌腱复位术。如有必要，可通过皮肤移植垂直延长眼睑。

（九）小眼睑

罕见的双侧眼睑垂直向前缩短，偶可引起角膜暴露和干眼症状；可能与隐眼相关。若无暴露性角膜炎存在，则通常病情稳定且预后良好。

- 轻症病例使用不含防腐剂的人工泪液

局部润滑。

- 有严重角膜暴露但眼球正常者，可通过颊部或眉部带蒂旋转皮瓣、眼睑共享手术，或者全层皮肤移植治疗。
- 儿童应避免采用眼睑共享的手术方式，这可能会导致遮盖性弱视。

（十）内眦距过宽

内眦肌腱过长导致内眦之间的距离增加（图 3-35）（注意与眼距过宽区分，后者为眶内壁之间的距离增加），是胎儿酒精综合征最常见的眼部表现；可能与 Waardenburg 综合征和睑裂狭小综合征相关。预后良好。

- 经鼻穿线术可缩短内眦之间的距离，同时切除多余的内眦部皮肤。

十、良性眼睑肿瘤

（一）眼睑色素性良性肿瘤

1. 获得性痣

获得性痣指内含变异黑色素细胞（即痣细胞）的深色黑色素病灶（图 3-36）。

内眦距过宽

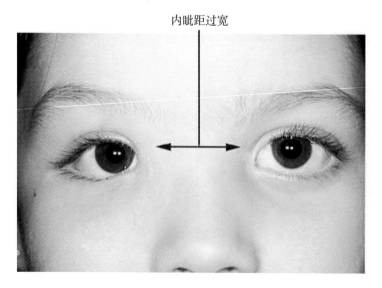

◀ 图 3-35 内眦距过宽，可见内眦之间的距离增加

根据皮肤位置分类为交界痣（表皮）、复合痣（表皮和真皮）或皮内痣（真皮），可能含毛发。恶变罕见，但晕痣（一种复合痣）与远处皮肤恶性黑色素瘤有关。Spitz 痣（另一种复合痣）在组织学上可能与儿童和青年的恶性黑色素瘤相混淆。

- 通常不需要治疗。
- 存在美容需求、慢性刺激或恶变倾向时考虑切除。

2. 雀斑

指局部皮肤区域的黑色素细胞过度活跃，细胞较正常稍大。见于接受阳光暴露的部位，常见于肤色白皙的个体。无恶变倾向。

- 无治疗建议。

3. 眼皮肤黑色素细胞增多症（太田痣）

眼皮肤黑色素细胞增多症为单侧蓝灰色色素斑（图 3-37）；常分布于第 V 对脑神经的第 1 支和第 2 支支配区，伴同侧巩膜和葡萄膜黑色素细胞增多；10% 为双侧发病；可能发生同侧眼眶和软脑膜的黑色素沉积。在组织学层面，本病由真皮梭形

树突状黑素细胞组成。可在出生时或出生 1 年内出现。先天性青光眼风险增加；恶变风险极低；但可能发生皮肤和眼部黑色素瘤，尤其是白种人。

- 通常不需要治疗。
- 定期检查以监测是否存在恶变。

4. 脂溢性角化病

脂溢性角化病为蜡样、色素性、过度角化、斑块状、结痂样病变（图 3-38），见于老年人。在组织学层面上，本病由真皮内基底上皮样细胞增殖形成。刺激性症状常见，无恶变倾向。

- 小病灶考虑削除或刮除治疗。
- 大的病灶可行手术完整切除。

5. 鳞状细胞乳头状瘤

鳞状细胞乳头状瘤是最常见的眼睑良性肿瘤，见于老年人。为鳞状上皮的良性增生；可固着或带蒂，颜色与皮肤相近；生长缓慢，成群分布（图 3-39）。病因尚不清楚；病毒性乳头状瘤常成群出现且在儿童中更为常见；老年人的病灶常单个出

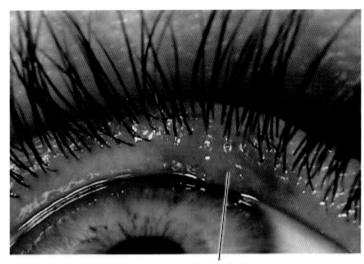

眼睑色素痣

◀ 图 3-36 位于上睑睑缘的色素痣

眼皮肤黑色素细胞增多症

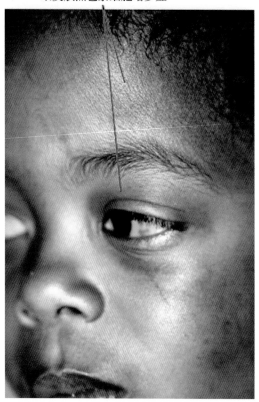

▲ 图 3-37　左眼和眼眶太田痣，可见单侧蓝灰色色素斑和巩膜色素沉着

脂溢性角化病

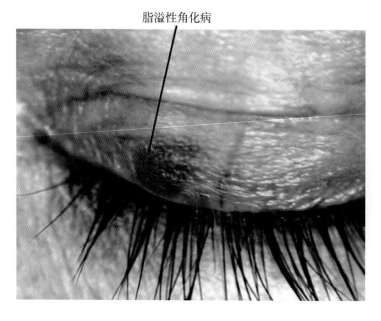

现或多个出现但间隔较远，从而不被认为是病毒源性的。从组织学层面上，乳头状瘤表现为中央血管核心区其周围的上皮过度角化和棘层肥厚。

- 手术完整切除。

6. 寻常疣（病毒性乳头状瘤）

寻常疣为与病毒相关的肿块，有恶变倾向。通常无症状；表现为眼睑或睑结膜上的有蒂或固着的充血性肿块，伴周围轻微炎症表现（图 3-40）。与人类乳头瘤病毒（HPV-6、11 和 16）有关。常自限。

- 小或无炎症表现的病灶可保守观察。
- 病灶较大或多时可行完整切除、刮除、烧灼或冷冻治疗，一般认为卫星病灶也对选定病灶初始治疗有反应。

（二）眼睑非色素性良性肿瘤

1. 眼睑黄色瘤

眼睑黄色瘤表现为扁平或轻微凸起的奶黄色斑块；常双侧出现，累及上睑内侧（图 3-41）。组织学上，本病由泡沫状

◀ 图 3-38　眼睑脂溢性角化病

组织细胞及周围局限性炎症组成。见于老年人，大多数眼睑黄色瘤患者血脂正常。可能出现黄色瘤的相关系统性疾病包括胆汁性肝硬化、糖尿病、胰腺炎、肾脏疾病和甲状腺功能减退。眼睑黄色瘤是黄色瘤（结节性、腱性、发疹性和扁平性）中特异性最低的。预后很好，切除后易复发。

- 实验室检查：个别病例可检查血清胆固醇和甘油三酯。

- 必要时行全层切除联合皮瓣或移植，二氧化碳激光治疗，或者三氯乙酸化学灼烧。

2. Moll 腺囊肿（汗腺囊瘤、泌汗性囊肿）

顶泌汗腺（Moll 腺）异常增生所致的良性囊性病变，又称泌汗性囊肿或囊腺瘤，为光滑、半透明、几毫米大小的病灶（图 3-42）；通常生长缓慢且无痛，常累

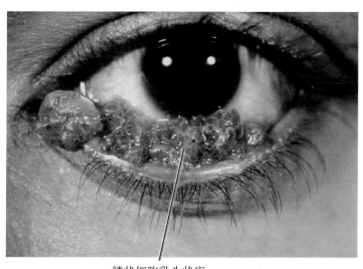

鳞状细胞乳头状瘤

◀ 图 3-39 鳞状细胞乳头状瘤，可见下睑多发病灶

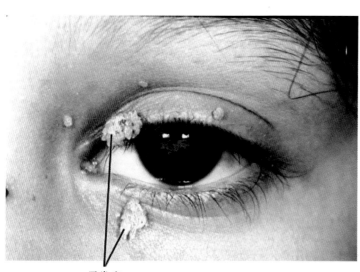

寻常疣

◀ 图 3-40 寻常疣，可见眼睑多处大小不一的病灶

及眼睑，尤其是泪小点周围的内眦部位。无种族或性别倾向，但成人比儿童更常见。鉴别诊断包括囊性基底细胞癌和粟丘疹（毛囊皮脂腺囊肿）。完整切除后复发罕见，但仅切开引流汗腺囊瘤内的液体则常导致复发。

- 可行囊肿造袋或完整切除。
- 泪小点周围切除可能需要进行泪小管探查，以避免或及时发现泪小管损伤。

3. 表皮包涵囊肿

表皮包涵囊肿为质韧、可自由移动的上皮下病变（直径 1~5mm），囊肿内含由

眼睑黄色瘤

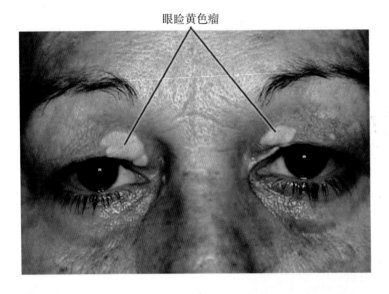

◀ 图 3-41　眼睑黄色瘤，可见双侧上睑特征性黄色斑块

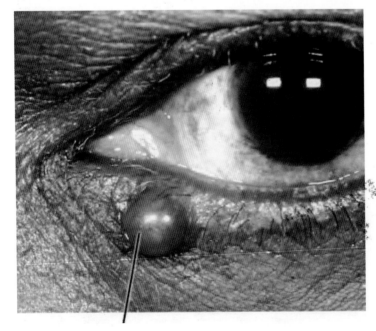

Moll 腺囊肿

◀ 图 3-42　Moll 腺囊肿（汗腺囊瘤），外观光滑、半透明

囊壁产生的奶酪状角蛋白物质（图 3-43），被认为是表面上皮或毛囊皮脂腺滤泡阻塞所致。常有一个由残余毛发管形成的中心孔，或者偶尔为深色甚至黑色的氧化角蛋白中心点。多发性表皮包涵囊肿可能与 Gardner 综合征或 Torre 综合征有关。

- 手术完整切除。

4. 内翻性毛囊角化病

为结节状或疣状、小的单发良性病变。见于老年人，男性好发。可持续数月，病因被认为与病毒有关。组织学层面上，本病为上皮的小叶棘层肥厚伴鳞状细胞和基底细胞的增生，是一种刺激性脂溢性角化病。

- 手术完整切除。

5. 粟丘疹

粟丘疹表现为多发、脐状、边界清楚、针头大小、隆起的圆形白色结节（直径 1～3mm）（图 3-44）。可自发形成，或者在创伤、辐射、眼带状疱疹或大疱性表皮松解症后出现。被认为是毛囊皮脂腺单位阻塞所致的滤泡囊肿潴留。

- 手术完整切除、电解术或透热术。常用 25～30G 针头刮除。

6. 皮脂腺（毛发）囊肿

皮脂腺或睑板腺阻塞引起的黄色、隆起、光滑的皮下肿物，中心有角质栓（图 3-45）；见于老年人。较上皮包涵囊肿少见，可伴有睑板腺囊肿。

- 手术完整切除，切除范围包括囊壁。

7. 毛母质瘤（Malherbe 钙化上皮瘤）

为小的（＜3cm）单发质韧结节状病灶，由具有毛细胞特征的细胞组成；病变缓慢进行性生长；通常是肉色，但也可能呈红色或紫色。见于头部和颈部，常沿眉毛或眼睑分布。白种人更常见，有轻微好发于女性的倾向。鉴别诊断包括皮样囊肿、眶隔前蜂窝织炎和皮肤脓肿。组织学显示有特征性钙化。完整切除后复发罕见。

- 活检或手术完整切除。

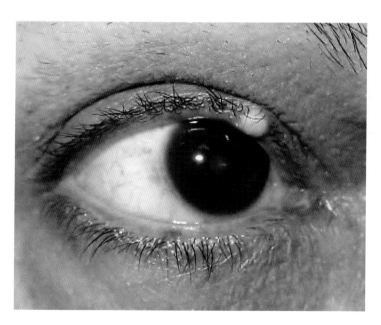

◀ 图 3-43　表皮包涵囊肿，内含质韧的奶酪状角蛋白物质

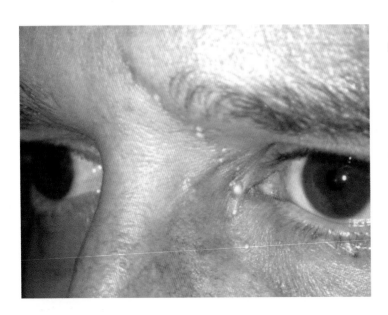

◀ 图 3-44　粟丘疹，表现为内眦部白色小突起

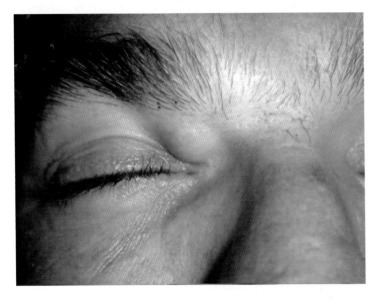

◀ 图 3-45　皮脂腺囊肿，表现为上睑光滑结节

（三）眼睑血管性良性肿瘤

1. 毛细血管瘤

最常见的儿童眼睑肿瘤，常出现在出生后1个月内，表现为蓝色皮下肿块、表面覆盖正常真皮组织（图3-46），或者表现为由毛细血管错构瘤样生长导致的浅表血管病变（图3-47）（有时被误称为草莓痣）。本病的快速生长有两个时期，高峰分别出现在3月龄和8月龄；1年后开始自限，可能持续10年之久；女性较男性稍常见。

视轴被遮挡或引起散光时可能导致弱视，也可能发生近视或斜视。如果视轴不受影响且无弱视，则预后一般良好。

- 常规随访，监测是否有弱视和屈光不正的发生。

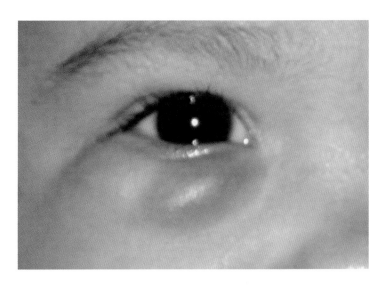

◀ 图 3-46 毛细血管瘤，可见下睑肿胀且呈蓝色改变

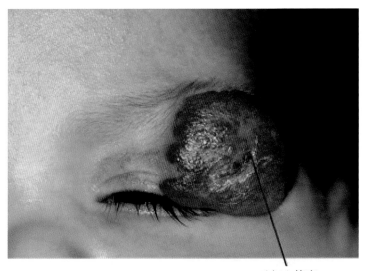

◀ 图 3-47 幼儿患者左侧上睑较大的毛细血管瘤，导致上睑下垂

毛细血管瘤

- 大的病灶可通过病灶内类固醇注射、全身使用类固醇或手术切除治疗。应避免使用干扰素（Lupron），因为此药可能导致痉挛性双侧瘫痪。PDL 可用于治疗某些病灶的浅层病变。
- 考虑局部使用 0.5% 噻吗洛尔，每天 2 次，连用数月。

2. 淋巴管瘤

淋巴管瘤为好发于头颈部的先天畸

形。眼部病变常累及眼眶。眼睑可能受累，但很少单独受累（见第 1 章）。

3. 葡萄酒色斑（鲜红斑痣）

葡萄酒色斑为先天性小静脉畸形，常与眼睑血管瘤相混淆。总在出生时出现，并按皮区分布。通常比血管瘤颜色更淡更紫调，面部病变可能累及三叉神经（第 V 对脑神经）的任一或多个分支，触诊时不会变白。有患青光眼（由于静脉压升高）

和 Sturge-Weber 综合征［面部葡萄酒色斑、脉络膜"血管瘤"、颅内血管异常（见第 10 章）］的风险；主要累及三叉神经的第 1 支和第 2 支，单纯三叉神经第 1 支受累的患者发生 Sturge-Weber 综合征的风险极小。

- 早期检查对判断脉络膜受累和青光眼发生发展很关键。
- 建议出生后 1 个月进行 PDL 治疗。
- 三叉神经第 2 支受累时应行头颅 MRI 检查。

十一、恶性眼睑肿瘤

（一）基底细胞癌

基底细胞癌为质硬、珍珠样结节或扁平、边界不甚清晰的病灶，伴中央溃疡、毛细血管扩张、睫毛眉毛脱落和炎症（图 3-48 和图 3-49）。与紫外线暴露和浅肤色有关，是最常见的（占 90%）眼睑恶性肿瘤；见于老年人，男性好发（2:1）。多见于下睑（67%），其次是上睑（20%）、内眦（10%）和外眦（3%）。有局部浸润

但罕见转移（常与内眦受累同时发生）。本病两种生长模式。

1. 结节型

最常见的模式；表现为小而无痛的脐状结节，边界锐利、呈珍珠状，表面毛细血管扩张，可有溃疡（"鼠咬状溃疡"）；色素沉着罕见；侵袭性低。组织病理学检查可见细胞巢状聚集伴周围细胞栅栏状排列。

2. 硬斑型或硬化型

表现为扁平、质硬的斑块，边界不清晰；常见溃疡；侵略性更强。与痣样基底细胞癌综合征、线状单侧基底细胞痣和 Bazex 综合征有关。经过恰当的治疗预后良好，但有 2%～10% 的局部复发率；转移率为 0.02%～0.1%。

- 避免进一步的阳光暴露。
- 手术完整切除，并确保切缘阴性（冰冻切片）；Mohs 显微手术有时有助于重要眼睑组织的保留。
- 对于同时累及上睑和下睑的晚期进展病例，外放射治疗罕少获益。

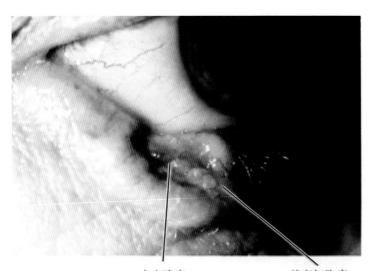

◀ 图 3-48　下睑基底细胞癌，可见中央溃疡，伴珍珠状、结节状边缘，并有毛细血管扩张

中央溃疡　　　　　基底细胞癌

- 眦部肿瘤需要行眼眶 CT 以评估后部（眼眶）受累情况。由于肿瘤后部可能得不到治疗，故放疗或冷冻疗法不适用于此类病变。

（二）鳞状细胞癌

扁平或轻度隆起、鳞片状、伴溃疡的红斑斑块（图 3-50），常源于光化性角化病（预后更好）；也可源于 Bowen 病（原位）和放射性皮肤病。占眼睑恶性肿瘤的比例 <5%（虽然是第二常见，但比基底细胞癌发病率低 40~50 倍）。常见于下睑，伴睑缘受累。危险因素包括日晒、辐射损伤、白皙肤色或其他刺激性损害，男性多见。有潜在的转移性（低）和局部的浸润性（生长速度比基底细胞癌快），13%~24% 的病例存在眼睑局部淋巴结转移。预后因肿瘤大小、分化程度、潜在病因及肿瘤侵袭深度不同而异。

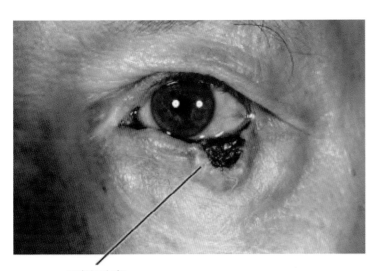

基底细胞癌

◀ 图 3-49　下睑基底细胞癌，可见中央溃疡伴痂皮及珍珠状、结节状边缘

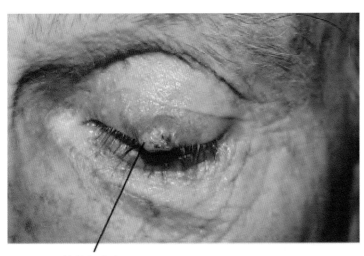

鳞状细胞癌

◀ 图 3-50　左侧上睑鳞状细胞癌，可见红斑病变伴中央鳞片状斑块

- 防止进一步的阳光暴露。
- 切开或切除活检联合手术切缘扩大（切除范围比基底细胞癌大）。
- 辅助性放疗、冷冻疗法、化疗或联合治疗。
- 眶隔后受累通常需要行眶内容物剜除术。

（三）光化性角化病

光化性角化病是最常见的皮肤癌前病变，25% 发展为鳞状细胞癌。表现为圆形、鳞片状、扁平或乳头状角化新生物，伴周围红斑（图 3-51）；常发生于阳光暴露部位。常见于浅肤色的老年人。组织学层面上，可见细胞异型性伴有丝分裂象和过度角化；为原位鳞癌。

- 眼周病灶需要切开或切除活检以排除恶性病变。
- 一旦确诊，可行冷冻治疗或附加手术。

（四）角化棘皮瘤

本病病灶生长快速，常见于阳光暴露部位，病灶中心有溃疡伴有角蛋白填充的"火山口"及过度角化的边缘（图 3-52）；见于老年人。累及眼睑或睫毛时可能会造成永久性破坏，自限常见。属于假性上皮瘤样增生的一种；在一些病理学实验室中被统一归为鳞状细胞癌，而不再作单独区分。发病可能与病毒有关，多发性角化棘皮瘤见于 Ferguson-Smith 综合征中。

- 手术完整切除是治疗单个病灶的首选方法。

（五）皮脂腺细胞癌

高度恶性，罕见的泪阜或眼睑皮脂腺肿瘤；常在 50—70 岁发病。可伪装成慢性单侧睑缘炎（20%～50% 的患者）或复发性睑板腺囊肿，常见于上睑（图 3-53）。占眼睑恶性肿瘤的 1%～15%（与眼睑鳞状细胞癌的发病率大致相当，比基底细胞癌发病率低 40～50 倍）；女性多见。偶与放疗史有关。Pagetoid 样播散常见（通过上皮细胞的肿瘤不连续播散）。重要体征包括睫毛眉毛脱落，白发症，增厚、红

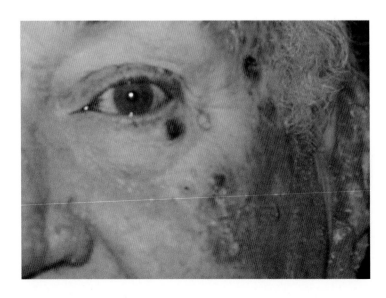

◀ 图 3-51 颧部光化性角化病，表现为扁平、红斑、鳞片状外观，色素沉着性病灶为脂溢性角化病

肿的睑缘炎症。肿瘤通常呈黄色，质地坚硬；淋巴结肿大常见。预后差的情况包括症状持续>6 个月［死亡率 38% vs. 14%（<6 个月）］，直径>2cm［死亡率 60% vs. 18%（<1cm）］，上下睑同时受累（死亡率 83%），分化差，局部血管或淋巴浸润。Muir-Torre 综合征（多发性内腔恶性肿瘤并发外部皮脂腺肿瘤）在皮脂腺增生中比在皮脂腺癌中更常见。

- 诊断需要眼睑全层切开活检。在计划对晚期病例进行完全切除之前，建议进行广泛的结膜定位活检以评估疾病程度（因为 Pagetoid 样播散伴跳跃性病灶常见）。定位活检可采用新鲜冷冻切片联合油红 –O 染色（胞质内脂滴染色）或在计划性切除前作永久性切片实施。由于往往存在跳跃性病灶，Mohs 手术没有益处。

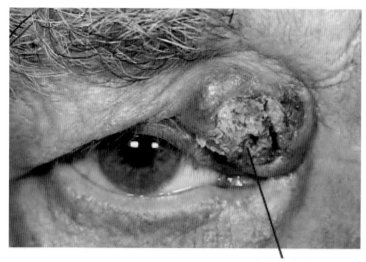

角化棘皮瘤

◀ 图 3-52　右侧上睑角化棘皮瘤，可见有角蛋白填充的凹陷，伴过度角化的边缘

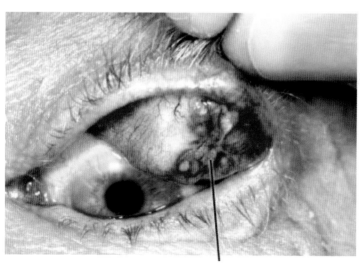

皮脂腺细胞癌

◀ 图 3-53　左侧上睑皮脂腺细胞癌伴慢性改变

- 晚期病例需要进行眶内容物剜除术。
- 姑息性放疗。

（六）恶性黑色素瘤

棕色、黑色或灰色结节或斑块、边界不规则、有缺口、常生长迅速并伴有颜色改变（图3-54）。最致命的原发性皮肤肿瘤，但罕见（占眼睑恶性肿瘤比例<1%）；预后与组织学表现、浸润深度和肿瘤厚度有关。眼睑不会发生肢端雀斑样痣性黑色素瘤。肿瘤按期生长：1期，局部病变，无淋巴结转移；2期，可触及区域淋巴结（上睑转移至耳前淋巴结，下睑转移至下颌下淋巴结）；3期，远处转移；脉络膜黑色素瘤可通过巩膜外蔓延至眼眶后累及眼睑。1期预后尚可，2期和3期预后差。存在3种组织学类型。

1. 结节性黑色素瘤

眼睑受累非常罕见（10%的病例），侵袭性强，预后最差。

2. 浅表扩散性黑色素瘤

最常见（80%的病例），发病年龄通常为20—60岁。为扁平、斑驳、多色的病灶，侵犯真皮，迅速生长为隆起的结节。

3. 恶性雀斑样痣性黑色素瘤

占10%的病例，与阳光暴露有关，常见于老年人。表现为扁平的棕褐色病灶，边界不规则，呈放射状扩大，伴有黑色斑点；常因漏诊而导致诊断时病灶已经很大。

- 切开或切除活检，或者完整切除伴或不伴切缘扩大（冷冻切片是禁忌）；恶性雀斑样痣性黑色素瘤和浅表扩散性黑色素瘤通过以上方法几乎可以完全治愈。
- 晚期病例需要行眶内容物剜除术和颈淋巴结清扫术。
- 请皮肤科评估。

（七）Merkel 细胞瘤

为罕见、快速生长、单发、紫色、血管化、偶伴溃疡的肿瘤（图3-55），属于胺前体摄取及脱羧（amino precursor uptake and decarboxylation，APUD）系统肿瘤；常见于阳光暴露的部位。在70岁发病，目前报道的病例都为白种人。有复发和淋巴

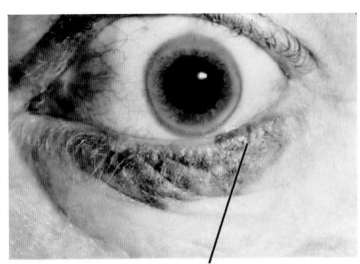

恶性黑色素瘤

◀ 图3-54 下睑恶性黑色素瘤

结转移伴淋巴结肿大的可能。单纯局部切除后易早期扩散，因此一般预后较差；局部复发率为 39%，区域复发率为 46%。在辅助放疗或淋巴结清扫后，局部复发率为 26%，区域复发率为 22%；肿瘤局部 – 区域扩散者的死亡率为 67%。

- 局部扩大切除，并行脑啡肽、降钙素、生长抑素、促肾上腺皮质激素和神经元特异性烯醇化酶免疫组织化学染色。
- 淋巴结清扫。
- 辅助放疗。

（八）转移性肿瘤

转移至眼睑的病灶非常罕见。好发于女性，见于老年人。原发肿瘤包括乳腺癌和肺癌（最常见）、皮肤恶性肿瘤、胃肠道和泌尿生殖系统恶性肿瘤、淋巴瘤（图 3-56）。存在三种类型：①单发无压痛性结节；②无痛性弥漫性硬结；③眼睑皮肤或结膜溃疡性病变。在其他部位有原发肿瘤的征象，淋巴结肿大；预后通常不良，但多变。

- 局部切除、放疗或随访观察。

- 系统性治疗原发肿瘤。

（九）Kaposi 肉瘤

Kaposi 肉瘤为软组织肉瘤，常与获得性免疫缺陷综合征有关；少数也可能发生在非洲人和地中海地区的老年人身上。在免疫功能低下患者中恶性程度很高。表现为眼睑紫色无压痛结节（图 3-57），持续进展数月；可能伴有眼睑变形、睑内翻、水肿、倒睫和角膜瘢痕。

- 手术完整切除。
- 可能需要冷冻疗法、放疗、化疗、免疫治疗或联合治疗。

十二、系统性疾病

（一）神经纤维瘤病

【定义】

神经纤维瘤病（neurofibromatosis，NF）是一种典型的斑痣性错构瘤病，是一种神经外胚层系统的常染色体显性遗传性疾病，主要影响神经嵴起源的组织（施万细胞和黑色素细胞），表现为神经、皮肤和

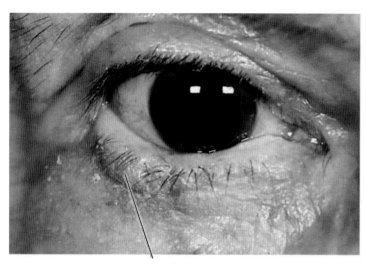

Merkel 细胞瘤

◀ 图 3-55　右侧下睑 Merkel 细胞瘤

眼部错构瘤。该类疾病的表现高度异质。存在两种类型。

- 1型神经纤维瘤病（von Recklinghausen病）：定位于染色体17q，患病率为1/3000；50%的病例为新发突变。1型神经纤维瘤病是一种发育综合征，由神经纤维瘤蛋白的种系突变引起，该蛋白可能是ras原癌基因信号转导途径中的一种负调节因子。诊断需要满

足以下两个或两个以上的标准。

– 6个或以上的咖啡牛奶斑，成人≥15mm，儿童≥5mm。

– 2个或以上的神经纤维瘤，或者1个丛状神经纤维瘤。

– 腋窝或腹股沟雀斑。

– 视神经或视束胶质瘤。

– 2个或以上虹膜Lisch结节。

– 特征性骨病变（如蝶骨发育不良）。

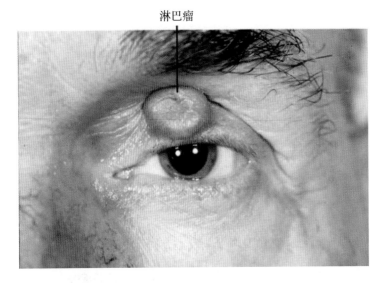

淋巴瘤

◀ 图 3-56　左侧上睑转移性淋巴瘤

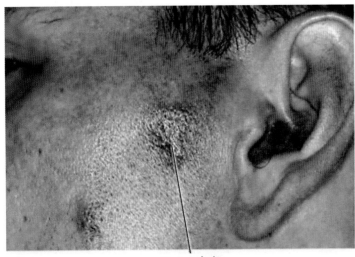

Kaposi 肉瘤

◀ 图 3-57　Kaposi 肉瘤，可见特征性紫色结节

– 一级亲属可根据此标准诊断 1 型神经纤维瘤病。

- 2 型神经纤维瘤病（双侧听神经纤维瘤病）：定位于染色体 22q11-13.1（*Merlin* 基因），患病率为 1/60 000；50% 的病例为新发突变。该基因表达产物（*Merlin* 或 *Schwannomin*）被认为与肿瘤抑制有关。诊断标准如下。

  – 双侧听神经瘤。

  – 存在患 2 型神经纤维瘤病的一级亲属，并存在单个听神经瘤或两种以下疾病：胶质瘤、神经鞘瘤、脑膜瘤、神经纤维瘤或早发后囊下白内障。

【体征】

- 1 型神经纤维瘤病系统性体征：牛奶咖啡斑、神经纤维瘤（纤维软疣）、丛状神经纤维瘤（虫袋）、间擦部雀斑、中枢神经系统和脊髓胶质瘤、脑膜瘤、神经根纤维瘤、颅内钙化、轻度智力缺陷、脊柱后凸畸形和假关节形成、胃肠道神经纤维瘤、嗜铬细胞瘤，以及多种其他恶性肿瘤。

- 1 型神经纤维瘤病眼部体征（图 3-58 和图 3-59）：Lisch 结节（虹膜黑色素

S 形眼睑畸形

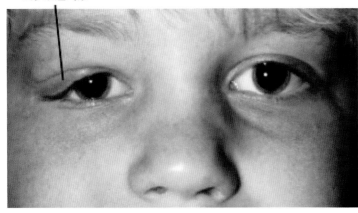

◀ 图 3-58　1 型神经纤维瘤病的患儿，可见右侧上睑特征性 S 形眼睑畸形

眼睑神经纤维瘤

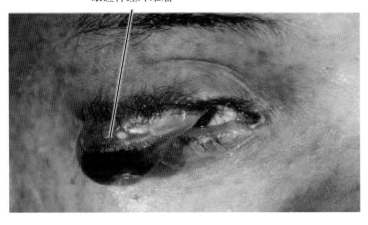

◀ 图 3-59　1 型神经纤维瘤病的患者的右侧眼睑神经纤维瘤

细胞错构瘤）、眼睑牛奶咖啡斑、神经纤维瘤和丛状神经纤维瘤，可能有同侧先天性青光眼、继发于肿瘤或骨缺损的眼球突出、结膜神经纤维瘤、角膜神经肥大、弥漫性葡萄膜增厚、脉络膜错构瘤、视网膜星形细胞错构瘤和混合性错构瘤、视神经胶质瘤。

- 2 型神经纤维瘤病系统性体征：皮肤病变轻微（很少或小的牛奶咖啡斑）、双侧听神经瘤、中枢神经系统和脊髓胶质瘤、脑膜瘤、神经根纤维瘤、颅内钙化、嗜铬细胞瘤和多种其他恶性肿瘤。
- 2 型神经纤维瘤病眼部体征：早发后囊下白内障（40%），合并视网膜错构瘤、视神经脑膜瘤和胶质瘤；没有 Lisch 结节。

【评估】

- 完整的眼科病史和眼科检查，注意家族史（检查家族成员）、色觉、瞳孔、眼睑、角膜、眼压、虹膜、晶状体、检眼镜检查、视野检查、总体皮肤情况评估（尤其是间擦区域）和神经系统检查。
- 实验室检查：CBC、电解质和尿儿茶酚胺（香草基杏仁酸、变肾上腺素）。
- 脑部和眼眶 MRI 或 CT。
- 2 型神经纤维瘤病患者行听力检查。
- 智力测试。

处　理

- 遗传咨询。

- 常规（每 6～12 个月）行眼部检查，监测是否发生青光眼、白内障和眼部恶性肿瘤。
- 可手术切除眼睑纤维瘤，但复发率高。

【预后】

如伴发中枢神经系统或其他恶性肿瘤，则死亡率增加。

（二）结节病

结节病是特发性多系统疾病，伴细胞免疫和体液免疫异常，多器官肉芽肿性炎；常累及肺、皮肤和眼，包括眼睑皮肤、泪腺、泪囊和鼻泪管。可导致受累眼睑或泪腺（常双侧）发红、疼痛、肿胀，眼睑无痛性皮下结节、上睑下垂、复视、严重的瘢痕性结膜炎、结膜结节、干燥性角结膜炎、带状角膜病、肉芽肿性前葡萄膜或后葡萄膜炎、白内障、脉络膜视网膜炎、视网膜静脉周围炎或新生血管形成、视神经疾病、青光眼和眼眶受累。预后因器官受累不同而不同。

- 结膜、泪器或眼睑结节活检（染色以排除抗酸细菌感染）。
- 实验室检查：ACE、CBC、溶菌酶、血钙、胸片、PPD 和对照检测；由呼吸科或内科医师评估可能需要进行的进行其他检查，包括胸部 CT 和镓扫描。
- 结节病泪腺炎应采用全身皮质类固醇治疗。在开始治疗前必须排除结核。
- 葡萄膜炎者采用局部皮质类固醇治疗（见第 6 章）。
- 建议请视网膜专科会诊。

- 请内科医师治疗系统性疾病（类固醇和化疗）。

（三）淀粉样变性

【定义】

以异常蛋白质生成和组织沉积为特征的一组疾病（全身或局部，原发或继发）。

【病因】

分为家族性和非家族性。家族性淀粉样变性（AD）是由编码前白蛋白基因的碱基置换错误引起的。与多发性骨髓瘤有关。

【症状】

无症状，可能会出现眼睑变色、眼睑下垂、干眼、视力下降、复视、飞蚊症。

【体征】

- 系统性体征。
  - 非家族性：关节痛、肺部浸润、皮肤蜡样斑丘疹、肾衰竭、体位性低血压、充血性心力衰竭和胃肠道出血。
  - 家族性：自主神经功能障碍、周围神经病和心肌病。

- 眼部体征：视力下降；眼睑、泪腺、泪阜或结膜可能有扁平或结节性紫癜（为异常组织中脆弱、破裂、淀粉样物质浸润的血管），或者可能有非出血性的隆起的黄色蜡样眼睑丘疹；上睑下垂（图 3-60 和图 3-61）、眼球突出、眼肌麻痹、干眼、角膜沉积物、虹膜基质浸润、玻璃体混浊、视网膜血管阻塞、棉絮斑、视网膜新生血管和压迫性视神经病变。

【评估】

- 完整的眼科病史和眼科检查，注意眼球运动、眼睑、结膜、角膜、虹膜、前部玻璃体和检眼镜检查。
- 实验室检查：CBC、血清和尿蛋白质电泳、血清总蛋白、白蛋白和球蛋白、肝功能检查、BUN 和肌酐、ESR、ANA、类风湿因子（rheumatoid factor，RF）、VDRL、FTA-ABS、尿常规、PPD 和对照检测、胸片、ECG、骨扫描。
- 诊断需要根据活检结果得出（刚果红染色见双折射和二色性，结晶紫染色见异染性，硫黄素 -T 染色见荧光）。

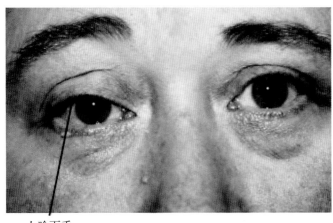

上睑下垂

◀ 图 3-60　右侧上睑淀粉样变性导致上睑下垂

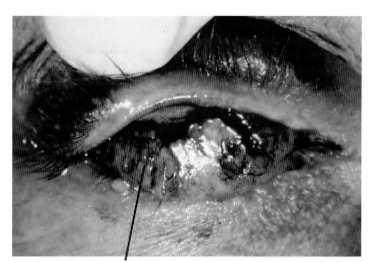

◀ 图 3-61　与图 3-60 所示为同一患者，可见外翻的眼睑呈增厚的斑块状外观

结节状淀粉样物质沉积

- 请内科会诊。

处　理

- 手术切除或减瘤，放疗（在可行的条件下）。
- 玻璃体混浊影响视力时考虑行经睫状体平坦部玻璃体切割术。
- 潜在的系统性疾病应由内科医师治疗。

【预后】

多变，取决于系统受累的程度；伴发多发性骨髓瘤时预后非常差。

十三、泪小管炎

【定义】

泪小管（泪小点和泪囊之间的管道）的炎症，常导致复发性结膜炎。

【病因】

衣氏放线菌（链丝菌属）是一种丝状厌氧（或兼性厌氧）革兰阳性杆菌，是泪小管炎最常见的病原菌；其他病原菌包括白念珠菌、曲霉菌、星形诺卡菌、HSV 或水痘 - 带状疱疹病毒（varicella zoster virus，VZV）。中年女性多见，常隐匿起病。

【症状】

眼睑内侧压痛、流泪和发红。

【体征】

泪小点和邻近组织的红斑、肿胀（"泪小点突起"）、内眦周围滤泡性结膜炎、泪小点分泌物（图 3-62）、泪小管结石，泪道探通时有阻力，泪囊造影术中见泪小管扩张。

【鉴别诊断】

结膜炎、泪囊炎、鼻泪管阻塞和泪阜炎。

【评估】

- 采集完整的眼科病史，注意复发性结膜炎史和流泪史。
- 完善眼科检查，注意眼睑、泪器、泪

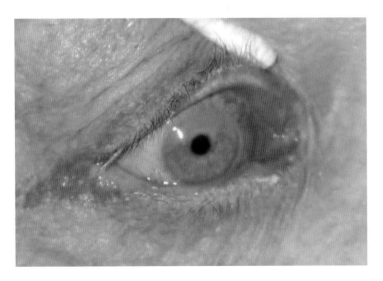

◀ 图 3-62　泪小管炎，可见肿胀、红斑、上泪小点凸起伴分泌物

小点分泌物和结膜情况。

- 压迫泪小点内侧，观察分泌物情况。
- 实验室检查：病原培养和革兰染色（放线菌分枝菌丝和硫颗粒的革兰染色）。

- 泪道探通或辅以泪道冲洗，以确定泪小管系统的通畅性。
- 考虑泪囊造影术以评估是否有泪小管扩张、结石及下方泪道分泌系统的排出功能是否正常。

处　理

- 泪小管部位热敷，每天 2~4 次。
- 对受累泪小管行造袋术。
- 针对衣氏放线菌：用抗生素溶液（青霉素 G 100 000U/ml）冲洗泪小管，并全身使用抗生素（青霉素 V 500mg，口服，每天 4 次，连用 7 天）。
- 针对白念珠菌：全身使用抗真菌药（氟康唑 600mg，口服，每天 1 次，连用 7~10 天）。
- 针对曲霉菌：局部使用抗真菌药（两性霉素 B 0.15%，每天 3 次）和全身使用抗真菌药（伊曲康唑 200mg，口服，每天 2 次，连用 7~10 天）。
- 针对星形诺卡菌：局部使用抗生素（磺胺醋酰，每天 3 次）和全身使用抗生素（甲氧苄啶 – 磺胺甲噁唑 1 片，双倍剂量片剂，口服，每天 1 次，连用 7~10 天）。
- 针对 HSV 或 VZV：局部使用抗病毒药物（0.15% 更昔洛韦凝胶，每天 3 次；或 1% 曲氟尿苷，每天 5 次，连用 2 周）；如果出现泪小管狭窄，可能需要行硅胶管置入术。
- 对于顽固性病例，考虑泪小管刮除或泪小管外侧水平切开术治疗。

【预后】

常良好，取决于病原体。

十四、泪囊炎

【定义】

泪囊的急性或慢性感染，常有蜂窝织炎重叠。

【病因】

肺炎链球菌、葡萄球菌和假单胞菌引起，流感嗜血杆菌（非分型种）相关感染多见于儿童。与引起泪囊泪液潴留和导致泪囊易感染的因素有关，包括狭窄、鼻泪管狭长、泪囊憩室、外伤、泪道结石、先天性或获得性鼻泪管阻塞、鼻窦炎和鼻炎。

【症状】

下睑鼻侧疼痛、肿胀和发红，伴流泪和结痂（图 3-63），可能有发热。

【体征】

内眦肌腱下方水肿和红斑，伴泪囊肿胀（图 3-64）；泪囊压痛，泪小点分泌物；可能有瘘管形成或泪囊囊肿。

【鉴别诊断】

筛窦炎、眶隔前或眶蜂窝织炎、泪囊肿瘤、泪囊囊肿（幼儿）和脑膨出（幼儿、内眦肌腱上方的蓝色肿物），以及面部脓肿。

【评估】

- 采集完整的眼科病史，注意流泪史（没有流泪史则诊断存疑）和鼻窦或上呼吸道感染史。
- 完善眼科检查，注意眼睑、泪器、泪小点分泌物、泪囊按压、眼球运动、眼球突出度和结膜情况。
- 实验室检查：泪小点分泌物培养和革兰染色（儿童使用巧克力琼脂平板）。
- 急性感染期禁止鼻泪管探通。
- 当存在运动受限、眼球突出、鼻窦疾病或抗生素治疗无效的非典型病例时，行眼眶 CT。

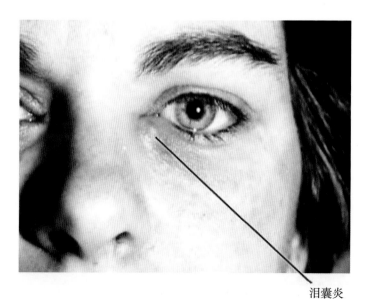

◀ 图 3-63　泪囊炎，可见左眼泪囊红斑、肿胀

泪囊炎

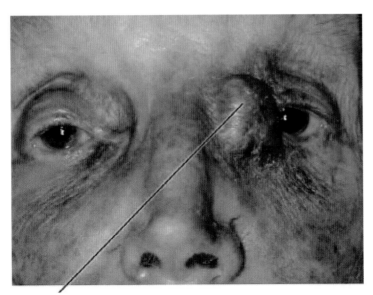

◀ 图 3-64　泪囊炎伴内眦大范围肿胀

泪囊炎

处　理

- 热敷，每天 3 次。

急性

- 全身使用抗生素（阿莫西林 – 克拉维酸 500mg，口服，每天 3 次，连用 10 天；或者氨苄西林 – 舒巴坦 15～30mg，静脉注射，每 6 小时 1 次）；如果青霉素过敏，使用甲氧苄啶 – 磺胺甲噁唑（1 片，双倍剂量片剂，口服，每天 2 次，连用 10 天）。
- 如果存在结膜炎，局部使用抗生素（红霉素软膏，每天 2 次）。
- 使用 18G 针头经皮吸取泪囊内容物进行培养和革兰染色。
- 若指压可见脓肿，考虑泪囊切开引流术。
- 感染消退后考虑行泪囊鼻腔吻合术。

慢性

- 进行病原培养以确定抗生素治疗方案。
- 感染消退后，需要行泪囊鼻腔吻合术解除阻塞。有些情况下行泪道探通联合插管也有效。

【预后】

预后良好；通常对治疗有反应，但几乎均需要手术；如果不治疗，后遗症包括黏液囊肿形成、复发性泪囊脓肿、眼眶蜂窝织炎和感染性角膜炎。

十五、鼻泪管阻塞

【定义】

鼻泪管阻塞。

【病因】

- 先天性：鼻泪管鼻端 Hasner 瓣膜上方的膜闭锁是最常见的病因；临床上，约有 6% 的足月婴儿在出生后的 1~2 个月内发病；1/3 的病例为双侧；唐氏综合征和颅面畸形婴儿的患病风险增加。大多数在出生后 1 年内自限，可能并发急性泪囊炎。

- 获得性：由慢性鼻窦疾病、退行性狭窄、泪囊炎或鼻 - 眶外伤引起；少数由鼻（或鼻窦）或泪囊或泪道的肿瘤阻塞引起。退行性狭窄是老年患者中最常见的病因，女性多见（2∶1）。可能与肉芽肿性疾病有关，如韦格纳肉芽肿病和结节病；患泪囊炎的风险增加。

【症状】

流泪、分泌物、结痂、复发性结膜炎。

【体征】

溢泪，睫毛结痂和碎屑（图 3-65），压迫泪囊时泪小点处有黏液反流，下睑内侧红斑。

【鉴别诊断】

- 先天性流泪：先天性青光眼、倒睫、结膜炎、鼻泪管异常（泪小点闭锁）、泪囊突出、角膜擦伤、产钳导致的角膜损伤、眼表异物。

- 获得性流泪：结膜炎、倒睫、睑内翻、睑外翻、角膜异常、干眼症、睑缘炎、泪小点膜闭、泪小管狭窄。

【评估】

- 完整的眼科病史和眼科检查，注意眼睑、睫毛、泪小点分泌物、结膜、角膜（直径、后弹力层断裂、荧光素染色）和眼压情况。

- 荧光素染料消退试验对婴幼儿的检查有帮助。

- Jones I 试验：将荧光素滴入结膜囊

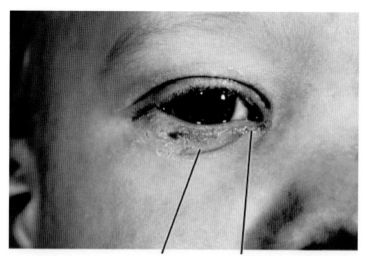

红斑　　　结痂

◀ 图 3-65　鼻泪管阻塞，伴流泪、眼睑结痂和下睑红斑内，将棉签头伸入外鼻孔检查是否存在荧光素。阳性结果提示功能性阻塞。

- Jones Ⅱ试验：Jones Ⅰ试验阳性后，用生理盐水冲洗鼻泪管；再次将棉签头伸入外鼻孔检查是否存在荧光素。阳性结果提示结构性阻塞。
- 鼻泪管冲洗：将 23G 套管安装在 3～5ml 注射器上，插入泪小管，并尝试冲洗。冲洗液经对侧泪小管和泪小点反流提示鼻泪管阻塞。冲洗液原路反流表明泪小管阻塞。冲洗液顺利进入鼻腔或喉部则排除结构性阻塞，但不能排除功能性阻塞。
- 患者的人口学特征或临床特征不典型时，可以考虑眼眶和鼻窦 CT。
- 考虑鼻内镜检查，尤其是进行手术干预前。

处　理

- 若有泪囊炎，则先治疗泪囊炎。

先天性

- 泪小管区（Crigler）按摩，每天 2～4 次［父母将示指放在婴儿的泪小管区域（眼睑内侧角），并多次缓慢向下划动］。
- 如有黏液脓性分泌物，则局部使用抗生素（硫酸多黏菌素 B-甲氧苄啶滴剂，每天 4 次）。
- 如果 13 个月时鼻泪管还未自发开放，则行鼻泪管探通术；如果后来发生感染或出现分泌物，可重复探通。如果初始探通不能解决流泪问题，考虑行球囊泪道成形术联合鼻泪管硅胶管置入术。罕见需要进行泪囊鼻腔吻合术。

获得性

- 对于不完全性鼻泪管阻塞，使用局部抗生素-类固醇［新霉素-多黏菌素 B-地塞米松（Maxitrol），每天 4 次］治疗。
- 对于持续性不完全性鼻泪管阻塞，考虑鼻泪管硅胶管置入术或泪道成形术治疗。
- 完全性鼻泪管阻塞但泪小管未闭、泪液泵功能正常时，行泪囊鼻腔吻合术（泪囊与鼻腔通过骨窗进行吻合）。

【预后】

先天性患者预后很好；获得性患者预后常良好，具体取决于阻塞原因。

十六、泪腺炎

【定义】

泪腺的炎症。

【病因】

通常为特发性、非感染性来源，可为病毒性、细菌性，极少为寄生虫性来源。

- 急性：感染（葡萄球菌、腮腺炎、EB 病毒、带状疱疹或淋病奈瑟球菌）是最常见的病因，泪腺的睑叶受累较眶叶多见；大多数病例伴有系统性感染，典型病例常见于儿童和青年人。
- 慢性：比急性泪腺炎更常见；通常由炎症性疾病引起，包括眼眶特发性炎症、结节病、甲状腺眼病、Sjögren 综合征和良性淋巴上皮病变；还有梅毒和结核相关。

【症状】

- 急性：上睑颞侧发红、肿胀、疼痛，伴流泪和分泌物。
- 慢性：上睑颞侧肿胀，偶有发红和不适。

【体征】

- 急性：上睑水肿、压痛和红斑，伴 S 形畸形，泪腺（睑叶）肿大伴红斑（图 3-66），耳前淋巴结肿大，发热；如果眶叶受累，可能出现眼球朝鼻下方移位和眼球突出。
- 慢性：上睑颞上部压痛，眼球移位，眼球运动受限，泪腺肿大。

【鉴别诊断】

泪腺恶性肿瘤、眶隔前或眼眶蜂窝织炎、病毒性结膜炎、睑板腺囊肿、皮样瘤、泪腺囊肿（泪管积液）。

【评估】

- 急性。
  - 完整的眼科病史和眼科检查，注意结构体征，触诊腮腺、淋巴结和上睑，检查泪腺睑叶（提起上睑）是否肿大、有无眼球后退，并检查眼球突出测量和眼球运动。
  - 实验室检查：分泌物培养和革兰染色，以及 CBC；怀疑全身受累时考虑进行血培养。
  - 存在眼球突出、眼球运动受限或可疑肿块时行眼眶 CT。
- 慢性。
  - 完整的眼科病史和眼科检查，注意结构体征，触诊腮腺、淋巴结和上睑，检查泪腺睑叶（提起上睑）是否肿

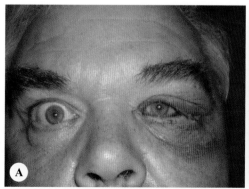
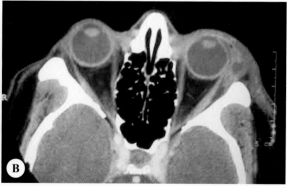

▲ 图 3-66　A. 泪腺炎，可见左侧上睑外侧红斑及水肿，以及结膜充血；B. CT 显示泪腺肿大

大、有无眼球后退，并检查眼球突出
测量和眼球运动，以及关注是否有既
往前葡萄膜炎或后葡萄膜炎的体征。

- 实验室检查：胸片、CBC、ACE、溶
  菌酶、VDRL、FTA-ABS、PPD 和对

照检测。
- 眼眶 CT。
- 考虑胸部 CT 或镓扫描。
- 如果诊断不明确或怀疑恶性肿瘤，
  考虑泪腺活检。

处　理

急性

- 流行性腮腺炎或 EB 病毒感染：热敷，每天 2～3 次。
- HSV 或 VZV：全身使用抗病毒药物（阿昔洛韦 800mg，口服，每天 5 次，连用 10 天；或者泛昔洛韦 500mg，口服，每天 3 次，连用 7 天）；免疫功能低下患者使用阿昔洛韦，每天 10～12mg/kg，分 3 次，静脉注射，连用 7～10 天。
- 葡萄球菌和链球菌：全身使用抗生素（阿莫西林 – 克拉维酸 500mg，口服，每 8 小时 1 次）；严重病例者使用氨苄西林 – 舒巴坦 1.5～3g，静脉注射，每 6 小时 1 次。
- 淋病奈瑟球菌：全身使用抗生素（头孢曲松 1g，静脉注射 ×1）；若有化脓，则进行热敷、切开和引流。
- 分枝杆菌：手术切除，以及全身使用异烟肼（300mg，口服，每天 1 次）和利福平（600mg，口服，每天 1 次）治疗 6～9 个月；由于药物有肝毒性，应定期随访肝功能；考虑前 2 个月加用吡嗪酰胺（25～35mg/kg，口服，每天 1 次）。
- 梅毒螺旋体：全身使用抗生素（青霉素 G，每天 2400 万 U，静脉注射，连用 10 天）。

慢性

- 治疗潜在的炎症性疾病。
- 治疗感染（罕见），如前所述。

【预后】

取决于病因，大多数感染对治疗反应良好。

十七、泪腺肿瘤

约 50% 的泪腺肿块是炎症性的，另外 50% 是肿瘤。在泪腺肿瘤中，50% 来源于上皮，另外 50% 主要为淋巴增生（见第 1 章）。在所有上皮性肿瘤中，50% 为多形性腺瘤（良性混合性肿瘤），50% 为恶性肿瘤。泪腺病变位于眼眶的颞上象限。患者常存在眼球向下方和鼻侧的移位，眼球

运动受限，眼睑红斑水肿，以及眶缘颞上部可触及的肿块（图 3-67 和图 3-68）。可能存在类似表现的疾病包括皮样囊肿、结节病、眼眶特发性炎症和泪管积液。

（一）良性混合细胞瘤（多形性腺瘤）

最常见的泪腺上皮性肿瘤，常在 40—50 岁隐匿起病，常伴眼球下方和鼻侧移位。眶缘颞上部下方可触及一个质韧的包裹性肿块，放射影像上常可见骨质重塑（非溶骨性）。在组织学层面上，该类肿瘤有假包膜，有由双层上皮细胞组成的囊腔，以及内含梭形细胞并伴有黏液性、骨样或软骨化生的基质。为避免恶变，关键需完整切除肿块。肿瘤完整切除后预后很好。

- 眼眶 CT：边界清晰的肿块伴泪腺窝增大。

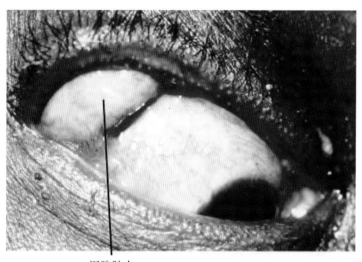

泪腺肿大

◀ 图 3-67　反应性淋巴样增生引起的泪腺肿大

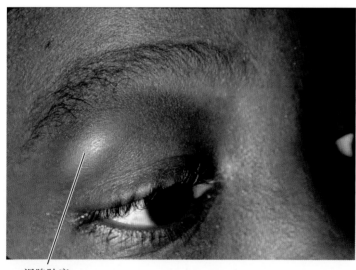

泪腺肿瘤

◀ 图 3-68　右侧眼眶泪腺肿瘤

- 泪腺细针穿刺活检在某些病例中可能有用。
- 通过外侧开眶进行整块切除，假性包膜破裂可导致复发和恶变。应避免切开活检。

（二）恶性混合细胞瘤（多形性腺癌）

恶性混合细胞瘤见于老年人，为快速进展的痛性肿块；与多形性腺瘤有相同的上皮和间质特征，但含有恶性成分；与长期存在或未完全切除的多形性腺瘤有关。治疗和预后与腺样囊性癌类似。

（三）腺样囊性癌（圆柱瘤）

泪腺最常见的恶性肿瘤，快速起病，有浸润能力；伴因神经周围遭到侵袭所导致的疼痛，骨质侵蚀和眼球突出常见。CT 显示边界不甚清晰的肿块、伴邻近骨质破坏。在组织学层面上，该肿瘤由浓染的小细胞组成，细胞呈巢状、管状或瑞士奶酪状（筛状）生长；基底样生长的类型预后最差。5 年生存率为 47%，15 年生存率仅为 22%；主要死因是肿瘤经神经周围播散导致的颅内受累。

- 眼眶 CT：不规则肿块，伴或不伴邻近骨质侵蚀。
- 整块切除联合扩大切缘（至少包括眶缘）。必须在每位患者进行个性化治疗方案讨论的基础上，考虑行眶内容物剜除术联合辅助性化疗和放疗。

第4章 结膜和巩膜

Conjunctiva and Sclera

一、外伤

（一）异物

异物为在结膜或巩膜上或在其下或嵌入其中的外源性物质，通常是砂砾、玻璃、金属物或纤毛。患者常伴有异物感和眼红；可伴有角膜着染，当异物附着于睑结膜表面时，眨眼时会引起线性垂直样划痕（图4-1）。预后良好。

- 清除异物时应注意翻开眼睑后检查睑结膜面情况。
- 局部使用广谱抗生素（硫酸多黏菌素B-甲氧苄啶滴眼液或杆菌肽软膏，每天4次）。

（二）裂伤

- 结膜部分或全层伤口（图4-2），伴有或不伴有巩膜部分或全层伤口（图4-3），

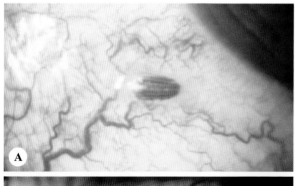

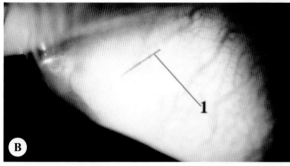

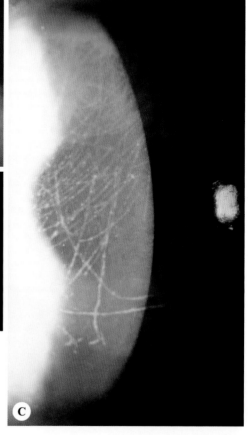

▲ 图4-1　**A.** 结膜异物，图中显示结膜内嵌有玉米壳碎片；**B.** 结膜异物，图中显示结膜内嵌入蚱蜢腿；**C.** 与**B**所示为同一患者，多条垂直角膜擦伤提示存在睑结膜异物，即一条蚱蜢腿。这种线状擦伤提示异物位于上睑，因此，检查者往往需要翻转眼睑以检查异物

排除开放性眼外伤（此时可以看到葡萄膜组织或玻璃体外露），通常预后良好。

- 对可疑开放性眼外伤患者行 Seidel 试验。
- 局部广谱抗生素［加替沙星（Zymar）或莫西沙星（Vigamox）］。
- 结膜和非全层的巩膜撕裂伤很少需要手术修复。

（三）开放性眼外伤

眼球壁（角膜或巩膜）全层损伤，通常来自穿透性或钝性损伤；钝性损伤可导致角膜缘处破裂，尤其直肌附着点后侧或既往手术切口部位；具有 2 个创口时称为穿通伤（图 4-4）；另外，开放性损伤也可由角膜或巩膜溶解引起。

相关症状包括眼睑和眼眶外伤、角膜擦伤或裂伤、术后切口裂开、Seidel 试验结果阳性（见第 5 章）、低眼压、前房消失或浅前房、前房细胞和闪辉、前房积血、尖瞳、虹膜透光性缺损、瞳孔括约肌撕裂、房角后退、虹膜根部离断、睫状体分离、虹膜震颤、晶状体脱位、白内障、玻璃体和视网膜出血、视网膜震荡、视网膜撕裂、视网膜脱离、脉络膜破裂、眼内异物或气泡、眼内容物脱出（图 4-5）。预后通常较差。

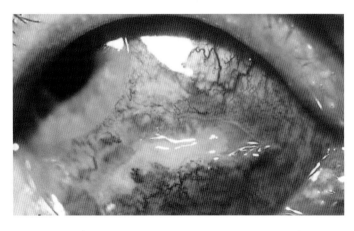

◀ 图 4-2　结膜撕裂伤的断裂边缘

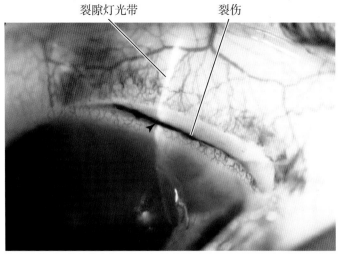

裂隙灯光带　　　　裂伤

◀ 图 4-3　全层角膜缘角巩膜撕裂伤，可见裂口，请注意伤口边缘的不连续裂隙灯光带（箭头）

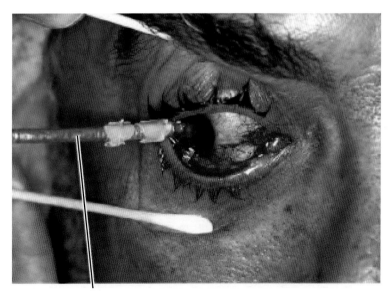

◀ 图 4-4　异物穿通伤，刺入眼球的异物（一根钉子）

眼内钉

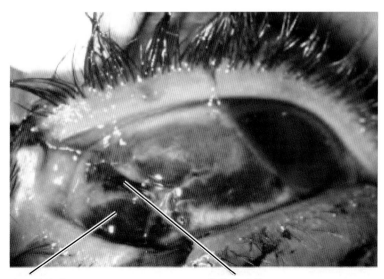

◀ 图 4-5　开放性眼外伤，颞侧全层巩膜撕裂伤伴葡萄膜脱出，还要注意广泛的结膜下出血和上下眼睑裂伤

水疱样结膜下出血　　　　　葡萄膜垂落

处理：眼科急诊

- 接受手术探查和修复，用金属眼罩保护眼部；尽量减少眼部检查的操作，确认眼球开放性外伤存在即可；其余检查和探查应在手术室中进行。术后使用抗生素和类固醇治疗。
- 如果眼底不可窥见，必要时可考虑行 B 超检查。
- 眼内异物排除可考虑眼眶 CT 或 X 线检查；如金属性异物，需要注意禁行 MRI。

- 结膜下注射抗生素和类固醇。
  - 万古霉素（25mg）。
  - 头孢他啶（50～100mg）或庆大霉素（20mg）。
  - 地塞米松（12～24mg）。
- 局部强化抗生素（每 30 分钟间隔交替使用）。
  - 万古霉素（25～50mg/ml，每小时 1 次）。
  - 头孢他啶（50mg/ml，每小时 1 次）。
- 局部应用类固醇（起始剂量 1% 醋酸泼尼松龙，每 1～2 小时 1 次）和睫状肌麻痹药（0.25% 东莨菪碱或 1% 阿托品，每天 3 次）。
- 针对明显炎症或严重病例使用全身静脉注射抗生素。
  - 万古霉素（1g，静脉注射，每 12 小时 1 次）。
  - 头孢他啶（1g，静脉注射，每 12 小时 1 次）。
- 可自行密闭或 Seidel 试验间歇性阳性的微小角膜撕裂伤（2mm 以下）可佩戴绷带镜，局部给予广谱抗生素（加替沙星或莫西沙星，每 2～6 小时 1 次）、睫状肌麻痹药（1% 环戊酸酯，每天 2 次）和房水生成抑制药 [0.5% 噻吗洛尔（Timoptic）或 0.15% 溴莫尼定，每天 2 次] 治疗；每天观察，持续 5～7 天；如果伤口 1 周后未闭合，可考虑角膜裂伤缝合术。

（四）结膜下出血

结膜下弥漫性或局灶性出血，呈鲜红色（图 4-6），一般无特殊症状；但也可能是特发性出血，与创伤、打喷嚏、咳嗽、突发用力、呕吐、阿司匹林或抗凝血药用药史、高血压病史、结膜血管异常有关。预后良好。

- 需反复确认是否存在其他眼部异常。
- 如果复发，请注意监测血压。
- 针对复发性、特发性结膜下血肿，或者存在其他全身系统性出血的证据（瘀斑、鼻出血、胃肠道出血、血尿等），需考虑请血液科等专科会诊。

二、结膜毛细血管扩张症

【定义】

异常扩张的结膜毛细血管形成。

【症状】

眼部无症状红点；根据病因不同，患者可存在与病因相关的鼻出血和消化道出血。

【体征】

结膜毛细血管扩张的迹象，结膜下出血（图 4-7）。

【鉴别诊断】

特发性、Osler-Weber-Rendu 综合征、共济失调 - 毛细血管扩张症、Fabry 病、Sturge-Weber 综合征。

【评估】

- 完整的眼科病史和眼科检查，注意结膜、角膜、晶状体和检眼镜检查。
- 多系统性疾病时考虑 CT。

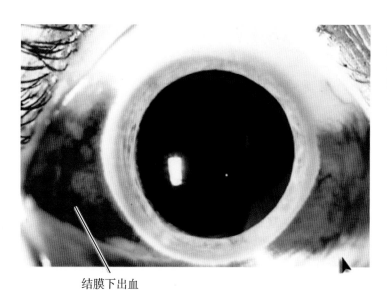

◀ 图 4-6　结膜下出血，显示结膜下有鲜红色血液。随着出血吸收，积血的边缘可能扩散，变成羽毛状，颜色变黄（箭头）

结膜下出血

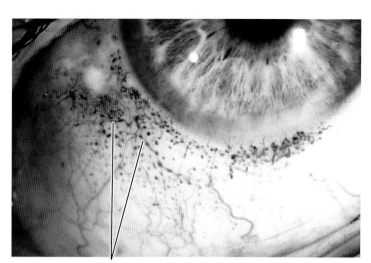

◀ 图 4-7　角膜缘可见结膜毛细血管扩张，表现为点状、螺旋状、不规则的血管形态

结膜毛细血管扩张症

- 多学科会诊以排除全身性疾病。

处 理

无须治疗。

【预后】

通常为良性，但可存在出血风险，取决于病因。

三、结膜微动脉瘤

【定义】

结膜血管的局灶性扩张。

【症状】

无症状，可发现眼睛上有红点。

【体征】

微动脉瘤，可能存在相关的视网膜表现。

【鉴别诊断】

糖尿病、高血压、镰状细胞贫血（Paton征）、动脉硬化、颈动脉闭塞、岩藻糖苷贮积症、真性红细胞增多症。

【评估】

- 完整的眼科病史和眼科检查，特别是结膜和眼底镜检查。
- 检查血压。
- 实验室检查：空腹血糖（糖尿病）、镰状细胞沉积率、血红蛋白电泳（镰状细胞）。
- 多学科会诊。

处　理

- 无须治疗。
- 治疗系统性疾病。

【预后】

通常是良性。

四、干眼症

【定义】

干眼症，又称干眼综合征、角结膜干燥症。干眼多由泪膜和眼表异常引起，造成眼部间歇性或慢性刺激症状，并可伴有视力障碍。2017 年国际泪膜与眼表协会（Tear Film and Ocular Surface Society Dry Eye Workshop，TFOS DEWS）Ⅱ官方定义："干眼为多因素引起的慢性眼表疾病，特征是泪膜稳态失衡，并伴有眼部症状，病因包括泪膜不稳定，泪液高渗状态、眼表炎症和损伤、神经感觉异常。"

【病因】

任何引起泪膜的水液、脂质或黏蛋白成分缺乏或不平衡的情况均可导致干眼。干眼症可根据发病机制（泪液产生减少或泪液蒸发增加）、类别［睑缘疾病（如睑缘炎、睑板腺炎），有无睑缘疾病，泪液分布/清除改变］、严重程度进行分类。它通常是多因素引起，并伴有炎症反应；泪液高渗和泪膜不稳定造成眼表炎症、损伤和症状的反复循环。

- 水液缺乏性干眼：泪腺功能异常导致泪液生成减少。
  - Sjögren 综合征（干燥综合征）：眼干、口干、关节炎，并伴有自身抗体［抗 Ro（SSA）和（或）La（SSB）抗原］，无结缔组织疾病（原发性，95% 为女性）或患有结缔组织疾病，包括类风湿关节炎、结节性多动脉炎、系统性红斑狼疮、韦格纳肉芽肿病、系统性硬化症、原发性胆汁性肝硬化、混合型结缔组织疾病。
  - 非干燥综合征：因其他原因而导致的泪腺功能减退，具体如下。
  - ○ 原发性泪腺功能缺陷：泪腺消融，先天性无泪症，3A 综合征。
  - ○ 年龄相关（既往为干燥性角膜结膜炎）。
  - ○ 炎症和其他泪腺浸润：淋巴瘤结节病、病毒感染、放射性损伤。
  - ○ 泪腺阻塞：瘢痕性结膜炎［Stevens-Johnson 综合征、眼部瘢痕性类天疱疮、移植物抗宿主病（graft-versus-host disease，GVHD）、天疱疮、沙眼、化学烧伤］。
  - ○ 低分泌状态：反射性传入神经阻滞（局部麻醉、三叉神经损伤）、分泌性运动神经阻滞（副交感神经损伤、药理抑制）、联合传入和传出神经阻滞（家族性自主神经功能障碍）。

- 其他疾病：糖尿病、假性剥脱综合征、Meige 综合征。

- 蒸发过强型干眼：泪腺功能正常，但泪液蒸发增加。
  - 与眼睑相关。
  - 睑板腺功能障碍：原发性或继发性（局部疾病、全身性皮肤疾病、化学暴露），约 86% 的干眼症患者有睑板腺功能障碍的征象（见第 3 章）。
  - 眼睑闭合、协调与运动障碍：眨眼相关［阅读或电脑工作（使眨眼率降低 60%）］、帕金森病、睑缘位置异常、兔眼（闭合不全）、眼球突出伴眼表暴露（见第 5 章）。

- 眼表相关干眼：具体如下。
  - 过敏性眼病：瘢痕性结膜炎、过敏性结膜炎。
  - 维生素 A 缺乏：营养不良或吸收不良会导致结膜干燥和夜盲症，伴有进行性视网膜变性；这也是世界范围内失明的主要原因之一。
  - 医源性：药物［全身抗组胺药、抗抑郁药、抗焦虑药、异维 A 酸、抗胆碱能药、利尿药、β 受体拮抗药；表面麻醉药、防腐剂（苯扎氯铵）］、佩戴隐形眼镜（50% 的隐形眼镜佩戴者有干眼症症状）、眼科手术和操作。

【流行病学】

50 岁及以上的人口中预计有 5%～30% 受到干眼影响，以女性更为常见。危险因素包括年龄、女性、亚洲种族、激素水平（激素替代疗法、雄激素缺乏）、环境条件（干燥、风、热、空调、污染物、刺激物、过敏原）和糖尿病。

【症状】

刺激感、干涩感、灼烧感、刺痛感、磨砂感、异物感、流泪、眼红、分泌物、视物模糊或视力波动、畏光、隐形眼镜不耐受、眨眼次数增加；风吹、烟熏和降低眨眼率的活动（如阅读和电脑工作）会使症状改变甚至加剧。

【体征】

结膜充血，泪膜破裂时间缩短（<10s），泪河高度降低（<0.20mm），泪膜碎片过多，角膜丝状物，角膜表面干燥，角膜反光不规则、暗淡，角膜或结膜的荧光素钠染色（图 4-8）、孟加拉红（图 4-9）和丽丝胺绿（图 4-10）阳性（通常在上下睑之间或角膜靠下部分）。可能有 Bitot 斑［白色泡沫斑（维生素 A 缺乏的症状）、结膜松弛（眼睑边缘球结膜松弛）］，严重病例可导致角膜溃疡、后弹力层膨出或穿孔。也可能有其他基础疾病体征（如酒渣鼻、睑缘炎、眼睑异常）。

【鉴别诊断】

如前所述；除此之外，过敏性结膜炎、药疹、隐形眼镜过度佩戴、倒睫、Thygeson 浅层点状角膜炎、上方角膜缘性角结膜炎、黏液捕集综合征（眼部刺激导致周期性黏液分泌增加、患者从眼部拉出黏液丝）、结膜松弛、眼睑松弛综合征。

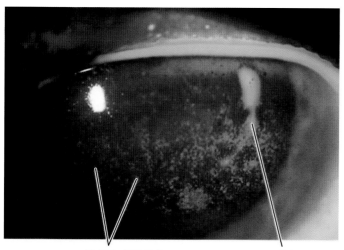

◀ 图 4-8　干眼症出现浅层点状角膜炎（**superficial punctate keratitis, SPK**）和荧光素钠染色阳性的丝状物

SPK 的荧光素钠染色　　　　丝状物

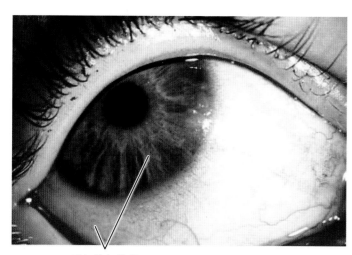

◀ 图 4-9　由维生素 A 缺乏引起的干眼症，可见角膜、下方角膜缘、上下睑间结膜弥漫性孟加拉红染色阳性表现

孟加拉红染色

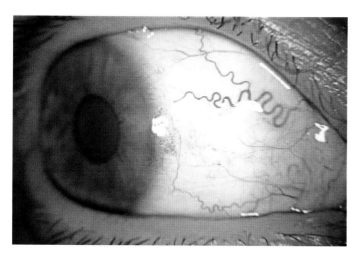

◀ 图 4-10　干眼症表现为上下睑之间球结膜丽丝胺绿染色阳性

【评估】

- 完善的病史，需要关注病情严重程度、持续时间和加重因素，既往治疗，是否佩戴隐形眼镜，眼球或眼睑手术、全身性疾病和用药史。还可以使用眼表疾病指数量表（Ocular Surface Disease Index，OSDI）、干眼调查问卷（Dry Eye Questionnaire，DEQ）、美国国立眼科研究院视功能问卷（National Eye Institute Visual Function Questionnaire，NEI VFQ-25）、标准干眼症状评估（Standard Patient Evaluation of Eye Dryness，SPEED）量表或McMonnies调查问卷等进行评估。

- 全面的眼部检查，需注意眼睑、泪膜（泪膜破裂时间和泪河高度）、结膜和角膜［丽丝胺绿或孟加拉红染色（死亡和退化的上皮细胞阳性着染）和（或）荧光素钠（仅死亡的上皮细胞着染）］。使用Wratten #12黄色滤光片结合钴蓝照明，以评估荧光素钠染色，以及泪膜破裂时间。

- Schirmer试验：有两种方式，但往往与传统的检查方法不同。一种不需要局部麻醉，而另一种需要局部麻醉。下穹窿用棉尖涂抹干燥，在外侧和中间2/3处放置一条标准化滤纸（Whatman #41，宽5mm）。5min后，移去滤纸，并测量润湿长度。正常结果为无麻醉条件下≥15mm（基础＋反射性泪液分泌）和局部麻醉条件下≥10mm（基础泪液分泌）。Schirmer试验的结果变异性较大，因此它的有效性相对有限。

- 另外，还可考虑酚红棉线试验（Zone-Quick）：类似Schirmer试验，但使用一种特殊的棉线，随着眼泪吸收15s后改变颜色；记录颜色改变的长度，正常结果是≥20mm（干燥＜10mm）；优点是刺激性较少，可重复性更强。

- 实验室试验：泪液渗透压［312mOsm/L作为干眼诊断阈值的敏感性和特异性最好；≥308mOsm/L或双眼差异≥8mOsm/L（轻度）、≥316mOsm/L（中度）、≥336mOsm/L（重度）］、泪液乳铁蛋白和溶菌酶（降低）、MMP-9（＞40ng/ml）和印迹细胞学（检测杯状细胞密度降低和鳞状上皮化生，临床使用较少）。

- 角膜地形图或断层扫描：由泪膜质量不良、干斑造成的不规则或破裂会导致图形成像异常。表面规律性指数值与干眼症的严重程度相关。

- 视网膜电图（下降）、眼电图（异常）和暗适应（延长）可用于维生素A缺乏症诊断。

- 多学科会诊系统性疾病。

处 理

- 减少或消除相关因素。
- 治疗的主要方法是使用人工泪液（每小时1次）、凝胶或眼膏（每小时1次）进行局部润滑。如果给药频率超过每天4次，则应使用无防腐剂的泪液配方。

- 根据体征、症状和病因进行个体化治疗，可包括以下一种或多种方法：羟丙基甲基纤维素（Lacrisert）、局部环孢素 [0.05%（Restasis），或者 0.09%（Cequa），或者 5% 利福舒特（Xiidra）]，至少 3 个月，每天 2 次；短疗程（1～2 周）局部类固醇 [1% 氯替泼诺混悬滴眼液（Inveltys），0.5% 氯替泼诺混悬滴眼液（Lotemax），0.2% 氯替泼诺混悬滴眼液（Alrex），0.12% 醋酸泼尼松龙（Pred Mild），0.1% 氟米龙滴眼液]、泪小点栓塞 [植入泪小点塞（图 4-11）或烧灼]、营养补充剂 [即口服鱼油（ω-3 脂肪酸：二十碳五烯酸和二十二碳六烯酸）]、鼻内神经刺激（TrueTear）、绷带镜、湿房镜、睡前眼睑按摩，更严重病例可考虑眼睑缝合。TFOS DEWS Ⅱ 指南提供了一种基于主客观的严重程度评估和病因学的循证、多阶段的临床决策指南（表 4-1）。
- 10% 乙酰半胱氨酸（Mucomyst），每天 1 次或每天 4 次，可缓解黏液或丝状分泌物症状。
- 严重者可考虑自体血清滴眼液（浓度 20%～100%，使用频次可至每 2 小时 1 次）、羊膜（PROKERA）覆盖，或者在严重病例中应用波士顿眼表接触镜（PROSE）。
- 口服胆碱能受体激动药（毛果芸香碱 5mg，口服，每天 4 次；西维米林 30mg，口服，每天 3 次）来增加泪液的产生，尤其是干燥综合征患者。
- 治疗基础疾病。
- 酒渣鼻或睑缘炎：见第 3 章。
- 维生素 A 缺乏：维生素 A 替代品（维生素 A 15 000U，口服，每天 1 次）。
- 雄激素缺乏：在闭合的眼睑上使用经皮睾酮乳膏（3%）和（或）局部脱氢表雄酮（dehydroepiandrosterone，DHEA）（复合滴眼液）进行治疗。
- 眼睑错位：手术修复。

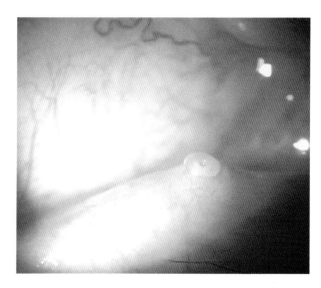

◀ 图 4-11 干眼症患者行下泪小点硅胶填塞

表 4-1　干眼治疗决策（2017 年 TFOS DEWS Ⅱ）
步骤：治疗方法
• 教育患者，改变或消除相关因素；使用润滑剂（人工泪液、凝胶、眼膏）；营养补充剂，注重眼睑卫生和热敷治疗
• 无防腐剂的人工泪液、泪小点塞、湿房镜、局部类固醇（短期使用）、环孢素、利福舒特、乙酰半胱氨酸、黏蛋白促分泌剂、局部抗生素或抗生素类固醇组合、口服大环内酯或四环素、睑板腺热敷和睑板腺功能障碍治疗（即 LipiFlow、TearCare、IPL），茶树精油治疗蠕形螨
• 口服促分泌素、自体血清滴眼液、治疗性隐形眼镜 [软性绷带镜、硬性巩膜镜（PROSE ）]
• 局部类固醇（长时间）、羊膜移植、永久性泪小点栓塞、其他手术（即眼睑缝合术，黏膜、唾液腺移植术）

【预后】

取决于基础疾病；严重的病例可能治疗棘手。

五、炎症

【定义】

- 结膜水肿：结膜水肿（图 4-12），结膜呈沼泽样外观或大片气球样膨隆。

- 滤泡：多见于流行性角膜结膜炎（epidemic keratoconjunctivitis，EKC）、HSV 感染、衣原体感染、软疣或药物反应，由浆细胞和淋巴细胞聚集成的半透明、无血管的小凸起（图 4-13 和图 4-14）。

- 肉芽肿：多见于结节病、异物或睑板腺囊肿等所致慢性炎症，由巨型多核细胞汇集而成。

- 充血：结膜发红及充血（图 4-15）。

- 膜状物：真膜是一种黏附牢固的纤维素性渗出物，去除后会出血和留下瘢痕；见于细菌性结膜炎（链球菌、淋病奈瑟球菌、白喉棒状杆菌）、Stevens-Johnson 综合征和烧伤中。假膜是一种松散附着的、无血管的纤维蛋白渗出物（图 4-16），见于 EKC 和轻度过敏性或细菌性结膜炎。

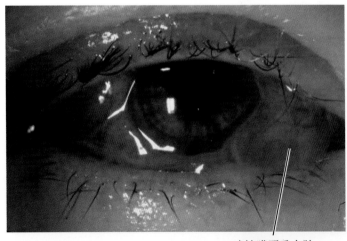

球结膜严重水肿

◀ 图 4-12　结膜水肿，可见结膜呈弥漫性气球样膨隆，并脱垂于鼻侧下眼睑之外。颞侧隆起的结膜边缘可通过其上的泪膜光反射线观察到

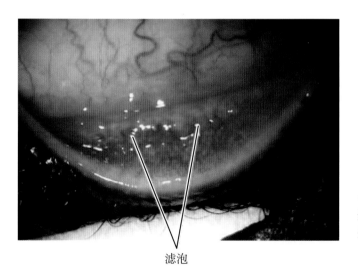

滤泡

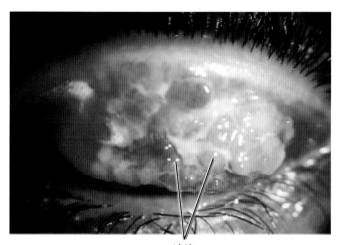

◀ 图 4-13 滤泡性结膜炎表现为睑结膜下滤泡，具有典型的胶质状隆起外观

滤泡

◀ 图 4-14 急性沙眼患者巨大胶状滤泡

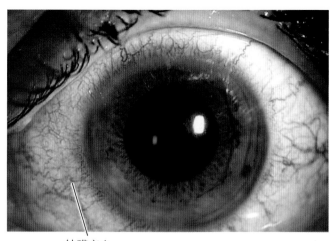

结膜充血

◀ 图 4-15 充血，扩张的结膜血管引起弥漫性发红

- 乳头：血管反应包括纤维血管凸起和中央血管簇；无特异性，可见于任何结膜刺激或结膜炎中；可形态巨大（"鹅卵石样"或巨乳头）（图 4-17）。
- 水疱：葡萄球菌、分枝杆菌、念珠菌、衣原体或线虫过敏引起的多形核白细胞和淋巴细胞局灶性、结节性、血管性浸润，中央坏死；位于球结膜或角膜缘；可穿过角膜，导致血管形成和瘢痕（图 4-18）。

【症状】

眼红、肿胀、瘙痒、异物感，可伴有分泌物、畏光、流泪。

【体征】

如前所述；取决于炎症类型。

【鉴别诊断】

与任何结膜刺激（过敏、感染、自身免疫、化学、异物、特发性）相鉴别。

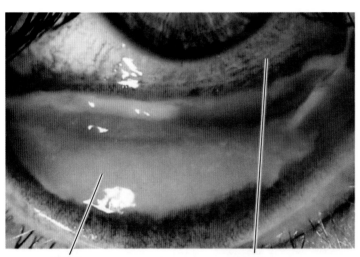

假膜　　　　　　　　结膜充血

◀ 图 4-16　流行性角膜结膜炎患者，可见一层厚厚的黄色覆盖物，即为假膜

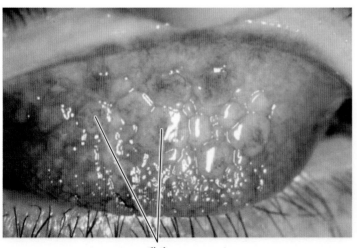

乳头

◀ 图 4-17　春季角结膜炎患者的巨乳头，乳头内中央血管清晰可见

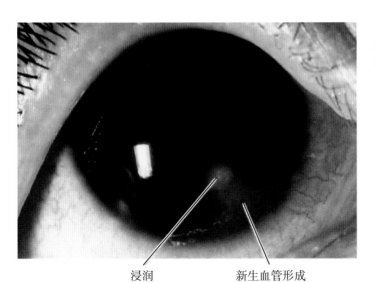

◀ 图 4-18　爬行穿过角膜的疱样病变，表现为白色浸润和新生血管形成

浸润　　　　　　　新生血管形成

【评估】

- 详细完整的眼科病史和眼科检查，检查时需注意耳前淋巴结、眼睑、结膜、角膜和分泌物特征。

- 实验室检查：针对病原学的结膜、角膜及分泌物的培养及涂片。

处　理

- 取决于病因：常对症支持治疗。
- 局部血管收缩剂、非甾体抗炎药、抗组胺药、肥大细胞稳定剂，或者肥大细胞稳定剂和抗组胺药的组合（表 4-2）；严重病例可能需要外用类固醇（1% 醋酸泼尼松龙，每天 4 次）或外用生物制剂 [硫酸多黏菌素 B- 杆菌肽（Polysporin）滴剂或红霉素软膏，每天 4 次，或者两者同时使用]。
- 必要时对真膜和假膜进行清创手术。
- 如果由过敏反应引起，请避免接触过敏原。

【预后】

取决于病因，大多数是良性和自限性的。

六、结膜炎

【定义】

急性（持续时间 <4 周）或慢性（持续时间超过 4 周）的感染性或非感染性结膜炎症。

- 感染性急性结膜炎。
  - 淋球菌：超急性表现，患眼可伴有严重的脓性分泌物、水肿、乳头状反应、耳前淋巴结肿大、眼睑肿胀。淋病奈瑟球菌可侵犯完整的角膜上皮，引起感染性角膜炎，甚至可能导致角膜穿孔（见第 5 章）。

分　类	商品名	主要成分	用　法
抗组胺药	Emadine	0.05% 依美斯汀	每天 4 次
	Livostin	0.05% 左卡巴斯汀	每天 4 次
	Zerviate	0.24% 西替利嗪	每天 2 次
肥大细胞稳定剂	Alamast	0.1% 吡嘧司特钾	每天 4 次
	Alocril	2% 奈多罗米	每天 2 次
	Alomide	0.1% 洛度沙胺	每天 4 次
	Crolom	4% 色甘酸钠	每天 4 次
肥大细胞稳定剂联合抗组胺药	Optivar	0.05% 氮䓬斯汀	每天 2 次
	Patanol，Pataday，Pazeo	0.1%、0.2%、0.7% 奥洛他定	每天 2 次，每天 1 次
	Elestat	0.05% 盐酸依匹斯汀	每天 2 次
	Zaditor，Alaway	0.025% 富马酸酮替芬	每天 2 次
	Bepreve	1.5% 贝托斯汀	每天 2 次
	Lastacaft	0.25% 阿卡他定	每天 1 次
非甾体抗炎药	Acular	0.5% 酮咯酸氨丁三醇	每天 4 次
甾体消炎药	Alrex	0.2% 氯替泼诺	可至每天 4 次
血管收缩剂	Naphcon-A	0.025% 萘甲唑啉联合 0.3% 非尼拉敏	可至每天 4 次
	Vasocon-A	0.05% 萘甲唑啉联合 0.5% 安他唑啉	可至每天 4 次

表 4-2　治疗过敏性结膜炎的局部药物

- 非淋球菌：70% 由革兰阳性菌引起，30% 由革兰阴性菌引起；通常由金黄色葡萄球菌、肺炎链球菌、嗜血杆菌或卡他莫拉菌引起。临床表现从轻度［体征包括轻微的眼睑水肿、少量脓性分泌物（图 4-19）］到中度（显著的结膜充血、膜状物形成）有不同表现；通常无耳前淋巴结肿大或角膜受累。非淋球菌是 3 岁以下儿童急性结膜炎的最常见原因，占 50%～80%。

- 腺病毒性：病毒性结膜炎最常见的原因又称"红眼病"。体征包括眼睑水肿、浆液性分泌物、假膜，可能有耳前淋巴结肿大或角膜上皮下浸润（图 4-20）。通过接触传播且具有传染性，潜伏期为 12～14 天；分为 7 个亚组（A～G），多于 52 种血清型，其中 1/3 与眼部感染有关（大多数是 D 组，还有一些来自 B、C

黏脓性分泌物

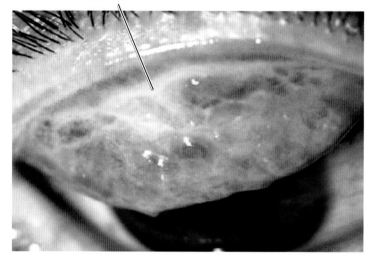

◀ 图 4-19 细菌性结膜炎伴上睑黏脓性分泌物黏附

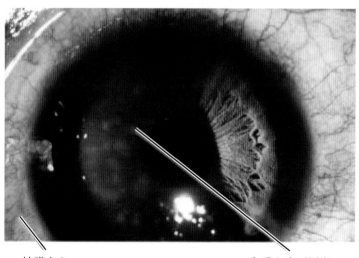

◀ 图 4-20 由具有特征性上皮下浸润的流行性角膜结膜炎引起的腺病毒性结膜炎

结膜充血　　　　　　角膜上皮下浸润

和 E 组）；会引起呼吸道（通常为 B、C 和 E 组）和胃肠（与 A、F 和 G 组相关）感染。

○ 流行性结膜炎重症主要由 8 型、19 型（重新分类为 64 型）和 37 型引起，轻症则主要由 53 型、54 型和 56 型。

○ 咽结膜热主要由 1 型、3 型（最常见）、4～7 型、14 型引起。

○ 非特异性滤泡性结膜炎由 2～5 型

（3 型和 4 型最常见）、7 型、9～11 型、13～18 型、20～30 型、32 型、33 型、36 型、38 型、39 型和 42～49 型引起。

- HSV：儿童原发性疾病可导致眼睑皮肤疱疹（图 4-21），同时可能引起发热、耳前淋巴结肿大和上呼吸道感染。

- VZV：眼带状疱疹可引起结膜充

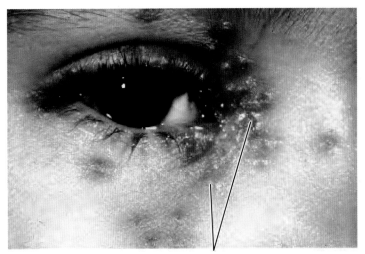

◀ 图4-21 单纯疱疹病毒（HSV）引起的具有特征性眼睑部疱疹的结膜炎

由 HSV 引起的浆液性脓疱

血、出血、水疱、乳头状或滤泡状反应，可形成真膜或假膜；可能会出现溃疡、瘢痕、睑球粘连等其他并发症（见第 3 章和第 5 章）。

- 虱病：由阴虱引起的疾病，主要为性传播，可单眼或双眼发病（见第 3 章）。

• 过敏性急性结膜炎。

- 季节性：最常见，约占过敏性结膜炎的 50%，可发生在各个年龄段。与花粉症、空气传播的过敏原（即花粉）有关。

- 特应性角结膜炎：罕见，约占过敏性结膜炎的 3%。发生在成人，非季节性，与特应性反应（鼻炎、哮喘及皮炎）有关。特征与春季角结膜炎相似，但乳头通常较小，结膜有牛乳状水肿的表现；可出现眼睑增厚和红斑、角膜新生血管（图 4-22）、白内障（10%）、圆锥角膜等表现。

- 春季角结膜炎：罕见，约占过敏性结膜炎的 1%。主要影响儿童，季节性发病（多为春季）；多为男性。具有自限性，可持续 5～10 年，后自行消退。与特应性家族史有关，症状包括眼部奇痒、黏丝状分泌物、睑结膜的巨大乳头呈鹅卵石样排布（图 4-23）、白色 Horner-Trantas 结节（角膜缘嗜酸性粒细胞聚集）（图 4-24）、盾形溃疡和角膜炎（50%）。组织学上，结膜刮片每高倍视野出现超过 2 个嗜酸性粒细胞为特征性表现。

- 药物毒性：滴眼液引起的结膜炎性滤泡反应［尤其是新霉素、氨基糖苷类抗生素、抗病毒药物、阿托品、缩瞳药、溴莫尼定、阿可乐定（Iopidine）、肾上腺素和防腐剂，包括隐形眼镜溶液（硫柳汞）］。

• 感染性慢性结膜炎。

- 衣原体。

○ 沙眼：全球失明的主要原因，由血清型 A～C 引起。体征包括滤泡、Herbert 小凹（瘢痕性角膜缘滤泡）、

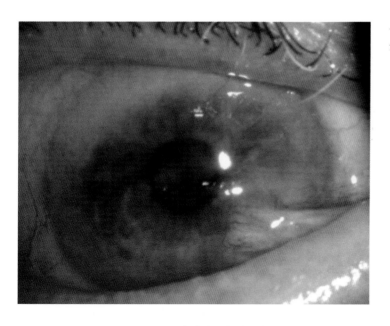

◀ 图 4-22 特应性角结膜炎显示角膜血管化伴随睑球粘连

巨大乳头（鹅卵石样）

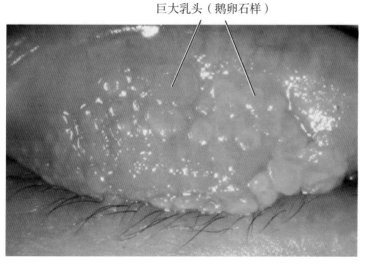

◀ 图 4-23 春季角结膜炎鹅卵石样表现（巨大乳头）

角膜血管翳、浅层点状角膜炎、上睑板瘢痕（Arlt 线）（图 4-25 和图 4-26）。

○ 包涵体性结膜炎：由血清型 D～K 沙眼衣原体引起。体征包括慢性、结膜滤泡、角膜上皮下浸润，但并不产生伪膜；5% 的患者伴有尿道炎。

○ 性病淋巴肉芽肿结膜炎：由血清型 L 衣原体引起。与 Parinaud 眼 - 腺综合征、结膜肉芽肿性炎症和基质性角膜炎有关。

– 传染性软疣：通常在眼睑上出现一个或多个脐状、发亮的丘疹。与滤泡性结膜炎有关；若出现多发性病变，需考虑与 HIV 有关（见第 3 章）。

• 过敏性慢性结膜炎。

– 常年性：发生在各个年龄段的个体，与动物毛屑、尘螨有关。

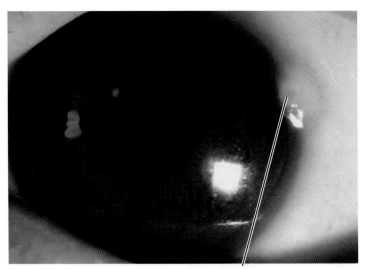

◀ 图 4-24　Horner-Trantas 结节表现为角膜缘处白色隆起

Horner-Trantas 结节

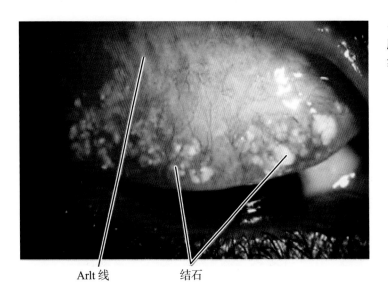

◀ 图 4-25　沙眼表现为上睑结膜睑板线性瘢痕和黄色颗粒聚集样的结膜结石

Arlt 线　　　结石

- 巨乳头状结膜炎：多发生在隐形眼镜佩戴者（占巨乳头状结膜炎病例的 95% 以上），也继发于义眼、异物或暴露的缝线。症状包括瘙痒、黏液状分泌物、视物模糊，佩戴隐形眼镜时出现疼痛或刺激（图 4-27）。
- 药物毒性：由滴眼液或隐形眼镜溶液引起的炎性滤泡反应。

● 其他。
- 上方角膜缘角膜结膜炎：多发生于中年女性，50% 患有甲状腺疾病；通常是双眼不对称；部分患病可能是隐形眼镜使用引起（见第 5 章）。体征包括水肿、上睑结膜赘生物和充血（图 4-28）、浅层点状角膜炎、丝状物，无分泌物；患者往往症状比体征更明显。

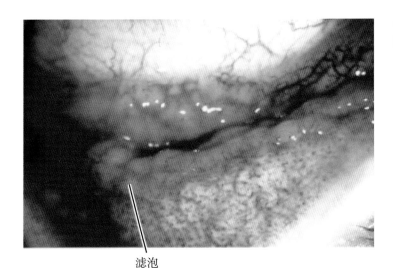

◀ 图 4-26　衣原体结膜炎表现的下穹窿滤泡样病变

滤泡

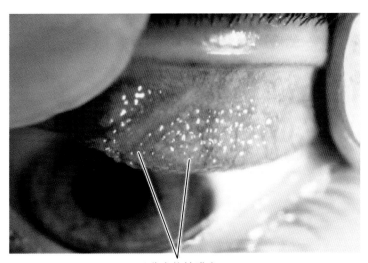

◀ 图 4-27　上睑结膜面可见较大的乳头状突起

巨乳头状结膜炎

- 川崎病（皮肤黏膜淋巴结综合征）：一种病因不明的血管炎，发生于 5 岁以下的儿童，多见于亚洲人和太平洋岛民。

根据 6 项标准中的 5 项即可诊断：①发热（≥5 天）；②双侧结膜炎；③口腔黏膜改变（红斑、皲裂、"杨梅舌"）；④皮疹；⑤颈部淋巴结肿大；⑥外周肢体改变（水肿、红斑、脱屑）。该病与全身多动脉炎有关，尤其是冠状动脉；可能是致命的（1%～2%）。

- 木样结膜炎：罕见的特发性双侧膜性结膜炎，多发生于儿童。可表现为上睑结膜处较厚的白色木质样浸润物和斑块（图 4-29）。

- Parinaud 眼 - 腺综合征：单侧结膜炎伴结膜肉芽肿和耳前或下颌下淋巴结肿大（图 4-30），可能有发热、不适和皮疹等症状。由猫抓病、兔

孟加拉红染色

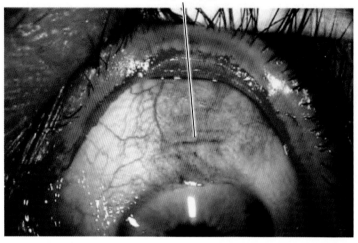

◀ 图 4-28 上方角膜缘角膜结膜炎显示中央上方结膜典型的孟加拉红染色阳性

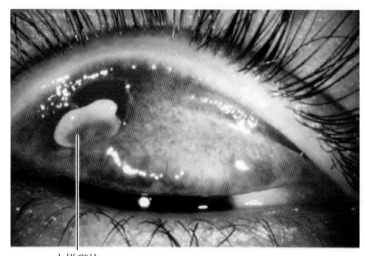

◀ 图 4-29 木样结膜炎表现为上睑结膜较厚的黄白色斑块

木样斑块

热病、孢子丝菌病、肺结核、梅毒、性病性淋巴肉芽肿、EB病毒、腮腺炎、真菌、恶性肿瘤或结节病等引起。

– 新生儿眼炎：发生在新生儿中，可能为药物毒性（硝酸银）或传染性［细菌（尤其是淋病奈瑟球菌）、HSV、衣原体（可能有中耳炎和肺炎）］。

【症状】

眼红、肿胀、瘙痒、灼痛、异物感、流泪、分泌物、睫毛结痂，并可伴随畏光及视力减退。

【体征】

视力正常或下降、眼睑水肿、结膜充血、水肿、乳头形成，可有滤泡、膜、结膜点状出血、结石及分泌物（图4-31）表现，同时可能有耳前淋巴结肿大、上皮下

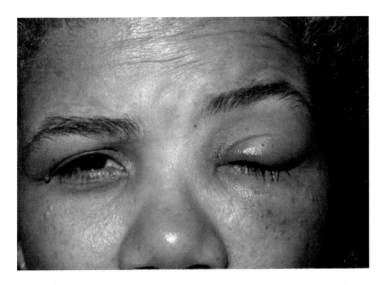

◀ 图 4-30 Parinaud 眼 - 腺综合征，患者左眼受累，眼睑明显肿胀和红疹

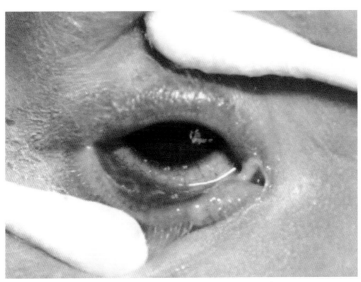

◀ 图 4-31 超急性淋球菌性结膜炎，可见新生儿结膜充血和脓性分泌物

角膜浸润、点状角膜着染、角膜溃疡和白内障。

【鉴别诊断】

如前所述；除此之外还要与睑缘炎（可能表现为"复发性结膜炎"）、药物性反应〔通常与药物中的防腐剂（苯扎氯铵）、抗病毒药物、抗生素、缩瞳药、地匹福林（Propine）、阿可乐定、阿托品有关〕、泪囊炎、鼻泪管阻塞相鉴别。

【评估】

• 完整的眼科病史和眼科检查，注意耳前淋巴结肿大、眼睑外翻、分泌物特征、结膜、角膜和前房等。

• 实验室检查：考虑结膜和角膜的培养和涂片（对于疑似细菌病例是必需的），如疑似病毒感染，可考虑 RPS 腺病毒检测实验。

• 请儿科会诊。

处　理

- 治疗取决于病因；通常通过药物、纱布包扎和清除膜状物缓解症状。

细菌性

- 外用广谱抗生素［加替沙星，每天4次；莫西沙星（Vigamox、Moxeza），每天3次；贝西沙星（Besivance），每天3次；或者阿奇霉素，每天2次/1次］。
- 考虑局部使用0.015%次氯酸，每天4次，持续4～5天。
- 可能需要全身使用抗生素，尤其是儿童。
- 冲洗并用无菌棉签去除分泌物。

病毒性

- 用人工泪液和血管收缩剂、非甾体抗炎药、抗组胺药、肥大细胞稳定剂或肥大细胞稳定剂和抗组胺药组合等进行治疗（表4-2）。
- 角膜上皮缺损可使用局部抗生素（硫酸多黏菌素B-甲氧苄啶滴眼液，每天4次，红霉素或杆菌肽眼膏，每天4次或3次）。
- 流行性角膜结膜炎的角膜上皮下浸润可使用类固醇类（氟米龙，每天4次）。
- 急性腺病毒感染考虑使用0.15%更昔洛韦凝胶，连续1周，每天3～5次；0.015%次氯酸，每天4次，连续4～5天；诊间单次使用5%聚维酮碘滴眼液。
- HSV感染可局部使用抗病毒药物（0.15%更昔洛韦凝胶或1%曲氟尿苷，每天5次）。
- 带状疱疹感染可使用局部抗生素（硫酸多黏菌素B-甲氧苄啶，每天4次；红霉素或杆菌肽眼膏，每天3次）；如果严重，考虑局部类固醇（1%醋酸泼尼松龙，每天4次）。

其他病原体感染

- 淋病奈瑟球菌、衣原体和Parinaud眼-腺综合征（如猫抓病、兔热病、梅毒、肺结核）需要基于病原体的全身抗生素治疗。成人剂量为头孢曲松1g，肌内注射；阿奇霉素（用于同时感染衣原体）1g，口服，用于淋球菌性结膜炎（头孢曲松1g，静脉注射或肌内注射，每天1次，连续5天，用于角膜受累）；对于衣原体结膜炎，口服阿奇霉素1g，单次；或者多西环素100mg，每天2次，连续7～10天。

过敏性

- 识别并避免或消除过敏原，可能需要过敏性斑贴试验来确定致病过敏原。
- 局部用人工泪液和血管收缩剂、非甾体抗炎药、抗组胺药、肥大细胞稳定剂或肥大细胞稳定剂和抗组胺药组合等进行治疗（表4-2）。

- 考虑外用温和的类固醇类药物，尤其是严重的过敏性角结膜炎；氟米龙或0.2% 氯替泼诺，每天 4 次，严重情况下改为 0.5% 或 1.0% 氯替泼诺或 1% 泼尼松龙，每天 4 次至每小时 1 次。溶液［磷酸盐（Inflamase Mild，AK-Pred）］比悬浮液［醋酸盐（Pred Mild，Econopred）］效果更好。
- 考虑全身性抗组胺药［氯雷他定（Claritin）10mg，口服，每天 1 次；艾来啶（Fexofenadine）180mg，口服，每天 1 次；西替利嗪（Zyrtec）5～10mg，口服，每天 1 次；苯海拉明 25～50mg，口服，每 6 小时 1 次］。

巨乳头性结膜炎

- 清洁、更换或停止使用隐形眼镜，更换为不含防腐剂的隐形眼镜护理液（见第5 章）。

上方角膜缘角结膜炎

- 硝酸银溶液、软性角膜接触镜、结膜烧灼或结膜退缩和切除术。
- 类固醇药物无用。
- 4% 色甘酸钠（Crolom），每天 4 次；或者 0.1% 盐酸奥洛他定（Patanol），每天 2 次，可有疗效（见第 5 章）。

特应性角结膜炎和春季角结膜炎

- 考虑局部用（1%～2%）环孢素，每天 4 次；或者 0.01% 他克莫司，每天 2 次。
- 考虑结膜注射类固醇［0.25～0.50ml，地塞米松或醋酸曲安奈德（Kenalog）］。
- 考虑长期全身性抗组胺药（氯雷他定 10mg，口服，每天 1 次；非索非那定180mg，口服，每天 1 次；西替利嗪 5～10mg，口服，每天 1 次；苯海拉明25～50mg，口服，每 6 小时 1 次）。

川崎病

- 请儿科会诊和住院治疗。
- 禁用全身性类固醇药物。

木样结膜炎

- 局部类固醇、黏液溶解剂或环孢素可有疗效。

【预后】

通常较好，腺病毒性结膜炎中的角膜上皮下浸润可能导致长达数月的视力下降。

七、变性

【定义】

结膜继发性退行性改变。

- 淀粉样变性：呈黄白色或鱼肉色，无血管沉积物（图 4-32）；可能由原发性（局部）或继发性（系统性）淀粉样变性引起。
- 结膜结石：穹窿或睑结膜内充满角蛋白和上皮碎片的黄白色凝结物，偶有钙化；与衰老和慢性结膜炎有关；若结石突出于结膜表面，可引起异物感（图 4-24）。

- 睑裂斑：鼻侧或颞侧缘的黄白色上皮下异常胶原病变（图 4-33）；由光化反应引起。组织学观察时可见弹性组织变性，可能会引起睑裂斑炎；随着时间的推移可发生钙化。

- 翼状胬肉：涉及角膜的睑裂区的三角状纤维血管组织，在此之前通常为睑裂斑，破坏角膜前弹力层，其前缘可能有色素性铁线（Stocker 线）。通常会导致规则散光，并可引起视力下降（图 4-34）。

【症状】

无明显症状；可能有眼红、异物感、视力下降；可能有肿块或逐渐增大的肿块；可能对隐形眼镜不耐受。

【体征】

如前所述。

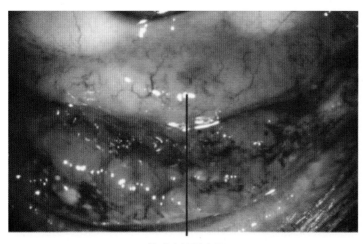

结膜淀粉样变性

◀ 图 4-32　淀粉样变性导致下睑结膜中呈黄色无血管沉积物

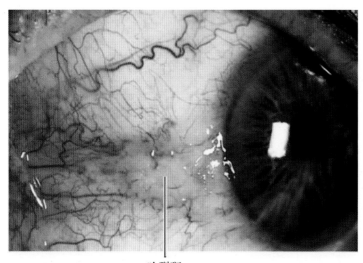

睑裂斑

◀ 图 4-33　睑裂斑表现为靠近内侧角膜缘的黄白色隆起

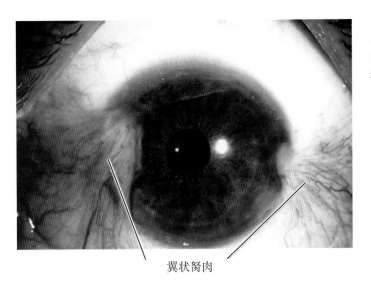

◀ 图 4-34 鼻侧较大和颞侧较小的翼状胬肉，可见典型的三角形、楔形结构和前缘处的白色角膜瘢痕

翼状胬肉

【鉴别诊断】

结膜囊肿、鳞状细胞癌、结膜上皮内瘤变、巩膜外层炎、巩膜炎、结膜水疱。

【评估】

完整的眼科病史和眼科检查，注意结膜和角膜的检查。对翼状胬肉患者可行角膜地形图检查。

处 理

- 通常不需要特殊治疗。
- 可使用人工泪液进行局部润滑，不超过每小时 1 次。
- 考虑使用血管收缩剂［萘甲唑啉（Naphcon），每天 4 次］治疗炎性翼状胬肉或睑裂斑。
- 考虑短期（1～2 周）局部用类固醇（氯替泼诺或氟米龙），每天 2～4 次，治疗炎症。
- 因慢性炎症、美容、隐形眼镜不耐受或视力受影响可手术切除翼状胬肉。
- 如果有症状，可以使用 27～30G 1/2 英寸针头清除结石。

【预后】

良好；约 1/3 的翼状胬肉单纯切除后复发，自体结膜移植、羊膜或丝裂霉素可减少复发的可能性；β 射线照射和塞替派已较少使用。

八、眼部瘢痕性类天疱疮

【定义】

双侧、慢性、瘢痕性结膜炎的全身性黏膜水疱大疱病变，伴有口腔（高达 90%）、食管、气管和生殖器的黏膜受累，多达 30% 的病例涉及皮肤。

【病因】

通常是特发性（可能是自身免疫机制）或药物诱导［可能与肾上腺素、噻吗洛尔、毛果芸香碱、乙膦硫胆碱碘化物（Phospholine iodide）或碘尿苷有关］。

【流行病学】

发病率为 1/20 000，通常发生在老年女性，与 HLA-DR4、DQw3 相关。

【症状】

眼红、干涩、异物感、流泪、视力下降，可能有吞咽困难或呼吸困难。

【体征】

视力正常或下降、结膜充血和瘢痕、干眼症、睑球粘连（眼睑与球结膜融合或附着）、睑缘粘连（上下眼睑融合或附着）、穹窿缩窄（图 4-35）、倒睫、睑内翻、角膜炎、角膜溃疡、瘢痕和血管形成（图 4-36）、结膜和角膜角化、口腔病变；可发生角膜穿孔和眼内炎。两种分类系统基于疾病进展（Foster：Ⅰ期，慢性结膜炎伴上皮下纤维化；Ⅱ期，穹窿部缩窄；Ⅲ期，睑球粘连；Ⅳ期，末期）或穹窿缩窄程度（Mondino 和 Brown：Ⅰ期，<25%；Ⅱ期，25%～50%；Ⅲ期，75%；Ⅳ期，末期）。

【鉴别诊断】

Stevens-Johnson 综合征、化学性烧伤、鳞状细胞癌、硬皮病、感染性或过敏性结膜炎、沙眼、结节病、酒渣鼻、放射性损伤、线性免疫球蛋白 A 皮肤病、普拉托洛尔所致的结膜炎等。

【评估】

- 完整的眼科病史询问与眼科检查，特别注意检查眼睑、结膜和角膜。
- 结膜活检（基底膜沉积的免疫球蛋白与补体）。

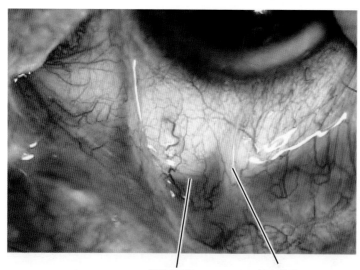

穹窿缩窄　　　睑球粘连

◀ 图 4-35　眼部瘢痕性类天疱疮显示睑球粘连和下穹窿缩窄

处 理

- 使用无防腐剂的人工泪液（使用频率不超过每小时 1 次）和眼膏（每小时 1 次）进行局部润滑。
- 局部抗生素（硫酸多黏菌素 B– 甲氧苄啶滴眼液，每天 4 次；或者红霉素软膏，每天 3 次）治疗角膜上皮缺损。
- 考虑采用泪点栓塞、睑缘缝合术、羊膜覆盖（PROKERA）或波士顿眼表接触镜（PROSE）。
- 由角膜或葡萄膜炎专家评估是否需要全身应用类固醇激素或免疫抑制药治疗［如氨苯砜（葡萄糖 –6– 磷酸脱氢酶缺乏症患者禁用）、环磷酰胺等］。
- 考虑手术治疗睑内翻、倒睫、睑球粘连、睑缘粘连或角膜瘢痕；晚期病例可能需要黏膜移植或人工角膜治疗（图 4–37）。

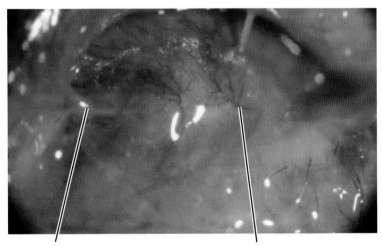

睑球粘连　　　　　　　　　　新生血管

◀ 图 4–36　眼瘢痕性类天疱疮表现为角膜血管化和睑球粘连

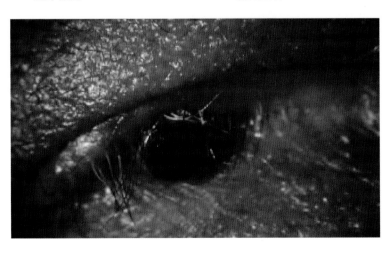

◀ 图 4–37　晚期瘢痕性类天疱疮眼内植入人工角膜

【预后】

较差，同时患有慢性进行性疾病的患者，手术通常会引起病情恶化。

九、Stevens-Johnson 综合征

【定义】

Stevens-Johnson 综合征（多形性红斑）急性发病，通常有自限性（6 周内），伴有黏膜溃疡的皮肤大疱性疾病，可导致急性膜性结膜炎。

【病因】

通常是由药物（可能与磺胺类、青霉素类、阿司匹林类、巴比妥类药物、异烟肼或苯妥英类等药物有关）或病原体感染（如 HSV、支原体、腺病毒、链球菌等）所致。

【症状】

发热、上呼吸道感染、头痛、不适感、皮疹、视力下降、疼痛、红眼、眼肿和口腔黏膜溃疡。

【体征】

发热、皮疹（特征性病变）、黏膜溃疡和结痂、视力下降、结膜充血、分泌物增多、膜样改变、干眼、睑球粘连（眼睑与球结膜的融合或附着）、倒睫、角膜炎、角膜溃疡、瘢痕、血管化和角质化（图 4-38 和图 4-39）。

【鉴别诊断】

瘢痕性类天疱疮、化学性烧伤、鳞状细胞癌、硬皮病、感染性或过敏性结膜炎、沙眼、结节病、酒渣鼻、放射性损伤等。

【评估】

• 完整的眼科病史询问和眼科检查，特别注意全身黏膜、眼睑、结膜和角膜的检查。

• 医学会诊。

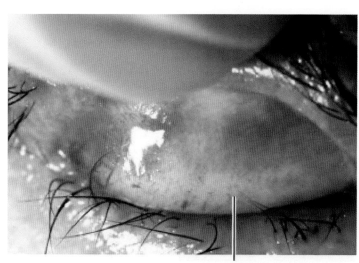

睑板瘢痕

◀ 图 4-38 Stevens-Johnson 综合征，导致睑板瘢痕

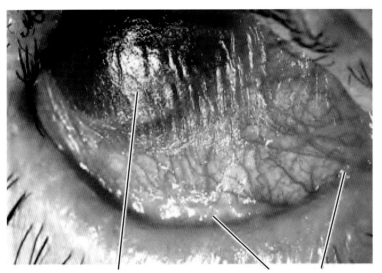

◀ 图 4-39　**Stevens-Johnson** 综合征导致眼表角质化，呈现干燥、皱褶的外观，由此产生不规则、弥漫性的角膜反射

角膜　　　　　　　　　　角质化睑球粘连

处 理

- 支持性的局部润滑治疗，包括不含防腐剂的人工泪液（使用频率不超过每小时 1 次）和眼膏（每小时 1 次）。

- 局部抗生素（硫酸多黏菌素 B– 甲氧苄啶滴眼，每天 4 次；或者红霉素软膏，每天 3 次）用于角膜上皮缺损。

- 根据炎症的严重程度考虑局部使用类固醇激素治疗（1% 醋酸泼尼松龙，使用频率不超过每 2 小时 1 次）。

- 病情较为严重时考虑口服类固醇激素（泼尼松 60～100mg，每天 1 次）；在开始全身使用激素之前，需要完善 PPD 和对照检测、CBC、血糖、血脂和胸片；对于长期使用类固醇（达到 5mg，每天 1 次，持续 3 个月以上）的患者，需要每隔 1～3 年检查 1 次身高、骨密度和脊柱 X 线。

- 使用 H_2 受体拮抗药（雷尼替丁 150mg，每天 2 次）或质子泵抑制药（奥美拉唑 20mg，每天 1 次）；长期全身性使用类固醇激素时，还应补充钙、维生素 D、双膦酸盐或特立帕肽。

- 对于更为严重的病例，考虑采用泪点栓塞、睑缘缝合术、羊膜覆盖（PROKERA）或波士顿眼表接触镜（PROSE）。

- 考虑手术治疗倒睫、睑球粘连或角膜瘢痕。

- 考虑对晚期病例进行角膜移植手术。

【预后】

一般；非进行性疾病（与瘢痕性类天疱疮相反）复发概率低，但死亡率高达30%。

十、移植物抗宿主病

【定义】

接受过移植的患者产生的轻至重度的免疫介导性疾病。通常是由同种异体造血干细胞移植（hematopoietic cell transplantation，HCT）导致的危及生命的并发症。移植物抗宿主病可分为两种类型。

- 急性移植物抗宿主病：在最初的100天内发生皮炎、肝炎和肠炎综合征。
- 慢性移植物抗宿主病：可影响与急性移植物抗宿主病相同的器官，并且导致口腔、肺、神经肌肉系统和泌尿生殖系统等多种综合征，通常在发病100天后发生（可伴有或不伴有既往急性移植物抗宿主病病史）。

根据 HLA 配型和供体关系，高达20%～90%的患者会发展为急性移植物抗宿主病，33%～64%的患者会发展为慢性移植物抗宿主病；急性移植物抗宿主病是慢性移植物抗宿主病的主要危险因素。

【病因】

同种异体造血干细胞移植与移植物抗宿主病的发生高度相关（尤其是在未接受移植物抗宿主病预防的患者、老年患者、HLA 非同源干细胞的移植受者和同种异体致敏移植物的移植受者中）。含有淋巴组织的实质性器官移植（尤其是小肠移植、新生儿、胎儿和先天性免疫缺陷综合征患者）和接受未经辐照的血液输注均是移植物抗宿主病的可能病因。

【症状】

视物模糊、眼痛、眼干、畏光。

- 急性移植物抗宿主病全身症状：瘙痒、黄疸、腹痛、恶心、呕吐和腹泻。
- 慢性移植物抗宿主病全身症状：口干、吞咽困难、厌食、喘息、呼吸困难、咳嗽、体虚、疲劳、神经性疼痛、肌肉疼痛、关节痛、尿频、排尿困难、阴道干燥。

【体征】

- 急性移植物抗宿主病眼部体征：出血性瘢痕性结膜炎、假膜、睑球粘连、兔眼症、睑内翻、微血管视网膜病变（4%～10%）。
- 慢性移植物抗宿主病眼部体征：干燥性角结膜炎、点状角膜炎、视神经病变（2%；可能由环孢素引起，停药后可缓解）。
- 急性移植物抗宿主病系统性体征：斑丘疹（瘙痒或疼痛）、体重减轻、腹泻、肠出血、腹痛、肠梗阻。
- 慢性移植物抗宿主病系统性体征：斑丘疹（主要在手掌和足底，可蔓延至面部和躯干；可发展为大疱和水疱）、硬皮样或苔藓样皮肤变化（可能引起皮肤挛缩）、口腔黏膜萎缩、黄疸、肌炎、关节炎、血尿、阴道炎、阴茎功能障碍。

【评估】

- 完整的眼科病史询问和眼科检查，特

别注意全身黏膜、眼睑、结膜和角膜的检查。

- 实验室检查：CBC（血细胞减少症）、血清电解质、肝功能等。
- 其他检查：肺功能、动脉血气、钡餐、食管测压、肝脏多普勒超声检查。
- 皮肤活检、肠道活检和肝脏活检。
- 学科会诊。

处 理

- 最佳应对措施是积极预防：同种异体造血干细胞移植（HCT）导致急性移植物抗宿主病的标准初级预防是全身使用环孢素或他克莫司 6 个月加短程使用甲氨蝶呤。在非亲属供者 HCT 治疗前，使用抗胸腺细胞球蛋白治疗。
- 急性移植物抗宿主病Ⅱ～Ⅳ级：主要治疗是免疫抑制剂预防加大剂量甲泼尼龙。治疗药物还包括抗胸腺细胞球蛋白、西罗莫司、吗替麦考酚酯、达利珠单抗、抗白细胞介素-2 受体，可能需要联合其他药物进行二次治疗。
- 慢性移植物抗宿主病：主要治疗包括全身使用泼尼松、他克莫司、环孢素、西罗莫司和沙利度胺，可能需要联合药物进行二次治疗。
- 治疗眼表其他并发症。

【预后】

取决于疾病类型、严重程度、对治疗的反应。急性移植物抗宿主病（Ⅱ级及以上）患者中对治疗无反应的患者死亡率高达 75%，对治疗反应完全的患者的死亡率为 20%～25%；慢性移植物抗宿主病患者总生存率为 42%。

十一、肿瘤

（一）先天性肿瘤

1. 错构瘤

源自多种异常细胞，通常由发病部位组织组成（如毛细血管扩张、淋巴管瘤等）。

2. 迷芽瘤

源自异位的异常细胞，通常不是由发病部位的组织构成。

(1) 皮样瘤

皮样瘤是黄白色、实心、圆形、隆起的结节，表面常有可见的毛发，角膜边缘前方有脂质沉积。皮样瘤由致密结缔组织、毛囊皮脂腺单位和复层鳞状上皮组成，通常位于颞下侧。皮样瘤与耳前皮赘和椎骨异常组成小儿眼 – 耳 – 脊椎综合征（Goldenhar 综合征）的主要症状（见第 5 章）。

(2) 皮脂瘤

皮脂瘤外观与皮样瘤相似，但皮脂瘤由具有角化表面的脂肪组织组成，通常位于颞上侧并延伸到眼眶。

(3) 球上骨性迷芽瘤

由巩膜外层发育而来的致密骨组成的孤立的白色结节，可自由移动，通常位于颞上部。

（二）上皮性肿瘤

1. 囊肿

囊肿是结膜内充满液体的囊腔（图 4-40），

类型由囊腔或内含物决定。囊肿常由外伤或炎症引起，也可以是先天性的。

- 无须治疗。
- 考虑切除，必须去除内衬层以防止复发。

2. 乳头状瘤

乳头状瘤是由具有纤维血管的增殖性上皮细胞组成的红色凝胶状病变（图 4-41 和图 4-42），可有蒂或无蒂，可单发或多发。乳头状瘤常与 HPV 有关。

- 可能会自发吸收。

- 在有或没有冷冻、干扰素 –α-2b 或丝裂霉素的情况下进行手术切除。
- 对于顽固的病例，考虑口服西咪替丁或二氧化碳激光治疗。

3. 结膜上皮内瘤变

结膜上皮内瘤变为白色凝胶状的结膜发育不良，并不局限于上皮，通常始于角膜缘（图 4-43），是鳞状细胞癌的癌前病变。

- 切除活检；考虑外用氟尿嘧啶、丝裂霉素或干扰素 –α-2b（局部滴眼或结膜下注射）。

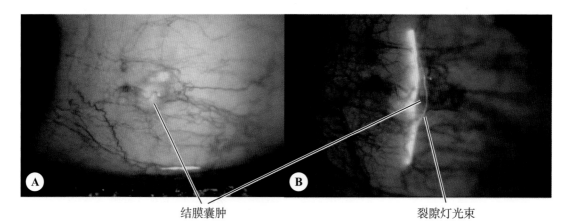

结膜囊肿　　　　　　　　　　　　裂隙灯光束

▲ 图 4-40　结膜囊肿表现为清晰的裂隙灯光束的隆起

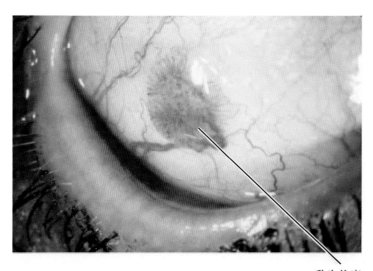

◀ 图 4-41　乳头状瘤表现出典型的隆起外观，伴有中央血管束

乳头状瘤

4.鳞状细胞癌

鳞状细胞癌生长在睑裂之间，是外生肿瘤，有凝胶状和乳头状外观，具有异常的血管环，可能有浅表浸润并延伸至角膜（图4-44）。鳞状细胞癌是美国最常见的结膜恶性肿瘤，在老年人、白种人（90%）和男性（81%）中更为常见。鳞状细胞癌与紫外线辐射、HPV、大量吸烟有关，疑似与获得性免疫缺陷综合征及年龄（>50

岁）相关。眼内浸润概率为2%～8%，眼眶浸润概率为12%～16%，远处转移少见。手术切除后的复发率<10%，疾病死亡率高达8%。

- MRI排除眼眶受累。
- 由角膜或肿瘤专家进行巩膜切除组织活检、100%酒精角膜上皮去除术，以及病灶冷冻。
- 特别是对于复发病例考虑局部应用氟

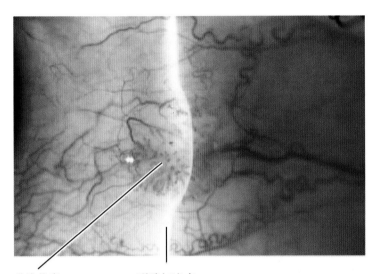

乳头状瘤　　　　　裂隙灯光束

◀ 图4-42 鳞状乳头状瘤，外观呈胶状隆起

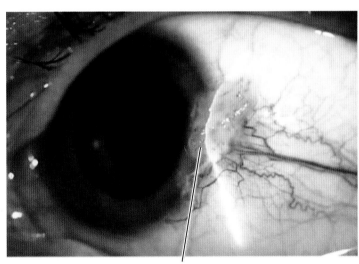

结膜上皮内瘤变

◀ 图4-43 结膜上皮内瘤变表现为角膜缘呈粉红色结节状，凝胶状血管化外观

尿嘧啶、丝裂霉素或干扰素-α-2b（局部点涂或结膜下注射）。

- 如有鳞状细胞癌累及眼眶，辅助放疗。
- 医学会诊和全身检查。

（三）黑色素细胞性

1. 痣

痣是含有囊肿的可移动、离散、隆起、含有不同色素的病变（图4-45），可以分为交界痣、皮内痣、混合痣。痣可能在青春期增大，但很少变成恶性。

- 观察，根据照片对比和临床检查判断是否有可疑的恶性黑色素瘤生长。

2. 眼部黑色素细胞增多症

眼部黑色素细胞增多症表现为单侧葡萄膜、巩膜和巩膜外色素沉着增加，形成蓝灰色斑块（图4-46），通常在白种人中更常见。

- 无须治疗。

3. 眼皮肤黑色素细胞增多症（太田痣）

眼皮肤黑色素细胞增多症表现为葡萄膜、巩膜、巩膜外和眶周皮肤色素沉着增加（图4-47），在亚洲人和非裔美国人中更常见。眼皮肤黑色素细胞增多症可增加先天性青光眼的患病风险，葡萄膜黑色素

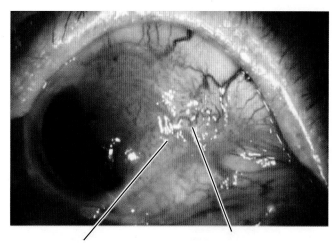

鳞状细胞癌　　　　　异常血管环

◀ 图4-44　鳞状细胞癌，呈凝胶状生长，有异常血管环

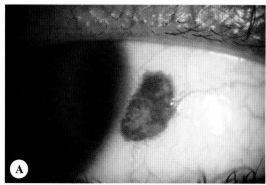
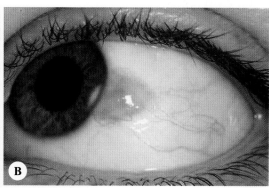

▲ 图4-45　A. 隆起的色素性结膜痣；B. 非色素性结膜痣

瘤极少出现在白种人身上（见第 10 章）。

● 定期检查以监控是否发生恶性转化。

4. 原发性获得性黑变病

原发性获得性黑变病为无囊肿、可移动、斑片状与弥漫性的扁平褐色病灶，边缘不清，可能长入并累及角膜（图 4-48）。多见于中年白种人，占结膜肿瘤的 11% 和色素病变的 21%。在组织学上可能有异型性，13% 的严重异型性原发性获得性黑变病可进展为恶性黑色素瘤。

● 切除活检与冷冻疗法。

● 考虑局部使用干扰素-α-2b 或丝裂霉素以防止复发。

5. 继发性获得性黑变病

由于种族差异、光刺激、辐射、妊娠、Addison 病或炎症引起的色素沉着过度，局部使用前列腺素类似物也可能导致此病发生，通常位于角膜缘周围（图 4-49）。

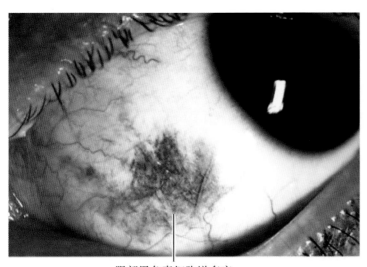

眼部黑色素细胞增多症

◀ 图 4-46 眼部黑色素细胞增多症显示蓝灰色斑片状色素沉着

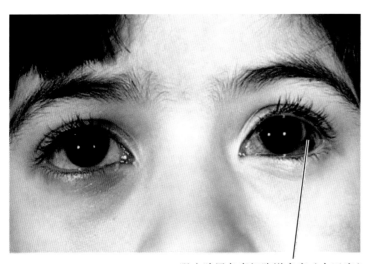

眼皮肤黑色素细胞增多症（太田痣）

◀ 图 4-47 左眼的眼皮肤黑色素细胞增多症（太田痣），可见明显的巩膜色素沉着，此图较难看到眶周皮肤的变化

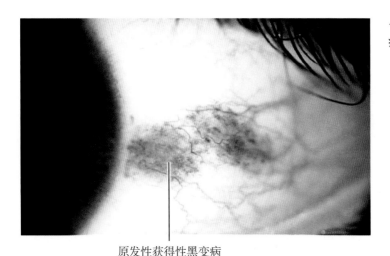

◀ 图 4-48　原发性获得性黑变病表现出棕色斑片状色素沉着

原发性获得性黑变病

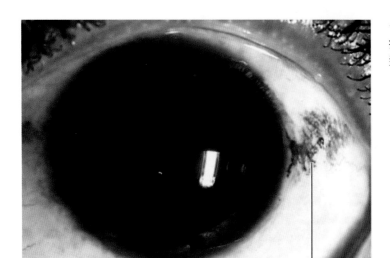

◀ 图 4-49　继发性获得性黑变病（种族色素沉着），表现出典型的边缘棕色、同质色素沉着

继发性获得性黑变病

- 无须治疗。

6. 恶性黑色素瘤

恶性黑色素瘤是含有血管的结节性色素病变（图 4-50 和图 4-51），不包含囊肿，可能由原发性获得性黑变病（70%）、痣（20%）或原发病（10%）引起，多见于中年白种人，约占眼部恶性肿瘤的 2% 和眼部黑色素瘤的 5%。恶性黑色素瘤有 25% 的转移风险（首先转移到腮腺和下颌下淋巴结），死亡率为 25%～45%。

- 超声生物显微镜(ultrasound biomicroscopy, UBM）检查以排除睫状体黑色素瘤的巩膜外扩展。

- 使用非接触技术进行切除活检，包括巩膜外层切除术、无水酒精擦拭去除角膜上皮和冷冻疗法（双重冻融）；考虑局部应用丝裂霉素。上述操作需角膜或肿瘤专家执行。

- 可以采取肿瘤剜除术，但不能改善预后。

- 医学会诊和全身检查。

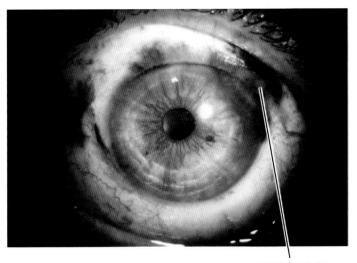

◀ 图 4-50 恶性黑色素瘤边缘的结节性、色素性血管病变

恶性黑色素瘤

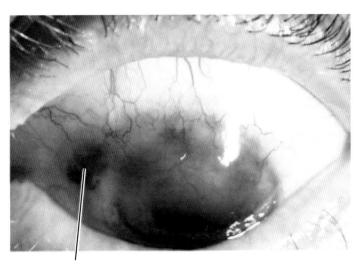

◀ 图 4-51 恶性黑色素瘤在角膜缘和角膜上表现出不规则的色素生长，并伴有血管化

恶性黑色素瘤

（四）基质肿瘤

1. 海绵状血管瘤

海绵状血管瘤表现为结膜上的红色斑块（图 4-52），可能合并出血、其他眼部血管瘤或全身性疾病。

- 无须治疗。

2. 幼年性黄色肉芽肿

幼年性黄色肉芽肿表现为黄橙色结节，由血管化、含脂质的组织细胞组成，也可能波及虹膜和皮肤，常可自发消退。

- 无须治疗。

3. Kaposi 肉瘤

Kaposi 肉瘤常为单个或多个，平坦或隆起，深红色至紫色斑块（恶性肉芽组织）（图 4-53）。可导致复发性结膜下出血，波及眼眶与皮肤。多见于免疫功能低下的个体，尤其是 HIV 阳性患者。

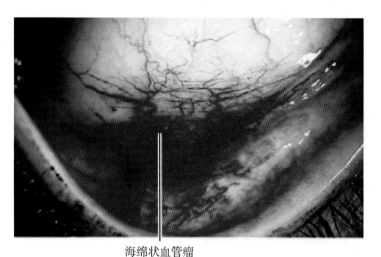

◀ 图 4-52　海绵状血管瘤显示下穹窿中扩张血管形成的红色斑块

海绵状血管瘤

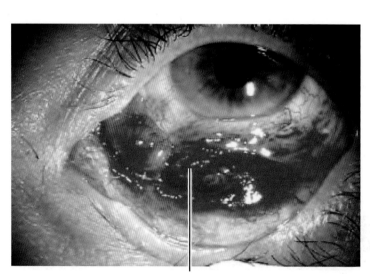

◀ 图 4-53　Kaposi 肉瘤在下穹窿中显示出实质的红色结节性肿块

Kaposi 肉瘤

- 肿瘤切除、冷冻疗法、化学疗法或放射疗法。
- 医学会诊和全身检查。

4. 淋巴管扩张症

扩张的淋巴管形成隆起的透明囊肿（图 4-54 和图 4-55），可能有出血区域。

- 考虑切除。

5. 淋巴瘤

单个或多个光滑平坦的橙红色斑块，多见于中年人。淋巴瘤包括从良性反应性淋巴样增生到恶性淋巴瘤（非霍奇金病；侵袭性较低的黏膜相关淋巴组织或恶性程度更高的非 MALT）的疾病谱（图 4-56 至图 4-58）。淋巴瘤可累及眼眶，可发展为全身性淋巴瘤（见第 1 章）。

- 新鲜标本进行组织活检和免疫组化研究，以上操作应由角膜或肿瘤专家执行。
- 放射治疗仅限于结膜的病变。
- 可能需要全身化疗。
- 医学和肿瘤学咨询和全身检查。

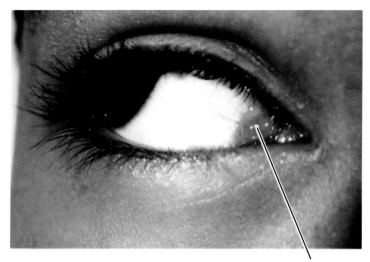

◀ 图 4-54　淋巴管扩张症显示内阜的簇状囊肿

淋巴管扩张症

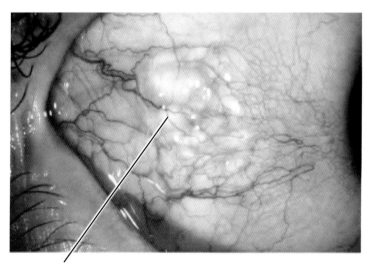

◀ 图 4-55　淋巴管扩张伴透明囊肿

淋巴管扩张症

6. 化脓性肉芽肿

化脓性肉芽肿是慢性炎症部位的红色肉样的息肉状肿块（图 4-59），常见于术后或创伤后。准确来说，化脓性肉芽肿既不是化脓性，也不是肉芽肿，而是一种肉芽组织。

- 局部类固醇激素。

- 肿物切除。

（五）泪阜肿瘤

累及结膜的肿瘤也可能产生在泪阜，按照发生频率排序包括乳头状瘤（图 4-61）、痣（图 4-60）、包涵体囊肿、恶性黑色素瘤、皮脂腺细胞癌和嗜酸细胞瘤（嗜酸腺瘤；来自副泪腺上皮转化成的黄褐色囊性肿块，进展缓慢）。

- 肿块切除活检。

- 恶性的肿瘤则需内科会诊及全身检查。

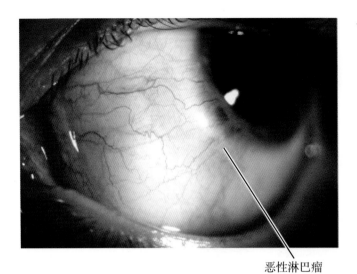

◀ 图 4-56　橙红色病变的恶性淋巴瘤

恶性淋巴瘤

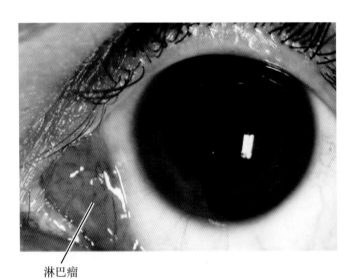

◀ 图 4-57　淋巴瘤表现出典型的橙红色斑片状外观

淋巴瘤

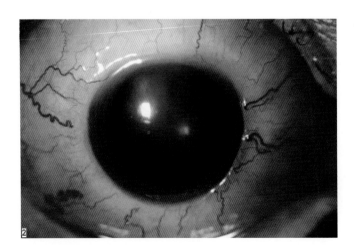

◀ 图 4-58　淋巴瘤累及整个结膜

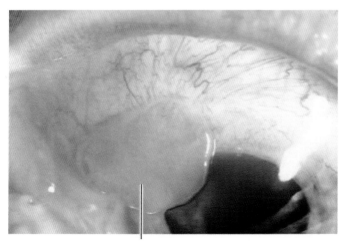

◀ 图 4-59 化脓性肉芽肿表现为大片肉样血管状带蒂生长的肿物

化脓性肉芽肿

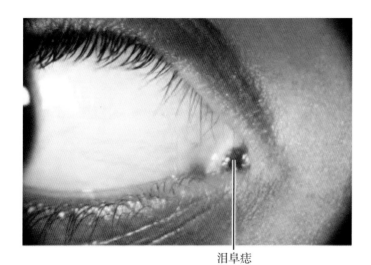

◀ 图 4-60 泪阜痣表现为棕色色素斑

泪阜痣

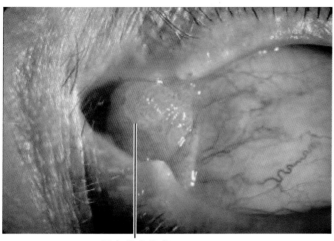

◀ 图 4-61 泪阜乳头状瘤表现为有血管的带蒂肿块

泪阜乳头状瘤

十二、巩膜外层炎

【定义】

巩膜表层的扇形（70%）或弥漫性（30%）炎症。

【流行病学】

单纯性巩膜外层炎占80%，结节性占20%，33%发生在双侧。

【病因】

特发性疾病、肺结核、梅毒、带状疱疹、类风湿关节炎、其他胶原血管疾病等。

【症状】

眼红，可能有轻微的疼痛。

【体征】

结膜及结膜下充血通常呈扇形（图4-62），有水肿、巩膜外结节、前房细胞和前房闪辉。

【鉴别诊断】

巩膜炎、虹膜炎、舌膜炎、肌炎、韧带炎、葡萄球菌边缘性角膜炎、角结膜炎。

【评估】

- 完整的眼科病史和眼科检查，注意结膜和巩膜充血的形状，局部应用去氧肾上腺素检查（巩膜炎应用血管收缩剂后血管不会褪色），检查角膜和前房的情况。
- 考虑在复发或双侧病例中进行巩膜炎相关检查。

处 理

- 轻度病例考虑使用血管收缩剂[萘甲唑啉（Naphcon），每天4次]。
- 严重病例可能需要局部应用类固醇激素[醋酸氟米龙（Flarex），每天4次]或口服NSAID（吲哚美辛50mg，每天2次）。

【预后】

良好，通常有自限性，复发概率约为67%。

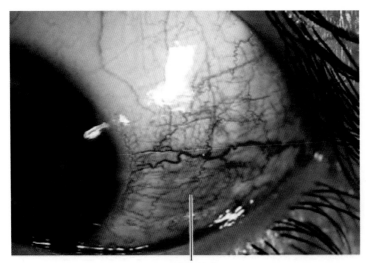

巩膜外层炎

◀ 图4-62 巩膜外层炎的典型表现为扇形充血

十三、巩膜炎

【定义】

巩膜发生的炎症,前部巩膜炎占98%,后部巩膜炎占2%(见第10章)。

【流行病学】

前部巩膜炎可能是弥漫性(40%)、结节性(44%)、伴或不伴(穿孔性硬皮病)炎症的坏死性(14%)。>50%的病例为双侧,50%的病例伴有全身性疾病。

【病因】

30%病例由胶原血管性疾病引起(最常见的是类风湿关节炎、强直性脊柱炎、系统性红斑狼疮、结节性多动脉炎、韦格纳肉芽肿病和复发性多软骨炎),带状疱疹、梅毒、肺结核、麻风病、痛风、卟啉病、手术和特发性疾病等也可引起巩膜炎。

【症状】

疼痛、畏光、肿胀、眼红、视力下降(硬皮病除外)。

【体征】

视力正常或下降,结膜和结膜下紫红色充血(图4-63),结膜水肿,巩膜水肿,巩膜结节(图4-64),眼球压痛;可能有前房细胞和前房闪辉(30%),角膜浸润或变薄,巩膜变薄(30%)(图4-65和图4-66);后巩膜炎可能有脉络膜视网膜皱褶、局灶性浆液性视网膜脱离、玻璃体炎和视盘水肿(图10-170和图10-171)。

【鉴别诊断】

巩膜外层炎、虹膜炎、结膜水疱、球后肿物、肌炎、巩膜扩张和葡萄肿。

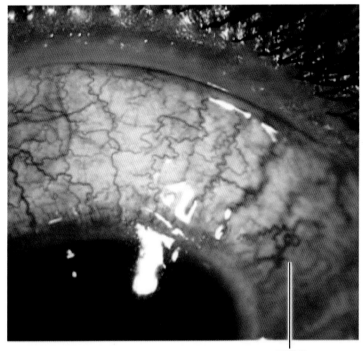

巩膜炎

◀ 图4-63 弥漫性前巩膜炎表现出特征性的紫红色充血

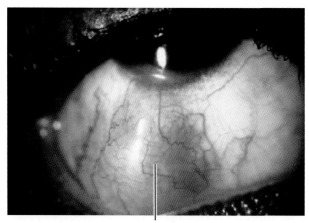

◀ 图 4-64 结节性前巩膜炎，可见深红色扇形充血隆起结节

结节性巩膜炎

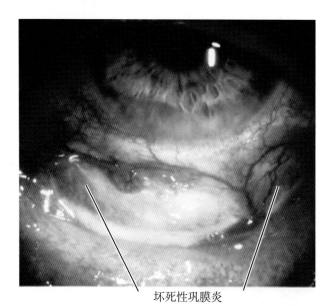

◀ 图 4-65 坏死性巩膜炎表现为巩膜明显变薄，下方蓝色葡萄膜透见性增加

坏死性巩膜炎

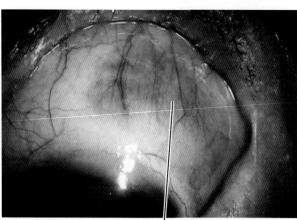

◀ 图 4-66 穿通性巩膜软化呈现出由于巩膜变薄导致下方葡萄膜透见的特征性蓝色外观

穿通性巩膜软化

【评估】

- 完整的眼科病史和眼科检查，注意结膜和巩膜的充血模式和局部注射血管收缩剂（2.5% 去氧肾上腺素）未能使该区域变白的情况，以及角膜、前房和检眼镜检查。

- 实验室检查：CBC、RF、ANA、ANCA、VDRL、FTA-ABS、PPD 和对照检测、胸片。
- B 超：后巩膜炎表现为巩膜增厚和 T 征（图 10-172）。
- 医学会诊。

处　理

- 根据严重程度，考虑使用以下一种或多种组合。
- 全身应用非甾体抗炎药（吲哚美辛 50mg，口服，每天 2～3 次；二氟尼柳 500mg，口服，每天 1～2 次；塞来昔布 200mg，口服，每天 2 次）。
- 全身使用糖皮质激素（泼尼松 60～100mg，口服，每天 1 次；甲泼尼龙 1g，静脉注射，3 天内分次分量注射）；在开始全身使用类固醇之前，进行 PPD 和对照检测、CBC、血糖、血脂和胸片的检查；对于长期使用类固醇的患者（每天≥5mg，持续 3 个月及以上），在开始和每 1～3 年检查 1 次身高、骨密度和脊柱 X 线。
- 添加 H_2 受体拮抗药（雷尼替丁 150mg，口服，每天 2 次）或质子泵抑制药（奥美拉唑，20mg，口服，每天 1 次）；长期全身使用糖皮质激素时，还应添加钙、维生素 D，必要时或添加双膦酸盐或特立帕肽。
- 免疫抑制药（环磷酰胺）（见第 6 章）对静脉注射糖皮质激素无效的严重病例可用来控制和预防巩膜溶解；在病情控制后，改用甲氨蝶呤或霉酚酸酯；后续治疗应由葡萄膜炎专家进行。
- 对治疗无效的严重病例考虑活检。
- 禁止经 Tenon 囊下注射糖皮质激素。
- 眼球穿孔时可能需要手术（补片移植）。

【预后】

取决于病因；坏死型较差，可能穿孔；穿通性巩膜软化很少穿孔；容易复发。

十四、巩膜异色症

【定义】

- 黑尿症（褐黄病）：先天性隐性遗传的代谢障碍（尿黑酸积累）导致眼睛、耳朵、鼻子、关节和心脏出现棕色色素沉积；角膜缘附近的睑裂间出现三角形斑块，睑板和睑缘有色素沉着。

- 巩膜扩张（葡萄肿）：先天性，巩膜变薄的重点区域通常靠近角膜缘，下方的葡萄膜透见并可能通过薄弱部位隆起（图 4-67）；穿孔并不常见。

- 成骨不全症（常染色体显性遗传）：Ⅰ型胶原蛋白相关的先天性疾病；定位到染色体 17q21.3-22.1（*COL1A1* 基因）和染色体 7（*COL1A2* 基因）。巩膜变薄且由于下方葡萄膜透见而呈蓝色（也见于 Ehlers-Danlos 综合征）。如果患者出现巩膜黄疸，则巩膜可能呈绿色。
- 巩膜黄染：高胆红素血症引起巩膜呈黄色（图 4-68）。
- 老年性巩膜斑块：由透明样变引起的位于水平直肌附着处附近的巩膜蓝灰变色（图 4-69），多见于老年患者。
- 米诺环素：长期全身治疗可能导致巩膜蓝灰色变色，表现为在角巩缘附近的垂直条带；可能是由光敏作用引起；也可能导致牙齿、硬腭、耳廓、指甲甲床和皮肤的色素变化。

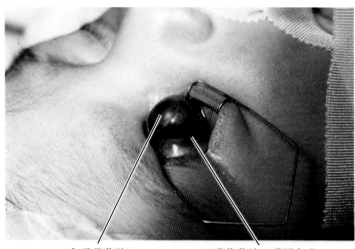

角膜葡萄肿　　　　　　巩膜葡萄肿巩膜异色症

◀ 图 4-67　巩膜和角膜葡萄肿呈蓝色膨出

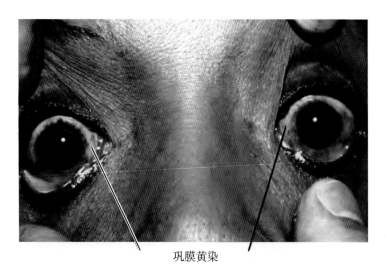

巩膜黄染

◀ 图 4-68　黄疸患者的巩膜黄染

【症状】

无症状，可能观察到巩膜变色。

【体征】

单眼或双眼巩膜局限性或弥漫性变色。

【鉴别诊断】

如前所述；还有巩膜异物、黑色素瘤、睫毛膏残留、巩膜内神经环、肾上腺素色素沉着（肾上腺素）、穿通性巩膜软化。

【评估】

● 完整的眼科病史和眼科检查，并注意结膜、巩膜和眼底镜检查。

● B 超和房角镜检查排除葡萄膜黑色素瘤。

● 全身性疾病的医学会诊。

处　理

● 无特异性治疗。

● 治疗原发疾病。

【预后】

预后好；色素改变本身是良性。

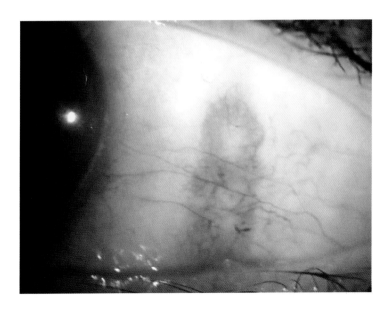

◀ 图 4-69　老年性巩膜斑块表现为透明样变引起的水平直肌附着处附近的巩膜变色

第5章 角 膜
Cornea

一、外伤

（一）擦伤

角膜上皮缺损通常由创伤引起。患者可有疼痛、异物感、畏光、流泪和眼红。视力可正常或下降，结膜充血，以及荧光素染色呈现上皮缺损（图5-1和图5-2）。

- 局部使用抗生素滴眼液（硫酸多黏菌素 B– 甲氧苄啶、莫西沙星、加替沙星、贝西沙星或妥布霉素，每天 3～4 次）或眼膏（硫酸多黏菌素 B– 杆菌肽，每天 4 次）。
- 可考虑局部使用非甾体抗炎药止痛［酮咯酸氨丁三醇（Acular）、奈帕芬胺

（Nevanac、Ilevro）、溴芬酸（Bromday、Prolensa）或双氯芬酸钠（Voltaren），每天 3 次，使用 48～72h］。

- 考虑使用局部睫状肌麻痹药（1% 环戊酸酯，每天 2 次）治疗疼痛和畏光。
- 如果角膜损伤面积＞10mm² 可行加压包扎或绷带镜治疗（注意：如患者有佩戴隐形眼镜、角膜浸润或有植物性损伤，则不建议包扎，因上述情况是导致感染性角膜炎的高风险因素；如缺损面积＜10mm²，无须包扎）。

（二）产伤

出生时由产钳损伤引起角膜后弹力

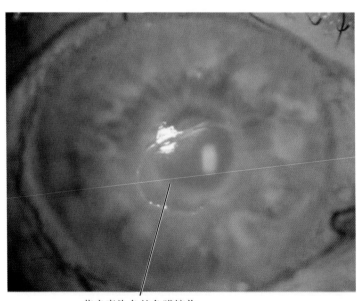

荧光素染色的角膜擦伤

◀ 图5-1　角膜中央擦伤在白光下的荧光素染色

层垂直或倾斜断裂而导致急性角膜水肿（图 5-3），后弹力层瘢痕形成（图 5-4）；伴有散光和弱视，以后可能发展为角膜失代偿和大疱性角膜病变。

- 无须治疗。
- 可考虑角膜内皮移植［后弹力层剥除角膜内皮移植术（descemet's stripping automated endothelial keratoplasty，DSAEK）、角膜后弹力层内皮移植术（descemet's membrane endothelial keratoplasty，DMEK）］或穿透性角膜移植治疗角膜失代偿。

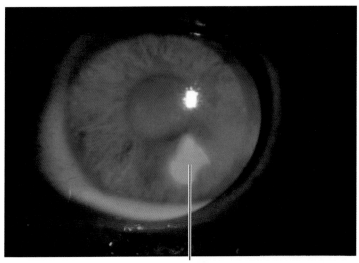

角膜擦伤

◀ 图 5-2　角膜擦伤在蓝光下的荧光素染色

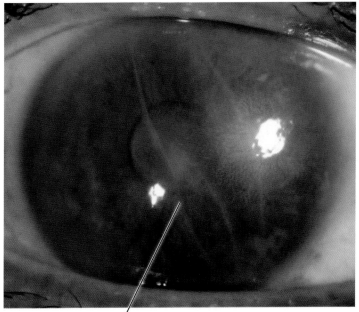

后弹力层断裂

◀ 图 5-3　产伤所致的角膜上的垂直瘢痕和雾状水肿

（三）烧伤

化学（酸或碱）或热（如焊接、强烈阳光、紫外线灯）损伤引起的角膜组织（上皮和基质）破坏，碱损伤最严重（穿透和破坏脂质膜）并可能导致穿孔。患者可有疼痛、异物感、畏光、流泪和眼红。严重化学烧伤时，视力可能正常或下降，可有结膜充血、睫状充血、荧光素染色阳性的上皮缺损，以及因缺血引起的巩膜或角膜缘发白（图5-5）。根据角膜损伤和角膜缘缺血的严重程度可将烧伤分为Ⅰ～Ⅳ级（Roper-Hall分级）：Ⅰ级，角膜上皮缺损，无角膜缘缺血；Ⅱ级，角膜上皮缺损，轻度角膜基质混浊，虹膜清晰可见，角膜缘缺血范围<1/3；Ⅲ级，整个角膜上皮缺失，基质混浊，虹膜模糊可见，角膜缘缺血范围为1/3～1/2；Ⅳ级，整个眼表上皮丢失，角膜混浊，角膜缘缺血范围>1/2（图5-6）。McCulley临床病程分期有助于指导治疗。

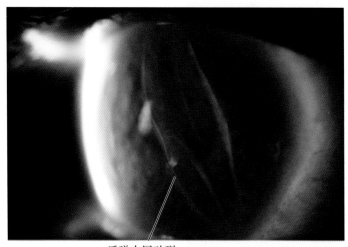

后弹力层破裂

◀ 图5-4　与图5-3所示为同一患者，在裂隙灯巩膜缘分光照射法下可见角膜瘢痕

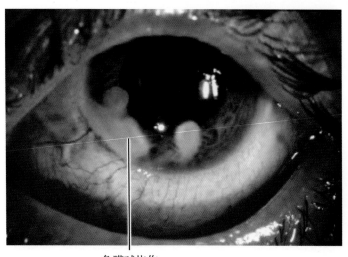

角膜碱烧伤

◀ 图5-5　事故当天碱烧伤表现为角膜烧伤和结膜充血

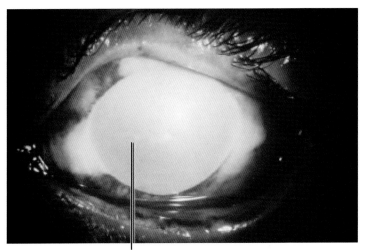

角膜碱烧伤

1. 急救期：紧急干预。

2. 急性期：0~7 天，监测上皮再形成、炎症、眼压。

3. 早期修复期：7~21 天，促进角膜愈合并控制溃疡。

4. 晚期修复期：21 天到数月，可考虑手术干预以稳定眼表。

并发症包括角膜永久性上皮缺损、基质新生血管、瘢痕形成、溃疡和穿孔，还包括青光眼、白内障、葡萄膜炎、睑球粘连、睑内翻、倒睫。预后与分级相关（Ⅰ级和Ⅱ级良好，Ⅲ级取决于治疗反应，Ⅳ级差），严重碱烧伤预后最差。

急救期处理

- 立即用生理盐水、平衡盐溶液或乳酸林格溶液大量冲洗（至少 15min，至少 1L 液体）。
- 在冲洗前和冲洗后 5~10min 测量 pH，持续冲洗直至 pH 被纠正。
- 清除眼部的任何化学颗粒物，翻开眼睑用无菌棉签清洁穹窿部。
- 清除坏死的角膜和结膜组织。

急性期和早期修复期

- 使用不含防腐剂的人工泪液（每小时 1 次）和眼膏（每天睡前）进行局部润滑。局部使用广谱抗生素，每天 4 次（红霉素或杆菌肽眼膏，或者硫酸多黏菌素 B-甲氧苄啶或莫西沙星滴眼液；氟喹诺酮类药物与胶原酶活性升高有关，在角膜逐渐变薄时应停用）。
- 局部应用睫状肌麻痹药（1% 环戊酸酯、0.25% 东莨菪碱或 1% 阿托品，根据严重程度，必要时每天 2~4 次）。

- 对于 Ⅱ～Ⅳ 级：局部应用类固醇［前 10 天用 1% 醋酸泼尼松龙，每 1～2 小时 1 次，然后逐渐减少（有基质溶解风险）；如果 10～14 天后仍需使用类固醇，则改为 1% 甲羟孕酮］、枸橼酸（10%，每 2 小时 1 次）和抗坏血酸（局部使用 10%，每 2 小时 1 次，全身用药量 2g，分剂量口服）；口服多西环素 100mg，每天 2 次［胶原酶抑制药；乙二胺四乙酸（EDTA）和乙酰半胱氨酸是无效的］，并考虑佩戴绷带镜直至上皮缺损愈合。
- 可能需要治疗眼压升高（见第 11 章）。

晚期修复期

- 对于 Ⅲ～Ⅳ 级：可能需要手术，包括睑球粘连松解术、结膜和黏膜移植、Tenons 囊成形术、自体角膜缘移植或角膜上皮成形术（如果上皮在 3 周后仍未愈合）、泪小点栓塞和眼睑修补；考虑羊膜移植（PROKERA）、波士顿眼表接触镜（PROSE）、结膜瓣覆盖以治疗复发或永久性角膜上皮缺损。之后考虑穿透性角膜移植或人工角膜移植（效果不佳；在损伤后 1～2 年进行效果更好，可能需要角膜缘干细胞移植如单纯角膜缘上皮移植）。

（四）异物

角膜上或角膜内的异物，通常是金属、玻璃或有机物质；如果是金属的，可能有相应的锈环（图 5-7）。患者可有疼痛、异物感、畏光、流泪和眼红；如果是陈旧性深层异物，可能无症状。可能有视力正常或下降，结膜充血，睫状充血，异物，铁锈环（图 5-8），荧光素染色阳性的上皮缺损，角膜水肿，前房细胞和闪辉。通常预后良好，除非锈环或瘢痕累及视轴。

- 使用针尖或异物清除器（异物钻或异物铲）清除异物，而对于角膜深层、

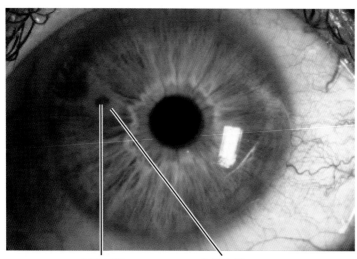

金属异物　　　　角膜水肿

◀ 图 5-7　金属异物在角膜上呈褐色斑点

非穿孔且未暴露的惰性异物可以先观察。

- 用 Alger 刷或自动毛刺刷去除锈环，避开视轴。
- Seidel 试验检查是否有深部异物，并排除眼球开放伤的可能性。
- 局部应用抗生素（硫酸多黏菌素 B-甲氧苄啶、莫西沙星、加替沙星或妥布霉素，每天 3~4 次）。
- 可考虑使用局部睫状肌麻痹药（1% 环戊酸酯，每天 2 次）来止痛。
- 根据需要使用加压包扎或绷带镜（适应证与角膜擦伤相同）。

（五）裂伤

外伤造成的角膜部分或全层裂伤（见第 4 章眼球开放伤）。患者可有疼痛、异物感、畏光、流泪和眼红。视力可正常或下降，结膜充血，睫状充血，眼内异物，Seidel 试验阳性，角膜水肿，后弹力层破裂或瘢痕，前房细胞和闪辉，低眼压。一般预后良好，除非裂伤累及视轴（图 5-9 和图 5-10）。

- Seidel 试验（排除眼球开放伤）：将 1 滴 2% 无菌荧光素滴入眼中，或者将无菌荧光素条沾湿后在伤口上染色。进行裂隙灯检查，寻找从伤口渗出的稀释荧光素。裂伤在钴蓝光下的深蓝色背景上显示为荧光黄的线性区域，或者在白光下的深橙色背景上显示为淡黄绿色的区域。
- 板层裂伤需要局部用广谱抗生素（加替沙星或莫西沙星滴眼液，每天 3~4 次）和睫状肌麻痹药（1% 环戊酸酯或 0.25% 东莨菪碱，每天 3 次）。
- 每天随访直至伤口愈合。
- 对于自闭或小伤口可使用加压包扎或绷带镜；如裂伤未闭合，需考虑手术修复。
- 全层撕裂伤通常需要手术修复（见第 4 章）。
- 当存在全层裂伤时，需考虑行眼眶 X 线或 CT 以排除眼内异物；如果是金属异物，则禁行 MRI。

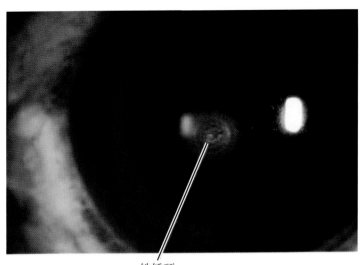

铁锈环

◀ 图 5-8　角膜中央的铁质异物造成的铁锈环

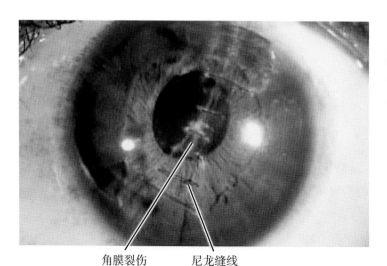

◀ 图 5-9　大面积角膜裂伤累及视轴，可见伤口处的线状瘢痕，以及为了修复角膜裂伤而使用的多种不同长度的间断尼龙缝线周边的瘢痕

角膜裂伤　　　尼龙缝线

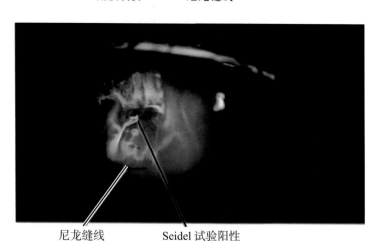

◀ 图 5-10　角膜裂伤显示 Seidel 试验阳性，中央缝线周围有明亮的荧光素渗漏

尼龙缝线　　　　Seidel 试验阳性

（六）复发性糜烂综合征

反复发作的疼痛、异物感、畏光、流泪、眼红和自发性角膜上皮缺损，通常在睡醒时出现。50% 的病例与上皮基底膜营养不良或既往创伤性角膜擦伤（通常由指甲、纸张、植物或刷子造成的浅表剪切伤）有关；复发性糜烂综合征还见于在 Meesman 角膜营养不良、Reis-Bückler 角膜营养不良、网格状角膜营养不良、颗粒状角膜营养不良、Fuchs 角膜内皮营养不良和后部多形性营养不良，极少数发生在眼术后（白内障或角膜屈光不正术后）。

- 在角膜再上皮化前治疗同角膜擦伤，之后添加高渗盐水软膏（5% NaCl，每天睡前，最长可用 12 个月）。
- 使用不含防腐剂的人工泪液（最多每小时 1 次）或 5%NaCl 滴眼液进行局部润滑。
- 考虑清创（手动或 20% 酒精浸泡 30～40s）、宝石刀抛光、绷带镜、羊膜移植、前基质层穿刺或加固术、钕：钇－铝石榴子石激光加固术、浅层角膜切除术或准分子激光治疗性角膜切削术（phototherapeutic keratectomy,

PTK）以治疗多次复发。

- 考虑多西环素 50mg，口服，每天 2 次，疗程 2 个月（MMP-9 抑制药），局部使用类固醇，每天 3 次，疗程 2～3 周。

二、角膜缘干细胞缺乏症

【定义】

由于角膜缘干细胞的功能障碍或破坏导致其屏障功能丧失，使角膜上皮被结膜上皮取代。严重程度取决于角膜缘受累程度，可以是静止性、渐进性、弥漫性或部分性。

【病因】

对角膜缘干细胞造成严重损害的疾病：自身免疫性疾病（Stevens-Johnson 综合征、眼瘢痕性类天疱疮、移植物抗宿主病）、创伤（化学损伤、热损伤、多次眼科手术、冷冻治疗、放疗、长期佩戴隐形眼镜）、毒性物质（防腐剂、丝裂霉素、氟尿嘧啶）、感染［广泛的角膜或眼表感染（如疱疹、沙眼）］、炎症（特应性角膜结膜炎、春季角膜结膜炎、神经营养性角膜炎、大疱性角膜病变）、先天性（无虹膜、表皮发育不良、色素性干皮病、显性遗传性角膜炎、多发性内分泌功能减退症、Turner 综合征、先天性角化不良、泪腺 – 耳 – 牙 – 指综合征）和眼表肿瘤。

【症状】

无症状或可能有疼痛、异物感、眼红、流泪、视力下降、畏光、眼睑痉挛。

【体征】

伴有不规则角膜上皮的角膜结膜化［从角膜缘损伤区延伸出的呈旋涡状或螺旋状的荧光素点染（图 5–11）］，Vogt 栅栏变平或消失，上皮混浊，上皮缺损；可能发生复发性上皮糜烂，角膜溃疡，角膜溶解，穿孔，角膜新生血管化，血管翳，基

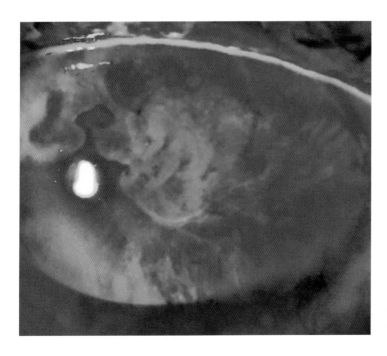

◀ 图 5–11 角膜缘干细胞缺乏症，荧光素染色显示特征性的角膜螺旋状不规则表现

质瘢痕和钙化；可能会导致视力下降，结膜充血，以及其他体征，视病因而定。

【鉴别诊断】

周围性角膜溃疡、感染性角膜炎、上皮愈合嵴、翼状胬肉、假上皮瘤样增生、角膜上皮内瘤变、鳞状细胞癌。

【评估】

- 完整的眼科病史和眼科检查，注意视力、眼睑、结膜、角膜、眼压、前房、虹膜和晶状体的检查。
- 考虑印迹细胞学检查以显示角膜表面的杯状细胞（可见角膜上皮结膜化；在 1/3 的角膜缘干细胞缺乏患者中，杯状细胞是缺如的），还可行免疫组织化学染色[最特异性表现为结膜细胞角蛋白标志物（CK7 和 CK13）阳性，以及角膜细胞标志物（CK12）的缺乏]。
- 考虑共聚焦显微镜检查。

处 理

- 治疗原发病。
- 使用局部润滑和类固醇缓解眼表症状体征；可能还需要自体血清滴眼液、泪小点栓塞、绷带镜、羊膜移植、波士顿眼表接触镜（PROSE）、部分睑板修补术。
- 对于部分缺损的病例，可考虑结膜上皮清创和羊膜移植。
- 对于完全缺损的病例，可行角膜缘干细胞移植（对于单侧病例可从另一只眼移植[如果移植物大小<4～6 个钟点位，则供体眼角膜缘干细胞缺陷（limbal stem cell deficiency，LSCD）的风险低]；如是双侧病例，则行角膜缘同种异体移植），培养角膜缘上皮移植，或者培养口腔黏膜上皮移植。
- 在角膜缘干细胞移植成功后可考虑进行穿透性角膜移植（需要良好的泪膜）。
- 可考虑人工角膜。

【预后】

取决于干细胞丢失的程度，对于完全性 LSCD 预后差；有复发结膜化的风险。

三、边缘溃疡性角膜炎

【定义】

进行性基质溃疡和周边角膜变薄，伴有与炎症相关的病灶上方上皮缺损。

【病因】

可由非感染性或感染性的全身或局部疾病引起。

- 边缘性角膜溶解：由自身免疫性或胶原血管疾病[类风湿关节炎（最常见）、系统性红斑狼疮、结节性多动脉炎、复发性多软骨炎和韦格纳肉芽肿病（图 5-12）]引起的急性边缘性溃疡性角膜炎（peripheral ulcerative keratitis，PUK）。
- 蚕食性角膜溃疡（Moreen 溃疡）：特发性，包括两种类型。
  - Ⅰ型：更常见（75%），良性，单侧；

发生于老年患者；保守治疗有效。

- Ⅱ型：进行性，双侧；发生在较年轻的患者中，在非裔美国男性中更为常见；可能与共存的寄生虫血症有关。

- 葡萄球菌性边缘性角膜炎：对金黄色葡萄球菌的免疫应答（超敏反应），与葡萄球菌性睑缘炎、酒渣鼻、粟粒性小疱和血管化有关。

【症状】

疼痛、流泪、畏光、眼红和视力下降，可能没有症状。

【体征】

视力正常或下降，结膜充血，睫状充血，角膜变薄，角膜水肿，前房细胞和闪辉，前房积脓；常有角膜浸润；可能穿孔。

- 边缘性角膜溶解：进展迅速的急性溃疡，通常在一侧；角膜上皮缺失；上方角膜上皮愈合后溶解改善，可能有相关的巩膜炎（图 5-12）。

- 蚕食性角膜溃疡：沿周边向中心扩散的角膜变薄和溃疡，伴有前缘被破坏；可有新生血管形成（图 5-13）。

- 葡萄球菌边缘性角膜炎：距角膜缘 1～2mm 有溃疡和白色浸润，中间有透明区（图 5-14），荧光素染色常为阳性，可能会发展为环状溃疡或继发感染。

【鉴别诊断】

感染性溃疡、无菌性溃疡（排除诊断）、Terrien 边缘性角膜变性、透明性边缘性角膜变性、老年性沟状变性。

【评估】

- 完整的眼科病史和眼科检查，注意眼睑、角膜曲率、角膜、荧光素染色、前房和检眼镜检查。

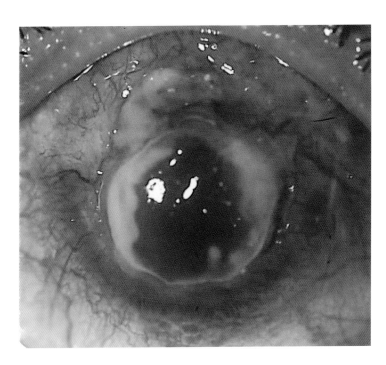

◀ 图 5-12 韦格纳肉芽肿病引起的角膜边缘溶解，表现为 360° 的周边性角膜溃疡

裂隙光线　　　Mooren 溃疡

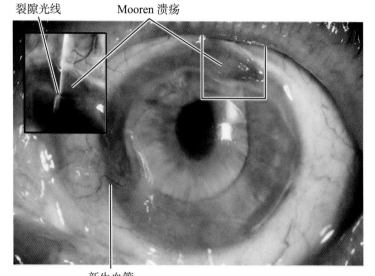

新生血管

◀ 图 5–13　蚕食性角膜溃疡表现为整个角膜周边变薄和溃疡，在虹膜中部上方（逆时针方向）2～8 点可见溃疡前缘呈白色的不规则细线，延伸至角膜周边。8 点位置的角巩缘可见明显新生血管延伸。插图显示了裂隙光束下溃疡前缘的破坏

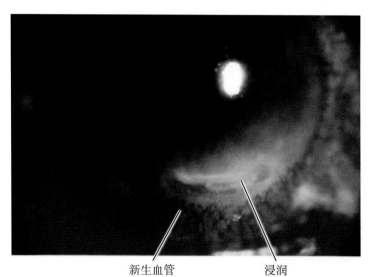

新生血管　　　　　　浸润

◀ 图 5–14　葡萄球菌边缘性角膜炎显示角膜边缘边界清晰的环形溃疡和浸润

- 完善角膜地形图 / 断层扫描。
- 实验室检查：CBC、ESR、RF、ANA、ANCA、抗环瓜氨酸肽（抗 CCP）、BUN、肌酐、尿常规；可检测丙型肝炎抗原（Mooren 溃疡）。
- 进行培养或涂片以排除感染性病因。
- 有全身性疾病或可能需要使用免疫抑制治疗时请内科或风湿免疫科会诊。

处　理

- 使用不含防腐剂的人工泪液（每小时 1 次）和眼膏（睡前 1 次）局部润滑治疗。
- 局部使用睫状肌麻痹药 1%（环戊酸酯，每天 2 次）缓解疼痛。

- 如果存在角膜上皮损伤，则使用局部抗生素（硫酸多黏菌素 B- 甲氧苄啶或妥布霉素滴眼液，每天 4 次）
- 可局部使用胶原酶抑制药（乙酰半胱氨酸，每天 1～4 次）。
- 可口服多西环素（50～100mg，口服，每天 1 次）。
- 治疗全身性疾病，通常需要口服免疫抑制药。
- 对角膜明显进行性变薄者可口服类固醇（泼尼松 60～100mg，口服，每天 1 次）；在开始全身使用类固醇之前，完善 PPD 和对照检测、CBC、血糖、血脂和胸片检查；对于长期使用类固醇（≥5mg，每天 1 次，≥3 个月）的患者，在基线和每 1～3 年检查 1 次身高、骨密度和脊柱 X 线。局部类固醇的使用在与自身免疫性疾病相关的 PUK 中的治疗效果存在争议［1% 甲羟孕酮（Provera）可能是最安全的选择］。
- 当需要长期全身性使用类固醇时，添加 H₂ 受体拮抗药（雷尼替丁 150mg，口服，每天 2 次）或质子泵抑制药（奥美拉唑 20mg，口服，每天 1 次）；还应添加钙、维生素 D，可能还需添加双膦酸盐或特立帕肽。
- 对睑缘炎患者使用热敷、眼睑按摩和眼睑清洁的方法维持眼睑卫生。
- 局部使用类固醇（1% 醋酸泼尼松龙或氟米龙，每天 4 次；根据需要调整和逐渐减量）和抗生素（硫酸多黏菌素 B- 甲氧苄啶、莫西沙星或妥布霉素滴眼液，每天 4 次）治疗葡萄球菌边缘性角膜炎。
- 如果角膜明显变薄，可能需要伴结膜切除的板层角膜切除术、整复性角膜成形术或穿透性角膜成形术；需角膜或葡萄膜炎专家共同诊治。
- 可考虑佩戴护目镜以防止穿孔。

【预后】

取决于病因；边缘性角膜溶解和 Mooren 溃疡的预后差。

四、角膜接触镜相关问题

【定义】

角膜接触镜引起的各种异常。现存的多种类型角膜接触镜，可大致分为硬性镜片和软性镜片。它们主要用于矫正屈光不正（近视、远视、散光和老视），但也可用作病变角膜的治疗（绷带镜），甚至用于美容（改变虹膜颜色或创造假瞳孔）。

- 硬性接触镜。
  - 硬性：由聚甲基丙烯酸甲酯（polymethylmethacrylate，PMMA）制成，透氧性差（图 5-15）；依赖于瞬目时进入镜片下方的泪液为角膜提供营养。通常为日戴型，矫正视力效果良好，但会因角膜缺氧导致角膜水肿和视物模糊，现如今已很少使用。
  - 硬性透氧接触镜：由醋酸丁酸纤维素、硅丙烯酸盐或硅复合 PMMA 制成（图 5-16），高透氧性使得舒适度更高并改善了角膜营养状况。用

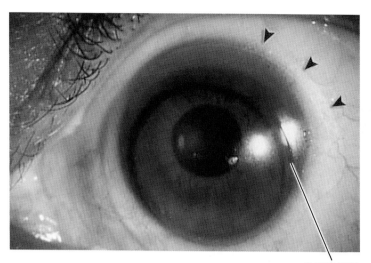

◀ 图 5-15　硬性角膜接触镜，可见镜片的边缘（箭头）和中央光学部分（线）

角膜接触镜

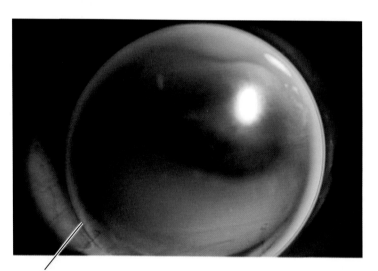

◀ 图 5-16　荧光素染色模式下的硬性透氧接触镜

角膜接触镜

于日戴，是圆锥角膜和高度散光患者的首选镜片。它是最难适应的角膜接触镜，但它的角膜接触镜相关角膜炎发生率最低。也制成特殊透镜和混合透镜［如 SynergEyes、波士顿眼表接触镜（PROSE）］。

- 软性镜片。
  - 日戴型：水凝胶镜片（甲基丙烯酸羟甲酯），比硬性镜片更舒适和灵活。由于与角膜适应性良好（图 5-17），因此对大度数散光矫正效果欠佳。其佩戴时间的长短取决于透氧性和含水量。环曲面的镜片可适用于 3D 以内的散光。
  - 长戴型：可持续佩戴 1 周至 30 天后丢弃的一次性镜片，过夜佩戴时感染性角膜炎（约 1 : 500）风险较高（10~15 倍）。

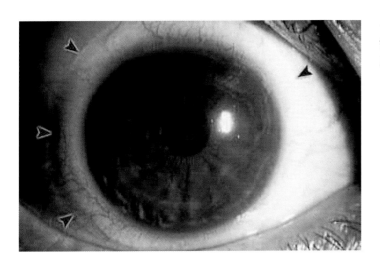

◀ 图 5-17 软性角膜接触镜，注意覆盖于巩膜上的镜片边缘（箭头）

【症状】

异物感、视力下降、眼红、流泪、眼痒、烧灼感、疼痛、镜片存在感，应尽量减少镜片的佩戴时长。

【体征和处理】

- 角膜擦伤：引起由于角膜上皮缺失导致的角膜荧光素染色阳性；角膜接触镜相关因素包括镜片下异物、镜片损坏、镜片不适配、角膜缺氧、镜片佩戴或摘取技术不佳。

  – 无须对角膜损伤部位进行修补，治疗同外伤性角膜擦伤。

- 角膜缺氧：具体如下。

  – 急性：结膜充血和上皮缺损（PMMA 角膜接触镜）。

  ○ 暂停佩戴角膜接触镜。

  ○ 局部应用抗生素眼膏（硫酸多黏菌素 B–杆菌肽，每天 3 次，3 天）。

  ○ 当急性缺氧解决后，替换为更高透氧率的角膜接触镜。

  – 慢性：角膜点染、角膜上皮微囊肿、基质水肿和角膜新生血管形成。

  ○ 暂停佩戴角膜接触镜或减少佩戴时间。

  ○ 替换为更高透氧率的角膜接触镜。

- 接触镜相关性树枝状角膜炎：结膜炎、假树枝状病变。

  – 暂停佩戴角膜接触镜。

- 接触镜护理液过敏或毒性反应：结膜充血、弥漫性角膜点染或糜烂；发生于使用含有防腐剂（如硫柳汞）的护理液时。

  – 暂停佩戴角膜接触镜。

  – 识别并中断毒性物质接触；彻底清洁、冲洗和消毒镜片，重新指导患者进行正确的镜片护理或改变护理方式，更换软性角膜接触镜或抛光硬性角膜接触镜。

  – 局部应用抗生素眼膏（红霉素或杆菌肽，每天 3 次，3 天），不包扎。

- 角膜新生血管形成：由慢性缺氧引起的浅表或深部血管向中央生长。1～2mm 的表层角膜血管翳在软性角膜接触镜配戴者中很常见；>2mm 的血管翳较严重，其深部血管可引起基质出血、脂质沉积和瘢痕形成（图 5-18 和图 5-19）。

- 如果新生血管>2mm，暂停佩戴角膜接触镜并替换为更高氧传导性（Dk/L 值）的角膜接触镜。
- 局部应用类固醇（1% 醋酸泼尼松龙，每天 4 次）以促进血管消退。
- 可对大血管或深层血管进行氩激光光凝，以防止基质出血或再出血。
- 可在新生血管周围结膜下注射贝伐单抗（Avastin）（2.5mg/0.1ml，每月 1 次，持续 5 个月）。

• 角膜弯曲变形：与角膜水肿无关的角膜形状变化（规则和不规则散光），与镜片材料 [硬性 > 硬性透氧性角膜接触镜（rigid gas-permeable contact lens，

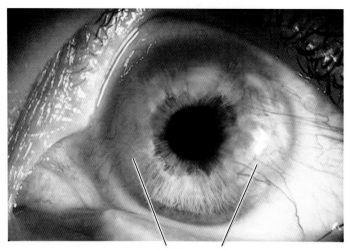

角膜新生血管形成

◀ 图 5-18 角膜接触镜引起的新生血管和瘢痕形成

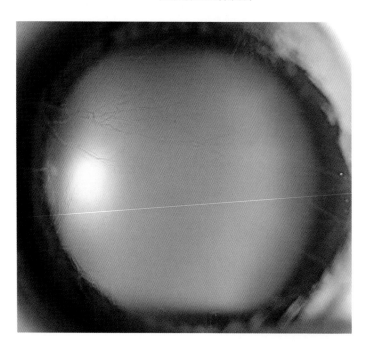

◀ 图 5-19 过度佩戴角膜接触镜引起的广泛角膜新生血管

RGP）＞软性]、贴合度和佩戴时间长短有关。

通常无症状，但有些患者可在戴眼镜或在角膜接触镜不耐受时视力变差，可能有最佳矫正视力下降或屈光度改变（尤其是散光轴向），特征为不规则散光且有类似圆锥角膜（假性圆锥角膜）的异常角膜地形图（图 5-20），可能会影响人工晶状体的计算。

* 停止佩戴角膜接触镜。

* 定期监测屈光度和角膜地形图直至稳定。

* 角膜接触镜破损：角膜接触镜破损表现为接触镜戴入时疼痛，取出后疼痛迅速缓解；仔细检查取出的硬性镜片碎片和软性镜片中的裂缝或裂口。
    - 更换破损的镜片。

* 角膜接触镜沉积物：明显的角膜接触镜沉积物（薄膜或团块）（图 5-21）、结膜充血、角膜糜烂、镜片过度移

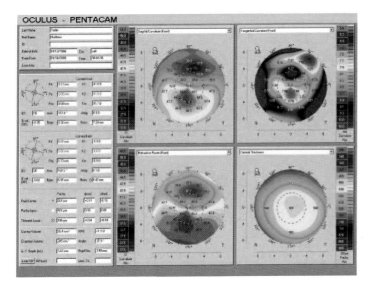

◀ 图 5-20　**Pentacam** 图像展示了角膜接触镜引起的角膜弯曲患者的角膜地形图和厚度图，注意顶部地形图中的不规则散光，下方的陡峭表现与圆锥角膜相似。右下图显示正常的角膜厚度，没有下方角膜的变薄

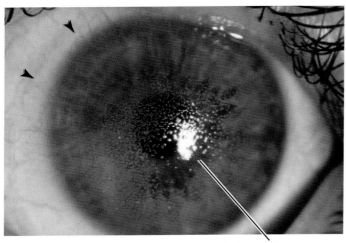

角膜接触镜上的沉积物

◀ 图 5-21　磷酸钙沉积在软性角膜接触镜上

动、巨乳头性结膜炎；老旧的角膜接触镜。

- 重新指导患者进行正确的镜片护理，定期酶清洁（软性镜片或 RGP）、频繁更换或使用一次性角膜接触镜，抛光硬性角膜接触镜。

- 巨乳头性结膜炎：由角膜接触镜蛋白沉积、结膜受到角膜接触镜相关机械刺激或软性镜片材料过敏引起。体征包括上睑结膜大乳头（＞0.33mm）、黏液分泌物、镜片涂层和可能继发于乳头的接触镜偏位；也可由缝合线暴露或眼部假体引起（见第 4 章）。
  - 轻度：更换角膜接触镜并重新指导患者进行正确的镜片护理；减少佩戴时间；增加酶清洁的频率；频繁更换或使用一次性角膜接触镜，或者将镜片材料从软性更换为 RGP；可以局部应用 0.1% 洛度沙胺氨丁三醇滴眼液（Alomide，每天 4 次）、肥大细胞稳定剂或抗组胺药（酮替芬、奥洛他定、4% 色甘酸钠滴眼液）。
  - 重度：暂停佩戴角膜接触镜，短期（几周）局部应用类固醇（1% 醋酸泼尼松龙或氟米龙，每天 4 次）。

- 感染性角膜炎：眼痛、眼红、角膜上皮缺损浸润、前房细胞和前房闪辉。所有与隐形眼镜相关的角膜浸润都当作感染治疗，尤其警惕假单胞菌或棘阿米巴。更常见于佩戴时间过长和软性角膜接触镜佩戴者，真菌性感染在温暖的气候更常见。
  - 暂停佩戴角膜接触镜。

- 实验室检查：角膜、角膜接触镜、护理液和眼镜盒的取材培养。

- 局部应用广谱抗生素［氟喹诺酮（Vigamox、Zymaxid 或 Besivance）或强效抗生素，每小时 1 次］，警惕假单胞菌和棘阿米巴感染。

- 角膜接触镜佩戴者的角膜浸润或上皮缺损严禁包扎。

- 无菌性角膜浸润：范围小（1mm），周边，常为多灶性、白色、环状的角膜病变；角膜上皮通常完整；需排除其他诊断。
  - 暂停佩戴角膜接触镜。
  - 使用无防腐剂护理液。
  - 也应当作感染治疗。

- 贴合不良（过松）：上睑刺痛、角膜缘充血、瞬目时镜片过度移位、镜片中心定位不佳、镜片边缘气泡、镜片边缘游离、瞬目时角膜曲率改变，以及更暗、更快的下部检影反射。
  - 增加矢状拱顶；选择更小基弧或更大直径的角膜接触镜。

- 贴合不良（过紧）：角膜缘周围有充血或压痕，瞬目时镜片移动极小，视网膜检影反射模糊，角膜水肿，扭曲的角膜曲率可在瞬目后恢复。
  - 减少矢状拱顶；选择更大的基弧或更小直径的角膜接触镜。

- 上方角膜缘角结膜炎：由角膜接触镜过敏或贴合不良引起。体征包括上睑微乳头、上方角膜缘充血、上方球结膜荧光素染色和 12 点微血管翳（见第 4 章）。
  - 暂停佩戴角膜接触镜，更换或清洁

角膜接触镜，使用不含防腐剂的护理液（无硫柳汞）。

- 对于持续性的病例，考虑局部使用类固醇（1% 醋酸泼尼松龙或氟米龙，每天 4 次）或 0.5%～1.0% 硝酸银滴眼液。

• 浅层点状角膜炎：由镜片贴合不良、干眼或角膜接触镜护理液反应引起的角膜表面点状荧光素染色。

- 暂停佩戴角膜接触镜。
- 局部使用人工泪液润滑可至每小时 1 次。
- 对于严重病例可局部使用广谱抗生素（硫酸多黏菌素 B- 甲氧苄啶、莫西沙星或妥布霉素，每天 4 次）。
- 重新配适角膜接触镜。
- 干眼患者可考虑泪点栓塞。

【评估】

• 完善眼科病史问诊，尤其是角膜接触镜的佩戴和护理习惯。

• 完整的眼睛检查，注意镜片的贴合度、镜片表面、翻转上眼睑详细检查，并检查结膜、角膜曲率和角膜。

• 行角膜地形图 / 断层扫描。

• 行干眼评估：泪河高度、泪膜破裂时间、丽丝胺绿或虎红染色和 Schirmer 测试（见第 4 章）。

• 实验室检查：如存在角膜浸润则进行角膜、角膜接触镜、眼镜盒和镜片护理液的培养或涂片以排除感染。

【预后】

通常良好，严重或中央角膜感染除外。

五、其他

【定义】

• 角膜干凹斑：由于角膜干燥继而出现局部角膜变薄，致角膜邻近组织隆起。表现为局限凹陷（近角膜缘侧较斜，近角膜中央侧较陡）（图 5-22），荧光素染料积聚；通常发生在翼状胬肉或滤泡附近。

• 暴露性角膜病变：各种原因（包括神

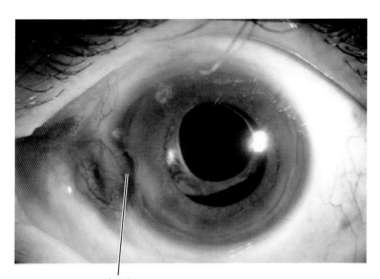

干凹斑

◀ 图 5-22　干凹斑表现为鼻侧角膜凹陷或变薄

经营养性）、神经麻痹［第Ⅶ对脑神经麻痹（Bell 麻痹）］、眼睑错位、夜间眼球突出（或任何原因导致的眼球突出）引起眼表长期暴露在环境中导致角膜干燥及角膜上皮损伤；并发症包括丝状角膜炎、角膜溃疡、感染性角膜炎和瘢痕（图 5-23），可能会发生角膜溶解及穿孔。

- 丝状角膜炎：黏液丝和脱落的上皮细胞黏附在角膜上皮上（图 5-24 和

图 5-25），可由多种原因引起，包括干眼症、眼部包扎、复发性糜烂、大疱性角膜病变、上方角膜缘角膜结膜炎、HSV 感染、药物或上睑下垂；瞬目时会因丝状物拉动完整的上皮而导致疼痛。

- 角膜后沉积物：由既往炎症发作遗留的角膜内皮上细小、中等或大量的炎症细胞沉积。通常是圆形的白点（图 5-26），也可以是半透明的或色素

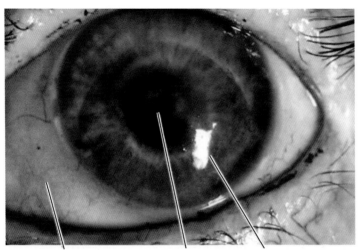

孟加拉红染色　　　　溃疡　　不规则光反射

◀ 图 5-23　暴露性角膜病变经过睑裂间孟加拉红染色，可见一中央角膜神经营养性溃疡和一道不规则的角膜上反射光束

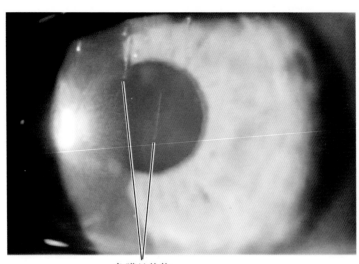

角膜丝状物

◀ 图 5-24　丝状角膜炎的丝状物，表现为附着在角膜上的细垂直线

性的；可能呈羊脂状（肉芽肿性葡萄膜炎）或星状（Fuchs 异色性虹膜睫状体炎）外观；随着时间的推移，经常会溶解、消失或色素化。

- 神经营养性角膜炎：角膜神经支配受损引起的角膜变性（三叉神经或其分支受损），最常见病因有单纯疱疹、带状疱疹、三叉神经手术、听神经瘤、糖尿病、局部药物毒性（注意：局部麻醉药滥用）、角膜损伤（烧伤、滥用角膜接触镜、眼科手术）；此外还有脑血管意外、肿瘤、动脉瘤、外伤、多发性硬化症、Riley-Day 综合征、麻风病。角膜感觉减退及部分或完全感觉缺失导致上皮缺损、溃疡、瘢痕甚至穿孔（图 5-27），常无症状。Mackie 分类：第一阶段，角膜染色阳性；第二阶段，角膜上皮缺损无法愈合；第三阶段，角膜基质溶解。

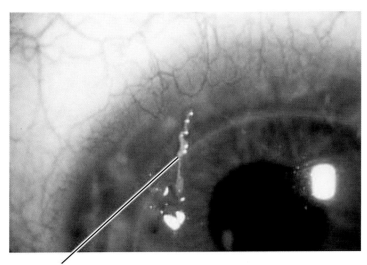

角膜丝状物

◀ 图 5-25　角膜丝状物表现为附着在角膜上方的不透明线

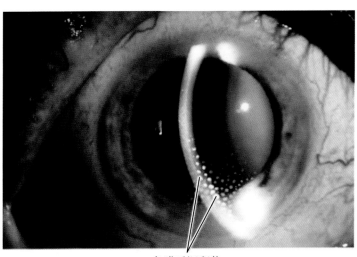

角膜后沉积物

◀ 图 5-26　弓形虫病患者的中央和下方角膜内皮上有白色、羊脂状、肉芽肿性、角膜后沉积物

- 浅层点状角膜炎：非特异性、细小的上皮缺陷，荧光素点状染色（图 5-28）。与睑缘炎、任何原因引起的干眼、外伤、异物、倒睫、紫外线（ultraviolet, UV）或化学灼伤、药物、角膜接触镜相关、眼表暴露和结膜炎有关。

- Thygeson 浅层点状角膜炎：双侧、复发性、灰白色、轻度隆起的上皮病变（类似腺病毒性角结膜炎中的早期上皮下浸润）（图 5-29），可不伴其他体征；很少或无荧光素染色。病因不明，可能和病毒感染有关；通常发生在 20—30 岁。

【症状】

无症状；可能有干燥感、异物感、分泌物、流泪、畏光、眼红、视力下降。

【体征】

视力正常或减退；可能有眼睑闭合不全、结膜充血、角膜知觉减退、角膜着

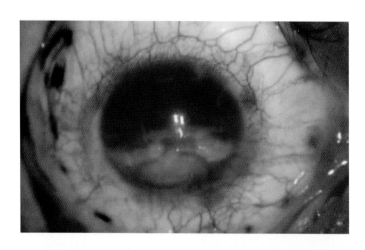

◀ 图 5-27 神经营养性角膜炎表现为角膜瘢痕和混浊

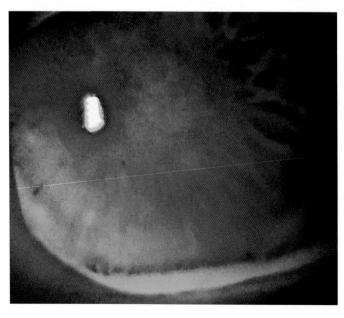

◀ 图 5-28 浅层点状角膜炎显示中央角膜上皮弥漫性荧光素染色

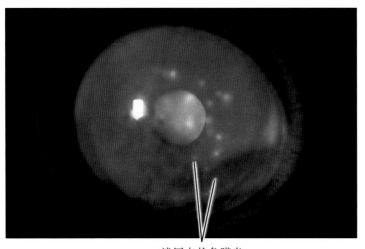

◀ 图 5-29　Thygeson 浅层点状角膜炎在钻蓝光下显示为多个白色星形角膜混浊

浅层点状角膜炎

染、浅层点状角膜炎（下方或暴露性角膜病的中央带）、丝状物（可被荧光素染色）、上皮下浸润、角膜上皮缺损、水肿、瘢痕形成、溃疡或穿孔、角膜后沉积物、前房细胞和闪辉。

【鉴别诊断】

如前所述。

【评估】

- 完善眼科病史和眼科检查，注意眼睑、结膜、角膜、眼压、前房、脑神经检查。
- 行角膜知觉检查：将棉签顶端捻成一条细线进行定性检测或利用 Cochet Bonnet 触觉测量器进行定量检测。
- 神经营养性角膜炎的病因治疗。

处　理

- 局部润滑：应用不含防腐剂的人工泪液（每小时 1 次）和眼膏（睡前 1 次）。
- 对于中度浅层点状角膜炎、暴露性和神经营养性角膜炎，局部应用抗生素眼膏（红霉素、多孢菌素或杆菌肽，每天 3 次）治疗；如果情况严重，考虑应用睫状肌麻痹药（1% 环戊酸酯或 0.25% 东莨菪碱，每天 2 次）和加压包扎（角膜塑形镜佩戴者除外）。
- 对于中至重度干眼、暴露性和神经营养性角膜炎，考虑泪点栓塞、睡前眼睑贴胶带、湿房镜、绷带镜、羊膜移植（PROKERA）、波士顿眼表接触镜（PROSE）或睑缘缝合术。
- 清洁、更换或停止佩戴角膜接触镜。
- 使用无菌棉签清除丝状物；对迁延不愈的丝状角膜炎考虑使用胶原酶抑制药（10% 乙酰半胱氨酸，每天 1~4 次）或佩戴绷带镜。

- 角膜溶解时可局部使用 10% 乙酰半胱氨酸、四环素和（或）类固醇（甲羟孕酮），小的（<2mm）角膜穿孔可用氰基丙烯酸酯胶和绷带镜，更大的角膜穿孔需行板层或穿透性角膜移植。
- 对于神经营养性角膜炎，局部使用重组人神经生长因子［0.002% 塞奈吉明（Oxervate）］，每天 6 次，持续 8 周。
- 对严重的神经营养性角膜炎，可考虑进行角膜神经再生手术。
- 对神经营养性角膜炎的病因治疗。
- 对于 Thygeson 浅层点状角膜炎，局部使用温和类固醇激素（氯替泼诺或氟米龙，每天 4 次，治疗 1~2 周；然后缓慢减量）。
- 可佩戴绷带镜缓解症状。

【预后】

除神经营养性角膜炎外预后良好。

六、角膜水肿

【定义】

角膜基质（由内皮功能障碍引起的基质水肿）或上皮（由眼压升高或上皮缺氧引起的细胞间或微囊水肿）的局灶性或弥漫性水肿。

【病因】

炎症、感染、Fuchs 角膜内皮营养不良、后部多形性角膜内皮营养不良、先天性角膜内皮营养不良、水肿（圆锥角膜或透明边缘变性）、急性闭角型青光眼、先天性青光眼、既往眼部手术［无晶状体或人工晶状体眼的大疱性角膜病变（图 5-30）或移植失败］、角膜接触镜过度佩戴、低眼压、创伤、眼术后、虹膜角膜内皮综合征、Brown-McLean 综合征（无晶状体患者的角膜外周水肿可能由内皮接触松软的虹膜引起）、眼前节缺血、中毒（金刚烷胺、氯己定）。

【症状】

无症状；可有畏光、异物感、流泪、眼痛、光晕、视力下降。

【体征】

视力正常或下降，角膜光反射差，角膜增厚，上皮微囊和大疱，上皮缺损不愈合，浅层点状角膜炎，基质混浊，后弹力层皱褶，滴状角膜变性，前房细胞和闪辉，眼压降低或增高，虹膜角膜接触，无晶状体，人工晶状体，前房玻璃体；可能会在后期出现上皮下瘢痕（血管翳）（图 5-31）。

【鉴别诊断】

间质性角膜炎、角膜瘢痕、Salzmann 结节性角膜变性、鳄鱼皮革样变性、带状角膜病变、上皮基底膜营养不良、Meesman 角膜营养不良。

【评估】

- 完整的眼科病史和眼科检查，注意视力、角膜、眼压、前房、房角镜和虹膜的检查。
- 角膜厚度测量。
- 可行显微镜或共聚焦显微镜检查。

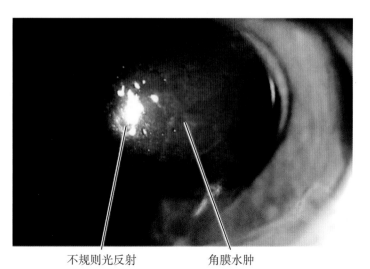

◀ 图 5–30 人工晶状体眼的大疱性角膜病变表现为角膜水肿，中央角膜皱襞，基质混浊，不规则反射光束

不规则光反射　　　角膜水肿

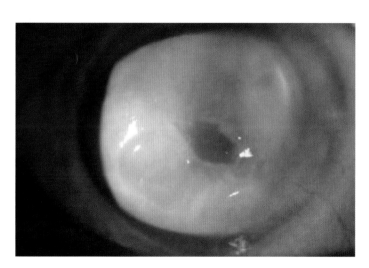

◀ 图 5–31 慢性角膜水肿伴有大片上皮下瘢痕或瘢痕疙瘩

处 理

- 用高渗盐水眼膏（5% 氯化钠或依地酸钙钠滴眼液，每天 3 次）以缓解症状；局部应用类固醇（1% 醋酸泼尼松龙，可至每天 4 次）和睫状肌麻痹药（0.25% 东莨菪碱，每天 2~4 次）。

- 有角膜上皮缺损时局部应用广谱抗生素（硫酸多黏菌素 B- 甲氧苄啶、莫西沙星或妥布霉素，每天 4 次）；考虑使用绷带镜、羊膜（PROKERA）、波士顿眼表接触镜（PROSE）或睑缘缝合术治疗持续性上皮缺损。

- 病因治疗（例如，对无晶状体或人工晶状体大疱性角膜病变、Fuchs 内皮营养不良和先天性内皮营养不良行穿透性角膜移植术或内皮角膜移植术，对闭角型青光眼行降眼压和虹膜切开术治疗，对急性水肿和产伤进行观察和对症治疗）。

【预后】

取决于病因。

七、移植排斥与失败

【定义】

- 移植（图 5-32）排斥：同种异体移植排斥反应是一种免疫介导的反应，可能在角膜移植手术后早期或晚期发生。上皮排斥少见但发生较早，基质排斥可能出现上皮下浸润，内皮排斥通常不会发生在移植后的前 2 周。

- 移植失败：由原发供体不良（手术后 6 周内植片不透明）、同种异体移植物排斥、疾病复发、青光眼或新生血管形成引起的角膜水肿和混浊（图 5-33）。

【症状】

眼痛、畏光、眼红和视力下降。

【体征】

视力下降、结膜充血、睫状充血、角膜水肿、血管形成、上皮下浸润、上皮排斥线、内皮排斥线（Khodadoust 线）（图 5-34）、角膜后沉积物、前房细胞和闪辉；眼压可能升高。

【鉴别诊断】

眼内炎、HSV 角膜炎、腺病毒性角膜炎、前葡萄膜、前段缺血。

【评估】

- 完整的眼科病史和眼科检查，注意视力、结膜、角膜、缝线完整性、眼压和前房的检查。
- 行角膜厚度测量。

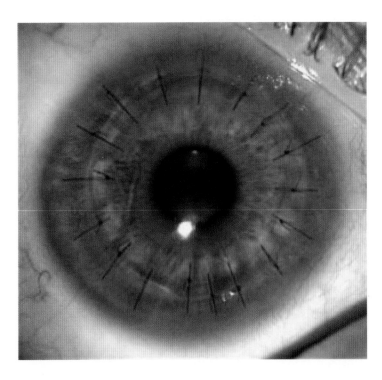

◀ 图 5-32　间断缝合下的透明角膜移植片

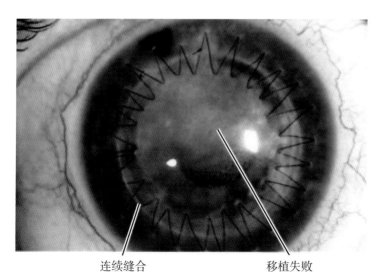

◀ 图 5-33　中央角膜混浊的移植失败，注意连续缝合和移植物的边缘（缝合线下的白线）

连续缝合　　　　　　移植失败

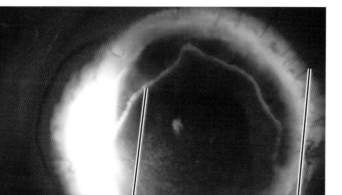

◀ 图 5-34　移植失败伴排斥线和角化沉积物

排斥线　　　　　　缝合线

处　理

- 局部使用类固醇（起始 1% 醋酸泼尼松龙，每小时 1 次；或者 0.05% 二氟泼尼酯，每 2 小时 1 次，逐渐减量）和睫状肌麻痹药（1% 环戊酸酯或 0.25% 东莨菪碱，每天 3 次）。

- 可口服类固醇（起始泼尼松 60~80mg，口服，每天 1 次；在之后的 5~7 天内迅速减量）或结膜囊下类固醇注射（曲安奈德 40mg/ml）；在开始全身类固醇治疗前，先完善 PPD 和对照检测、血糖和胸片。

- 在全身类固醇治疗时，加入 H_2 受体拮抗药（雷尼替丁 150mg，口服，每天 2 次）或质子泵抑制药（奥美拉唑 20mg，口服，每天 1 次）。

- 局部使用环孢素是有争议的。
- 如果复发性单纯疱疹病毒性角膜炎是诱发因素，则使用全身性抗病毒药物治疗（阿昔洛韦 400mg，口服，每天 3 次，为期 10～21 天；然后改为每天 2 次，为期 12～18 个月）。
- 可能需要治疗眼压增高（见第 11 章）。
- 可考虑再次角膜移植或人工角膜移植（图 5-35）。

【预后】

30% 的患者在术后 1 年内出现排斥反应。早期及时治疗预后良好；继发于移植失败、HSV 角膜炎、急性角膜溃疡、化学灼伤和其他眼部疾病（干眼病、暴露性角膜病变、眼瘢痕性类天疱疮、Stevens-Johnson 综合征、葡萄膜炎和青光眼）的穿透性角膜移植预后较差；继发于角膜水肿（无晶状体或人工晶状体大疱性角膜病变、Fuchs 内皮细胞营养不良）、圆锥角膜、角膜瘢痕或混浊、角膜营养不良的穿透性角膜移植效果较好。

八、感染性角膜炎：角膜溃疡

【定义】

由感染性微生物引起的，破坏角膜组织（上皮和基质）的炎症。危险因素包括佩戴隐形眼镜、外伤、干眼症、暴露性角膜病变、大疱性角膜病变、神经营养性角膜炎和眼睑异常。

【病因】

- 细菌：最常见的病原体为金黄色葡萄球菌、表皮葡萄球菌、肺炎链球菌（图 5-36）、铜绿假单胞菌（图 5-37）、流感嗜血杆菌、卡他莫拉菌；应注意奈瑟菌、白喉棒状杆菌、埃及嗜血杆菌和李斯特菌，能穿透完整的上皮，引起上皮缺损；而草绿色链球菌能引起结晶样角膜病变（角膜中央分支状玻璃破裂样阴影，无上皮缺损，与长期使用局部类固醇有关）（图 5-38 和图 5-39）。

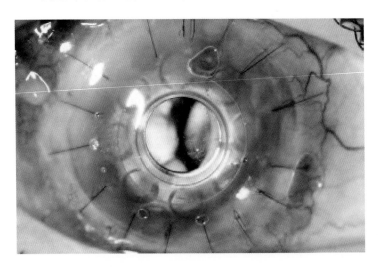

◀ 图 5-35　波士顿 K-pro1 型人工角膜

- 真菌：病原体通常是曲霉菌、念珠菌或镰刀菌。角膜常有卫星状浸润、羽毛状边缘、内皮斑块等表现，可穿透后弹力层（图 5-40）。与外伤有关，尤其是植物性外伤。
- 寄生虫。
  - 棘阿米巴原虫：早期类似 HSV 上皮型角膜炎，后期伴有神经性疼痛和角膜环状浸润（图 5-41）；常因角膜接触棘阿米巴污染的水源而发病，特别是污染的水清洗接触镜或不良的戴镜习惯。患者眼痛剧烈，常与体征不符。
  - 微孢子虫：环状浸润引起弥漫性角膜上皮炎（图 5-42），伴有微小的白色上皮内浸润（内含生物体）（图 5-43）；常发生在获得性免疫缺陷综合征患者中。

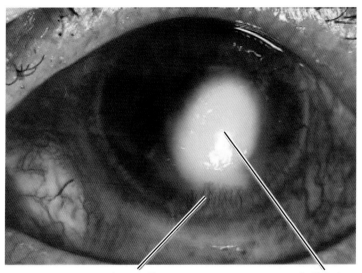

新生血管　　　　　　　角膜溃疡

◀ 图 5-36　细菌性角膜炎，可见肺炎链球菌引起的大片角膜中央溃疡。可以看到白色黏稠状角膜浸润，以及重度结膜充血

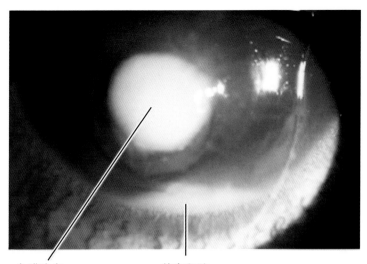

角膜溃疡　　　　前房积脓

◀ 图 5-37　细菌性角膜炎，可见铜绿假单胞菌引起的角膜溃疡及其周边角膜水肿，还可见前房积脓形成

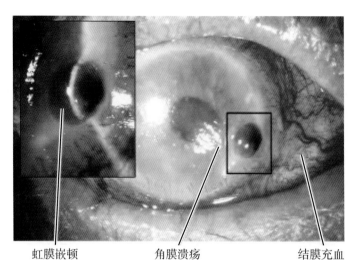

◀ 图 5-38　角膜溃疡穿孔，角膜混浊、瘢痕化、血管化，旁中央处穿孔伴有虹膜嵌顿，图示角膜穿孔处嵌顿虹膜的裂隙灯光带

虹膜嵌顿　　　　角膜溃疡　　　　结膜充血

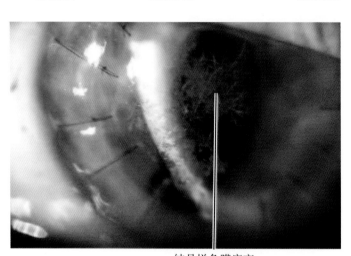

◀ 图 5-39　草绿色链球菌引起的结晶样角膜病变表现为白色的分支状玻璃破裂样阴影

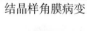

结晶样角膜病变

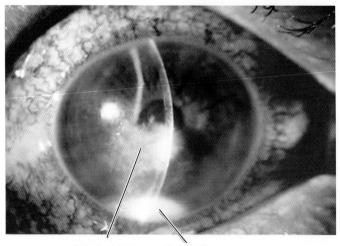

◀ 图 5-40　真菌性角膜炎，表现为中央角膜浸润，浸润边缘呈羽毛状，严重的结膜充血和少量的前房积脓

真菌性角膜炎　　前房积脓

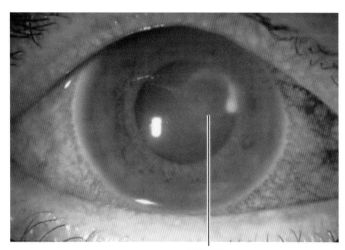

◀ 图 5-41 棘阿米巴角膜炎表现为典型的环状浸润

环状浸润

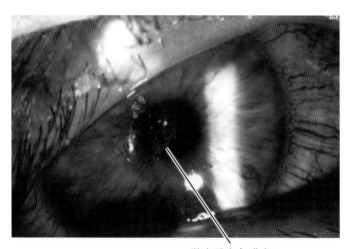

◀ 图 5-42 微孢子虫角膜炎表现为弥漫性、白色浸润的角膜上皮炎

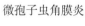
微孢子虫角膜炎

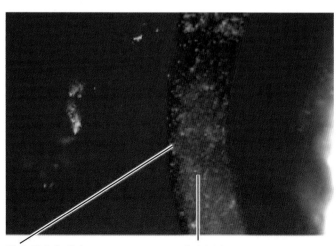

◀ 图 5-43 与图 5-40 所示为同一患者，表现为微孢子虫角膜炎的上皮内浸润

微孢子虫角膜炎　　上皮内浸润

- 病毒。
  - 单纯疱疹病毒（HSV）：在美国，复发性 HSV 感染是感染性角膜炎最常见的病因，也是感染性致盲眼病的最常见原因。在 4 岁和 60 岁时，HSV Ⅰ 型的血清学阳性检出率分别为 25% 和 100%。初次感染后，病毒潜伏于三叉神经节或角膜。病毒再激活与紫外线暴露、发热、压力、月经、创伤、疾病和免疫抑制有关。1 年复发率约为 25%，5 年约为 50%；复发的风险随复发次数的增加而增加。HSV 角膜炎存在以下几种类型。
    - 上皮型角膜炎：可表现为浅层点状角膜炎、水疱样角膜炎、树枝样溃疡（溃疡末端呈泡状膨大）（图 5-44 和图 5-45）、地图样溃疡（圆齿状边界）或边缘性溃疡［角膜缘血管扩张，边缘溃疡无明显界限（葡萄球菌性边缘溃疡有明显界限）］，伴有瘢痕和角膜知觉减退（神经营养性角膜病变）。
    - 角膜基质炎两种类型如下。
      间质性或免疫性角膜炎：常呈自限性（2～6 个月），细胞介导的免疫反应，具有完整的上皮，局部基质受累（图 5-46），细小角化沉淀，遗留瘢痕、基质变薄，伴有新生血管生成。
      坏死性角膜炎：抗原 - 抗体 - 补体介导的免疫反应，角膜上皮缺损，伴有基质炎症，溃疡和严重的虹膜炎，有基质穿孔的风险。
    - 内皮型角膜炎（内皮炎或盘状角膜炎）：前房活动性病毒感染引起角膜葡萄膜炎，伴有角膜水肿（盘状、弥漫性或线状）、角化沉淀、眼压增高、前房细胞和房水闪辉。
    - 疱疹性或神经营养性溃疡：单纯疱疹病毒基底膜疾病引起的非感染性、

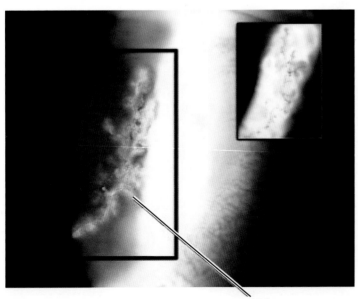

HSV 树突

◀ 图 5-44 HSV 上皮型角膜炎表现为末端膨大的树枝样损害，插图为树枝样损害，孟加拉红染色阳性

不可愈合的上皮缺损，边缘呈灰白色，可能有神经营养成分。

- 带状疱疹病毒（VZV）：眼带状疱疹（第 3 章）的眼部表现和并发症是由感染、炎症、免疫反应和瘢痕引起的，可能是急性、慢性或复发性的，并且可能危及视力。除了角膜炎（65%），还可能有眼睑改变、结膜炎、巩膜外层炎、巩膜炎、葡萄膜炎、视网膜炎、视神经炎、血管炎（虹膜萎缩、眶尖综合征）和眼外肌（Ⅲ、Ⅳ或Ⅳ）麻痹；可能进展成青光眼和白内障。VZV 角膜炎存在以下几种类型。

  ○ 上皮型角膜炎：可表现为浅层点状角膜炎（早期）或假树枝状［早期或晚期；表现为粗糙、堆积的上皮斑块，不伴有末端泡状膨大（图 5-47）］，病毒可在角膜表面停留 1 个月。

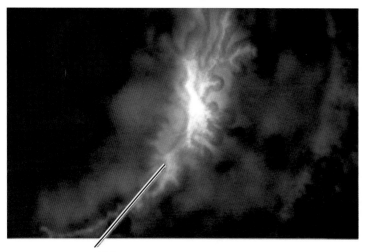

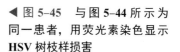

HSV 树突

◀ 图 5-45 与图 5-44 所示为同一患者，用荧光素染色显示 HSV 树枝样损害

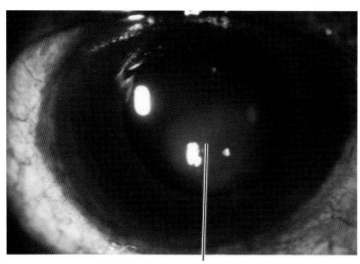

HSV 盘状角膜炎

◀ 图 5-46 HSV 角膜炎表现为角膜中央圆盘状水肿

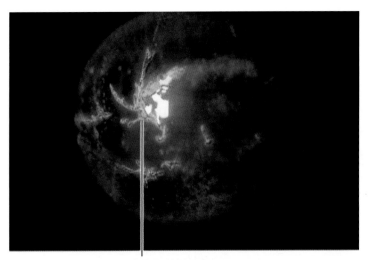

带状疱疹病毒假树枝样浸润

- 基质型角膜炎：前基质浸润，表现为盘状水肿，晚期可出现周围性水肿、角膜血管化、瘢痕、溃疡和脂质角膜病变等。
- 角膜内皮炎：病毒感染或免疫反应导致角膜内皮睫状体炎，伴有局灶性基质水肿、角化沉淀物、前房细胞和房水闪辉；长期角膜水肿可伴有广泛内皮损伤。
- 黏液斑性角膜病变：上皮型角膜炎在几个月或几年后进展为黏液斑性角膜炎；黏液斑块的大小、形状和位置每天都有所不同；与角膜感觉减退、角膜基质炎、眼前段的炎症、眼压增高、白内障有关。
- 间质性角膜炎：角膜血管化和瘢痕形成。
- 神经营养性角膜炎：由神经损伤引起的角膜感觉减退，常呈自限性；若无法自愈，瞬目丧失和泪膜功能障碍将导致角膜上皮细胞坏死，引发感染、溃疡和穿孔。

- 暴露性角膜病变：由眼睑瘢痕、兔眼症和神经营养性角膜病变引起；可发展为严重干眼，并伴有溃疡和瘢痕。

【症状】

疼痛、分泌物、流泪、畏光、眼红、视力下降，可见角膜白斑。

【体征】

视力正常或下降，结膜充血，睫状充血，白色角膜浸润灶，荧光素染色显示上皮缺损，卫星灶（真菌），角膜水肿，后弹力层皱褶，树枝样病变（HSV）、假树枝样病变（VZV），皮肤疱疹，神经周围和环状浸润（棘阿米巴），角膜变薄，后弹力层膨出，前房细胞和房水闪辉，前房积脓，黏液样分泌物；可能有巩膜炎、眼压增高、虹膜萎缩、白内障、视网膜炎、视神经炎或脑神经麻痹。

【鉴别诊断】

无菌性溃疡、盾形溃疡（春季角膜结

膜炎）、葡萄球菌性边缘性角膜炎、流行性角膜结膜炎上皮下浸润、眼玫瑰痤疮、角膜边缘溶解症、蚕蚀性角膜溃疡、边缘角膜变性、角膜擦伤、复发性糜烂、基质瘢痕、浅层点状角膜炎、麻醉药物滥用（上皮细胞边缘不规则，周围上皮异常，伴或不伴混浊、浸润）、酪氨酸血症（假树枝样）。

【评估】

- 采集完整的眼科病史、外伤史和隐形眼镜的使用和护理情况。

- 全面眼科检查，注意视力、眼睑、巩膜、角膜（感觉、溃疡大小和深度、浸润特征、荧光素和孟加拉红染色、变薄程度）、眼压和前房的检查。

- 实验室检查：用无菌刮刀或刀片刮取角膜溃疡组织，涂抹在玻片上送常规细菌培养、Sabouraud 培养基（真菌）、巧克力琼脂（流感嗜血杆菌、淋病奈瑟球菌）、革兰染色（细菌）、Giemsa 染色（真菌、棘阿米巴）；如怀疑棘阿米巴和分枝杆菌感染，可考虑荧光增白剂染色和抗酸染色。

- 对于进展性疾病、培养阴性或深部脓肿（通常是真菌、棘阿米巴、结晶性角膜病变），可考虑进行角膜活检。

- 考虑用共聚焦显微镜识别真菌菌丝、棘阿米巴包囊和诺卡菌。

- 极少情况下需考虑做聚合酶链反应、直接荧光抗体检测或 HSV 培养 [Tzanck 涂片、细胞学、酶联免疫吸附测定（enzyme-linked immunosorbent assay, ELISA）及血清学检测效果较差]。

处　理

- 暂停使用角膜接触镜。

- 切勿手术修补角膜溃疡。

- 在未明确病原微生物的情况下，先按细菌性溃疡治疗，直至培养结果确定病原微生物。

- 中央型、严重影响视力的细菌性和真菌性溃疡最初需要每天随访，若患者依从性较差，则需要住院治疗。

- 考虑用光化学疗法与角膜胶原交联（collagen cross-linking, CXL）治疗对抗菌药物不敏感的溃疡。

- 考虑使用自体血清滴眼液、泪点栓塞、绷带镜或手术（暂时或永久性眼睑缝合术、羊膜移植、部分或全角膜结膜瓣覆盖）来治疗暴露性或神经营养性角膜炎引起的持续性上皮缺损。

- 眼压高时降压治疗（见第 11 章），尤其是 VZV 感染。

- 小穿孔（≤1.5mm）可用氰基丙烯酸酯胶和隐形眼镜封闭，较大穿孔则需要用补片移植来修补。

- 对于最终形成中央瘢痕的患者，需行 PTK 或角膜移植术（板层或穿透性）；对于 VZV 移植失败的患者，可考虑使用人工角膜。

病原学治疗

- 小溃疡（<2mm）：局部使用广谱抗生素［加替沙星、贝西沙星或莫西沙星（Vigamox，Moxeza）起始每隔 1 小时 1 次；后期逐渐减量］。

- 大溃疡：局部广谱强化抗生素［妥布霉素 13.6mg/ml、头孢唑啉 50mg/ml 或万古霉素 50mg/ml，1h 内交替使用 1 次（即每 30 分钟 1 滴），持续 24～72h，然后逐渐减量］；依从性较差的患者可结膜下注射抗生素。

- 根据细菌培养和革兰染色结果调整抗生素。

- 局部使用睫状肌麻痹药（0.25% 东莨菪碱或 1% 阿托品，从每天 2 次减量至每天 1 次）。

- 在感染控制前禁用类固醇类药物（剂量低于局部抗生素的 1% 醋酸泼尼松龙）。类固醇虽然不增加并发症的发生率，但也无益处（但对一些严重的非诺卡菌性溃疡有效）［类固醇在角膜溃疡试验（Steroids for Corneal Ulcers Trial，SCUT）中的结果］。

- 可口服强力霉素来抑制胶原酶和金属蛋白酶的活性。

- 若发生角膜穿孔或炎症累及巩膜，可加用全身性抗生素。

真菌

- 局部抗真菌药［5% 那他霉素，每小时 1 次（丝状菌）；0.15%～0.3% 两性霉素 B，每小时 1 次（酵母菌）；1% 咪康唑，每小时 1 次；或者 1% 伏立康唑，持续 24～72h；然后缓慢减量］。外用那他霉素治疗丝状真菌溃疡优于伏立康唑，尤其是镰刀菌［由真菌溃疡治疗试验（Mycotic Ulcer Treatment Trail，MUTT）I 得出结论］。

- 对于严重感染，加用全身抗真菌药（酮康唑 200～400mg，口服，每天 1 次；或两性霉素 B 11mg/kg，静脉注射，6h 以上）。对于严重的丝状真菌溃疡，口服伏立康唑与局部抗真菌药物联合治疗无效，但可以考虑用于镰刀菌治疗（由 MUTT II 得出结论）。

- 局部使用睫状肌麻痹药（0.25% 东莨菪碱或 1% 阿托品，从每天 2 次减量至每天 1 次）。

- 禁用局部类固醇。

寄生虫

- 棘阿米巴：局部用药［0.02%～0.06% 聚六亚甲基双胍（Baquacil）或 0.02% 氯己定，0.1% 异硫氰酸丙脒（Brolene）或 0.1% 己脒定，1% 咪康唑或 1% 克霉唑，每小时 1 次，持续 1 周，然后在 2～3 个月内逐渐减量］；外用广谱抗生素（新霉素或巴龙霉素，每 2 小时 1 次）和口服抗真菌药（伏立康唑 200mg，或者酮康唑 200mg，或者伊曲康唑 100mg，口服，每天 2 次）。

- 局部使用类固醇是有争议的，可考虑用于严重坏死性角膜炎（1% 磷酸泼尼松龙，每天 1 次）。
- 局部使用睫状肌麻痹药（0.25% 东莨菪碱或 1% 阿托品，从每天 2 次减量至每天 1 次）。
- 考虑多次角膜清创，减少抗原，提高药物渗透性。
- 微孢子虫：局部使用烟曲霉素或 1% 伏立康唑，每 2 小时 1 次，持续 2 周，然后缓慢减量持续用 1 个月。

病毒

- HSV 上皮型角膜炎：局部抗病毒 ［0.15% 更昔洛韦凝胶，每天 5 次，直至溃疡愈合，然后每天 2 次，持续 7 天；或者 1% 曲氟尿苷，每 2 小时 1 次，直到溃疡愈合，然后改为每天 5 次，持续 7 天（2 周后要注意毒性反应，使用不超过 2～3 周）；或者 3% 阿糖腺苷，每天 5 次，持续 10～14 天 ］；或者口服抗病毒药物 ［阿昔洛韦 400mg，每天 5 次；或者泛昔洛韦 250mg，或者伐昔洛韦 500mg，每天 4 次，持续 7～10 天（树枝样溃疡），或者双倍剂量，持续 14～21 天（地图样溃疡）］；口服是首选，因为它与局部使用药物具有同样的效果，并且避免了某些局部药物的毒性，因为药物具有肾毒性，要防止 65 岁以上患者出现肾脏损害（检查尿素氮和肌酐），免疫抑制患者避免使用伐昔洛韦（有发生血小板减少性紫癜和溶血性尿毒症的风险）；考虑清除树枝状溃疡。考虑睫状肌麻痹药（0.25% 东莨菪碱或 1% 阿托品，从每天 2 次减量至每天 1 次）。
- HSV 基质型角膜炎：局部类固醇治疗至少 10 周 ［1.0% 醋酸或磷酸泼尼松龙，0.1% 地塞米松或氯替泼诺，每天 1 次，根据炎症的严重程度每天最多 8 次（当出现上皮性溃疡时，每天 2 次），根据反应调整并逐渐减少剂量 ］和口服抗病毒药物 ［无上皮性溃疡的治疗量：阿昔洛韦 400mg，每天 2 次；泛昔洛韦 250mg，每天 2 次；或者伐昔洛韦 500mg，每天 1 次。伴有上皮性溃疡的治疗剂量（前 7～10 天）：口服阿昔洛韦 800mg，每天 3～5 次；口服泛昔洛韦 500mg，每天 2 次；或者口服伐昔洛韦 1g，每天 4 次 ］。局部类固醇治疗 HSV 基质型角膜炎效果良好，但口服抗病毒药物联合局部使用类固醇药物无额外获益 ［由疱疹眼病研究（Herpetic Eye Disease Study，HEDS）Ⅰ得出结论 ］；口服抗病毒药物优于局部抗病毒药物，因为口服药物能更好地渗透角膜，并且局部用药超过 3 周具有毒性；考虑睫状肌麻痹药（0.25% 东莨菪碱或 1% 阿托品，从每天 2 次减量至每天 1 次）。如果上皮细胞不完整，考虑局部抗病毒（更昔洛韦，每天 3～5 次）。有些患者可能需要长期使用低剂量的局部类固醇以防止复发。眼压增高时降压治疗（见第 11 章）（不要使用缩瞳药或前列腺素类似物）。

- HSV 内皮型角膜炎：口服抗病毒药物（前 7～10 天的治疗剂量：阿昔洛韦 400mg，每天 3～5 次；泛昔洛韦 250mg，每天 4 次；或者伐昔洛韦 500mg，每天 4 次。预防剂量：阿昔洛韦 400mg，每天 2 次；泛昔洛韦 250mg，每天 2 次；或者伐昔洛韦 500mg，每天 1 次）和局部使用类固醇（1.0% 醋酸或磷酸泼尼松龙，0.1% 地塞米松或氯替泼诺，根据炎症的严重程度每天最多 8 次，根据反应调整并逐渐减少剂量）；考虑睫状肌麻痹药（0.25% 东莨菪碱或 1% 阿托品，从每天 2 次减量至每天 1 次）。平均愈合时间（3～4 周）比基质型角膜炎（＞10 周）短。眼压增高时降压治疗（见第 11 章）（不要使用缩瞳药或前列腺素类似物）。

- HSV 后疱疹性或神经营养性溃疡：使用不含防腐剂的人工泪液每隔 1 小时 1 次，局部使用广谱抗生素（加替沙星、莫西沙星、硫酸多黏菌素 B-甲氧苄啶或妥布霉素，从每天 4 次减量至每天 1 次）、佩戴绷带镜、羊膜（PROKERA），考虑波士顿眼表接触镜（PROSE），如果存在基质炎症可考虑局部使用温和的类固醇（氟米龙，每天 2 次）。

- 长期应用阿昔洛韦（400mg，每天 2 次）抗病毒治疗 1 年，随访 6 个月，可使任何类型单纯疱疹性角膜炎的复发率降低近 50%（由 HEDS Ⅱ 得出的结论）。另外，可以使用泛昔洛韦（250mg，每天 2 次）或伐昔洛韦（500mg，每天 1 次）。

- VZV：急性眼带状疱疹在出疹后 72h 内开始口服抗病毒药物治疗（阿昔洛韦 800mg，每天 5 次，连续 7～10 天，或者最好是泛昔洛韦 500mg 或伐昔洛韦 1g，每天 4 次）；局部使用抗生素眼膏（红霉素或杆菌肽，每天 4 次）治疗结膜或角膜上皮受累；局部使用类固醇（1% 醋酸泼尼松龙，从每天 1 次至每隔 4 小时 1 次，然后在几个月内慢慢减量）；考虑睫状肌麻痹药用于治疗基质角膜炎或虹膜炎（0.25% 东莨菪碱或 1% 阿托品，从每天 2 次减量至每天 1 次）；有些患者可能需要长期使用小剂量局部类固醇以防止复发；眼压增高时降压治疗（见第 11 章）（不要使用缩瞳药或前列腺素类似物）；眼睑异常（见第 3 章），或者带状疱疹后神经痛（见第 3 章）。

- 考虑使用伐昔洛韦进行低剂量抗病毒治疗（500mg，口服，每天 1 次），或者阿昔洛韦（400mg，口服，每天 2 次），以降低眼带状疱疹的复发风险。

- 黏液斑性角膜病变：清除斑块，局部类固醇和胶原酶抑制药（10% 乙酰半胱氨酸，每天 1～4 次）；考虑局部或全身抗病毒治疗。

【预后】

取决于病原体的种类、损伤的大小和位置、对治疗的敏感程度，其后遗症既包括不影响视力的小的角膜瘢痕，也包括需要急诊角膜移植的角膜穿孔。对真菌、棘阿米巴、慢性带状疱疹角膜炎的治疗效果差，HSV 和棘阿米巴角膜炎常在角膜移植术后复发。神经营养性角膜有溶解穿孔的风险。

九、间质性角膜炎

【定义】

非坏死性炎症引起的角膜基质弥漫性水肿，或者部分血管化、瘢痕形成；可以是急性的，也可以是慢性的。

【病因】

最常见的病因是先天性梅毒（90%的病例）、结核病和单纯疱疹，还有带状疱疹、麻风病、盘尾丝虫病、腮腺炎、性病淋巴肉芽肿、结节病和Cogan综合征（间质性角膜炎、眩晕和耳聋三联征）。

【症状】

- 急性：视力下降，疼痛，畏光，眼红。
- 慢性：通常无症状。

【体征】

视力正常或下降。

- 急性：结膜充血，基质血管化，基质水肿，前房细胞房水闪辉，角化沉淀。
- 慢性：角膜深层基质混浊、瘢痕、变薄、血管化（图5-48）、幻影血管（图5-49），可能还有其他的体征（视神经萎缩、胡椒盐状眼底改变、耳聋、缺口牙、马鞍鼻等）。

【评估】

- 完整的眼科病史和眼科检查，注意眼睑、结膜、角膜、前房和检眼镜检查。
- 实验室检查：VDRL、FTA-ABS、PPD和对照检测、胸片；考虑检查ACE。
- 请内科和耳鼻咽喉科（Cogan综合征）会诊。

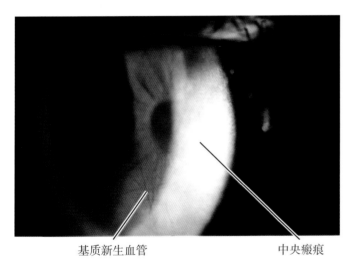

基质新生血管　　　　中央瘢痕

◀ 图5-48　间质性角膜炎显示角膜中央有弥漫性基质瘢痕和广泛的角膜新生血管生成

处 理

急性

- 局部类固醇（1%醋酸泼尼松龙，每天4次至每4小时1次，然后逐渐减少）和睫状肌麻痹（0.25%东莨菪碱，每天2~4次）。

慢性

- 治疗潜在病因（如梅毒、结核病）。
- 如果角膜瘢痕影响视力，可能需要行板层或穿透性角膜移植。
- Cogan 综合征早期口服类固醇可预防永久性听力损失。

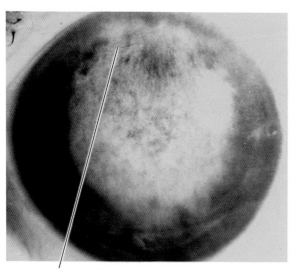

◀ 图 5-49　少数间质性角膜炎患者的角膜遗留致密的白色瘢痕，萎缩的血管在其中呈现清晰的线状分支，称为幻影血管

幻影血管

【预后】

预后良好，角膜基质混浊较少进展。

十、角膜血管翳

【定义】

炎症引起的周边角膜表面血管化和瘢痕形成；组织学上，纤维血管组织位于上皮与 Bowman 层之间。有以下两种类型。

- 炎症性：Bowman 层被破坏，并伴有炎症细胞浸润。
- 退行性：Bowman 层完整，伴有钙化区域形成。

【病因】

沙眼、与接触镜相关的新生血管、春季角结膜炎、上边缘角结膜炎、特应性角结膜炎、葡萄球菌性睑缘炎、Terrien 边缘变性、眼玫瑰痤疮、单纯疱疹、化学损伤、眼部瘢痕性类天疱疮、Stevens-Johnson 综合征、无虹膜或特发性病因。

【症状】

无症状；如果累及视轴，可能会导致视力下降。

【体征】

角膜新生血管和混浊越过正常周边血管弓；微血管翳（1～2mm），大血管翳（>2mm）（图 5-50）。

【鉴别诊断】

老年环、葡萄球菌性边缘性角膜炎、泡性角结膜炎、Salzmann 结节性变性。

【评估】

完整的眼科病史和眼科检查，注意眼睑外翻、结膜和角膜的检查。

处　理

治疗潜在病因。

【预后】

预后良好，存在进展风险。

十一、角膜变性

【定义】

由于年龄增长或既往角膜疾病导致的获得性角膜病变。

- 老年环：双眼发病，在角膜周边形成白色环状区域（图 5-51），老年环和角膜缘之间存在透明区，多发于老年人，是由于脂质在前后弹力层沉积导致。如果患者 < 40 岁时出现此症状，应检查血脂水平；单侧发病者可能是因对侧颈动脉闭塞性疾病引起，此时被称为青少年环。

- 带状角膜病变：角膜睑裂区，累及上皮下、Bowman 层的斑片状钙化改变，呈现奶酪样的混浊带（图 5-52）；可由慢性的眼部炎症导致（角膜水肿、葡萄膜炎、青光眼、间质性角膜炎、干眼症）。也可由高钙血症、痛风、长期暴露于汞蒸气中，或者遗传性疾病引起。

- 鳄鱼皮样变性：位于双眼角膜前弹力层（角膜前部）或基质层（角膜后部）的灰白色混浊，呈马赛克状或碎冰样（图 5-53）。通常无其他症状。

- 沟状变性：角膜老年环和角膜缘之间存在一个透明区，该透明区内的角膜变薄称为沟状变性，穿孔少见，为非进展性疾病。

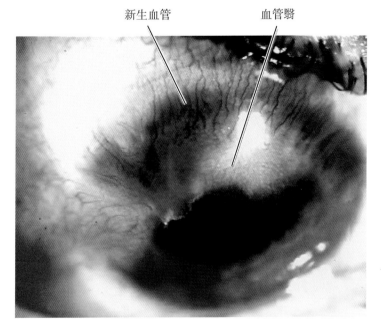

新生血管　　　血管翳

◀ 图 5-50　图片显示化学烧伤的患者上方角膜有瘢痕和新生血管形成

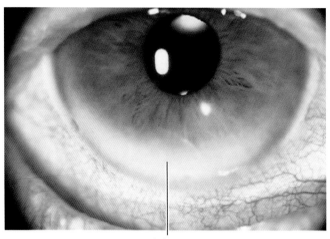

老年环

◀ 图 5-51　老年环为角膜下缘明显的白环

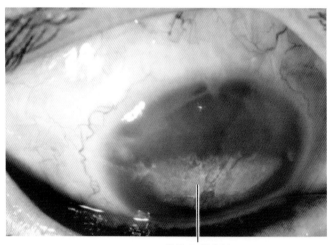

带状角膜变性

◀ 图 5-52　带状角膜病变中央角膜混浊表现为特征性的奶酪样病变

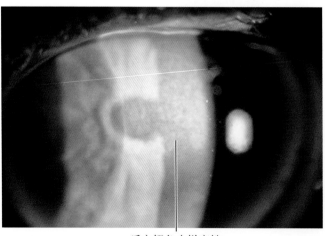

后方鳄鱼皮样变性

◀ 图 5-53　基质层后方鳄鱼皮样变性，呈模糊碎冰样表现

- 脂质变性：由角膜慢性炎症或角膜新生血管相关疾病引起的脂质沉着，多表现为角膜上皮下和基质层内的黄白色浸润，病灶边缘呈羽毛状（图 5-54）。
- 球状变性（光化变性、Labrador 角膜病变、气候性滴状角膜变性、Bietti 结节样角膜变性）：由日光暴露引起的一种变性灶，表现为双侧睑裂区角膜基质层隆起性的、黄色滴状沉积物。好发于男性，常与带状角膜病变有关。
- Salzmann 结节样变性：由慢性角膜炎引起的角膜上皮下光滑、混浊的蓝白色玻璃样结节隆起（图 5-55 和图 5-56），多位于角膜周边中部。好发于女性，易引起不规则散光等屈光改变。
- Terrien 边缘性角膜变性：一种非炎症性、进展缓慢的角膜变性，表现为角膜周边扩张变薄，伴新生血管翳形成；多始于上方角膜巩膜缘，呈圆周样扩散变薄（图 5-57）；角膜上皮层正常。略好发于男性。易引起进展性不规则散光，极少发生角膜穿孔。
- Vogt 白色角膜缘条带：好发于双侧角膜周边部的白色针状混浊，中老年人群多见。分以下两种类型。
  - Ⅰ型：钙化病灶（与角膜缘之间存在清晰的间隔）（图 5-58）。
  - Ⅱ型：弹性病灶（与角膜缘之间缺乏清晰的间隔）。

【症状】

通常无症状，可能有流泪、畏光、视力下降和异物感。

【体征】

视力正常或下降，可伴有角膜混浊。

【鉴别诊断】

角膜营养不良、代谢性疾病、角膜沉积。

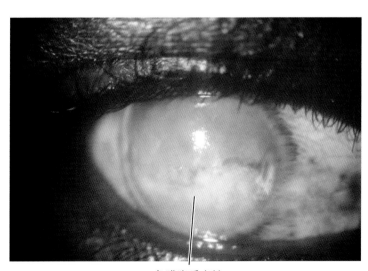

角膜脂质变性

◀ 图 5-54　角膜脂质变性表现为角膜致密白色浸润

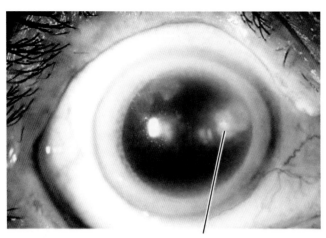

◀ 图 5-55　Salzmann 结节样变性可见数个白色圆形混浊斑块

Salzmann 结节样变性

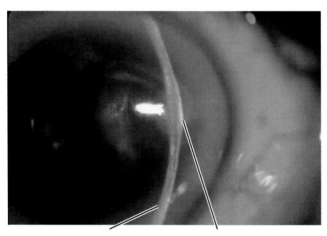

◀ 图 5-56　与图 5-55 所示为同一患者，可见结节样隆起伴狭窄的裂隙光束

裂隙光束　　　结节样隆起

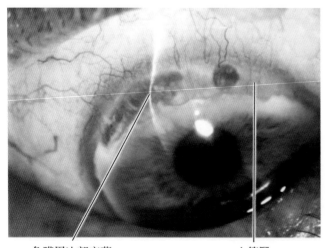

◀ 图 5-57　边缘性角膜变性可见角膜上方变薄（注意裂隙光束下弯处），伴有白色瘢痕形成

角膜周边部变薄　　　　血管翳

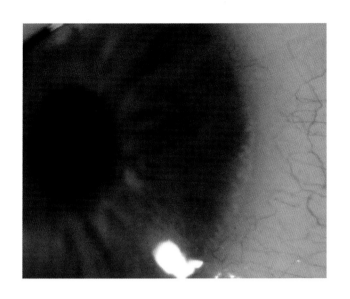

◀ 图 5-58　Vogt 白色角膜缘带表现为角膜缘处的短小白色线状角膜浑浊

【评估】

- 完整的眼科病史和专科检查，尤其需要关注角膜。
- 角膜地形图 / 断层扫描，与边缘性角膜变性鉴别。

处　理

- 一般无须治疗。
- 带状角膜病变可考虑使用 1.5%～3.5% 依地酸二钠溶液、表层角膜切削术、准分子激光治疗性角膜切削术（PTK）等治疗手段。
- 角膜脂质变性引起视力显著下降者可考虑行板层角膜移植术或穿透性角膜移植术。
- Salzmann 结节可通过表层角膜切削术去除，也可尝试行 PTK 治疗。
- 边缘性角膜变性引起的散光可通过佩戴眼镜或硬性透氧性角膜接触镜来矫正，一般不需要行板层角膜移植术或穿透性角膜移植术。

【预后】

大多数角膜变性为良性，预后良好；继发于慢性疾病的角膜带状变性和脂质变性呈进行性，预后不良。

十二、角膜扩张性疾病

【定义】

- 圆锥角膜：中央或旁中央角膜进行性变薄引起的双侧的、不对称的、圆锥样突起的角膜改变。病变引起不规则散光、角膜 Vogt 条纹等症状；角膜变薄后，如出现前弹力层破裂，会引起角膜浅表瘢痕（图 5-59 和图 5-60）；后弹力层破裂，则会引起急性基质水肿（图 5-62），产生剧烈疼痛。本病通常散发，10% 的病例有家族史；人群发病率为 0.6%（1∶2000）；佩戴角膜接触镜或有屈光手术史的患者中，本病发生率高达 10%。本病还与特应性及春季角结膜炎（频繁揉眼），唐氏综合征、马方综合征、佩戴角膜接触镜（硬镜）有关。

- 球状角膜：由角膜弥漫性变薄和变陡引起的角膜球状畸形（图 5-63），突起的底部病变最显著。罕见，呈散发，常与 Ehlers-Danlos 综合征有关。
- 角膜透明边缘变性：双侧角膜周边部下方变薄（距角膜缘 2mm 处）伴有局部突起（图 5-64 和图 5-65）。病变会引起患者不规则散光，无角膜瘢痕、锥体、条纹形成。

【症状】

视力下降；可能出现一过性失明，疼痛、畏光、流泪、眼红、水肿。

【体征】

视力下降，角膜形态异常，散光，角膜曲率变陡斜伴不规则散光，角膜地形图异常（图 5-66 和图 5-67）。圆锥角膜可见角膜中央部变薄、角膜瘢痕、Fleischer 环（上皮下铁质沉积于圆锥底部形成，钴蓝

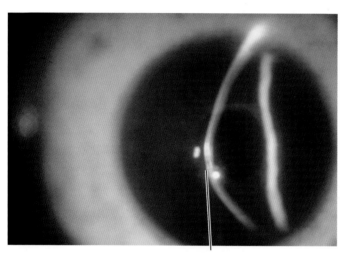

裂隙光束

◀ 图 5-59　圆锥角膜可见中央"乳头"样锥体，伴狭窄的裂隙光束，注意锥体顶部中央的瘢痕

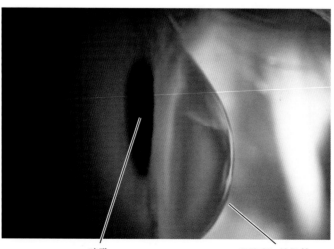

瞳孔　　　　　　"下垂"的锥体

◀ 图 5-60　从侧面看，圆锥角膜可见"下垂"样锥体，注意锥体的顶点在瞳孔中心下方

光下观察最清晰）、Vogt 条纹（角膜深层基质板层断裂引起的圆锥顶部垂直条纹）、Munson 征（向下凝视时下眼睑突起呈 V 形）（图 5-61）、Rizzuti 征（当用电筒从颞侧照射的时候，可以在鼻侧看到锥样反光）。圆锥角膜和透明边缘变性可见角膜急性水肿（包括角膜混浊水肿、睫状充血、前房闪辉）。

【鉴别诊断】

边缘性角膜变性、接触镜引起的角膜高曲率（假性圆锥角膜）、角膜地形图伪影。

【评估】

● 完整的眼科病史和专科检查，关注角膜检查、角膜曲率计、检影和前房检查。

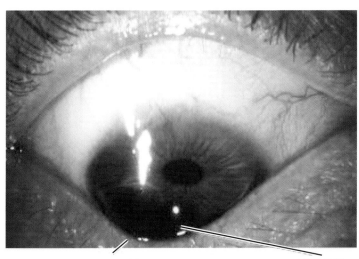

Munson 征　　　　　　　　圆锥角膜

◀ 图 5-61　圆锥角膜患者的 Munson 征，表现为眼球向下凝视时，下睑缘向下突出

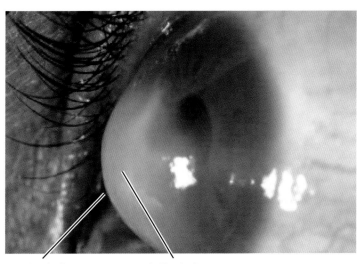

圆锥角膜　　　　水肿 / 积水

◀ 图 5-62　圆锥角膜患者急性水肿表现为中央区混浊的白色水肿

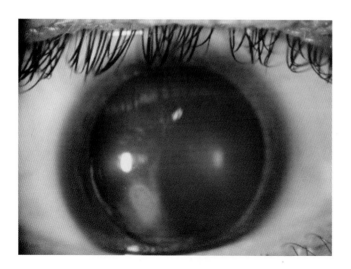

◀ 图 5-63　球状角膜表现为角膜的球状畸形伴下方瘢痕

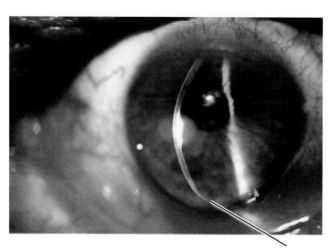

◀ 图 5-64　角膜透明边缘变性表现为角膜下方变薄，注意该处裂隙光束变细

下方变薄

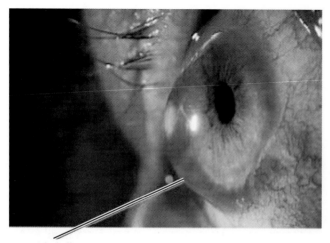

◀ 图 5-65　与图 5-64 所示为同一患者，侧面看可见角膜突起

下方变薄

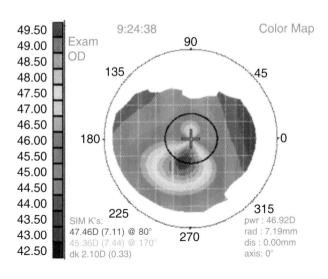

◀ 图 5-66 圆锥角膜的角膜地形图，特征性表现为下方象限曲率变陡

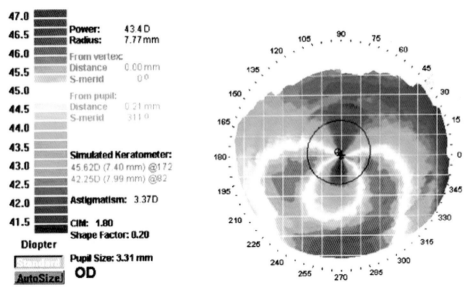

▲ 图 5-67 透明边缘变性的角膜地形图表现为不规则散光伴特征性爪形或 C 形变陡

- 角膜地形图检查：表现为不规则散光的特征性图案（圆锥角膜，中央或下方陡斜；疑似圆锥角膜，不对称倾斜蝴蝶结样陡斜；透明边缘变性，下方爪形或 C 形陡斜）。

- 以下三个特殊参数常用于圆锥角膜的诊断：①中央角膜屈光力＞47.2D；②与对侧角膜屈光力差值＞0.92D；③I-S 值（距离角膜中央 3mm 处下方与上方角膜平均屈光力的差值）＞1.4D。大多数地形图扫描仪都有内置软件来识别早期或亚临床的角膜扩张疾病，而高程图则能够提供更高的灵敏度。

处 理

- 通过佩戴眼镜、RGP 或混合接触镜来矫正屈光不正，可以考虑使用波士顿眼表接触镜（PROSE）。
- 角膜基质环（Intacs）（见第 12 章）、核黄素角膜胶原交联（CXL：局部应用核黄素并于紫外线下照射 30min，增加角膜胶原交联）有助于圆锥角膜患者稳定角膜和改善视力。
- 当患者视力急剧下降或不能耐受接触镜治疗时，考虑行板层角膜移植术（深前板层角膜移植术）或穿透性角膜移植术。
- 对症支持治疗：①急性角膜水肿，高渗盐水眼膏（吸附剂或 Muro128 5% 生理盐水，每天 4 次）；②角膜上皮缺损，外用广谱抗生素（硫酸多黏菌素 B–甲氧苄啶、莫西沙星、妥布霉素，每天 4 次）；③疼痛剧烈，局部应用糖皮质激素滴眼液（1% 醋酸泼尼松龙，每天 4 次）和睫状肌麻醉药（1% 环戊酸酯，每天 4 次），可以考虑前房注射八氟丙烷（C_3F_8）或六氟化硫（SF_6）。
- 此类不稳定角膜是屈光手术的禁忌证。

【预后】

预后好；穿透性角膜移植和板层角膜移植在圆锥角膜和球状角膜的治疗中有较高成功率。

十三、角膜先天异常

【定义】

各种类型的先天性角膜发育异常。

- 扁平角膜（常染色体显性或常染色体隐性遗传）：角膜平坦（曲率低至 20～30D），表现为角膜曲率与巩膜曲率相同；与硬化性角膜、小角膜等疾病相关。该病患者闭角型青光眼发病风险增高。显性遗传位点位于染色体 12q。
- 皮样瘤：属于迷芽瘤（位置异常的正常组织）的一种，由含毛囊皮脂腺的致密结缔组织和复层鳞状上皮构成的肿物；通常位于角膜颞下缘，可侵犯全角膜（图 5-68 和图 5-69）。可引起散光和弱视，可能与耳部和脊椎异常有关（Goldenhar 综合征）。

- Haab 条纹：患有先天性青光眼的儿童，由于眼压升高引起的后弹力层水平破裂，在角膜上呈现出的平行条纹（图 5-70）。
- 大角膜（X 连锁遗传）：是一种角膜横径≥13mm 的先天性发育异常（图 5-71）；好发于男性（90%）；通常散发，多为双侧性，无进展。该病患者悬韧带力量偏弱，易发生晶状体半脱位。
- 小角膜（AD 或 AR）：是一种角膜直径＜10mm 的先天性发育异常（图 5-72）；小角膜常伴随浅前房，会增加远视和闭角型青光眼的发病率。
- 后表面圆锥角膜：角膜后表面中央局部凹陷，后弹力层和内皮层完整（图 5-73）；角膜前表面完全正常。罕见，通常单侧发病，无进展；好发于女性。

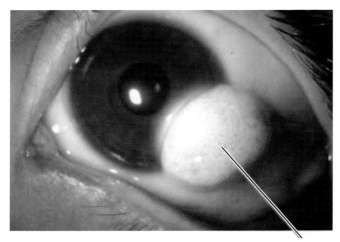

◀ 图 5-68 颞下缘皮样瘤

边缘皮样瘤

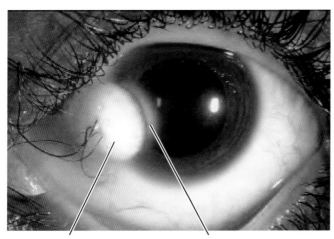

◀ 图 5-69 边缘皮样瘤伴中央毛发
生长和角膜侧脂质沉积

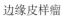

边缘皮样瘤　　　脂质沉积

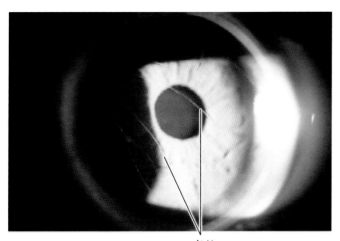

◀ 图 5-70 Haab 条纹表现为角膜中
清晰的平行线条

Haab 条纹

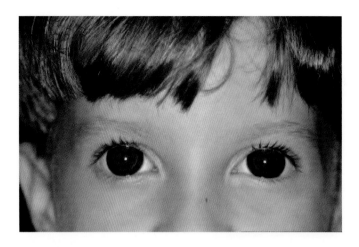

◀ 图 5-71　大角膜表现为双侧角膜的直径异常增大

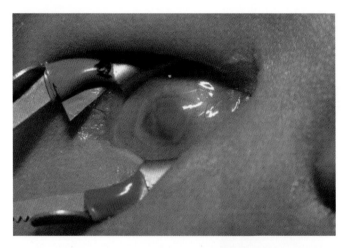

◀ 图 5-72　小角膜表现为右眼角膜直径的异常减小

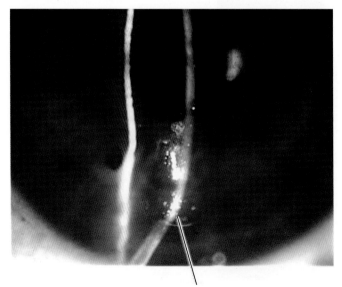

◀ 图 5-73　后表面圆锥角膜表现为后弹力层的局部缺损致角膜后表面凹陷和瘢痕

后表面圆锥角膜

- 硬化性角膜：角膜周边部或全角膜巩膜化（图 5-74），不进展。50% 散发，50% 遗传性相关（常染色体隐性遗传者更严重）；90% 双侧发病；80% 与扁平角膜有关。

【症状】

无症状，可能引起视力下降。

【体征】

视力正常或下降，角膜大小或形态异常，角膜混浊、水肿或瘢痕；可能出现其他眼前节异常（房角、虹膜和晶状体）和眼压升高。

【鉴别诊断】

- 小角膜：小眼症、真性小眼球。
- 大角膜：先天性青光眼（牛眼）。
- 角膜混浊：间质性角膜炎、产伤、角膜代谢性疾病、Peters 异常、角膜水肿、角膜营养不良、风疹病毒感染、角膜葡萄肿。
- 后部型圆锥角膜：von Hippel-Lindau

病引起的角膜深部溃疡（内皮层和后弹力层局部缺损造成的角膜后表面凹陷伴瘢痕形成）、Peters 异常。

【评估】

- 完整的眼科病史和专科检查，包括屈光检查，角膜、虹膜、晶状体检查，角膜曲率计，眼压计、前房角镜和检眼镜检查。
- 可能需要在麻醉状态下进行查体。

处　理

- 纠正屈光不正。
- 可能需遮盖治疗以纠正弱视（见第 12 章），控制眼压（见第 11 章），严重病例需行穿透性角膜移植。
- 皮样瘤考虑手术切除。

【预后】

取决于病因。

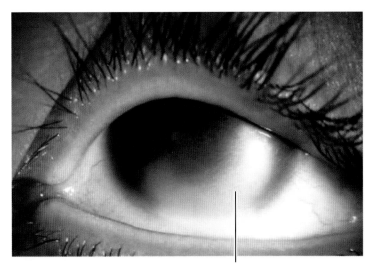

硬化性角膜

◀ 图 5-74　硬化性角膜表现为角膜周边部混浊

十四、角膜营养不良

【定义】

原发性、遗传性角膜疾病；通常双眼发病，具有对称性、中心性、发病早的特点。

【病因】

斑块状角膜营养不良、胶滴样角膜营养不良和先天性角膜内皮营养不良属常染色体隐性遗传；Lisch 角膜上皮营养不良和 X 连锁性角膜内皮营养不良属 X 连锁显性遗传；其余角膜营养不良均为常染色体显性遗传。典型的酶与结构蛋白缺陷，通常与 5 号染色体上 *TGFBI*（*BIGH3*）基因相关；中央云状角膜营养不良和 Fuchs 角膜内皮营养不良的病因未明（可能是常染色体显性遗传）；上皮基底膜营养不良大多为退行性病变。角膜营养不良根据受累角膜层次进行解剖学分类。2008 年，国际角膜营养不良分类委员会（International Committee for Classification of Corneal Dystrophies，IC3D）将角膜营养不良分为四类（上皮和上皮下、前弹力层、基质层、后弹力层和内皮）。2015 年，IC3D 修订分类如下（去除前弹力层和后弹力层）：①角膜上皮和上皮下营养不良；②角膜上皮 - 基质（*TGFBI*）营养不良；③角膜基质营养不良；④角膜内皮营养不良。

- 角膜上皮和上皮下营养不良
  - 上皮基底膜营养不良（也称前基底膜营养不良、地图 - 点状 - 指纹状营养不良、Cogan 微囊性上皮营养不良，多数为退行性变；孤立的家族病例中呈常染色体显性遗传）：是最常见的前部角膜营养不良。角膜上皮的异常黏附导致上皮内和上皮下基底膜增厚，伴上皮内微小囊肿（点状）和上皮下脊线（地图和指纹状）形成（图 5-75 和图 5-76）。10% 的上皮基底膜营养不良（epithelial basement membrane dystrophy，EBMD）患者反复发作角

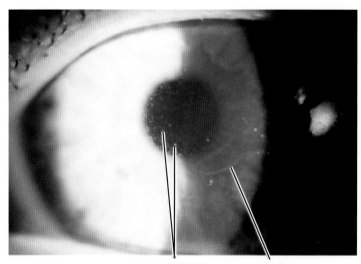

上皮内微囊肿　　　上皮下脊线

◀ 图 5-75　上皮基底膜营养不良可见角膜中央微点状和线状混浊

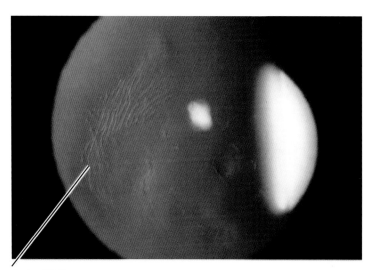

上皮下脊线

膜溃疡，而角膜溃疡反复发作者中 50% 患有 EBMD；30 岁以后可能出现角膜瘢痕和视力下降（由不规则散光引起）。女性略好发（图 5-77）。

- 上皮反复糜烂性营养不良（常染色体显性）：存在三种变异型，即

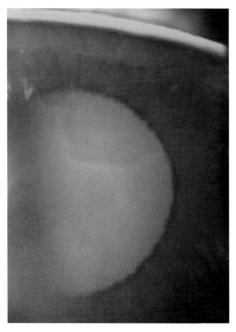

▲ 图 5-77　上皮基底膜营养不良荧光染色为阴性

Franceschetti 角膜营养不良（Franceschetti corneal dystrophy，FRCD）、Smolandiensis 营养不良（dystrophia Smolandiensis，DS）、Helsinglandica 营养不良（dystrophia Helsinglandica，DH）。本病始发于儿童期，30～40 年后出现角膜中央上皮下混浊、纤维化（FRCD）和隆起瘢痕样淀粉样沉积（DS）。

- 上皮下黏液性角膜营养不良（常染色体显性）：上皮下细小纤维状物质沉积伴复发性侵蚀，弥漫性上皮下混浊。起病初 10 年表现为疼痛、畏光、流泪，青春期发生视力下降。

- Meesman 角膜营养不良（常染色体显性）：上皮内微囊泡集中于睑裂区并向睑缘延伸，被透明上皮所包围。裂隙灯检查时，使用后部反光照明法可见微囊泡呈大片点状（图 5-78）。微囊泡中含有 PAS 染色阳性的特殊物质。本病罕见，通常反复发生角膜溃疡但视力保持完好。基因定位于 12q13 染色体（KRT3 基因）和 17q12

染色体（*KRT12* 基因；Stocker-Holt
变异更严重）。

- Lisch 角膜上皮营养不良（又称带状
  或螺旋状角膜上皮微囊性营养不良）
  （X 连锁显性遗传）：角膜上皮灰色
  混浊（呈现螺旋状、带状、放射状、
  火焰状、羽毛状、棒状），可见含糖
  原的空泡细胞。儿童期缓慢进展，
  患者无症状或视物模糊。基因定位
  于 Xp22.3 染色体。

- 胶滴样角膜营养不良（常染色体隐
  性）：角膜中央上皮下隆起的桑葚样
  混浊，为淀粉样物质沉积导致；缺
  乏前弹力层。罕见。起病初 10 年表
  现为疼痛、畏光、流泪；可进行治
  疗性角膜切除术、角膜移植术，但
  治疗后易复发；日本人好发；与系
  统性淀粉样变性无关。基因定位于
  1p32 染色体（*TACSTD2*，原 *M1S1*
  基因）。

- 上皮 – 基质（*TGFBI*）营养不良
  - Reis-Bücklers 角膜营养不良（又称
    前弹力层 I 型角膜营养不良）（常染
    色体显性）：进行性、弥漫性、灰白
    色、不规则地图样角膜上皮下混浊
    （图 5-79），从前弹力层和基质层中
    央开始，出现明显中断后逐渐融合
    延伸至角膜缘和深层基质。前弹力
    层被高反光的颗粒状沉积物取代，
    可用 Masson 三色染色。早期反复
    角膜上皮糜烂，通常在起病 10～20
    年之后出现视力下降和角膜瘢痕；
    穿透性角膜移植术后易复发。基因
    定位于 5q31 染色体（*TGFBI* 基因）。

  - Thiel-Behnke 角膜营养不良（又称
    前弹力层 II 型角膜营养不良、蜂窝
    状角膜营养不良、角膜纤维卷曲状
    营养不良、Waardenburg-Jonkers 角
    膜营养不良）（常染色体显性）：表
    现为前弹力层的斑点状或不规则混
    浊，并逐渐进展成网状或蜂窝状混
    浊。前弹力层被波状"锯齿状"纤
    维细胞样物质代替，电子显微镜下
    可见卷曲的纤维。儿童早期反复角

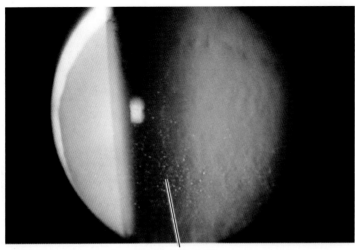

上皮内微囊泡

◀ 图 5-78 Meesman 角膜营养
不良在后部反光照明法中可见
点状微囊泡

膜上皮糜烂，视力逐渐下降，出现角膜瘢痕；与 Reis-Bucklers 相比，视力下降程度较低，并且角膜移植后不易复发。基因定位于 5q31 染色体基因（*TGFBI*）。

- 格子状角膜营养不良Ⅰ型（又称 Biber-Haab-Dimmer 角膜营养不良）（常染色体显性）：典型的格子状营养不良，可见折光性分支状线条、白色斑点和中央混浊（图 5-80 和图 5-81）；角膜基质层间呈磨玻璃样混浊，周边角膜透明。10 岁前发病。病灶含淀粉样蛋白，可用刚果红、硫黄素 T 染色，结晶紫染色呈异色性，偏光显微镜下呈苹果绿双折射和二向色性。通常反复角膜上

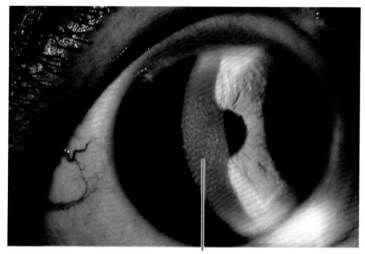

上皮下蜂窝状混浊

◀ 图 5-79　**Reis-Bücklers** 角膜营养不良表现为中央地图样混浊

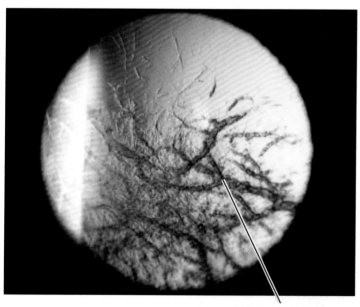

折光性分支状线条

◀ 图 5-80　格子状角膜营养不良后部反光照明法中可见折光性分支状线条、白色斑点和中央混浊

皮糜烂，30 岁左右视力开始下降；穿透性角膜移植后易复发（较黄斑或颗粒状角膜营养不良发生概率高，较 Reis-Bucklers 角膜营养不良发生概率低）；无系统性淀粉样变性。基因定位于 5q31 染色体（*TGFBI* 基因）。

四种分型：①ⅢA 型（常于 40—70 岁起病，上皮糜烂，较厚的格子线延伸至角膜缘）；②Ⅰ/ⅢA 型（上皮糜烂，格线较细）；③Ⅳ型（常于 60—90 岁起病，小格线位于深部层基质，上皮糜烂少见）；④多态性淀粉样变性（无格子线，上皮糜烂少见）。

注意：Meretoja 综合征［芬兰家族性淀粉样变性；原为格子状角膜营养不良Ⅱ型（Gelsolin 型）］（常染色体显性遗传）并非真正的角膜营养不良，而是系统性淀粉样变性的一类综合征（面具脸、干燥、皮肤松弛、睑皮松弛，垂耳，脑神经和周围神经麻痹），可见角膜格子状线条（多位于角膜周边，向中央移动）。本病发生于芬兰血统，基因定位于 9q34 染色体（*GSN* 基因）。

- 颗粒状角膜营养不良（又称 Groenouw 角膜营养不良Ⅰ型）（常染色体显性）：最常见的角膜基质营养不良，可见角膜中央分散的白色面包屑或雪花样混浊（图 5-82）；病灶之间角膜完全透明，后期可变混浊；角膜周边部正常。颗粒由透明物质组成，可进行 Masson 三重染色。表现为眩光、畏光，反复角膜上皮糜烂少见，疾病后期视力下降。基因定位于 5q31 染色体（*TGFBI* 基因）。

- 颗粒状角膜营养不良Ⅱ型（又称 Avellino 角膜营养不良、混合型颗粒–格子角膜营养不良）（常染色体显性）：结合了颗粒状和格子状角膜营养不良的特征，有不连续的颗粒样混浊；基质中含有交错的格子样分支线条和斑点，较颗粒状角膜营养不良的病灶模糊。角膜中混浊颗粒由玻璃样透明物质（可用 Masson 三重染色观察）和淀粉样物质（可被刚果红染色观察到）所组成。患者 10—30 岁发病或更早，突变基因

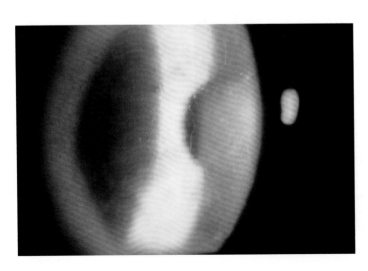

◀ 图 5-81　格子状角膜营养不良的分支状线条

（*TGFBI*）定位于染色体 5q31，后报道于意大利的 Avellino 地区。

- 角膜基质营养不良

  - 斑块状角膜营养不良（又称 Groenouw 角膜营养不良 Ⅱ 型）（常染色体隐性）：角膜基质弥漫性雾状混浊，伴有界限不清、局灶性不规则糖霜状的灰白色斑块（图 5–83），由角膜中央向周围扩展，为异常黏多糖（糖胺聚糖）沉积而成，可被阿尔辛蓝及胶体铁染色。该病较罕见，表现为进行性角膜中央变薄和滴状变性，偶有复发性角膜上皮糜烂，早期有视力下降，20～30 年后视力严重受损。突变基因（*CHST6*，硫酸角质素合成错误）定位于染色体 16q22，3 种变异型（Ⅰ 型、Ⅰ A 型、Ⅱ 型）取决于硫酸角质素在角膜及

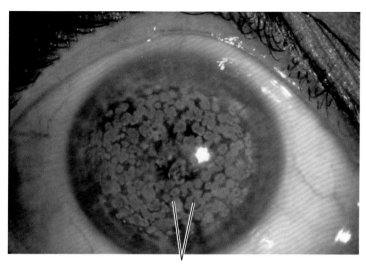

颗粒状角膜营养不良

◀ 图 5–82　颗粒状角膜营养不良 Ⅰ 型，角膜中央大片混浊

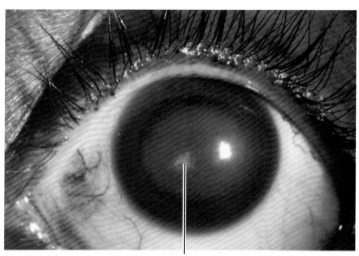

斑块状角膜营养不良

◀ 图 5–83　斑块状角膜营养不良可见中央弥漫性雾状混浊及散在白色斑块

血清中的免疫反应。

- Schnyder 角膜营养不良（又称
  Schnyder 结晶状角膜营养不良）（常
  染色体显性）：首先出现角膜基质中
  央黄白色环状混浊，为细针状或逗
  号状的多色上皮下结晶，然后形成
  角膜周边致密的弧形及边缘带混浊，
  最后演变为角膜基质弥漫性雾状混
  浊（图 5-84）。由胆固醇和中性脂
  肪组成，可被油红和苏丹黑染色。
  本病较罕见，无明显进展，通常无
  症状，可有视力下降、眩光等表现。
  常在 20—30 岁发病，可伴有高脂血
  症（Ⅱa 型、Ⅲ 型和Ⅳ 型）、膝外翻
  或眼睑黄色瘤。突变基因（UBIAD1）
  定位于染色体 1p36。

- 先天性遗传性角膜基质营养不良（常
  染色体显性）：角膜基质中央弥漫性
  羽毛片状白色混浊，边界清晰，与
  角膜基质层交替排列的胶原纤维结
  构异常有关。本病罕见，无进展性，
  于出生时或生后不久发病，可伴有

弱视、内斜视和眼球震颤，突变基
因（DCN）定位于染色体 12q21.33。

- Fleck 角膜营养不良（又称 François-
  Neetens 角膜营养不良）（常染色体
  显性）：角膜基质可见头皮屑样的
  灰白色斑点状混浊（图 5-85），自
  中央向周边扩展。混浊病灶由异常
  糖胺聚糖和脂质组成，分别用阿尔
  辛蓝和胶体铁、苏丹黑和油红染色
  可观察到。该病可单侧起病，非对
  称性，通常无进展、无症状，可有
  角膜感觉减退，与角膜皮样瘤、圆
  锥角膜、Francois 中央云雾状角膜
  营养不良、晶状体皮质点状混浊、
  弹性假黄瘤、特应性疾病相关。突
  变基因 PIKFYVE（原 PIP5K3）定
  位于染色体 2q34。

- 后部无定形角膜营养不良（常染色
  体显性）：角膜基质弥漫性灰白色
  片状混浊，向周边扩展，进展缓
  慢或不进展。该病发病较早，导致
  轻度视力下降，与角膜变薄、角膜

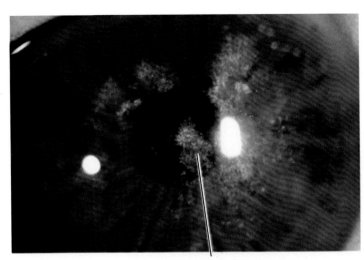

Schnyder 结晶状角膜营养不良

◀ 图 5-84 **Schnyder** 结晶状角
膜营养不良可见结晶样物质沉
积和基质雾状混浊

变平、远视、Schwalbe 线突出、虹膜细突、瞳孔膜残留、虹膜角膜粘连、瞳孔异位、假性多瞳孔有关，与青光眼无关。突变基因（*KERA*、*LUM*、*DCN*、*EPYC*）定位于染色体 12q21.33。

- François 中央云雾状角膜营养不良（未知，可能常染色体显性）：角膜中央后基质出现小而不明显的灰色云样混浊，伴有清晰裂缝（可能为角膜后部鳄鱼皮样变性，不向周边扩展）（图 5-86）。该病无进展性，常无症状，于 10 岁以内发病。

- 后弹力层前角膜营养不良（常染色体显性）：可见角膜中央细小、灰色、环状或深部弥漫性多形混浊，由脂质组成。常无症状，在 30—70 岁

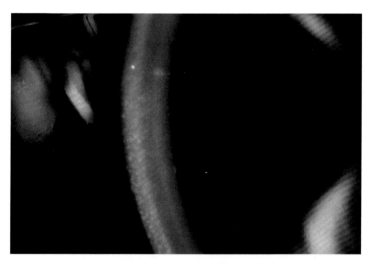

◀ 图 5-85　Fleck 角膜营养不良可见角膜基质层微小的白色混浊

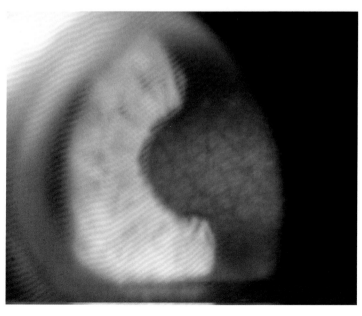

◀ 图 5-86　中央云雾状角膜营养不良，角膜中央可见边界清晰的冰裂纹

发病。有三种类型，即孤立型（遗传或退行性）、亚型（点状、多色，常染色体显性遗传）、鱼鳞病相关型（X 染色体连锁遗传，突变基因 *STS* 定位于染色体 Xp22.31）。

- 角膜内皮营养不良

  - Fuchs 角膜内皮营养不良（未知，可能常染色体显性）：进行性角膜滴状改变（后弹力层增厚伴 PAS 阳性赘生物）和内皮细胞功能障碍（内皮细胞密度降低，多形性改变），分 4 期改变。第 1 期，中央滴状角膜；第 2 期，基质水肿，后弹力层皱缩，内皮呈橘皮或扁金属样外观，可伴内皮色素形成（图 5-87）；第 3 期，上皮水疱形成，大疱性角膜病变；第 4 期，上皮下纤维化，瘢痕形成，外周浅表血管化。可能伴随视力下降（初为早晨，后持续一整天）、疼痛、畏光，水疱破裂导致流泪。症状程度不一或不完全外显，最常见的遗传特征未知，可能是散发。该

病女性多见，男女比为 1：3，一般在 30 岁或以后发病。早发型变异发生于 10 岁以内。该病突变位点为染色体 13pter-q12.13（*FECD2* 基因）、18q21（*FECD3* 基因）、20p13-12（*FECD4* 基因）、5q33.1-35.2（*FECD5* 基因）、10p11.2（*FECD6* 基因）、9p24.1-22.1（*FECD7* 基因）和 15q25（*FECD8* 基因）。早发型变异突变位点为染色体 1p34.3-32（*FECD1* 基因）。

  - 后部多形性角膜营养不良（常染色体显性）：角膜内皮可见聚集性水疱及扇形带（铁轨样外观）形成的不对称斑块混浊或地图状弥漫性灰色雾状混浊（图 5-88）。内皮细胞与上皮细胞功能类似，但由于免疫系统的"接触抑制"，正常角膜内皮在体内增殖能力有限，此病患者的房角及虹膜处内皮细胞的增殖和生长失去接触抑制，导致后弹力层增厚伴有不规则赘生物和混浊。该病进展缓慢或不进展，通常无症状，可能发展为基质水肿、角

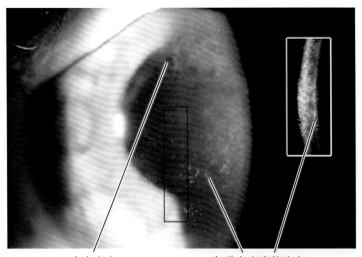

内皮瘢痕　　　　　角膜内皮滴状改变

◀ 图 5-87　Fuchs 角膜内皮营养不良可见内皮色素沉积、滴状改变和内皮瘢痕，裂隙灯下可见角膜内皮滴状改变和角膜水肿

膜变陡（PPCD3 型曲率多＞48D），虹膜和瞳孔的变化类似虹膜角膜内皮综合征（见第 7 章），广泛周边虹膜前粘连（25%）和青光眼（15%）。有 3 种类型，PPCD1 型定位于染色体 20p11.2-q11.2，PPCD2 型定位于染色体 1p34.3-32.3（*COL8A2* 基因），PPCD3 型定位于染色体 10p11.22（*ZEB1* 基因）。

- 先天遗传性角膜内皮营养不良（常染色体隐性）：由于角膜内皮和后弹力层缺陷导致患儿出生时或生后不久出现角膜混浊和水肿。该病罕见、无进展性，常不对称起病，无疼痛、流泪和眼球震颤，定位于染色体 20p13（*SLC4A11* 基因）（图 5-89）。

- X 连锁角膜内皮营养不良（X 连锁显性）：角膜内皮弥漫性雾状混浊，严重可呈磨玻璃样乳白色云状，或者内皮呈现月球陨坑样改变（女性

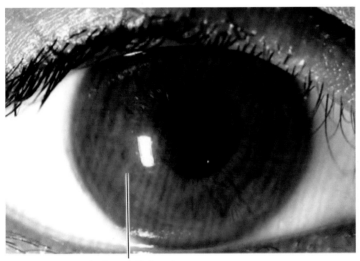

后部多形性营养不良

◀ 图 5-88　后部多形性角膜营养不良可见角膜内皮弥漫性雾状混浊

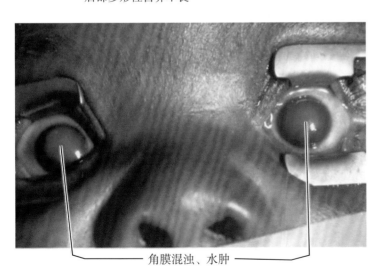

角膜混浊、水肿

◀ 图 5-89　先天性遗传性角膜内皮营养不良，可见双侧角膜水肿和混浊

患者仅表现为后者）。该病罕见，双侧起病，男性患者有轻度进展性，女性患者多为非进展性。患者视力下降，可发展为带状角膜病变、眼球震颤，出生时或生后不久发病，突变位点在染色体 X。

【症状】

无症状，可有疼痛、异物感、流泪、畏光和视力下降。

【体征】

视力正常或下降，角膜混浊，可有角膜水肿或角膜瘢痕。

【鉴别诊断】

角膜变性、角膜沉积、代谢性疾病、间质性角膜炎。

【评估】

- 完整的眼科病史和检查，包括屈光、角膜、眼压、前房角镜、虹膜和检眼镜检查。
- 如果看不清眼底可行 B 超。
- Fuchs 角膜内皮营养不良需行角膜厚度测量及角膜内皮镜检查。
- 实验室检查：Schnyder 结晶状角膜营养不良可行血脂检测。

处　理

- 无症状时不推荐治疗。
- 可能需要治疗复发性糜烂。
- 可能需要表层角膜切削术、准分子激光治疗性角膜切削术、深板层角膜移植术或穿透性角膜移植术治疗中央瘢痕。
- 对于 Fuchs 角膜内皮营养不良（1 期和 2 期）的轻度水肿，可使用高渗盐水眼膏（Adsorbonac 或 Muro128 5%NaCl），每天 4 次；类固醇滴眼液（0.5% 氯替泼诺），每天 2～4 次。
- 角膜内皮移植术（DSAEK、DMEK）可用于治疗 Fuchs 角膜内皮营养不良、后部多形性营养不良或先天性遗传性内皮营养不良的大疱性角膜病变。仅剥离无内皮后弹力层角膜成形术（DWEK）可用于特殊情况下的 Fuchs 角膜内皮营养不良。
- 后部多形性营养不良可能需要控制眼压。

【预后】

通常较好，角膜移植后仍然有复发可能，复发概率为 Reis-Bückler 环状营养不良＞格子状营养不良＞斑块状营养不良＞颗粒状营养不良，可能发展为青光眼（如后部多形性角膜营养不良）。

十五、代谢性疾病

【定义】

遗传性（常染色体隐性遗传）酶缺陷

导致各种组织中物质累积，造成双侧角膜混浊。

【病因】

黏多糖贮积症（图 5-90 和图 5-91）、黏脂贮积症、神经鞘脂贮积症、神经节苷脂贮积病 I 型；云雾状角膜混浑不会出现在 Hunter 综合征和 Sanfilippo 综合征中（表 5-1）。

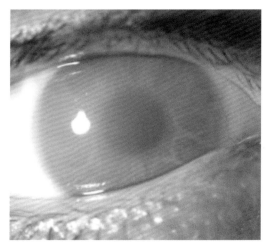

▲ 图 5-90　黏多糖贮积症患者的角膜混浊

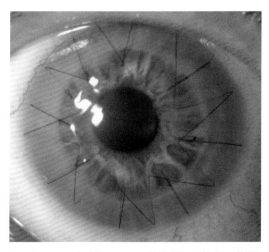

▲ 图 5-91　与图 5-90 所示为同一患者，行深板层角膜移植术后，可见透明的角膜植片和间断的缝线

【症状】

视力下降。

【体征】

视力下降、角膜基质混浊，可有眼球震颤、白内障、视网膜色素上皮改变、黄斑樱桃红斑、视神经萎缩和其他系统的异常。

【鉴别诊断】

如前所述；先天性青光眼、产伤、先天性遗传性内皮营养不良、Peters 异常、角膜巩膜化、角膜皮样囊肿、间质性角膜炎、角膜溃疡、风疹、角膜葡萄肿。

【评估】

● 完整的眼科病史和眼科检查，包括角膜、眼压、晶状体和检眼镜检查。
● 可能需要麻醉下检查。
● 儿科会诊。

处　理

● 治疗原发病。
● 可能需要穿透性角膜移植或深板层角膜移植术。

【预后】

预后差。

十六、角膜沉积

【定义】

角膜各层的色素或晶体沉积。

● 钙：前弹力层黄白色沉积物。
● 铜：具体如下。
　– 铜质沉着病：眼内铜质异物，会使

疾 病	结 膜	角 膜	视网膜	视神经
表 5-1　代谢性疾病的眼部病变				
MPS（AR）				
MPS I-H（Hurler）	-	+	+	+
MPS I-S（Scheie）	-	+	+	+
MPS II（Hunter；隐性 X 连锁）	-	-	+	+
MPS III（Sanfilippo）	-	-	+	+
MPS IV（Morquio）	-	+	-	+
MPS VI（Maroteaux-Lamy）	-	+	-	+
MPS VII（Sly）	-	+	-	-
黏脂贮积症（AR）				
GM2 神经节细胞增多症 I 型（Tay-Sachs）	-	-	+	+
GM2 神经节细胞增多症 II 型（Sandhoff）	-	-	+	+
Fabry 病（隐性 X 连锁）	+	+	+	-
Niemann-Pick 病	-	-	+	+

AR. 常染色体隐性；MPS. 黏多糖贮积症

后弹力层和虹膜的黄绿色色素沉着，引起向日葵样白内障。眼内异物含铜 < 85% 时，可引起眼内局部异物沉积，纯铜异物则会引起化脓性眼内炎。

- Wilson 病 / 肝豆状核变性：95% 的患者后弹力层上有 Kayser-Fleischer 环（从下方开始依次形成的褐色—黄色—绿色的周边色素带，与角膜缘之间没有明显的分界线，边界不清）（图 5-92），前房角镜检查最佳。
- 半胱氨酸（胱氨酸病）：角膜基质可见多色晶体沉积。
- 药物：具体如下。

- 肾上腺素：结膜和角膜上有黑色肾上腺素沉积。
- 环丙沙星：角膜溃疡的上皮缺损处有白色沉积（图 5-93）；和剂量相关（如每 1～2 小时滴眼）。
- 金（金质沉着病）：沉积于结膜和基质周围。
- 汞：眼药水中的含汞防腐剂在前弹力层中形成橙棕色条带。
- 银（银质沉着病）：结膜和深层基质灰色沉积（图 5-94）。
- 氯丙嗪或三氟拉嗪：可见角膜基质棕色沉积，也有晶状体前囊下沉积。
- 免疫球蛋白（多发性骨髓瘤）：基

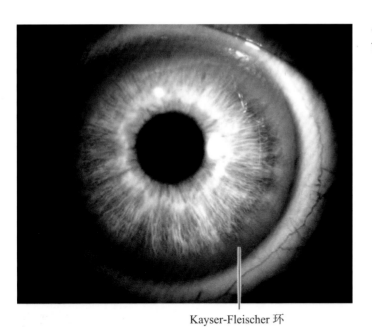

◀ 图 5-92 Wilson 病患者铜沉积,
可见周围棕色 Kayser-Fleischer 环

Kayser-Fleischer 环

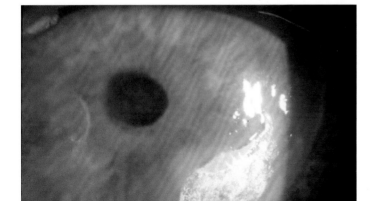

◀ 图 5-93 角膜药物沉积,可见
角膜溃疡面上粉状白色物质(环丙
沙星)沉积

质高反射性蛋白质沉积(也见于
Waldenström 巨球蛋白血症和良性单
克隆丙种球蛋白病)。

- 铁:具体如下。
  - 角膜血染:基质沉积,继发于前房
    积血。
  - Ferry 线:滤泡下可见的角膜上皮层
    沉积。
  - Fleischer 环:圆锥角膜的底部可见

上皮层沉积(图 5-95)。

- Hudson-Stahli 线:角膜上皮层沉积,
  在角膜下 1/3 处的泪膜水平上,呈
  线状沉积。
- 肺铁质沉着病:眼内金属异物引起
  的角膜基质沉着。
- Stocker 线:翼状胬肉头部的上皮层
  沉积。
- 墨水或染料沉积:角膜文身,黑色的

角膜基质沉积（图 5-96）；可用于治疗角膜混浊和出于美容目的，遮盖成熟白内障的白色反光或治疗虹膜缺陷引起的眩光。

● 脂质或胆固醇（血脂异常）：具体如下。

– 高脂蛋白血症：2、3、4 型可见弧

形混浊。

– 卵磷脂 – 胆固醇酰基转移酶（lecithin-cholesterol acyltransferase，LCAT）缺乏：致密弧形混浊和弥漫性灰色细小的基质斑点，突变位点为染色体 16q22 上的 LCAT 基因。

– 鱼眼病（又称部分 LCAT 缺乏症）：

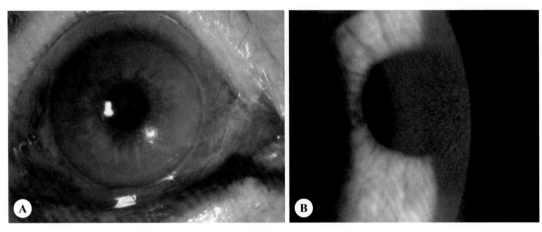

▲ 图 5-94 银质沉着病可见银质沉积导致结膜、泪阜、泪小点（A）和角膜（B）呈灰色

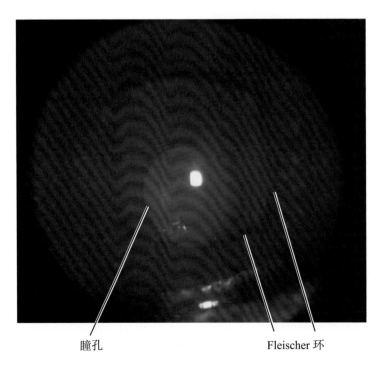

瞳孔　　　　　　　　　　　　Fleischer 环

◀ 图 5-95 Fleischer 环在蓝光下更明显

角膜弥漫性云翳，周边更致密，定位于染色体 16q22 上的 *LCAT* 基因。

- Tangier 病（又称家族性高密度脂蛋白缺乏症）：弥漫性或局灶性，小而深的基质混浊，定位于染色体 9q31 上的 *ABCA1* 基因。

- 黑色素：具体如下。

  - Krukenberg 梭：沉积于内皮色素播散综合征患者可见角膜内皮中央垂直分布的色素沉积带（图 5–97）。

  - 散在内皮色素沉积：由异常内皮细胞摄取色素形成（见于 Fuchs 角膜内皮营养不良）。

- 酪氨酸病（酪氨酸血症）Ⅱ型 / Richner-Hanhart 综合征：上皮和上皮下假树枝状混浊，可能导致角膜溃疡、血管化和瘢痕，由 *TAT* 基因编码的酪氨酸氨基转移酶缺乏导致。

- 尿酸盐（痛风）：上皮、上皮下、基质中的细小黄色晶体沉积，可形成棕色带状角膜病变，伴角膜溃疡和血管化。

- 旋涡状角膜（旋涡角膜病变）：上皮内灰金棕色的磷脂沉积物，形成角膜下部和旁中央的涡状混浊（图 5–98），见于 Fabry 病（X 连锁隐性遗传）包括携带者（女性）；也见于药物治疗，如全身应用胺碘酮、氯喹、吲哚美辛、布洛芬、萘普生、氯丙嗪、苏拉明、氯法齐明、他莫昔芬和局部应用奈妥舒迪。

【症状】

无症状；可有畏光、异物感、疼痛，视力下降少见。

【体征】

视力正常或下降，可见角膜沉积物，可能有虹膜异色症（铁质或铜质沉着），可

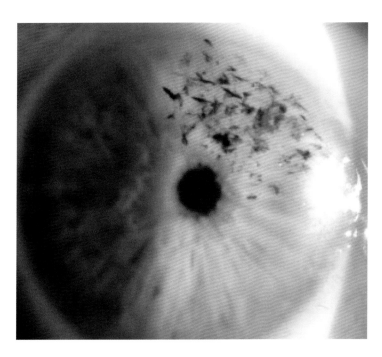

◀ 图 5–96　角膜文身，可见在上方遮挡住大面积虹膜周切口的墨渍

能导致白内障（Wilson 病、眼内金属异物、酪氨酸血症）、角膜上皮糜烂（胱氨酸病）、角膜溃疡（酪氨酸血症、痛风）、带状角膜病（胱氨酸病）。

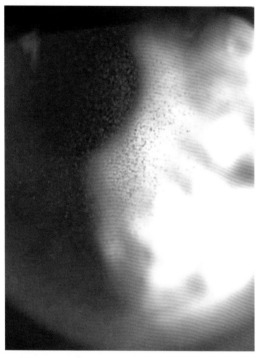

▲ 图 5-97　Krukenberg 梭，可见角膜内皮上有棕色色素

【鉴别诊断】

如前所述；植物汁液（Dieffenbachia）、鱼鳞病（可有细小、白色、较深的基质混浊）、高胆红素血症、异物（如爆炸伤）。

【评估】

- 完整的眼科病史和检查，包括结膜、角膜、前房、虹膜和晶状体的检查。
- 眼内金属异物需行眼底视网膜检查。
- 全身性疾病需内科会诊。

处　理

- 治疗原发病。
- 去除刺激因素。
- 可能需要手术取出眼内金属异物。
- 胱氨酸病患者清醒时局部用巯乙胺滴眼液 0.44%（Cystaran），每小时 1 次。

【预后】

除铁质沉着、铜屑沉着病、Wilson 病、

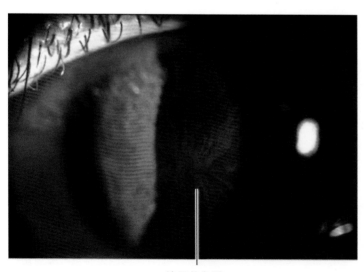

旋涡状角膜

◀ 图 5-98　Fabry 病基因携带者，旋涡状角膜表现为角膜中央下部的金棕色涡轮样沉积

多发样骨髓瘤外，其余角膜沉积疾病，均预后良好。

十七、角膜神经扩张

【定义】

突出、增大的角膜神经。

【病因】

多发性内分泌腺瘤 Ⅱ b 型（MEN-Ⅱ b）、麻风病、Fuchs 内皮营养不良、淀粉样变性、圆锥角膜、鱼鳞病、Refsum 综合征（又称遗传性共济失调性多神经炎）、神经纤维瘤病、先天性青光眼、创伤、后部多形性角膜营养不良和特发性角膜神经改变。

【症状】

无症状。

【体征】

角膜中突出的白色分支线（图 5–99）。

【鉴别诊断】

如前所述；格子状角膜营养不良。

【评估】

- 完整的眼科病史和检查，包括角膜、眼压、晶状体和检眼镜检查。
- 全身性疾病需内科会诊。

处　理

- 无推荐治疗。
- 治疗原发病。

【预后】

神经扩张是良性的；有原发病可能预后较差（如多发性内分泌腺瘤 Ⅱ b 型）。

十八、角膜肿瘤

【定义】

角膜上皮内瘤变或鳞状细胞癌，通常源于角膜缘处结膜（见第 4 章）。

【流行病学】

常为单侧，在老年、白种人男性中更为常见，与紫外线辐射、HPV 感染和吸烟

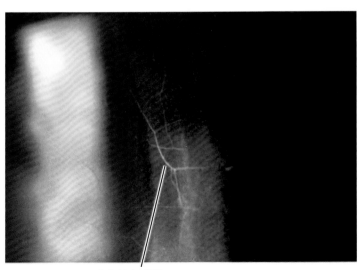

增大的角膜神经

◀ 图 5–99　增大的角膜神经表现为明显的白色分支线

有关，＜50岁患者可能患有获得性免疫缺陷综合征。

【症状】

一般无症状，可能有异物感、眼红、视力下降和角膜上白斑。

【体征】

凝胶状增厚的白色结节状或光滑的角膜缘或角膜肿块，伴异常血管环（图5-100至图5-102）。

【鉴别诊断】

睑裂斑、翼状胬肉、血管翳、皮样瘤、Bitot斑、乳头状瘤、化脓性肉芽肿、假上皮瘤样增生（良性、快速地向角膜上生长的结膜增生）、遗传性良性上皮内角化（症状为睑裂区灰白色结膜斑块突起，伴血管异常；可能累及角膜，影响视力；也可影响口腔黏膜；见于美国北卡罗来纳州印第安人；常染色体显性遗传，定位于染色体4q35）。

【评估】

- 全面的眼科病史询问，特别是角膜与结膜的病史。
- MRI排除眼眶受累。
- 学科会诊和系统疾病排查。

处 理

- 巩膜外层切除术、角膜上皮切除活检，以及病灶冷冻疗法。
- 考虑局部使用氟尿嘧啶或丝裂霉素，特别是对于复发病例。
- 如有眼眶受累，辅助放疗。

【预后】

取决于病灶完全切除的程度。眼内扩散、眶内浸润和远处转移较少见，切除术后复发率＜10%，死亡率约为8%。

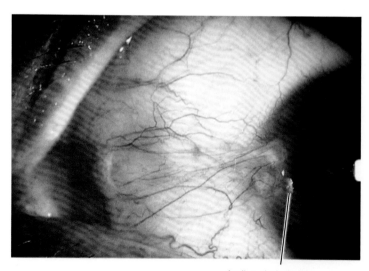

角膜上皮内瘤变

◀ 图5-100　角膜上皮内瘤变可见角膜缘增厚、白色凝胶状病变，伴血管化

新生血管　　　　　鳞状细胞癌

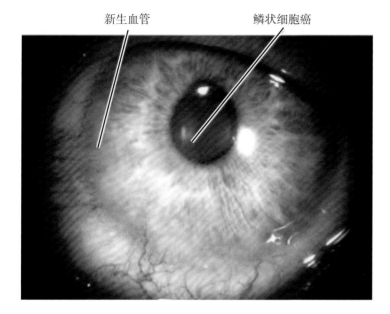

◀ 图 5-101　角膜鳞状细胞癌

鳞状细胞癌

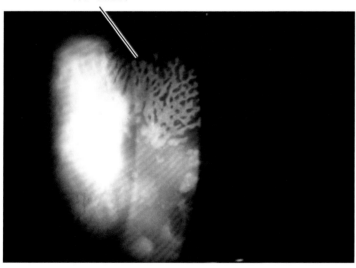

◀ 图 5-102　与图 5-99 所示为同一患者，可见明显的白色凝胶样病变

第6章 前 房
Anterior Chamber

一、原发性闭角型青光眼

【定义】

- 可疑原发性房角关闭（primary angle-closure suspect，PACS）：主观前房角镜下检查发现房角狭窄，小梁网与虹膜有附着接触的可能。
- 原发性房角关闭（primary angle-closure，PAC）：指伴有眼压升高或提示间歇性小梁网阻塞的 PACS［周边虹膜前粘连（peripheral anterior synechiae，PAS）、青光眼斑、小梁网色素沉积过多］，但无青光眼性视神经病变。
- 原发性闭角型青光眼（primary angle-closure glaucoma，PACG）：原发性房角关闭合并青光眼性视神经病变。

【病因】

- 晶状体源性的虹膜小梁网接触：晶状体的尺寸相对于眼球大小而言太大，导致虹膜角膜角变窄和间歇性或慢性的虹膜小梁网接触。慢性微创伤可引起虹膜前后粘连或由于小梁网功能障碍引起房水流出减少，从而导致 IOP 升高，最终发展为青光眼性视神经病变。
- 瞳孔阻滞：急性晶状体 – 虹膜附着导致后房房水右出受阻，虹膜向前膨隆，导致全周小梁网关闭。

【流行病学】

在 60 岁以上的人群中，大约 5% 的人具有房角狭窄；其中 0.5% 发展为房角关闭。通常为双侧（50% 未经治疗的对侧眼在 5 年内可发生病变），亚洲人和爱斯基摩人的发病率较高，女性好发（4∶1）。远视眼、小眼球、前房深度＜2.5mm、晶状体厚、晶状体半脱位等因素均与原发性闭角型青光眼相关。

【症状】

- 急性闭角型青光眼：眼痛、眼红、畏光、视力减退或模糊、虹视、头痛、恶心、呕吐。
- 亚急性闭角型青光眼：可无症状或有急性症状，但较轻微；这些症状会在几天或几周内逐渐发展，然后自行缓解。
- 慢性闭角型青光眼：无症状，可能在晚期出现视力下降或视野缩小。

【体征】

- 急性闭角型青光眼：视力下降，眼压升高，睫状充血，角膜水肿，前房细胞和闪辉，浅前房（图 6-1），房角镜检查可见房角狭窄，瞳孔中度散大固定，虹膜膨隆；可能有既往发作过的体征，包括虹膜节段性萎缩、前囊下晶状体混浊（青光眼斑，由高眼压导致的晶状体上皮细胞缺血和坏死引起）（图 6-2）、瞳孔中度不规则散大和周边虹膜前粘连。

- 亚急性和慢性闭角型青光眼：窄房角，可能有眼压升高、周边虹膜前粘连、节段性虹膜萎缩、青光眼斑、视神经凹陷、神经纤维层缺损和视野缺损。

【评估】

- 完整的眼科病史和眼科检查，注意瞳孔、角膜、眼压检测、前房、接触式前房角镜检查（Zeiss 镜）、虹膜、晶状体和检眼镜检查。
- 视野检查。

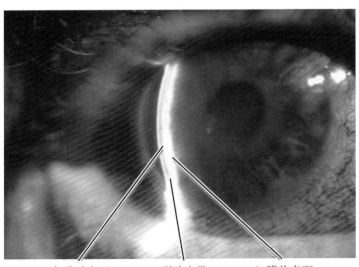

角膜后表面　　裂隙光带　　虹膜前表面

◀ 图 6-1　原发性闭角型青光眼，前房极浅，虹膜角膜接触（角膜和虹膜的裂隙光带之间没有缝隙）

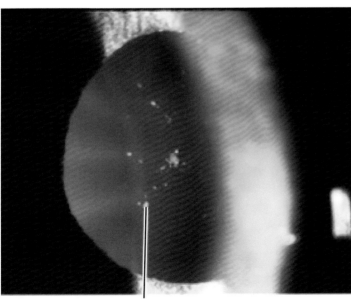

青光眼斑

◀ 图 6-2　青光眼斑，表现为晶状体前囊下晶状体斑点样混浊

处 理

急性闭角型青光眼

- 局部使用 β 受体拮抗药（0.5% 噻吗洛尔，每 15 分钟 1 次 ×2；然后每天 2 次）、α 受体激动药（1% 阿可乐定或 0.1%～0.2% 溴莫尼定，每 15 分钟 1 次 ×2；然后每天 3 次）、碳酸酐酶抑制药 [2% 多佐胺或 1% 布林佐胺（Azopt），每 15 分钟 1 次 ×2；然后每天 3 次]、前列腺素类似物 [0.005% 拉坦前列素（Xalatan）×1，或者前列腺素类似物替代药；睡前 1 次]；考虑局部使用类固醇（1% 醋酸泼尼松龙，每天 4 次）。

- 局部使用缩瞳药（首选 1%～2% 毛果芸香碱 ×1；如果有效，每天 4 次使用；对由虹膜括约肌缺血引起的眼压＞40mmHg 通常无效；在 20% 的患者中，毛果芸香碱会因导致晶状体 – 虹膜隔的前移而使病情恶化），也可以考虑局部使用 α 受体拮抗药（莫西赛利 0.5%，每 15 分钟 1 次，连续使用 2～3h）。

- 考虑全身性乙酰唑胺 [（Diamox）500mg，立即口服；然后每天 2 次] 和（或）高渗溶液（45% 异山梨醇溶液≤2g/kg，口服）。

- 激光周边虹膜切开术（laser peripheral iridotomy，LPI）：是对急性房角关闭发作的明确治疗方法。由眼压升高引起的角膜水肿可能需要局部使用甘油（Ophthalgan）或考虑前房穿刺术，以便充分观察到虹膜情况。如果房角不加深且眼压仍然升高，则必须排除急性房角关闭的继发性原因，包括高褶虹膜综合征（见第 7 章）。
  - 操作参数：使用接触镜固定眼球，使激光光束更好地聚焦在周边虹膜（在虹膜凹陷或隐窝处）；虹膜切开术的通畅可以通过观察到晶状体前囊膜来确认（通常可以看到一股房水从激光孔涌出），而不是通过出现红光反射来确认。
  - 钕：钇 – 铝石榴子石激光：4～10mJ 功率，单脉冲或双脉冲；可考虑对色素较深的虹膜进行氩激光预处理，持续时间 0.02～0.10s，光斑尺寸 50μm，功率 500～1000mW。

- 对房角狭窄的对侧眼进行激光周边虹膜切开术，可以有效预防急性发作。

- 如果无法进行激光周边虹膜切开术，可考虑手术虹膜切除术或白内障摘除术；如果病情持续，可考虑白内障联合青光眼手术。

- 对近期发生的周边虹膜前粘连（＜12 个月）可考虑行房角分离术。

亚急性和慢性闭角型青光眼

- 有明显视力影响的白内障患者进行白内障摘除术。原发性房角关闭和眼压≥30mmHg 患者或 PACG 患者接受白内障手术的长期效果比激光周边虹膜切开术更佳。

- 即使没有瞳孔阻滞的证据，也建议激光周边虹膜切开术。
- 治疗眼压升高（见第 11 章），可能需要微创青光眼手术或传统滤过性青光眼手术来充分降低眼压。

【预后】

如果对急性发作进行及时治疗，预后良好；慢性病例预后较差，但取决于视神经损伤的程度和后续眼压控制情况。

二、继发性闭角型青光眼

【定义】

由多种眼部疾病引起的急性或慢性闭角型青光眼。

【病因】

- 有瞳孔阻滞：晶状体导致（晶状体膨胀、晶状体脱位、球形晶状体）、瞳孔闭锁、无晶状体或人工晶状体瞳孔阻滞、硅油眼、小眼球。
- 无瞳孔阻滞后部"推挤"机制：与机械性因素或晶状体 – 虹膜隔前移有关。
    - 引起睫状体前旋的因素如下。
    ○ 高褶虹膜综合征。
    ○ 炎症（巩膜炎、葡萄膜炎、全视网膜光凝术）。
    ○ 充血（巩膜扣带术、小眼球）。
    ○ 脉络膜渗漏［低眼压、葡萄膜渗漏、药物作用（托吡酯、磺胺类药物、加巴喷丁）］。
    ○ 脉络膜上腔出血。
    ○ 房水逆流（恶性青光眼）。
    ○ 眼后段压力因素（肿瘤、膨胀气体、渗出性视网膜脱离）。
    ○ 发育异常（永存原始玻璃体增生、早产儿视网膜病变）。
- 无瞳孔阻滞前部"牵拉"机制：虹膜黏附在小梁网或小梁网上方的膜性组织上。
    - 上皮（向下生长或向内生长）。
    - 内皮（虹膜角膜内皮综合征，后部多形性营养不良）。
    - 新生血管（新生血管性青光眼）（见第 7 章）。
    - 炎症后周边虹膜前粘连。
    - 外伤导致的虹膜粘连。
    - 中胚层发育不全综合征。

【症状】

- 急性闭角型青光眼：眼痛、眼红、畏光、视力下降或模糊、虹视、头痛、恶心、呕吐。
- 慢性闭角型青光眼：无症状，晚期可能有视力下降或视野缩小。

【体征】

- 急性闭角型青光眼：视力下降，眼压升高，睫状充血，角膜水肿，前房细胞和闪辉，浅前房，前房角镜检查可见房角狭窄，中等散大固定的瞳孔，虹膜膨隆；潜在病因的体征（图 6-3）。
- 慢性闭角型青光眼：窄房角，眼压升高，周边虹膜前粘连，潜在病因的体征；可能有节段性虹膜萎缩、青光眼斑、视神经凹陷、神经纤维层缺损和视野缺损。

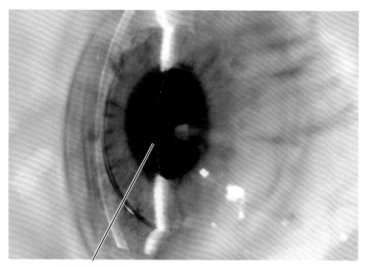

▲ 图 6-3　由人工晶状体瞳孔阻滞引起的继发性闭角型青光眼，完整的玻璃体前表面（可见色素）阻滞了瞳孔和上方虹膜切口，裂隙光束显示周边虹膜向前膨隆，阻塞房角并围绕前房型人工晶状体后表面向前膨隆

玻璃体前表面

【评估】

- 完整的眼科病史和眼科检查，注意瞳孔、角膜、眼压检测、前房、接触式房角镜检查、虹膜、晶状体和检眼镜检查。
- 视野检查。

处　理

- 治疗潜在病因。
- 对确诊或疑似的瞳孔阻滞病例行激光周边虹膜切开术治疗。
- 恶性青光眼、球形晶状体、巩膜扣带术后或全视网膜光凝术后的患者使用局部睫状肌麻痹药（0.25% 东莨菪碱，每天 4 次；或者 1% 阿托品，每天 2 次）（不要使用缩瞳药，如果怀疑有瞳孔阻滞，则在睫状肌麻痹前进行激光周边虹膜切开术）。
- 对于难治性恶性青光眼，可能需要进行经平坦部玻璃体切割术和晶状体摘除；或者对人工晶状体或无晶状体患者，使用钕：钇 - 铝石榴子石激光破坏玻璃体前界膜。
- 考虑局部睫状肌麻痹药（0.25% 东莨菪碱，每天 4 次）、类固醇（1% 醋酸泼尼松龙，每天 4 次）和抗血管内皮生长因子（vascular endothelial growth factor，VEGF）玻璃体腔注射治疗急性新生血管性青光眼，最终在眼压稳定后进行全视网膜光凝。
- 在某些晶状体源性的闭角型青光眼病例中，可能需要摘除白内障。
- 治疗高眼压（见第 11 章），可能需要小梁切除术或青光眼引流物植入手术以充分降低眼压。

高褶虹膜综合征

- 高褶虹膜综合征可能有瞳孔阻滞成分，其中急性房角关闭发作的诱因与原发性房角关闭相似。因此，治疗通常从周边虹膜切除术或虹膜切开术和（或）白内障摘除术开始，可能需要长期缩瞳治疗。
- 考虑氩激光虹膜成形术或房角成形术。
- 操作参数：持续时间 0.2～0.5s，光斑大小 200～500μm，功率 200～400mW；每个象限约 10 个光斑；将光斑设置在尽量靠周边的虹膜，并调整功率直到观察到虹膜的收缩。
- 考虑内镜下睫状体光凝术。

【预后】

因为通常由慢性过程引起，故预后比原发性房角关闭差；预后情况取决于病因、视神经损伤程度和后续眼压控制情况。

三、低眼压

【定义】

眼压低（≤5mmHg）。

【病因】

- 流出增加（房水或玻璃体液的过度排出）：创伤（睫状体脱离）、手术（伤口渗漏、滤过泡滤过过强）、脉络膜渗漏、视网膜脱离。
- 生成减少（睫状体休克）：炎症（葡萄膜炎）、药物［睫状体毒性：氟尿嘧啶、丝裂霉素、西多福韦、甘露醇、麻醉药（芬太尼、琥珀胆碱、丙泊酚、七氟醚）］、全身性疾病（双侧低眼压：脱水、酮症酸中毒、尿毒症）、睫状体炎性假膜、前部增生性玻璃体视网膜病变、眼缺血综合征、肺结核。

【症状】

无症状，可能有疼痛和视力下降。

【体征】

视力正常或下降，眼压低，通常发生功能和结构变化；可能有屈光（远视）漂移、角膜皱襞和水肿、Seidel 试验阳性、滤过泡、前房细胞和闪辉、浅前房、睫状体分离、白内障、睫状体炎性假膜、脉络膜渗漏、脉络膜视网膜皱褶（低眼压性黄斑病变）（图 6-4）、囊样黄斑水肿、视网膜脱离、增殖性玻璃体视网膜病变、视盘水肿、肺结核（终末期）（见第 1 章）。

【评估】

- 采集完整的眼科病史，注意外伤、手术、用药和全身状况。
- 完善眼科检查，注意角膜、眼压检测、前房、前房角镜检查和检眼镜检查。
- Seidel 试验（见第 5 章）以排除开放性眼外伤及创伤或术后患者的伤口渗漏。
- 如果无法看到眼底，B 超检查可评

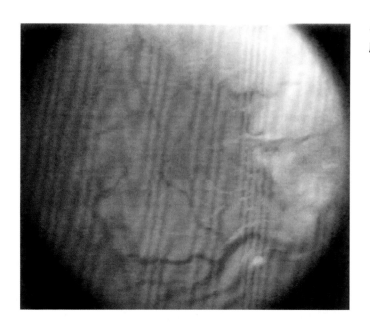

◀ 图 6-4　小梁切除术后发生伴有脉络膜皱褶的低眼压性黄斑病变

估脉络膜渗漏、视网膜脱离和眼内异物。

- 考虑使用超声生物显微镜来识别睫状体炎性膜、睫状体分离和睫状体脱离（≥2 个钟点位）。

- 考虑使用荧光素血管造影或光学相干断层扫描（optical coherence tomography，OCT）来识别脉络膜皱褶。

处　理

- 治疗潜在病因。
- 局部睫状肌麻痹药（1% 环喷托酯，0.25% 东莨菪碱，1% 阿托品，每天 2~3 次）。
- 伤口渗漏者使用局部抗生素（加替沙星或莫西沙星，每天 4 次）。
- 绷带接触镜或压力贴片对于小伤口渗漏可能有效。
- 脉络膜渗漏者可能需引流术，伤口渗漏、视网膜脱离或睫状体脱离者可能需手术修复。
- 可以考虑 Simmons 壳或前房注射黏弹性或气体的方法处理滤过泡滤过过强。
- 类固醇（局部、Tenon 囊下、玻璃体腔内或口服）治疗，尤其适用于因葡萄膜炎引起的低眼压。
- 考虑局部使用 2% 异波帕胺。

【预后】

取决于病因和持续时间。

四、前房积血

【定义】

前房积血指前房中的血液,可形成一层液平面,但微量的前房积血则无法用肉眼观察到(仅在裂隙灯检查时看到漂浮在前房的红细胞)。

【病因】

通常是外伤性的病因(60%的患者合并房角后退);当有虹膜或房角新生血管形成、虹膜病变或人工晶状体(loose intraocular lens,IOL)异位或震颤时,可能出现自发性前房积血。

【症状】

视力下降,可能有疼痛、畏光、眼红。

【体征】

视力正常或下降,前房红细胞(层状或凝块状)(图6-5和图6-6);可能有结膜下出血、眼压升高、虹膜红变、虹膜括约肌撕裂、异常加深的前房、房角后退、虹膜震颤、虹膜根部离断、睫状体脱离和其他眼外伤迹象;可能有虹膜病变或者人工晶状体震颤。

【鉴别诊断】

创伤、葡萄膜炎－青光眼－前房积血(uveitis-glaucoma-hyphema,UGH)综合征、青少年黄色肉芽肿、白血病、受虐待的儿童、眼术后、Fuchs异色性虹膜睫状体炎、虹膜红变。

【评估】

● 完整的眼科病史和眼科检查,注意角膜、眼压检测、前房、虹膜和检眼镜检查;外伤病例中,则等2～4周后再进行前房角镜检查和巩膜加压检查。

● 如果无法看到眼底,B超检查可排除开放性眼外伤。

● 考虑用超声生物显微镜来评估房角结构。

● 实验室检查:镰状细胞检查和Hb电泳以排除镰状细胞疾病。

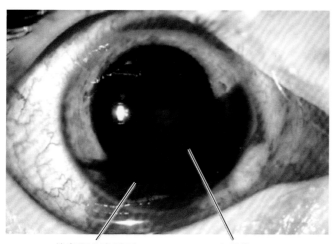

前房积血液平面　　血凝块

◀ 图6-5 前房积血,可见下方血液平面和悬浮的红细胞和血凝块

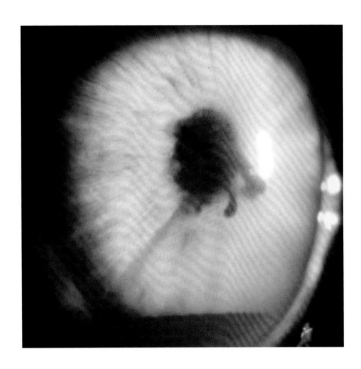

◀ 图 6-6　瞳孔边缘有活动性出血的前房积血

处　理

- 局部类固醇（最初 1% 醋酸泼尼松龙，至少每 1 小时 1 次；然后在 3～4 周内随着前房积血和炎症消退而逐渐减量）。

- 局部睫状肌麻痹药（0.25% 东莨菪碱或 1% 阿托品，每天 2～3 次）。

- 考虑氨基己酸 [（Amicar）50～100mg/kg，每 4 小时 1 次]。

- 可能需要治疗眼压升高（见第 11 章）（镰状细胞疾病患者不要使用碳酸酐酶抑制药，不要使用缩瞳药或前列腺素类似物）。

- 嘱咐患者避免服用含阿司匹林的药品，睡觉时床头抬高 30°，时刻用金属眼罩保护眼睛，卧床休息。

- 前 5 天每天检查（此时复发性出血风险最高），然后适当延长随访间隔。

- 角膜血染、控制不佳的眼压升高、持续性血凝块、再出血、前房积血满贯，则可能需要行前房冲洗术。

- 葡萄膜炎－青光眼－前房积血综合征者需行 IOL 摘除或更换。

【预后】

外伤者若将眼压控制好且无再出血，则预后良好；未来可能有房角后退性青光眼风险。

五、房水细胞和闪辉

【定义】

前房中的渗出的白细胞（细胞）和蛋白质、纤维蛋白（闪辉），由炎症导致血－

房水屏障破坏所引起。

- 房水细胞：表现为漂浮在房水中的白色小颗粒。其他类型的细胞有时会出现在房水中，如红细胞（微量前房积血）、色素细胞（可能来自散瞳后和色素播散综合征的虹膜）和肿瘤细胞。大量细胞可在前房下方沉积并形成一层平面［前房积脓（白细胞）、前房积血（红细胞）或假性前房积脓（色素、血影细胞或肿瘤细胞）］。

- 闪辉：表现为模糊或混浊的房水；严重的纤维蛋白渗出物可产生果冻状浆液外观，并伴纤维蛋白条索（4⁺级闪辉）。

【病因】

由前段炎症引起的血管渗出，通常是葡萄膜炎、外伤、术后、巩膜炎和角膜炎引起。

【症状】

表现多样的疼痛、畏光、流泪、红眼、视力下降，也可能无症状。

【体征】

视力正常或下降，睫状充血，瞳孔缩小，前房细胞和闪辉。当将短而窄（1mm×1mm）的裂隙灯光束以30°～45°角度通过瞳孔观察时效果最佳，可产生类似手电筒穿过暗室的效果；细胞表现出布朗运动，闪辉看起来像光束中的烟雾；按0～4等级分级［房水细胞分级：0=0个细胞；1⁺=5～10个细胞；2⁺=11～20个细胞；3⁺=21～50个细胞；4⁺≥50个细胞；极少数情况下，微量或少量是指1～4个细胞。房水闪辉分级：0=无闪辉；1⁺=微弱；2⁺=中度（虹膜和晶状体仍清晰可见）；3⁺=显著（虹膜或晶状体模糊）；4⁺=重度（纤维蛋白，房水凝固，没有细胞运动；被称为纤维素样或"塑料"样前房反应）］。可能有巩膜炎、角膜后沉着物、角膜炎、虹膜结节、后粘连、眼压升高或降低、前房积脓、前房积血、假性前房积脓、白内障、玻璃体炎、玻璃体积血、视网膜或脉络膜病变（图6-7）。

【鉴别诊断】

如前所述。

【评估】

- 完整的眼科病史和眼科检查，注意巩

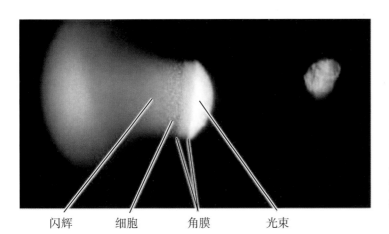

闪辉　　细胞　　角膜　　光束

◀ 图6-7 4⁺级前房细胞和闪辉，可通过角膜和虹膜之间的细小裂隙光束观察到

膜、角膜、眼压检测、前房、前房角镜检查、虹膜、晶状体和检眼镜检查。

- 考虑葡萄膜炎检查（见前葡萄膜炎部分）。

处 理

- 治疗潜在病因。
- 局部类固醇［1% 醋酸泼尼松龙（Pred Forte）或 0.05% 二氟泼尼酯（Durezol），至少每小时 1 次；然后缓慢减量］和睫状肌麻痹药（1% 环喷托酯、0.25% 东莨菪碱或 1% 阿托品，每天 2～3 次）。
- 在排除感染性病因后，考虑使用 Tenon 囊下类固醇注射（曲安奈德 40mg/ml）、口服类固醇（泼尼松 60～100mg，口服，每天 1 次）或细胞毒剂治疗严重炎症。
- 有眼压升高需要治疗（见第 11 章）（避免使用缩瞳药或前列腺素类似物）。

【预后】

取决于病因。

六、前房积脓

【定义】

前房白细胞层。

【病因】

通常由炎症（葡萄膜炎，尤其是 HLA-B27 相关和白塞病）或感染（角膜溃疡、眼内炎）引起。

【症状】

眼痛、眼红和视力下降。

【体征】

视力正常或下降、结膜充血、前房积脓（图 6-8 和图 6-9）、前房细胞和闪辉；可能有巩膜炎、角膜浸润、角膜后沉着物、虹膜结节、白内障、玻璃体炎、视网膜或脉络膜病变。

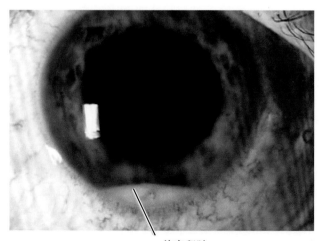

前房积脓

◀ 图 6-8　前房积脓，可见下方的白细胞层平面

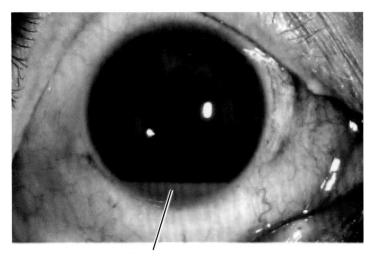

假性前房积脓

【鉴别诊断】

假性前房积脓（前房中的其他细胞层，包括色素细胞、血影细胞、肿瘤细胞或巨噬细胞）。

【评估】

● 完整的眼科病史和眼科检查，注意巩膜、角膜、眼压检测、前房、虹膜、晶状体和检眼镜检查。

● 如果无法看到眼底，则需进行 B 超检查。

● 实验室检查：对感染性角膜炎（见第 5 章）或眼内炎进行培养和涂片。

● 考虑葡萄膜炎检查。

处 理

● 治疗潜在病因。

● 如果具有感染性病因，则使用抗菌药物治疗（见第 5 章）。

● 局部使用类固醇（1% 醋酸泼尼松龙，初始治疗时至少每 1~2 小时 1 次）和睫状肌麻痹药（1% 环喷托酯、0.25% 东莨菪碱或 1% 阿托品，每天 2~3 次）。

● 监测前房积脓再吸收的情况以判断治疗反应。

● 除眼内炎外，很少需要手术治疗。

【预后】

取决于病因和对治疗的反应。

七、眼内炎

【定义】

眼内感染；可能是急性、亚急性或慢性；可以是局部，也可以累及眼前后段。

【病因】

● 术后（70%）：具体如下。

 - 术后急性期（术后＜6 周）：致病菌 94% 为革兰阳性菌包括凝固酶阴性

葡萄球菌（70%）、金黄色葡萄球菌（10%）、链球菌（11%）；只有 6% 为革兰阴性菌。

- 术后迟发性（术后 > 6 周）：致病菌为痤疮丙酸杆菌、凝固酶阴性葡萄球菌和真菌（曲霉菌和念珠菌）。
- 结膜滤过泡相关：致病菌为链球菌（47%）、凝固酶阴性葡萄球菌（22%）、流感嗜血杆菌（16%）。

- 创伤后（20%）：病菌为芽孢杆菌（蜡状芽孢杆菌）（24%）、葡萄球菌（39%）和革兰阴性菌（7%）。
- 内源性（2%～15%）：罕见，通常是真菌（念珠菌）引起的；内源性细菌通常由金黄色葡萄球菌和革兰阴性菌引起。发生在虚弱、败血症或免疫功能低下的患者中，尤其是术后患者。

【流行病学】

白内障手术后眼内炎的发生率 <0.1%，危险因素包括玻璃体丢失、后囊破裂、伤口闭合不良和手术时间过长。穿通伤后的发生率为 4%～13%，但在农村地区外伤后的发生率可高达 30%；危险因素包括眼内异物残留、手术时机较迟（> 24h）、农村环境（土壤污染）、晶状体破裂等。

【症状】

疼痛、畏光、分泌物、眼红、视力下降；在迟发性和内源性患者中，可能无症状或呈现慢性葡萄膜炎表现。

【体征】

视力下降［通常很严重；眼内炎玻璃体切割术研究（Endophthalmitis Vitrectomy Study，EVS）发现只有 14% 的患者视力可优于 5/200］、眼睑水肿、眼球突出、结膜充血、结膜水肿、伤口脓肿、角膜水肿、角膜后沉着物、前房细胞和闪辉、前房积脓（图 6-10 和图 6-11）、玻璃体炎、红光反射不良；可能有 Seidel 试验阳性和其他开放性眼外伤的体征（见第 4 章）。

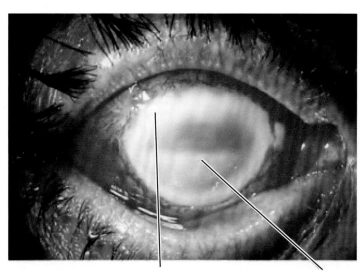

角膜浸润　　　　前房积脓

◀ 图 6-10　伴有大量前房积脓的眼内炎（几乎达 50% 前房高度），炎症反应重，可见 4+ 级结膜充血和角膜缘白色环状浸润

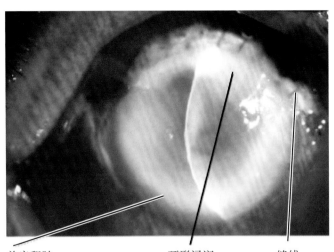

◀ 图 6–11 伴有环形浸润的葡萄球菌性眼内炎，有明显的角膜水肿，在上方角膜缘可以看到手术伤口处的角膜缝线

前房积脓　　　　　　环形浸润　　　　缝线

【鉴别诊断】

葡萄膜炎、无菌性炎症〔通常由于以下因素引起：长时间的术中操作，尤其是涉及玻璃体的操作；残留的晶状体物质；术后类固醇突然减量后的反跳性炎症反应；或者眼前节毒性综合征（toxic anterior segment syndrome，TASS）（急性术后前房反应和角膜水肿，由术中器械、眼内灌洗液、人工晶状体植入物污染引起）〕、滤过泡炎（滤过泡感染）、眼内异物、眼内肿瘤、交感性眼炎、眼前节缺血〔鉴于颈动脉疾病（眼缺血综合征）或眼外肌手术后（通常见于一次手术中同一只眼同时行三条或更多的直肌手术）〕。

【评估】

- 采集完整的眼科病史，注意手术史和创伤史。
- 完善眼科检查，注意视力、结膜、巩膜、角膜、眼压检测、前房、玻璃体细胞、红光反射和检眼镜检查。
- Seidel 试验（见第 5 章）以排除术后或创伤病例中的伤口渗漏或开放性眼外伤。
- 如果无法看到眼底，则需进行 B 超检查。
- 实验室测试：眼内液培养和涂片的 STAT 评估；也可以收集结膜和鼻拭子进行培养，但检出率较低。
- 内源性眼内炎者应请内科会诊。

眼科急诊

急性术后眼内炎

- 如果视力优于光感（light perception，LP），则行前房和玻璃体穿刺收集标本进行培养，玻璃体腔内抗生素注射。
- 如果视力仅为 LP，则应该由玻璃体视网膜专家行前房穿刺、经平坦部玻璃体切割术和玻璃体腔内抗生素注射（EVS 提供的结论）。

- 玻璃体腔内注射抗生素 ± 类固醇。
  - 万古霉素（1mg/0.1ml）。
  - 头孢他啶（2.25mg/0.1ml）或阿米卡星（0.4mg/0.1ml）。
  - 地塞米松（0.4mg/0.1ml；有争议，因为 EVS 研究中未评估玻璃体腔内注射类固醇的效果，而 EVS 研究仅包括白内障手术和二期 IOL 手术的病例）。
- 结膜下注射抗生素 ± 类固醇。
  - 万古霉素（25mg）。
  - 头孢他啶（100mg）或庆大霉素（20mg）。
  - 地塞米松（12～24mg）。
- 局部广谱强化抗生素治疗（每 30 分钟交替使用 1 次）。
  - 万古霉素（50mg/ml，每小时 1 次）。
  - 头孢他啶（50mg/ml，每小时 1 次）。
- 局部类固醇治疗（初始治疗使用 1% 醋酸泼尼松龙，每 1～2 小时 1 次）和睫状肌麻痹药（1% 阿托品，每天 3 次；或者 0.25% 东莨菪碱，每天 4 次）。
- 针对较显著的炎症、严重的病例或快速起病者使用全身性静脉注射抗生素治疗（存在争议，因为 EVS 发现全身性使用抗生素并无益处）。
  - 万古霉素（1g，静脉注射，每 12 小时 1 次）。
  - 头孢他啶（1g，静脉注射，每 12 小时 1 次）。

迟发性，滤过泡相关，创伤后和内源性眼内炎

- 不适用 EVS 指南，应根据临床情况进行治疗。
- 玻璃体内腔内注射抗生素或类固醇，用法与急性术后指南相似；如果是内源性真菌或起病较迟怀疑为真菌所致的患者，使用两性霉素 B（0.005mg/0.1ml）。
- 结膜下注射抗生素或类固醇，用法类似于急性术后指南。
- 局部使用广谱强化抗生素，用法类似于急性术后指南；如果是真菌所致，则使用两性霉素 B（1.0～2.5mg/ml，每小时 1 次）或那他霉素（50mg/ml，每小时 1 次）。
- 局部类固醇（初始治疗使用 1% 醋酸泼尼松龙，每 1～2 小时 1 次）和睫状肌麻痹药（1% 阿托品，每天 3 次）。
- 严重的炎症应全身性静脉注射抗生素，用法与急性术后指南类似；如果存在播散性真菌疾病，则使用两性霉素 B（0.25～1.0mg/kg，静脉注射，每 6 小时 1 次，等量注射）。
- 术后迟发性眼内炎可能需要部分或全部囊膜切除术、经平坦部玻璃体切割术或人工晶状体取出或更换术。

- 如果 48～72h 后出现临床症状恶化，应考虑重复穿刺（或经平坦部玻璃体切割术）和玻璃体腔内注射。
- 根据培养结果调整抗生素种类。
- 玻璃体腔穿刺和注射：该操作控制在无菌条件下进行，应佩戴无菌手套在无菌区（或同水平条件下）。眼部麻醉使用浸泡在 2% 利多卡因中的无菌棉签或在手术象限内用 2% 利多卡因在某一象限进行结膜下注射；一些患者可能需要球周甚至球后神经阻滞。眼球和眼睑用聚维酮碘、氯己定或碘伏消毒准备，并放置无菌开睑器。使用 1ml 注射器上的 27G 针头经角膜缘进入前房，避开虹膜，抽出约 0.1ml 房水和前房积脓。玻璃体腔穿刺和使用时用无菌标尺定位，在距角膜缘合适的距离进行玻璃体注射（人工晶状体眼患者中距离角巩缘 3mm，有晶状体眼患者中距离角巩缘 4mm，或者使用 1ml 注射器的头端直径距离进行标记）。使用 1ml 注射器上的 27G 针头在预先标记的位置穿刺进入后房，使针头进入玻璃体腔中间，并抽取约 0.1ml 的玻璃体。立即使用连接至含抗生素注射器上的 30G 针头进行玻璃体腔内注射，并用无菌棉签头覆盖注射部位，以避免玻璃体溢出。应在麻醉区域中进行注射。房水和玻璃体样品应立即铺板或送到微生物实验室进行规范的涂片和培养。玻璃体腔注射后，应评估患者是否有眼压升高；这包括用检眼镜检查视盘的眼部灌注（如果眼底清晰可见）情况或进行眼压测量。

【预后】

取决于病因、病程和病原；通常预后差，尤其是外伤性病例。

八、前葡萄膜炎

【定义】

前部葡萄膜［虹膜（虹膜炎）和睫状体（睫状体炎）］的炎症是由于多种疾病引起的血 - 房水屏障破坏和血管通透性增加，导致白细胞和蛋白质渗出至前房。其中也可能有少量溢出到晶状体后间隙。按照病理类型可分为非肉芽肿性（淋巴细胞和浆细胞浸润）和肉芽肿性（上皮样细胞和巨细胞浸润）；按照部位可分为角膜葡萄膜炎、巩膜葡萄膜炎、前葡萄膜炎（56%）、中间葡萄膜炎（13%）、后葡萄膜炎（13%）、眼内炎、全葡萄膜炎（18%）；按照病程可分为急性、慢性和复发性；按照病因可分为非感染性（80%）和感染性（20%）。

【病因】

大多数为特发性或与 HLA-B27 相关，但首先要排除其他原因，如感染、恶性肿瘤、药物相关和外伤。

- 感染性前葡萄膜炎
  - 巨细胞病毒（cytomegalovirus，CMV）：在免疫健全的个体中单侧发病，与 Fuchs 异色性虹膜睫状体炎或青光眼睫状体炎综合征的表现有相似之处，可见小的角膜后沉着物、眼压升高、虹膜萎缩；可能有角膜水肿和角膜内皮炎。免疫低下的患者可能会发生严重的出血性视网膜炎。需使用更昔洛韦或缬更昔洛韦长期治疗数年。

- 埃博拉病毒疾病：葡萄膜炎在这种严重出血热疾病中很常见。可有结膜充血和结膜下出血，并可进展为葡萄膜炎并发症，包括后粘连、白内障、视网膜前膜、黄斑水肿、多灶性视网膜病变、黄斑瘢痕和视盘肿胀。埃博拉病毒存活者中有 40% 的视力受到严重损伤。

- 单纯疱疹和眼带状疱疹：为急性或慢性、复发性虹膜炎，尤其是眼带状疱疹患者，通常伴有树突状或基质性角膜炎及其深处的角膜后沉着物，眼压通常升高；可能有节段性虹膜萎缩、角膜瘢痕和角膜感觉减退。

- 莱姆病：该疾病在蜱虫叮咬部位有典型的慢性游走性皮肤红斑，是由达米尼硬蜱或太平洋硬蜱传播的伯氏疏螺旋体引起的。叮咬后 1～3 个月后可能出现神经系统受累，包括脑炎和脑膜炎。除虹膜炎外，还可能出现结膜炎、角膜炎、玻璃体炎和视神经炎；可能发展出慢性皮肤变化、慢性关节炎和心脏症状。

- 梅毒：慢性或复发性非肉芽肿性或肉芽肿性前葡萄膜炎可能是后天性二期梅毒的眼部表现之一，也可能表现为间质性角膜炎、扩张的虹膜血管簇（虹膜玫瑰疹）、玻璃体炎、

脉络膜视网膜炎、视盘炎和黏膜皮肤表现（见第 5 章和第 10 章）。所有持续性虹膜炎的患者均应排除这种由梅毒螺旋体引起的感染，因为系统性抗生素对于预防此类疾病的重症相当必要。

- 结核：性肉芽肿性虹膜炎，也可能表现为结膜结节、水疱、间质性角膜炎、巩膜炎、虹膜结节、玻璃体炎和脉络膜炎（见第 10 章）。较少是因结核分枝杆菌直接感染眼部引起的，而多数是因为机体对病原的免疫反应所致。对于免疫功能低下或来自结核病流行地区的慢性肉芽肿性虹膜炎患者应进行结核病评估。

● 非肉芽肿性非感染性前葡萄膜炎

- 特发性（急性）：前葡萄膜炎的最常见病因（50%）。

- HLA-B27 相关性（急性）：双眼交替受累的复发性虹膜炎（75%），常有较重的炎症，伴纤维蛋白样前房反应、后粘连和前房积脓。在前葡萄膜炎疾病中占比高达 50%；男性发病率高（3:1），多在青年或中年时发展为虹膜炎，女性和儿童患者可为慢性或双侧发病；是与特发性非肉芽肿性前葡萄膜炎明显不同的一类疾病。高达 90% 的患者具有或会发展出血清阴性的脊柱关节病的体征。

- 血清阴性的脊柱关节病（急性）：这类疾病有以下共同特征，即放射影像学上的骶髂关节炎（伴或不伴脊柱炎）、不伴类风湿结节的不对称

性周围关节炎、RF 和 ANA 阴性、HLA-B27 相关、有多样的黏膜皮肤病灶表现和前葡萄膜炎。

- 强直性脊柱炎：30% 可能发展出现前葡萄膜炎，其 40% 为复发性；还可有浅层巩膜炎和巩膜炎。患者在非活动期后出现下腰痛和僵硬，可能与大动脉炎和肺顶纤维化相关，女性患者的关节炎表现程度不重，但眼部病变却可以很重。骶髂关节放射影像常显示骨质硬化和关节间隙变窄，未经治疗的患者将进展到退行性脊柱融合，90% 的患者 HLA-B27 检测结果呈阳性。

- 赖特综合征（反应性关节炎）：三联征包括非特异性尿道炎、多发性关节炎（80%）和黏液脓性乳头状结膜炎伴虹膜炎。关节炎在感染后的 30 天内发生，也与脂溢性皮肤角化病、环状龟头炎、足底筋膜炎、跟腱炎、骶髂关节炎、腭或舌溃疡、指甲凹陷、前列腺炎和膀胱炎有关，发生在 15—40 岁的男性（90%），可能由腹泻或感染性病原（衣原体、支原体、耶尔森菌、志贺菌、沙门菌）诱发，85%～95% 的患者 HLA-B27 检测结果呈阳性。

- 炎症性肠病：与强直性脊柱炎和赖特综合征相关的单侧虹膜炎不同，炎症性肠病相关的虹膜炎通常是双侧的，并合并后葡萄膜炎；也可能发展为干眼症、结膜炎、浅层巩膜炎、巩膜炎、眶蜂窝织炎和视神经炎。5%～10% 的溃疡性结肠炎患者

可见眼部表现，克罗恩病患者中则更常见；与骶髂关节炎、结节性红斑、坏疽性脓皮病、肝炎和硬化性胆管炎有关；60% 合并有骶髂关节炎的炎症性肠病患者 HLA-B27 检测结果呈阳性。

- 银屑病关节炎：20% 发展为虹膜炎，还可有结膜炎和干眼。病变累及末端指骨关节的患者发展形成的"香肠"指，可有甲床过度角化、红斑疹、指甲凹陷和甲床剥离。与骶髂关节炎相关，无关节炎的银屑病患者很少发生虹膜炎；与 HLA-B27 相关。

- Whipple 病：是一种罕见的与 Whipple 养障体感染相关的系统性疾病，其特征为慢性腹泻（由吸收不良引起）、关节炎症、中枢神经系统症状和前葡萄膜炎；与骶髂关节炎、脊椎炎和 HLA-B27 相关。

- 白塞病（急性）：三联征为复发性前房积脓性虹膜炎、口腔溃疡和生殖器溃疡，也可发展为关节炎、血栓栓塞和中枢神经系统疾病。虹膜炎通常是双侧、累及后段，典型表现是闭塞性视网膜血管炎（见第 10 章）。亚洲人和中东人好发，与 HLA-B5（Bw51 和 B52 亚型）和 HLA-B12 相关。

- 青光眼睫状体炎危象（Posner-Schlossman 综合征）（急性）：为单侧轻度复发性虹膜炎，眼压明显升高，角膜水肿，细小的角膜后沉着物，瞳孔中度散大；不伴瞳孔粘

连；（数小时至数天后）自限，常与 HLA-Bw54 相关。

- 川崎病 (急性)：儿童的发疹性疾病，伴双侧结膜炎和前葡萄膜炎（见第 4 章）；可致命。

○ 药物性（急性）：某些全身性药物可能导致前葡萄膜炎，特别是利福布汀、西多福韦、磺胺类、莫西沙星、双膦酸盐、乙胺嗪和美替洛尔。

○ 间质性肾炎（急性）：通常引起双侧前葡萄膜炎，在儿童中更常见；可能累及后段；女性好发。患者有发热、乏力、关节痛，尿液分析可检出非感染性白细胞。可能是由对非甾体抗炎药或抗生素的过敏反应引起；如果不使用口服类固醇治疗，可能进展为肾衰竭。

- 其他自身免疫性疾病（急性和慢性）：系统性红斑狼疮（systemic lupus erythematosus，SLE）、复发性多软骨炎和韦格纳肉芽肿病。

- 幼年类风湿关节炎（juvenile rheumatoid arthritis，JRA）（急性和慢性）：儿童葡萄膜炎的最常见病因，通常是双侧的，是伴有轻微眼红和眼痛的前葡萄膜炎。I 型特点为少关节型（90%），RF 阴性，ANA 阳性，女性好发（4:1），无骶髂关节炎，发病年龄早（4 岁以前）；II 型特点为少关节型，RF 阴性，ANA 阴性，HLA-B27 阳性，男性好发，骶髂关节炎常见，发病较晚（8 岁以前）；两者均为慢性病程，预后不良。另外一个亚型是儿童脊柱关节病，可引起急性、单侧、自限性前葡萄膜炎，通常见于 >12 岁的男性，HLA-B27 阳性。多关节型 RF 阴性 JRA 和 Still 病中很少有虹膜炎表现。

- Fuchs 异色性虹膜睫状体炎（慢性）：占前葡萄膜炎的 2%。通常为单侧（90%），轻度虹膜炎，伴有细小的白色星状角膜后沉着物（图 6-12），前房角血管异常［脆弱，并且容易在快速手术降眼压（如前房穿刺）

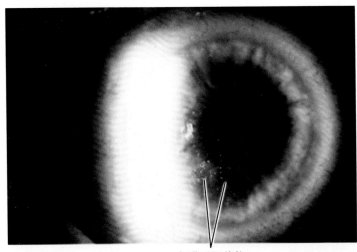

角膜后沉着物

◀ 图 6-12 Fuchs 异色性虹膜睫状体炎，可见细小的白色星状角膜后沉着物时出血］，弥漫性虹膜萎缩可导致虹膜异色（如原本虹膜色素较浅的受累后颜色加深，原本虹膜色素较深的受累后颜色变浅），无虹膜粘连；好发于蓝色虹膜群体中；合并青光眼（15%）和白内障（70%）。风疹和 CMV 可能是致病因素。预后良好，对局部类固醇反应差（因此不推荐使用）。

- 术后或外伤（急性或慢性）：眼创伤包括手术源性的因素可导致多种前房炎症，必须与既往存在的葡萄膜炎恶化、TASS、残留晶状体碎片、葡萄膜炎 - 青光眼 - 前房积血综合征、眼内炎和交感性眼炎区分开。

- 肉芽肿性非感染性前葡萄膜炎
  - 自身免疫：指结节病（见第 10 章）、vogt- 小柳 - 原田综合征（见第 10 章）、交感性眼炎（见第 10 章）、韦格纳肉芽肿病、多发性硬化、晶状体源性的葡萄膜炎［晶状体过敏性眼内炎（晶状体抗原性葡萄膜炎），是一种对外伤或术后对晶状体颗粒产生的免疫介导（3 型）超敏反应，导致在一段时间的潜伏期后发生区域性肉芽肿性反应］。
  - HLA 相关性（位于 6 号染色体上）
  ○ A11：交感性眼炎。
  ○ A29：鸟枪弹样视网膜脉络膜病。
  ○ B5：白塞病（B51 也可）。
  ○ B7：假性眼组织胞浆菌病综合征（DR2 也可）、匍行性脉络膜病变、强直性脊柱炎。
  ○ B8：Sjögren 综合征。
  ○ B12：眼部瘢痕性类天疱疮。
  ○ B27：强直性脊柱炎（88%）、赖特综合征（85%~95%）、炎症性肠病（60%）、银屑病性关节炎（B17 也可）。
  ○ Bw54：青光眼睫状体炎综合征。
  ○ DR4：vogt-小柳 - 原田综合征（Dw53 也可）、交感性眼炎、眼部瘢痕性类天疱疮、类风湿关节炎。

【症状】
疼痛、畏光、流泪、眼红，可伴视力下降或飞蚊症。JRA 可引起无明显眼痛眼红的前葡萄膜炎。

【体征】
视力正常或下降、睫状充血、瞳孔缩小、前房细胞和闪辉；可能有细小（非肉芽肿性）或羊脂状（肉芽肿性）角膜后沉着物、角膜炎、角膜感觉减退、虹膜结节（Koeppe、Busacca、Berlin 结节）（图 7-42 和图 7-43）、虹膜萎缩，通常眼压降低，但也可能升高（有其在单纯疱疹、带状疱疹、青光眼睫状体炎综合征、结节病、弓形虫病引起的病例中）、PAS、后粘连（图 6-13 和图 6-14）、前房积脓（尤其是 HLA-B27 相关疾病和白塞病）、白内障、玻璃体炎（图 6-15）、视网膜或脉络膜病变、黄斑囊样水肿、视盘水肿。

【鉴别诊断】
伪装综合征，包括视网膜脱离（Schwartz-Matsuo 综合征）、视网膜母细胞瘤、恶性黑色素瘤、白血病、大细胞淋巴瘤（网状细胞肉瘤）、青少年黄色肉芽肿、眼内异

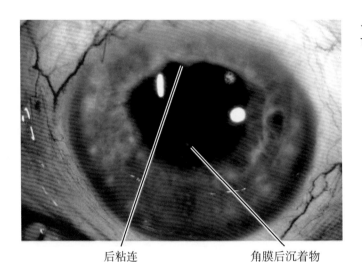

◀ 图 6-13 肉芽肿性葡萄膜炎，可见角膜后沉着物和瞳孔后粘连

后粘连　　　　　　角膜后沉着物

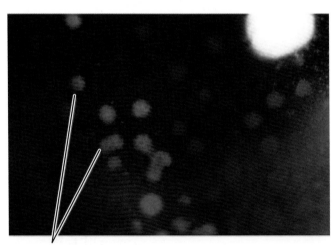

◀ 图 6-14 肉芽肿性角膜后沉着物特写

角膜后沉着物

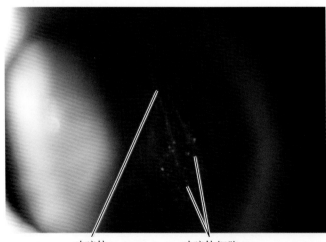

◀ 图 6-15 前部玻璃体细胞可以通过晶状体后的细裂隙灯光束观察到，这些细胞表现为玻璃体条索中的小白点

玻璃体　　　　玻璃体细胞

物、眼前段缺血、眼缺血综合征，以及来自后葡萄膜炎（最常见的弓形虫病）的溢出综合征（见第 10 章）。

【评估】

- 采集完整的病史，注意既往疱疹性角膜炎和外伤的眼部病史、既往相关疾病的病史（如胶原血管病、自身免疫疾病、感染）、用药史、饮食史（生肉或未煮熟的肉或未经高温消毒的牛奶）、居住史（原籍或第三世界国家旅行史）、个人史（无保护性行为、静脉注射毒品）、其他接触史［猫和狗，以及感染者（如结核、梅毒）］，并进行系统性回顾（特别关注全身一般状况、皮肤、关节、呼吸系统、胃肠系统、神经系统情况）。

- 完善眼部检查，注意角膜感觉、角膜后沉着物的特征和位置、眼压测量、前房、虹膜（结节和萎缩）、玻璃体细胞和眼底检查。

- 实验室检查遵循以下基本原则：首次发作时为轻度、单侧、非肉芽肿性前葡萄膜炎，并且不伴有系统性症状和可能的潜在病因体征，或者诊断已明确时，推迟实验室检查。

当葡萄膜炎为中度或重度、双侧、复发性或肉芽肿性、累及后段，或者与系统性症状相关，或者与提示潜在病因的体征相关时，筛查的目的在于排除系统性感染（如梅毒、结核）引起的葡萄膜炎诊断，以确诊此前的诊断想法。若临床表现强烈提示某诊断，但初始检查结果不符合时，考虑进行复检；当葡萄膜炎病情变化（情况加重、发展为双侧、弥漫、新的症状或体征出现）时，也应考虑复检。检查项目应根据查体情况和病史情况进行调整。

- 对于病史、系统回顾和查体结果阴性的非肉芽肿性前葡萄膜炎的基础检查项目推荐：CBC、ESR、VDRL、FTA-ABS 或梅毒螺旋体微量血凝试验（MHA-TP）（梅毒）、HLA-B27 检测。

- 有肉芽肿性炎症病史或证据时需进行的其他实验室检查：ANA、RF（幼儿类风湿关节炎）、血清溶菌酶、ACE（结节病）、PPD 和对照检测（肺结核）、单纯疱疹和 VZV 滴度，莱姆 IgM 和 IgG ELISA、HIV 抗体检查、胸片（结节病、结核）、胸部 CT（结节病）、骶髂关节 X 线（强直性脊柱炎）、膝关节 X 线（JRA、赖特综合征）、镓扫描（结节病）、尿常规（间质性肾炎）和尿液培养（赖特综合征）。

- 特殊的诊断性实验室检查：HLA 分型、ANCA（韦格纳肉芽肿病、结节性多动脉炎）、循环免疫复合物的 Raji 细胞和 C1q 结合试验（SLE、系统性血管炎）、补体蛋白 C3、C4、总补体（SLE、冷沉球蛋白血症、肾小球肾炎）、可溶性 IL-2 受体。

- 请内科或风湿病会诊。

处 理

- 治疗的目的是防止眼部损伤和视力丧失。治疗直到已没有炎症细胞为止（除了 JRA，JRA 若残留微量细胞，可以自行缓解）。

- 局部使用类固醇（最初使用 1% 醋酸泼尼松龙或 0.05% 二氟泼尼酯，至少每小时 1 次；然后根据病因和治疗反应，在数周到数月内非常缓慢地减量；在炎症达到 1^+ 或其以下时，才能开始减量）。密切监测类固醇对眼压的影响。对类固醇治疗有反应的患者应首先使用局部类固醇治疗，并使用降眼压药物治疗眼压的异常；然后考虑换成对眼压影响较轻的类固醇种类（如氯替泼诺、Lotemax、Alrex、Vecol、Pre Mild、氟米龙）。一些眼带状疱疹性葡萄膜炎患者可能需长期使用局部激素治疗以防止复发。

- 局部使用睫状肌麻痹药（0.25% 东莨菪碱、2% 或 5% 后马托品，每天 2～4 次，可用于中度至重度炎症；1% 环喷托酯或 1% 托吡卡胺，可用于轻度炎症）。

- 可能需要对高眼压进行治疗，尤其是青光眼睫状体炎危象时（见第 11 章）（不要使用缩瞳药或前列腺素类似物）。

- 莱姆病、结核、梅毒、Whipple 病和弓形虫病需全身性使用抗生素（见第 10 章）。

- 使用局部抗病毒药物（0.15% 更昔洛韦凝胶，每天 5 次；或者 1% 曲氟尿苷，每天 9 次）治疗合并角膜上皮受累的 HSV 感染。

- 急性带状疱疹感染者的全身抗病毒药物（阿昔洛韦 800mg，每天 5 次，连用 7～10 天；或者泛昔洛韦 500mg，或者伐昔洛韦 1g，口服，每天 3 次，连用 7 天）（见第 3 章）。

- 对于重症患者，考虑口服类固醇 [泼尼松 60～100mg，口服，每天 1 次，连用 1 周；然后根据治疗反应逐渐减量（对首次发作的急性炎症可较快减量，对复发病例应缓慢减量。常规减量方案如下：每天 60mg 时，每周减量 10mg；每天 40mg 时，每周减量 5mg；每天 20mg 时，每周减量 2.5mg；每天 10mg 时，每周减量 1mg）] 或眼眶注射类固醇（曲安奈德 40mg/ml，球旁注射，每 2 周 1 次，按需使用）。在开始全身性类固醇治疗之前要进行 PPD 和对照检测、CBC、血糖、血脂和胸片检查。对于长期使用类固醇的患者（≥5mg，每天 1 次，≥3 个月），在使用前和治疗后的每 1～3 年，应检查身高、骨密度和脊柱 X 线。

- 长期全身性使用类固醇时应加用 H_2 受体拮抗药（雷尼替丁 150mg，口服，每天 2 次）或质子泵抑制药（奥美拉唑 20mg，口服，每天 1 次）；同时可添加钙、维生素 D，以及适当的双膦酸盐或特立帕肽。

- 考虑 Tenon 囊下类固醇注射（曲安奈德 40mg/ml）或玻璃体腔内类固醇注射（曲安奈德 4mg/0.1ml）治疗伴有黄斑水肿的顽固性病例。生物可降解和不可降解的缓释类固醇植入物也是一种治疗选择。使用时请注意可能的类固醇不良反应。
- 如果葡萄膜炎变成对类固醇依赖、无效或顽固，或者威胁到视力，则考虑以下药物替代。
  - 非甾体抗炎药：双氯芬酸钠 75mg，口服，每天 2 次；或者二氟尼柳（Dolobid）250mg，口服，每天 2 次。其他选择性非甾体抗炎药可作为二线用药，包括吲哚美辛（Indocin SR）75mg，口服，每天 2 次；或者萘普生（Naprosyn）250mg，每天 2 次。对已有胃炎或消化性溃疡病史的患者，应考虑使用环氧酶 –2 选择性抑制药[如塞来昔布（Celebrex）100mg，口服，每天 2 次]。
  - 免疫抑制治疗：应由葡萄膜炎专家或有使用经验的内科专家合作使用这类药物；适应证包括白塞病、交感性眼炎、vogt-小柳-原田综合征、匍行性脉络膜病变、类风湿坏死性巩膜炎或周围性溃疡性角膜炎、韦格纳肉芽肿病、结节性多动脉炎、复发性多软骨炎、JRA 和对常规治疗无反应的结节病。甲氨蝶呤是最常用的药物。
    - 抗代谢药物：硫唑嘌呤，每天 1～3mg/kg；甲氨蝶呤，每天 0.15mg/kg；吗替麦考酚酯（CellCept）1～2g，口服，每天 1 次（是自身免疫性眼部炎症性疾病的超适应证用药）。
    - T 细胞抑制药：环孢素，每天 2.5～5.0mg/kg；他克莫司（Prograf），每天 0.1～0.15mg/kg。
    - 烷化剂：环磷酰胺，每天 1～3mg/kg；苯丁酸氮芥，每天 0.1mg/kg。
    - 生物制剂：TNF-α 抑制药[英夫利西单抗（Remicade）、依那西普（Enbrel）、阿达木单抗（Humira）]。
    - 其他药物：使用氨苯砜 25～50mg，每天 2～3 次；秋水仙碱 0.6mg，口服，每天 2 次，治疗白塞病的方案仍有争议。
- 对晶状体过敏性眼内炎者行晶状体摘除术。

【预后】

取决于病因；通常情况下，如果炎症得到控制，则预后良好。疾病的自然病程表现为兴衰交替；大部分病例在 4～5 年后沉寂。如果存在慢性炎症引起的并发症则预后不佳，并发症包括白内障、青光眼、后粘连、带状角膜病变、虹膜萎缩、黄斑囊样水肿、视网膜脱离、视网膜血管炎、视神经炎、新生血管、低眼压和结核。

九、葡萄膜炎－青光眼－前房积血综合征

【定义】

见于植入闭环硬性前房型人工晶状体、虹膜支撑型人工晶状体或不稳定的睫状沟内人工晶状体的患者，是一种由于房角结构、虹膜或睫状体创伤所引起的三联征。

【症状】

疼痛、畏光、眼红和视力下降；在晚期可能会出现视野缩小。

【体征】

视力下降、眼压升高、前房细胞和闪辉、前房积血、人工晶状体植入；可能有角膜水肿、视神经凹陷、视网膜神经纤维层缺损和视野缺损。

【鉴别诊断】

新生血管性青光眼、外伤。

【评估】

- 完整的眼科病史和眼科检查，注意角膜、眼压检测、前房、房角镜检查、虹膜和检眼镜检查。
- 视野检查。

处 理

- 治疗高眼压（见第 11 章）（不要使用缩瞳药或前列腺素类似物）。
- 局部使用类固醇（1% 醋酸泼尼松龙，至少每小时 1 次；然后在数周至数月内逐渐减量）和睫状肌麻痹药（0.25% 东莨菪碱，每天 3 次；或者 1% 阿托品，每天 2 次）。
- 通常需要手术摘除或更换人工晶状体，可能需要青光眼手术。

【预后】

预后多样，取决于眼部损害的持续时间和程度；视力丧失是永久性的。

第7章 虹膜与瞳孔
Iris and Pupils

一、外伤

【定义】

- 房角后退：房角（图 7-1）后退表现为睫状体纵行肌纤维与环形肌纤维撕裂，在前房角镜下可见睫状体呈灰蓝色宽条带状（图 7-2），与外伤后引起的前房积血相关。若前房角受累范围>2/3，10%的患者可因前房角瘢痕继发青光眼。

- 睫状体离断：睫状体离断指睫状体从巩膜突离断。在前房角镜下呈白色宽条带状（巩膜）（图 7-3），与外伤后的前房积血有关，可能继发低眼压。

- 虹膜根部离断：虹膜根部离断指虹膜根部与睫状体离断，表现为周边虹膜裂孔（图 7-4），与外伤后的前房积血有关。

- 瞳孔括约肌撕裂：瞳孔括约肌撕裂指瞳孔缘虹膜小的放射状撕裂（图 7-5 和图 7-6），可能与外伤后的前房积血有关，可能导致永久性的瞳孔散大（外伤性瞳孔散大）和瞳孔大小不等。

【症状】

眼痛，畏光，眼红；可能有视力减退，单眼复视或多视。

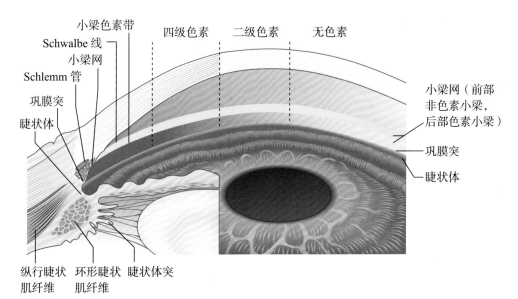

▲ 图 7-1　显微镜下观察及前房角镜下拍摄的复合房角

经许可转载，引自 Becker B, Shaffer RN.Diagnosis and Therapy of the Glaucomas.St.Louis: CV Mosby; 1965.

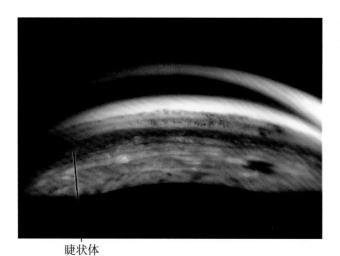

◀ 图 7-2　前房角镜下可见房角加深及呈灰蓝色宽条带状的睫状体

睫状体

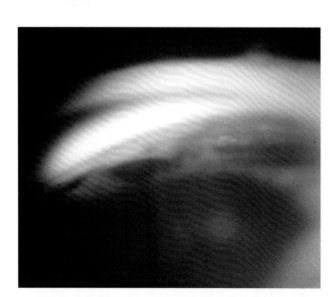

◀ 图 7-3　前房角镜下的睫状体离断，可见房角加深和呈白色外观的巩膜突

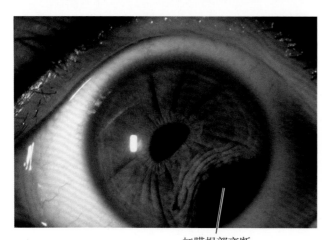

◀ 图 7-4　虹膜根部离断：虹膜离断约 **90°**（**3** ～ **6** 点方向）

虹膜根部离断

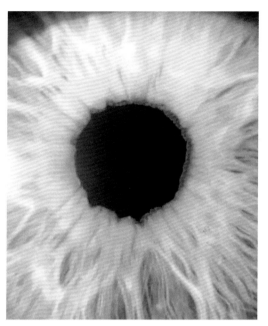

▲ 图 7-5　上方及下方多处虹膜括约肌放射性撕裂，表现为瞳孔缘上方及下方虹膜的 V 形切迹

【体征】

视力可正常或下降，结膜充血，结膜下出血，前房细胞前房闪辉，前房积血，前房常较深，虹膜撕裂，瞳孔异形，前房角撕裂，虹膜震颤，眼压升高或降低，可能并发其他眼外伤体征，包括眼睑或眼眶外伤、晶状体脱位、晶状体震颤、白内障、玻璃体积血、视网膜震荡、视网膜撕裂或脱离、脉络膜破裂或外伤性视神经疾病。可能伴有青光眼的体征，如眼压升高、视杯增大、视神经纤维层缺失、视野受损。

【鉴别诊断】

如前所述；可借助细致的前房角镜检查区分，还需要与虹膜切除术或虹膜切开术后、虹膜缺损、特发性虹膜萎缩、Reiger 异常相鉴别。

【评估】

- 全面的眼科病史问诊和眼部检查，着重角膜、眼压、虹膜、晶状体和检眼镜的检查。
- 前房角镜检查前房角，如果眼球完整且无前房积血，可以借助巩膜压迫排除视网膜撕裂或脱离可能。
- 眼底不可见时则需行 B 超检查，并考虑用超声生物显微镜评估房角结构并定位受损区。
- 排除眼球开放性创伤和眼内异物（见第 4 章）。

处　理

- 可能需要治疗高眼压（见第 11 章）。
- 如下所述处理其他外伤性损伤。

房角后退

- 观察患者是否发生房角后退性青光眼。

睫状体离断

- 针对顽固性低眼压患者，可考虑行手术或激光复位。

虹膜根部离断

- 针对失能性眩光或复视 / 多视明显的患者，可考虑佩戴美容性角膜接触镜或行手术修复。

瞳孔括约肌撕裂

- 一般无须治疗，针对散大的无反应性瞳孔，可考虑佩戴美容性角膜接触镜或行手术修复。

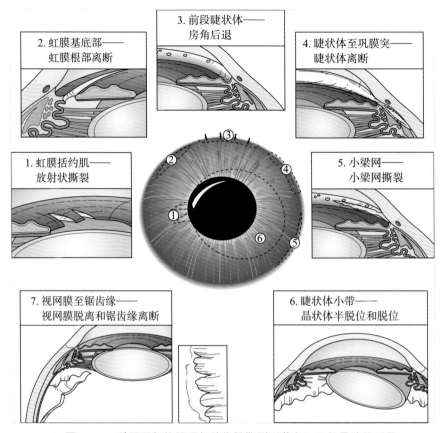

2. 虹膜基底部——
虹膜根部离断

3. 前段睫状体——
房角后退

4. 睫状体至巩膜突——
睫状体离断

1. 虹膜括约肌——
放射状撕裂

5. 小梁网——
小梁网撕裂

7. 视网膜至锯齿缘——
视网膜脱离和锯齿缘离断

6. 睫状体小带——
晶状体半脱位和脱位

▲ 图 7-6 7 种不同部位的眼部外伤性撕裂（黄色）及其导致的后果

改编自 Campbell DG. Traumatic glaucoma. In: Singleton BJ, Hersh PS, Kenyon KR, eds. Eye Trauma.St Louis: Mosby; 1991.

【预后】

取决于受损范围；若合并房角后退性青光眼或慢性低眼压，则预后较差。

二、瞳孔异位

【定义】

移位的、异位的或不规则瞳孔。

【病因】

中胚层发育不良综合征、虹膜角膜内皮综合征（iridocorneal endothelial，ICE）、慢性葡萄膜炎、外伤、手术、晶状体及瞳孔异位（晶状体半脱位相关的瞳孔异位）。

【症状】

一般无明显症状，可能有眩光感或视力下降。

【体征】

正常或下降的视力；变形、异位的瞳孔（图 7-7）。

【评估】

- 全面的眼科病史采集和眼部检查，注意检查角膜、眼压、前房、虹膜和晶状体。
- 排除眼球开放性损伤（外伤后的尖瞳，见第 4 章）。

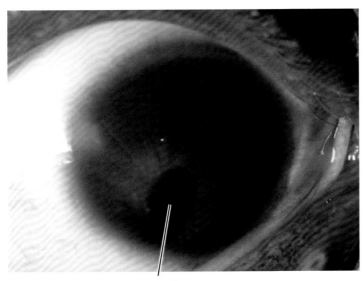

瞳孔异位

处　理

- 无推荐的治疗方法。
- 如果伴有虹膜炎（见第 6 章）或眼压升高（见第 11 章），则需相应治疗。

【预后】

取决于引发瞳孔异位的病因和异位的程度（与视轴的距离）。如果异位程度轻，无并发症，无进展，则预后良好（如术源性瞳孔异位）。如果有并发症或有进展，则可能出现视觉受损。

三、瞳孔闭锁

【定义】

360° 瞳孔缘的虹膜后粘连（虹膜与晶状体粘连）。

【病因】

炎症（前葡萄膜炎，见第 6 章）。

【症状】

无明显症状，可出现眼痛、眼红和视力下降。

【体征】

正常或下降的视力，虹膜后粘连（图 7-8），瞳孔无法散大或不规则散大，眼压升高，急性或慢性虹膜炎体征（包括前房细胞、前房闪辉），角膜后沉着物，虹膜萎缩，虹膜结节，白内障，黄斑囊样水肿。

【鉴别诊断】

瞳孔膜闭（瞳孔区的纤维膜）（图 7-9）、永存性瞳孔膜。

【评估】

- 全面的眼科病史采集和眼部检查，注意角膜、眼压、前房、房角、虹膜和检眼镜的检查。
- 考虑前葡萄膜炎的相关检查（见第 6 章）。

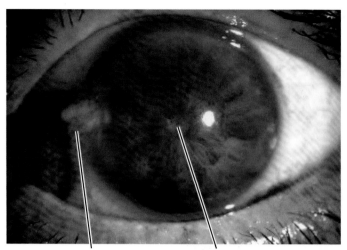

◀ 图 7-8　瞳孔闭锁，可见虹膜完全黏附于其后的混浊晶状体，在极度缩小的瞳孔中只能看到一个白点样的晶状体

翼状胬肉　　　　　瞳孔闭锁

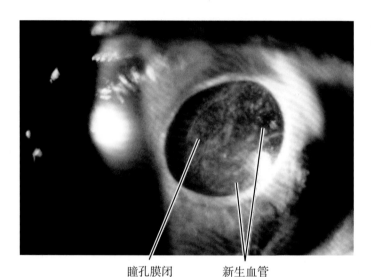

◀ 图 7-9　瞳孔膜闭，瞳孔区被白色薄纤维膜和新生血管覆盖

瞳孔膜闭　　　　　新生血管

处　理

- 如果有活动性的葡萄膜炎和闭角型青光眼，需积极治疗（见第 6 章）。
- 考虑激光虹膜周切术预防闭角型青光眼。

【预后】

取决于发病病因，如果伴发青光眼则预后较差。

四、虹膜周边前粘连

【定义】

周边虹膜向前粘连角膜或前房角，广泛的虹膜周边前粘连可导致眼压升高和闭角型青光眼。

【病因】

继发于瞳孔阻滞、浅前房或窄前房、炎症引起周边虹膜角膜黏着。

【症状】

可无症状，如果并发闭角型青光眼可有相应症状（见第 6 章）。

【体征】

虹膜粘连于 Schwalbe 线和角膜（图 7–10），可能出现闭角型青光眼的体征，如眼压升高、视盘凹陷扩大、神经纤维层缺失和视野缺损。

【鉴别诊断】

与虹膜突（中胚层发育不良综合征）相鉴别。

【评估】

● 全面的眼科病史采集和眼部检查，注意角膜、眼压、前房、房角、虹膜，以及检眼镜的检查。

● 伴有眼压升高或视盘凹陷扩大的患者应行视野检查排除青光眼可能。

处 理

● 如果患者出现眼压升高（见第 11 章）或闭角型青光眼（见第 6 章），可进行相应治疗。

● 新近出现（12 个月内）的周边虹膜前粘连可考虑行房角分离术。

【预后】

通常预后良好，取决于前粘连致房角关闭的程度和眼压控制情况。

五、虹膜红变

【定义】

虹膜及前房角新生血管形成。

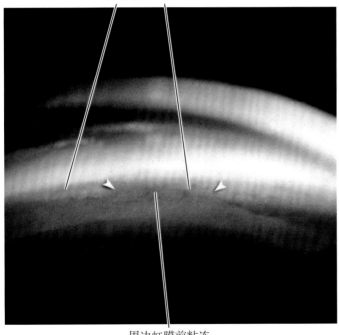

房角新生血管

周边虹膜前粘连

◀ 图 7–10　周边虹膜前粘连，前房角镜下可见一虹膜宽条带遮挡房角结构（两箭头之间），同时该患者患有虹膜红变，图中可见细微的新生血管

【病因】

眼部缺血，最常见于增殖期糖尿病性视网膜病变、视网膜中央静脉阻塞和颈动脉阻塞疾病，也与眼前节缺血、慢性视网膜脱离、肿瘤、镰状细胞视网膜病变、慢性炎症和其他少见的致病因素有关。

【症状】

如果病变不累及房角，则可无明显症状；房角受累可能导致新生血管性青光眼，可出现视力下降或其他闭角型青光眼的症状（见第 6 章）。

【体征】

视力正常或下降；虹膜及房角处可见异常增生的血管，尤其多见于瞳孔边缘及虹膜周边切孔周围（图 7-11）；可伴自发性前房积血或视网膜病变；可有闭角型青光眼的体征，如眼压升高、视盘凹陷扩大、神经纤维层缺失和视野缺损。

【鉴别诊断】

如前所述。

【评估】

• 全面的眼科病史采集和眼部检查，注意眼压、房角镜、虹膜，以及检眼镜的检查。

• 伴有眼压升高或视盘凹陷扩大的患者需要检查视野以排除青光眼。

• 如果眼部缺血的病因难以通过上述检查确定，可考虑行荧光素血管造影鉴别病因。

• 考虑请内科会诊行全身疾病的筛查，包括行双功多普勒超声来排除颈动脉阻塞疾病。

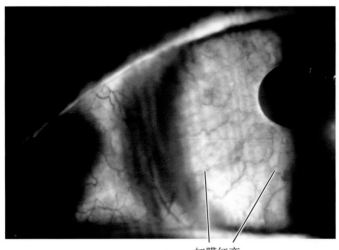

虹膜红变

◀ 图 7-11 虹膜红变，图中虹膜可见具有粗大分支的鲜红色新生血管

处 理

• 局部使用激素（1% 醋酸泼尼松龙，每天 4 次）和睫状肌麻痹药（1% 阿托品，每天 2 次）控制炎症。

- 如果患者角膜透明，常需要通过激光光凝术治疗视网膜局部缺血；如果患者角膜混浊，可能需要行周边视网膜冷凝术。
- 需要严密监测眼压，观察是否发生新生血管性青光眼。
- 如果伴有眼压升高（见第 11 章）和新生血管性青光眼，则需相应治疗。

【预后】

预后不佳。在经过合适的治疗后，红变的血管可能退行消失，但绝大多数新生血管的病因是慢性进展性疾病。

六、新生血管性青光眼

【定义】

一种由于虹膜或房角新生血管阻塞小梁网引起的继发性闭角型青光眼。

【病因】

任何可引起虹膜红变的疾病（如前所述）。

【症状】

视力下降及闭角型青光眼的症状（见第 6 章）。

【体征】

视力下降，虹膜及房角异常血管，尤其在瞳孔缘及虹膜周切口附近，眼压升高，视盘凹陷扩大，神经纤维层缺失，视野缺损。可能伴有角膜水肿，自发性前房积血或视网膜损伤。

【鉴别诊断】

需同虹膜红变鉴别（如前所述），以及同其他类型的继发性闭角型青光眼（见第 6 章）鉴别。

【评估】

- 全面的眼科病史问诊和眼部检查，着重角膜、眼压、前房、房角、虹膜，以及检眼镜的检查。
- 检查视野。
- 如果眼部缺血的病因难以通过上述检查确定，可考虑行荧光素血管造影鉴别病因。
- 考虑请内科会诊进行全身疾病的筛查，包括行双功多普勒超声来排除颈动脉阻塞疾病。

处 理

- 局部使用激素（1% 醋酸泼尼松龙，每天 4 次）和睫状肌麻痹药（1% 阿托品，每天 2 次）控制炎症。
- 青光眼局部用药的选择和顺序取决于许多因素，包括患者的年龄、眼压高低及控制水平、视盘凹陷及视野缺损的程度和进展情况。治疗方案的选择见第 11 章。此病较原发性开角型青光眼的治疗效果差。
- 如果患者角膜透明，常需激光光凝术治疗视网膜缺血；如果患者角膜混浊，则可能需要周边视网膜冷凝术。
- 对新生血管性青光眼患者，若使用了最大量的药物治疗仍无法控制眼压，则可能需行青光眼滤过手术、青光眼引流阀置入术或睫状体破坏性手术。

【预后】

不佳。经过合理的治疗后红变的血管可消退，但是大多数新生血管的病因是慢性进展性疾病。

七、色素播散综合征

【定义】

虹膜色素脱落并沉积于眼前节结构中。

【病因】

虹膜后表面与悬韧带摩擦引起虹膜色素播散（图 7-12 和图 7-13）。

【流行病学】

常见于 20—50 岁的白种人男性和近视人群。女性患者的年龄通常更大。20% 的患者可出现视网膜格子样变性，5% 的患者可出现视网膜脱离，25%～50% 的患者可进展为色素性青光眼。该病与染色体 7q35-q36 区段（*GPDS1* 基因）的变异相关。

【症状】

可无症状。剧烈运动或散瞳可导致

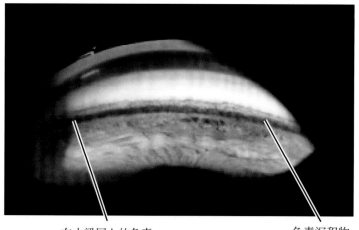

在小梁网上的色素　　　　　　色素沉积物

◀ 图 7-12　色素播散综合征，显示色素沉积于小梁网，在前房角镜下观察可见一条棕黑色的条带覆盖于小梁网上

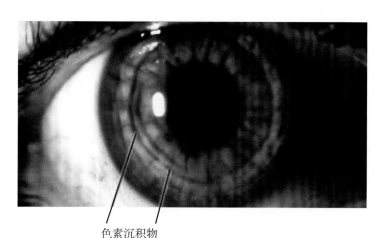

色素沉积物

◀ 图 7-13　色素播散综合征，显示色素沉积于虹膜表面的同心环中

色素释放引起眼压急剧升高，症状包括虹视、视物模糊。

【体征】

轮辐状、中周部的虹膜透照缺损（图7-14），角膜内皮色素沉积（Krukenberg色素梭），中周边的虹膜后凹，小梁网处深色色素带（图7-12），虹膜皱褶和晶状体前囊上色素（图7-13）。可伴有青光眼的体征，如眼压升高、视盘凹陷扩大、神经纤维层缺失、视野缺损（见下文），可见色素性前房细胞，尤其在散瞳后更加明显。

【鉴别诊断】

与葡萄膜炎、白化病、假性剥脱综合征、虹膜萎缩相鉴别。

【评估】

- 全面的眼科病史问诊和眼部检查，注意角膜、眼压、前房、房角镜、虹膜透照情况、晶状体，以及检眼镜的检查。

- 伴有眼压升高或视盘凹陷扩大的患者应检查视野，排除青光眼可能。

处 理

- 密切监测眼压以及时发现色素性青光眼。

- 发生眼压升高（见第11章）和色素性青光眼时需要治疗。

【预后】

通常较好。如果进展为色素性青光眼，则预后较差。

八、色素性青光眼

【定义】

一种由于虹膜后表面色素脱落导致的继发性开角型青光眼（是一种色素播散综

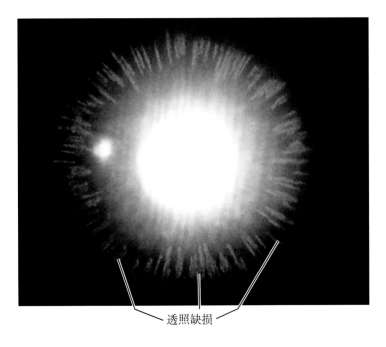

透照缺损

◀ 图7-14　色素播散综合征，显示360°轮辐状的中周部虹膜裂隙样透照缺损

合征中高眼压控制不良的后遗症）。

【流行病学】

25%～50% 的色素播散综合征患者可进展为色素性青光眼，其余流行病学特征同色素播散综合征。与染色体 7q35-q36 区段变异有关。

【机制】

播散的色素和吞噬色素的巨噬细胞阻塞小梁网，引发色素性青光眼。

【症状】

可无症状，晚期可出现视力下降，以及视野缩小。剧烈运动或散瞳会引起色素脱落导致眼压急剧升高，出现虹视和视物模糊的症状。

【体征】

视力可正常或下降，眼压大幅波动（尤其在运动时），与色素播散综合征类似的体征（如前所述），视盘凹陷扩大，神经纤维层缺失，视野缺损。

【鉴别诊断】

与原发性开角型青光眼、其他类型的继发性开角型青光眼相鉴别。

【评估】

- 全面的眼科病史问诊和眼部检查，着重角膜、眼压、前房、房角镜、虹膜、晶状体，以及检眼镜的检查。
- 视野检查。
- 立体视神经照相在随访过程中的评估具有重要意义。

处　理

- 青光眼局部用药的选择和顺序取决于许多因素，包括患者的年龄、眼压高低及控制水平、视盘凹陷及视野缺损的程度和进展情况。治疗方案的选择见第11章。
- 初始治疗考虑 1%～4% 毛果芸香碱，每天 4 次，滴眼，以减少虹膜和晶状体悬韧带的接触。
- 激光小梁成形术有效，但效果不持久。
- 如果存在虹膜后凹，则考虑行激光虹膜周切术调整虹膜形态，减少色素脱落。
- 如果药物治疗无效，则可能需行青光眼滤过术。

【预后】

比原发性开角型青光眼差。

九、虹膜异色症

【定义】

- 单眼虹膜异色症：患者单侧虹膜呈两种颜色（虹膜双色症）（图 7-15）。

- 双眼虹膜异色症：患者双眼虹膜呈不同颜色（如一侧虹膜为蓝色，另一侧虹膜为棕色）（图 7-16）。

【病因】

- 先天性因素。
  - 着色不足（受累眼颜色较淡）：先

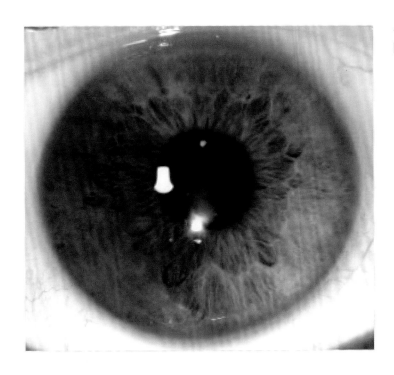

◀ 图 7-15　单眼虹膜异色症，图示单眼虹膜呈两种颜色

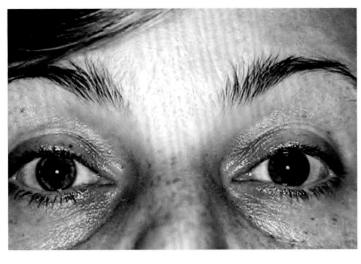

◀ 图 7-16　双眼虹膜异色症，图示患者的右眼虹膜是蓝色，而左眼是浅褐色

天性 Horner 综合征，Waardenburg 综合征，Hirschsprung 病（先天性巨结肠），Perry-Romberg 半侧颜面萎缩综合征。

- 着色过深（受累眼颜色较深）：眼部或眼部皮肤黑素细胞增多症，虹膜色素上皮错构瘤。

- 获得性因素。
  - 着色不足：获得性 Horner 综合征，幼年性黄色瘤，转移癌，Fuchs 综合征，异色性虹膜睫状体炎，虹膜基质萎缩（因青光眼或炎症引起）。
  - 着色过深：铁质沉着病，含铁血黄素沉着症，铜屑沉着病，药源性

（如用于青光眼治疗的局部前列腺素衍生物类药）（图 7-17），虹膜痣或黑素瘤，虹膜角膜内皮综合征，虹膜新生血管。

【症状】

常无症状，症状表现取决于病因。

【体征】

虹膜异色；Horner 综合征表现为眼睑下垂、瞳孔缩小、无汗；Waardenburg 综合征表现为白色额发、少年白发、白化病表现（皮肤色素减退）、面部异常、内眦外移、耳聋；眼部黑素细胞增多症可表现为皮肤、巩膜、虹膜色素加深；葡萄膜炎、铁质沉着病、铜屑沉着病可表现为前房细胞、前房闪辉、角膜后沉着物和眼压升高；铁质沉着病、铜屑沉着病可能有眼内异物；含铁血黄素沉着症可能有陈旧性出血；可能有肿瘤的体征。

【鉴别诊断】

如前所述。

【评估】

- 全面的眼科病史问诊和眼部检查，着重角膜、眼压、前房、房角镜、虹膜，以及检眼镜的检查。
- 如果眼底不可见，可行 B 超检查。
- 考虑行眼眶 CT 或 X 线检查以排除眼内异物。
- 怀疑铁质沉着病、铜屑沉着病、含铁血黄素沉着症时，需考虑行视网膜电流图检查评估视网膜功能。
- 必要时请内科会诊。

处 理

- 大多数虹膜异色症不需要治疗。
- 对于有急性葡萄膜炎（见第 6 章）、眼压升高（见第 11 章）或恶性肿瘤的患者可能需要治疗。
- 有眼内异物可能需要手术取出。

【预后】

取决于病因。

十、瞳孔不等大

【定义】

双眼瞳孔大小不等。

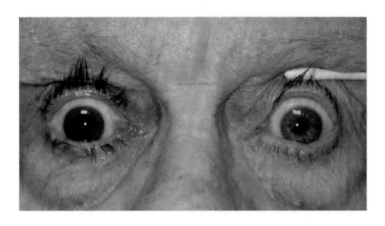

◀ 图 7-17 因使用贝美前列素滴眼液引起的获得性虹膜异色症，图示右眼虹膜色素加深，同时可见右侧变粗变长的睫毛

【病因】

- 暗环境中瞳孔不等大更明显（异常瞳孔较小）：见于 Horner 综合征、阿·罗瞳孔、虹膜炎、药源性（缩瞳药、麻醉药、杀虫剂）因素。

- 亮环境中瞳孔不等大更明显（异常瞳孔较大）：见于阿迪（Adie）瞳孔、动眼神经麻痹、哈钦森（Hutchinson）瞳孔（沟回疝昏迷患者导致的动眼神经嵌顿）、药源性（散瞳药、睫状肌麻痹药、可卡因、致幻药）因素、虹膜损伤［外伤、缺血、手术或 Urrets-Zavalia 综合征（瞳孔散大、固定伴虹膜萎缩）］。

- 亮暗环境中瞳孔不等大的程度一致：见于生理性（瞳孔大小的差异≤1mm，瞳孔区比例在任何光照条件下均不变）因素。

【流行病学】

20% 的人群有生理性瞳孔大小不等，瞳孔不等大的程度呈波动性、间歇性甚至可逆转改变。

【症状】

可无症状，可伴有眩光、眼痛、畏光、复视或视物模糊，症状有无及严重程度取决于病因。

【体征】

受累的瞳孔可扩大或缩小（图 7-18），可呈圆形或不规则形状，对光刺激有反应性或无反应；调节时可出现瞳孔缩小，但对光照无反应（光 – 近反射分离，见于阿迪瞳孔和阿·罗瞳孔）；可出现上脸下垂和眼外肌运动受限（见于动眼神经麻痹）；根据其他不同的病因，可有不同的体征。

【评估】

- 全面的眼科病史问诊和眼部检查，着重检查瞳孔（包括瞳孔在明、暗环境下的大小及瞳孔的对光反射和近反射）、眼睑、眼球运动和虹膜。

- 在创伤情况下需行前房角镜检查和眼压测量，以评估前房角结构损伤。

- 暗环境中瞳孔不等大更明显（异常瞳

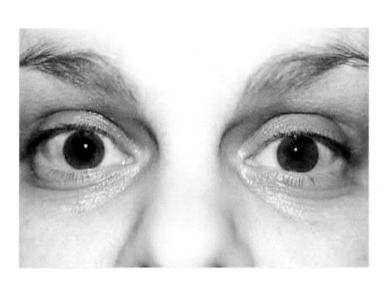

◀ 图 7-18　瞳孔不等大，图示右眼瞳孔不等性增大

孔较小）：药理学瞳孔测试（注意，该试验必须在角膜操作之前执行，即必须先于滴眼药水、压平角膜或其他角膜试验。否则该测试可能无效）。

– 每只眼局部外用 4%～10% 可卡因：45min 后，若双眼瞳孔同等程度散大，则为单纯性瞳孔大小不等；若双眼瞳孔出现渐增的不对称散大，则为 Horner 综合征。

– 每只眼局部外用 1% 羟基苯丙胺（新麻黄）：若双眼瞳孔同等程度散大，则为中枢性或节前 Horner 综合征；若双眼瞳孔不对称散大，则为节后 Horner 综合征。

注意：上述两个试验不能在同一天进行，否则会无效。

- 亮环境中瞳孔不等大更明显（异常瞳孔较大）：药理学瞳孔测试。

– 每只眼局部外用 0.1% 毛果芸香碱或 2.5% 醋甲胆碱：若瞳孔缩小，则为阿迪瞳孔；若瞳孔不缩小，则进行下一步试验。

– 每只眼局部外用 1% 毛果芸香碱：若瞳孔缩小，则为动眼神经麻痹；若瞳孔不缩小，则为药源性瞳孔散大。

- 实验室检查：阿·罗瞳孔需行 VDRL 和 FTA-ABS 以明确梅毒。

- 阿·罗瞳孔患者还需行腰椎穿刺，取脑脊液行 VDRL、FTA-ABS、总蛋白和细胞计数以排除神经梅毒。

- Horner 综合征和动眼神经麻痹，应考虑行头、颈、胸部 CT 或 MRI 检查以排除占位性病变和血管异常。

- 可能需要请内科会诊。

处 理

- 可能需要治疗基础病因。
- 在创伤情况下可考虑虹膜修复手术。

【预后】

通常良好，取决于病因。

十一、阿迪瞳孔

【定义】

特发性良性型眼内肌麻痹。

【病因】

睫状神经节损害或睫状后短神经受体上调导致的去神经增敏状态。

【流行病学】

通常发生于 20—40 岁的女性（90%），80% 单侧发病（随着时间推移可能变为双侧）。

【症状】

可无症状，可能出现视近物模糊和畏光。

【体征】

在急性期，瞳孔不等大在光照下比在黑暗中更明显，受累瞳孔散大，对光反射弱，节段性麻痹伴蠕虫状运动，伴缓慢或强直性的瞳孔近反射（收缩和再扩大），调节力量弱，光 – 近反射分离（图 7-19）；70% 患者合并深腱反射减弱（阿迪综合征）。在慢性期，瞳孔通常变小，光反射弱。类似的瞳孔表现常与系统性自主神经功能紊乱有关（Riley-Day 综合征）。

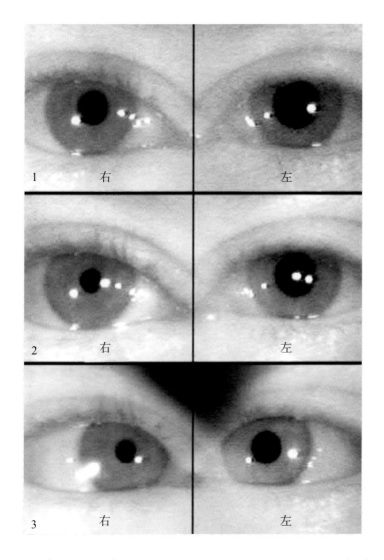

1　右　　　　左

2　右　　　　左

3　右　　　　左

◀ 图 7-19　阿迪瞳孔伴光 – 近反射分离

1. 瞳孔不等大在光照条件下比较明显；2. 在光照条件下右侧正常瞳孔收缩，而左侧瞳孔反应差；3. 在近反射试验过程中，受累眼的瞳孔反应性比光照条件下好一些

【鉴别诊断】

虹膜缺血或外伤，累及瞳孔的动眼神经不全麻痹（几乎都会伴有眼球运动体征），肉毒杆菌毒素中毒，任何引起瞳孔光 – 近反射分离的病因（单侧完全性传入性视觉丧失、阿·罗瞳孔、背侧中脑综合征、动眼神经迷行再生、糖尿病、淀粉样变性、结节病）。

【评估】

• 完善眼科病史和神经系统查体，并在眼部检查中着重检查瞳孔（包括瞳孔在明、暗条件下的大小、瞳孔的对光反射和近反射）、虹膜和深肌腱反射。

• 药理学瞳孔测试：局部外用 0.1% 毛果芸香碱或 2.5% 醋甲胆碱，由于支配瞳孔的副交感神经纤维对胆碱能递质超敏感，阿迪瞳孔可出现收缩（正常瞳孔不收缩）；动眼神经麻痹可能导致假阳性结果（如果阿迪瞳孔为近期发病，可能不会对上述稀释的毛果芸香碱产生收缩反应）。

处 理

没有推荐的治疗方案。

【预后】

好；调节性麻痹通常是暂时的（数月）。

十二、阿·罗瞳孔

【定义】

小而不规则的瞳孔，近反射灵敏而对光反射迟钝；通常双眼受累且不对称。

【病因】

与三期梅毒相关，考虑是由自视网膜至位于中脑 E-W 核的瞳孔反射通路中枢段受损所致。

【症状】

可无症状。

【体征】

瞳孔缩小、不规则，光 – 近反射分离（对光反射消失而近反射正常），瞳孔散大受限；可有瞳孔不等大（通常在黑暗中比光照下更明显）；可能有先天性梅毒体征（如 Hutchinson 三联征、眼底改变、骨骼畸形）。

【鉴别诊断】

糖尿病引发的阿·罗瞳孔（尤其行全视网膜光凝术后，由于睫状长神经损伤引起）、酒精中毒、多发性硬化和结节病。

【评估】

- 完善眼科病史和神经系统查体，并在眼部检查中着重检查瞳孔、虹膜和眼底情况。
- 实验室检测：VDRL、FTA-ABS。
- 腰椎穿刺，取脑脊液行 VDRL、FTA-ABS，测总蛋白和细胞计数以排除神经梅毒。
- 请内科会诊。

处 理

- 如果存在神经梅毒，则需青霉素 G 全身用药治疗（240 万 U，静脉注射，每 4 小时 1 次，治疗 10～14 天；然后 240 万 U，肌内注射，每周 1 次，治疗 3 周），青霉素过敏患者可使用四环素。
- 定期检测血清 VDRL 以监测治疗效果。

【预后】

瞳孔畸形本身预后良；未经治疗的三期梅毒预后差。

十三、Horner 综合征

【定义】

眼交感神经麻痹引起的一组临床表现。交感神经损伤可能发生于三级神经元通路中的任何部位。

- 中枢（第一级神经元）：自下丘脑至 Budge 睫脊中枢（$C_8 \sim T_2$）。
- 节前（第二级神经元）：自脊髓至颈上神经节。
- 节后（第三级神经元）：沿颈动脉至三叉神经和展神经，随后进入眼眶，最后到达瞳孔开大肌。

【病因】

交感神经系统功能障碍，导致受累瞳孔无法开大，也无法激动上睑 Müller 肌和下睑平滑肌纤维。

- 中枢：病因包括脑血管意外、颈部创伤、肿瘤、脱髓鞘疾病（常不仅引起孤立性 Horner 综合征）。

- 节前：病因包括 Pancoast 肿瘤、纵隔肿块、颈肋、颈部创伤、脓肿、甲状腺肿瘤、甲状腺或颈部术后。

- 节后：病因包括颈部病变、头部创伤、偏头痛、海绵窦病变、颈动脉夹层、颈动脉 - 海绵窦瘘、颈内动脉瘤、鼻咽癌、血管疾病、感染（复杂性中耳炎）。先天性 Horner 综合征常由产伤引起（分娩时臂丛神经损伤）。

【症状】

可无症状；可出现眼睑下垂、视物模糊、疼痛（尤其是伴有节后血管性病因者），其他症状取决于病变部位和病因（中枢损害通常伴有其他神经功能受损表现）。开始发病时，可能会出现同侧鼻塞。

【体征】

轻度上睑下垂（1～2mm）、瞳孔缩小和无汗（无汗常提示节前病变）三联征（图 7-20）。瞳孔不等大在黑暗中比在光照下更明显（受累瞳孔变小，并且在黑暗中无明显扩大）。颠倒性上睑下垂（下睑抬高），眼压降低（受累眼降低 1～2mmHg）。先天性 Horner 综合征病例可出现虹膜异色症（受累眼虹膜颜色更浅）。开始发病时，同侧结膜充血；可能伴有外展神经麻痹（病灶定位于海绵窦）。

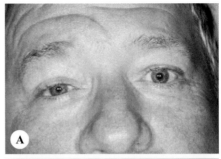

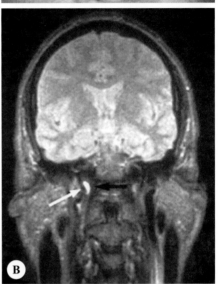

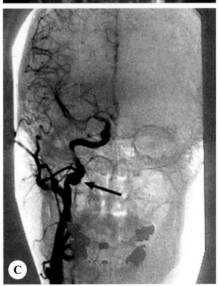

▲ 图 7-20　A. 急性右眼 Horner 综合征患者，表现为右眼瞳孔缩小和上睑下垂；B 和 C. 病因为颈内动脉夹层，病灶部位的 MRI 表现（B）和血管造影表现（C）（箭）

【评估】

- 完善眼科病史和神经系统查体，并在眼部检查中着重检查眼睑、眼球运动、瞳孔和虹膜。
- 药理学瞳孔测试（注意，该试验必须在角膜操作之前执行，即必须先于滴眼药水、压平角膜或其他角膜试验；否则该测试可能无效）。
  - 局部外用 4%～10% 可卡因（每只眼点 2 滴，45min 后重测瞳孔大小），以明确是否存在 Horner 综合征（正常瞳孔散大，Horner 综合征患者瞳孔不散大）。
  - 局部外用 1% 羟基苯丙胺（新麻黄），以明确节前（第一级和第二级神经元）或节后（第三级神经元）损害（第一级或第二级神经元受损者瞳孔扩大程度与正常瞳孔一致，第三级神经元受损者瞳孔不散大）。但本测试不能区分病灶位于第一级还是第二级神经元。

  注意：上述两个试验不能在同一天进行，否则无效。

- 对于患有 Horner 综合征的婴儿，应考虑对交感神经链（从下丘脑到上胸部，然后再沿颈部向上返至海绵窦和眼眶）进行 1 次 MRI 扫描，并据此对神经母细胞瘤进行评估。如有阳性检查结果，需另做尿液香草扁桃酸和高香草酸检测，并进一步行腹部影像学检查。
- 患有中枢性或节前 Horner 综合征的患者可能会出现颈部疼痛、肩部疼痛、味觉异常或其他神经系统体征，应行 MRI 扫描以检查交感神经链。

- 吸烟者应进行胸片检查以排除 Pancoast 肿瘤。

处 理

- 治疗基础疾病。
- 可考虑行上睑下垂矫正术。

【预后】

取决于病因，神经节后病变常预后良好，大多数无其他并发症的孤立性 Horner 综合征预后较好，神经节前和中枢性病变预后较差。

十四、相对性传入性瞳孔障碍

【定义】

在交替光照试验（图 7-21）中，患侧眼在受到光照时瞳孔散大的现象，称为相对性传入性瞳孔障碍（relative afferent pupillary defect，RAPD），又称 Marcus-Gunn 瞳孔。其原因在于患侧眼与对侧眼相比，感受到的光量较低，即光照射对侧眼引起的患侧眼瞳孔收缩（间接对光反射），较光直接照射患侧眼引起的瞳孔收缩（直接对光反射）更为明显。

【病因】

可与双眼损害不对称的视神经疾病或广泛的视网膜损伤有关，最常见的病因包括视神经病变、视神经炎症、视网膜中央动静脉阻塞和视网膜脱离。轻度相对性传入性瞳孔障碍很少合并严重的屈光间质混浊如玻璃体积血和白内障（少数情况下，由白内障引起光散射到更多视网膜区域，有可能导致对侧眼相对性传入性瞳孔障

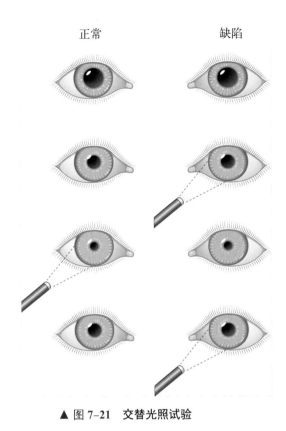

正常　　　　　缺陷

▲ 图 7-21　交替光照试验

碍），极少部分相对性传入性瞳孔障碍可能合并弱视，视束损伤可能会引起对侧眼相对性传入性瞳孔障碍（由于每侧视束中，来自对侧交叉的神经纤维数量多于同侧，那么病变损伤的神经纤维多来自对侧眼）。

【症状】

视力下降、色觉障碍、光亮度感知减退。

【体征】

相对性传入性瞳孔障碍、视力下降、色觉和对比敏感度下降；红色觉减退；视野缺损；可能有视神经水肿或苍白，或者其他视网膜表现。"反向"相对性传入性瞳孔障碍指光照患侧眼时对侧眼的收缩比直接受光照时程度差。

【鉴别诊断】

与虹膜震颤（良性、间歇性的瞳孔大小变化，多见于年轻人）相鉴别。

【评估】

- 完善眼科病史，并在眼部检查中着重检查视力、色觉、瞳孔、虹膜和眼底情况。
- 交替光照试验：用明亮光束照射一侧瞳孔，然后迅速移至对侧瞳孔，如此交替。当一侧瞳孔受到光照后不收缩反而散大，即为阳性测试结果。当患侧眼瞳孔无光感或无功能时，可观察对侧正常眼是否出现"反向"相对性传入性瞳孔障碍（对侧眼在光照射患侧眼时瞳孔散大，受到光直接照射时瞳孔缩小）。
- 应用中性密度滤光片或 $1^+ \sim 4^+$ 级进行相对性传入性瞳孔障碍严重程度分级。

处 理

治疗基础疾病。

【预后】

取决于病因。

十五、白瞳症

【定义】

各种原因引起瞳孔变白（图 7-22 和图 7-23）。通常在婴幼儿时期显现。

【症状】

视力减退，可观察到白色瞳孔、眼环

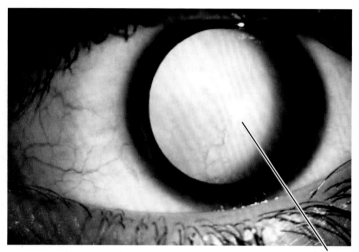

◀ 图 7-22　弓蛔虫病患者中的白瞳症
散大瞳孔中的巨大白色反光代表了视网膜，一条视网膜血管清晰可见

白瞳症

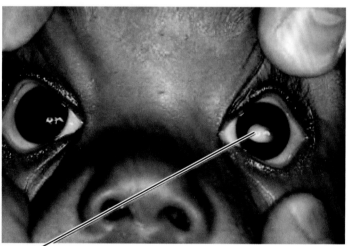

◀ 图 7-23　左眼视网膜母细胞瘤造成的白瞳症，与右眼正常黑色瞳孔相比，左眼白色瞳孔非常明显

白瞳症

或眼大小异常。

【体征】

瞳孔泛白，视力减退。可能有相对性传入性瞳孔障碍、眼球震颤、斜视、牛眼征、小眼球、前房细胞和前房闪辉、眼压升高、白内障、玻璃体炎、视网膜脱离、肿瘤或其他视网膜表现。可能会有全身性的表现。

【鉴别诊断】

白内障、视网膜母细胞瘤、早产儿视网膜病变、永存原始玻璃体增生症、Coats病、弓蛔虫病、弓形虫病、视网膜/脉络膜/视神经缺损、有髓神经纤维、Norrie病、视网膜发育不良、睫状膜、视网膜脱离、色素失调症、视网膜劈裂症、髓上皮瘤。

【评估】

- 完善眼科病史，并在眼部检查中着重检查视网膜检影、瞳孔、眼压、前房角、晶状体、玻璃体细胞和眼底。
- 如果无法看到眼底可以用 B 超扫描评估晶状体后区、玻璃体和视网膜。
- 考虑用眼眶 X 线、头部及眼眶 CT 或 MRI 来排除眼内异物。
- 请儿科会诊。

处　理

治疗基础疾病。

【预后】

在儿童中预后较差，成人白内障引起的白瞳症在外科手术后预后较好。

十六、先天性眼病

（一）无虹膜症

虹膜缺失，只剩下发育不全的周边残留或根部组织（图 7-24 和图 7-25）。患者常伴有畏光、眼球震颤（90%）、眩光、视力减退（60%＜20/200）、弱视和斜视等。青光眼相关者占 28%～50%，晶状体混浊占 50%～85%，还有晶状体异位、角膜血管翳、小角膜、永存性瞳孔膜、中央凹发育不良和视神经畸形。新生儿中出现概率 1/100 000；突变基因被定位于常染色体 11p。男女中发病率相等。有以下三种类型。

Ⅰ型（常染色体显性遗传）：本型占 85%，只有眼部症状。

Ⅱ型：本型占 13%，包括 Miller 综合征（同时有无虹膜畸形及肾母细胞瘤）和 WAGR 综合征［W，肾母细胞瘤（33%）；A，无虹膜畸形；G，在多数男性患者中存在泌尿生殖器异常；R，精神 / 生长发育迟缓］。多为散发，突变被定位于常染色体 11p13（PAX6 基因）。

Ⅲ型（常染色体隐性遗传）：本型占 2%，与精神发育迟缓和小脑共济失调（Gillespie 综合征）相关，无肾母细胞瘤。

- 实验室检查：染色体核型及 PAX6 基因突变分析，肾母细胞瘤检测。
- 可能需要治疗升高的眼压（见第 11 章）。
- 如果药物治疗失败，可能需要用睫状体冷凝术或青光眼滤过术。
- 如果白内障发展至严重影响视力可切除晶状体，可考虑使用人工虹膜。
- 可考虑使用彩色接触镜来减少畏光或眩光。

（二）眼组织缺损

本病系胚裂闭合不全造成的虹膜部分缺损（图 7-26）。通常位于下方，可能还有其他眼组织缺损（眼睑、晶状体、视网膜、脉络膜、视神经），与多种遗传综合征相关，包括 22 三体综合征（猫眼综合征）、18 三体综合征、13 三体综合征、第 18 号染色体缺失和先天性寨卡病毒综合征。

- 可考虑使用彩色接触镜或行手术修复来减少畏光或眩光，行白内障手术的同时可考虑使用人工虹膜。

（三）永存性瞳孔膜

病变为良性、胚胎期的中胚层残留

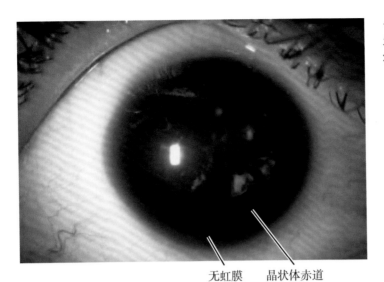

◀ 图 7-24　无虹膜患者中可见发生白内障的整个晶状体，晶状体下方的边缘清晰可见

无虹膜　　晶状体赤道

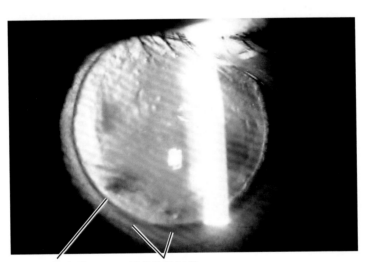

◀ 图 7-25　无虹膜患者用后照法可见晶状体赤道和悬韧带

晶状体赤道　　晶状体悬韧带

（晶状体血管膜），表现为连接瞳孔的细小虹膜丝，本病为最常见的眼部先天异常，发生在 ≤80% 的深色眼睛和 35% 的浅色眼睛中，分为以下两型。

Ⅰ型：本型病变仅与虹膜相连。

Ⅱ型：本型病变虹膜晶状体粘连（图 7-27）。

- 不需要治疗。
- 如果虹膜丝穿过视轴而影响了视力，

可考虑钕：钇 - 铝石榴子石激光治疗。

（四）高褶虹膜（形态或综合征）

本病表现为不规则的虹膜形态（睫状突旋前导致虹膜根部附于睫状体的夹角变陡，但虹膜表面仍保持平坦，前房中央深、周边浅）。本病有家族性特点，尤好发于年轻人及近视的女性，5%～8% 发展为闭角型青光眼（高褶虹膜综合征）（见第 6 章）。

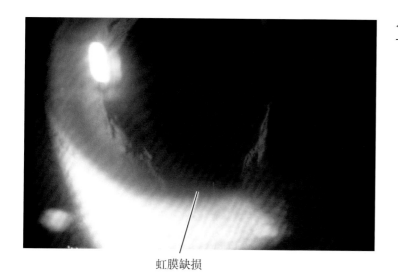

◀ 图 7-26 眼组织缺损，图示下方虹膜缺损

虹膜缺损

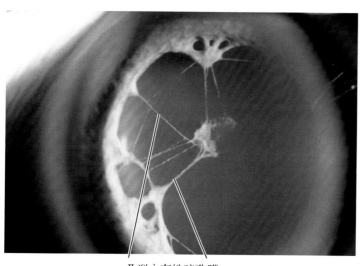

◀ 图 7-27 Ⅱ型永存性瞳孔膜，图示多根虹膜丝黏附在晶状体前表面

Ⅱ型永存性瞳孔膜

【治疗】

- 可能需要治疗升高的眼压（见第 11 章）。
- 考虑用缩瞳药（1% 毛果芸香碱，每天 4 次）或虹膜成形术。

十七、中胚层发育不全综合征

【定义】

中胚层发育不全综合征是一组涉及眼前节结构的双眼先天性遗传性疾病（图 7-28）。最初认为由虹膜角膜角不完全分化造成，所以又称为虹膜角膜角劈裂综合征。

- Axenfeld 异常：Axenfeld 异常表现为后胚胎环（图 7-29）（Schwalbe 线前移，表现为近角膜缘处一条突出的白线，正常眼中出现概率为 15%）和突出的虹膜突（图 7-30）。在 50% 的患者中与继发性青光眼相关。突变被定位于 4q25（PITX2 基因）、6p25（FOXC1 基因）和 13q14（RIEG2 基因）上。

- Alagille 综合征：Alagille 综合征表现为 Axenfeld 异常同时伴有色素性视网膜病、瞳孔异位、内斜视，以及包括深腮反射消失、面部异常、肺动脉瓣狭窄、周围动脉狭窄和骨骼畸形等的全身性异常，伴有异常的视网膜电图和眼电图。突变被定位于 20p12（*JAG1* 基因上一个 NOTCH 受体的配体）上。

- Rieger 异常：Rieger 异常表现为 Axenfeld 异常和虹膜发育不全（有裂孔），在 50% 的患者中与继发性青光眼有关。突变被定位于 4q25（*PITX2* 基因）、6p25

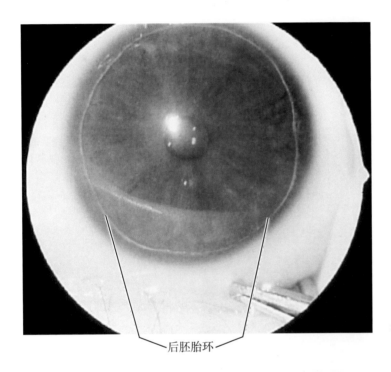

后胚胎环

◀ 图 7-28　周边角膜可以清楚看到形似白环的后胚胎环

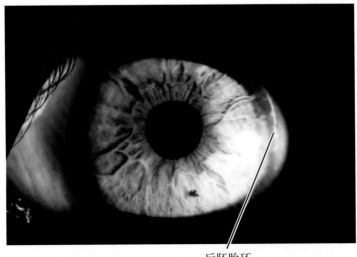

后胚胎环

◀ 图 7-29　**Axenfeld** 异常患者中有异常虹膜（广泛间质萎缩）和后胚胎环

（*FOXC1* 基因）和 13q14（*RIEG2* 基因）上。

- Rieger 综合征：Rieger 综合征表现为 Rieger 异常同时伴有精神发育迟缓，以及包括牙齿、颅面、泌尿生殖（尿道下裂）、脐周皮肤冗余和骨骼问题等的全身性异常（图 7–31）。突变被定位于 4q25（*RIEG1* 或 *PITX2* 基因）、6p25（*FOXC1* 基因）和 13q14（*RIEG2* 基因）和 16q24 上。

- Peters 异常：Peters 异常（图 7–32）表现为有或无白内障的角膜中央白斑（角膜后弹力层的中央缺陷和后基质层缺失造成的白色混浊）和虹膜 – 晶状体 – 角膜粘连。本病通常散发，80% 是双侧，在 50% 的患者中与继发性青光眼有关，也与小角膜、无虹膜、小眼畸形、持续性原发性玻璃体增生、先天性心脏缺陷、唇裂或腭裂、面部畸形和骨骼畸形相关。突变

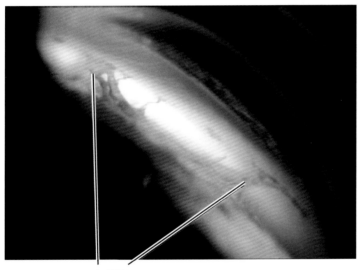

虹膜突

◀ 图 7–30　**Axenfeld** 异常患者在前房角镜下观察可见虹膜粘连在角膜上

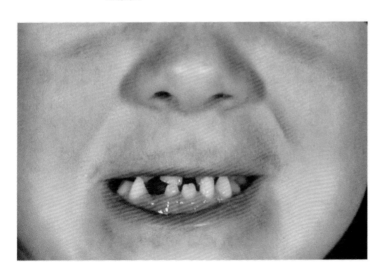

◀ 图 7–31　**Rieger** 综合征患者表现出牙齿畸形

被定位于常染色体 11p（*PAX6* 基因）上。由于有出现青光眼和移植失败可能，因此预后极差。

【症状】

可无症状，可能会有视力减退、虹膜异常、眼睛出现白点。

【体征】

视力可正常或减退，虹膜和角膜缺损。可能会有全身性的异常或青光眼的征象，包括眼压升高、视盘凹陷扩大和视野缺损。

【鉴别诊断】

与虹膜角膜内皮综合征、后部多形性营养不良、无虹膜、眼组织残缺、晶状体及瞳孔异位、虹膜根部离断、虹膜劈裂症、外伤、角膜溃疡和水肿相鉴别。

【评估】

- 完善眼科病史，并在眼部检查中着重检查角膜、眼压、前房、房角、虹膜、晶状体和眼底。

- 合并眼压升高或视盘凹陷扩大的患者需要检查视野来排除青光眼。
- 如果无法看到眼底，可以用 B 超扫描评估 Peters 异常。

处 理

- 通常不需要治疗。
- 可能需要治疗升高的眼压（见第 11 章）。
- 可能需要进行部分虹膜切除术、虹膜角膜分离、全层或内皮角膜移植术（重症病例）、白内障摘除术，并对 Peters 异常中的弱视进行治疗。

【预后】

Peters 异常或继发青光眼时预后差，其他情况预后一般。

十八、虹膜角膜内皮综合征

【定义】

本病为单侧、非遗传性、缓慢进展的角膜内皮异常引起的一系列疾病，包括角

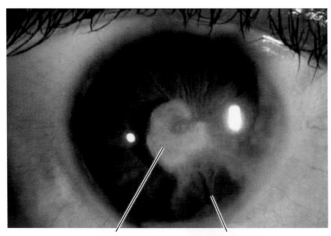

角膜白斑　　　虹膜粘连

◀ 图 7–32　**Peters** 异常患者角膜中央白色混浊

膜水肿、虹膜变形和继发性闭角型青光眼。

- 特发性虹膜萎缩症（进行性虹膜萎缩）：特发性虹膜萎缩症表现为虹膜萎缩产生裂孔，同时伴有瞳孔异位、葡萄膜外翻和病灶处虹膜基质消失（图 7-33 和图 7-34）。
- Chandler 综合征：是特发性虹膜萎缩症的特殊形式，无虹膜改变或轻微改变（图 7-35），角膜水肿常见，眼压

可能不升高。

- 虹膜色素痣（虹膜痣）综合征：虹膜色素痣综合征表现为虹膜色素样结节，虹膜基质平坦，瞳孔变形和葡萄膜外翻（图 7-36 和图 7-37）。

【机制】

角膜内皮在房角与虹膜上异常增殖，形成一层膜阻塞小梁网并使虹膜变形，可

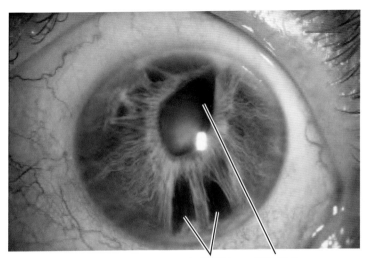

虹膜萎缩　　瞳孔异位

◀ 图 7-33　特发性虹膜萎缩症患者表现出虹膜萎缩和瞳孔异位

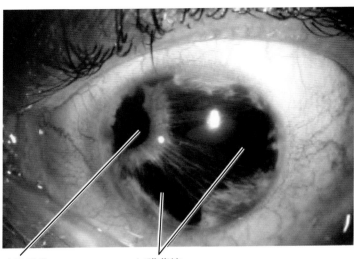

瞳孔异位　　　　虹膜萎缩

◀ 图 7-34　晚期特发性虹膜萎缩症患者表现出瞳孔显著向鼻侧移位，以及因虹膜严重萎缩产生的虹膜裂孔

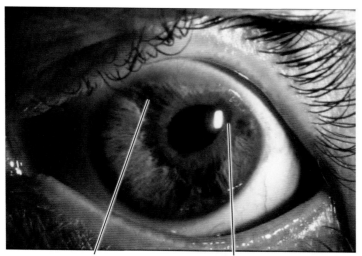

◀ 图 7-35 **Chandler** 综合征患者表现出轻度的瞳孔异位和中度的虹膜萎缩

虹膜萎缩　　　　瞳孔异位

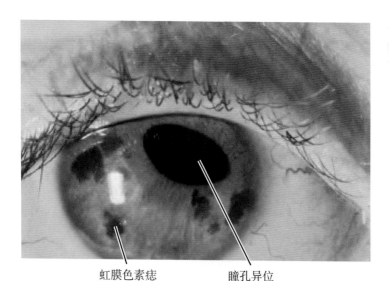

◀ 图 7-36 虹膜色素痣（虹膜痣）综合征患者表现出虹膜多个色素痣、虹膜萎缩和瞳孔异位

虹膜色素痣　　　瞳孔异位

能在虹膜基质周围收缩形成结节。

【流行病学】

好发于年轻或中年女性，患继发性闭角型青光眼的风险增加。

【症状】

可无症状，可能会有视力减退、眩光、单眼复视或多视，也可能观察到虹膜改变。

【体征】

正常或视力减退，角膜内皮出现如同锤击过的金属片样陷痕，角膜水肿，眼压升高，虹膜周围前粘连，虹膜改变。

【鉴别诊断】

与后部多形性营养不良、中胚层发育不全综合征、Fuchs 内皮营养不良、虹膜痣和黑色素瘤、无虹膜、虹膜根部离断、

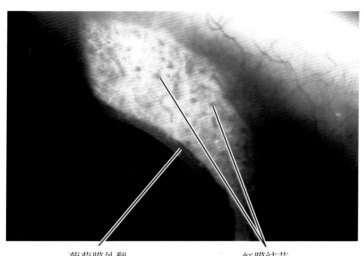

◀ 图 7-37　虹膜色素痣（虹膜痣）综合征患者合并多个小的虹膜色素样结节和葡萄膜外翻

葡萄膜外翻　　　　　　　　虹膜结节

虹膜劈裂症、外伤相鉴别。

【评估】

- 完善眼科病史，并在眼部检查中着重检查角膜、眼压、前房、房角、虹膜、晶状体和眼底。
- 合并眼压升高或视盘凹陷扩大的患者需要检查视野来排除青光眼。

处　理

- 通常不需要治疗。
- 可能需要治疗升高的眼压（见第11章）。
- 可能需要进行全层角膜移植术或青光眼的外科治疗。

【预后】

本病呈慢性、渐进的过程，并发青光眼时预后差。特发性虹膜萎缩症和虹膜痣综合征并发的青光眼可能会比 Chandler 综合征更严重。

十九、肿瘤

（一）囊肿

囊肿可以是原发的（更常见，通常源自基质或虹膜色素上皮）（图 7-38 和图 7-39），也可以是继发的（通常是由于创伤或外科手术以后表面上皮向内生长造成的），可能会引起虹膜节段性隆起和房角关闭，很少在前房脱离并自由浮动，在长期使用强效缩瞳药之后也可能在瞳孔缘形成。并发症包括瞳孔变形、视轴遮蔽和继发性青光眼。

- 可能需要治疗升高的眼压（见第11章）。
- 如果视力受到影响或发生继发性青光眼，可以考虑手术摘除。

（二）色素痣

色素痣是单个或多个平坦的色素性的良性病变（图 7-40）。色素点或色素斑出现在 50% 的人口中，很少发生在 12 岁以前。色素痣与恶性黑色素瘤的区别在于大小（直径<3mm）和厚度（<1mm），以

及血管的缺失、葡萄膜外翻、继发性白内障、继发性青光眼和增生的征象。只有4%的可疑色素痣会在10年内进展为黑色素瘤（11% 在20年内进展），恶变的危险因素包括 ABCDEF 六方面〔A, age，年龄＜40岁；B，blood，前房积血；C，clock，下方钟点方向（4~9点）；D，diffuse，弥散性外观；E，ectropion，葡萄膜外翻；F，feathery，羽状边界〕。

● 对任何可疑发展为恶性黑色素瘤的情况要随访获取连续眼前节图像并进行临床检查。

● 密切关注升高的眼压。

● 考虑用虹膜荧光素血管造影来鉴别色素痣和恶性黑色素瘤：色素痣早期表现为网丝样强荧光充盈，晚期表现为渗漏或血管造影沉默（荧光素无渗漏、无积蓄）；恶性黑色素瘤表现为充盈延迟的不规则血管。

● 可行超声生物显微镜或前节 OCT 以评

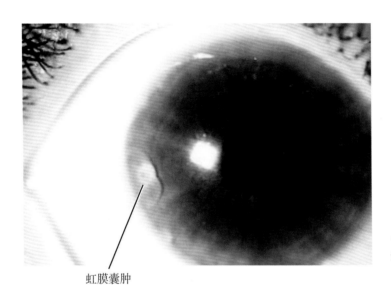

虹膜囊肿

◀ 图 7-38 周边虹膜囊肿，图示虹膜外缘的半透明圆形病变

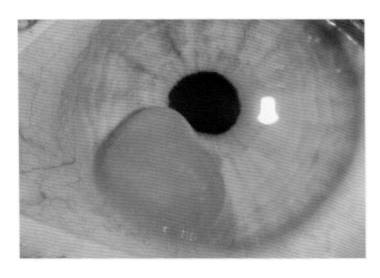

◀ 图 7-39 巨大虹膜囊肿，看起来像光滑的半透明团块

估病变范围及性质（囊性或实性）。

（三）结节

结节为虹膜表面细胞聚集。有以下几种类型。

1. Brushfield 斑

Brushfield 斑为虹膜周边灰白色小环形斑（图 7-41），与唐氏综合征有关，发生在正常个体中的概率是 24%（Kunkmann Wolffian 小体）。

2. Lisch 小结

Lisch 小结为双侧轻度着色的胶状黑色素细胞错构瘤（图 7-42），出现在 92% 的 I 型神经纤维瘤患者中（往往在 10 岁以前），在 II 型神经纤维瘤患者中极少出现，通常累及虹膜下半部分，不累及虹膜基质。

3. 炎性结节

炎性结节由单核细胞和炎性杂质组

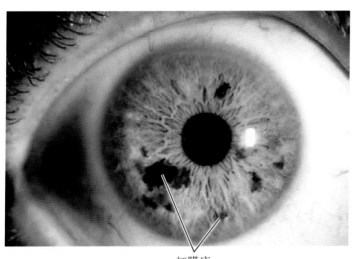

虹膜痣

▲ 图 7-40　各个小而平坦的虹膜色素痣散在分布于虹膜前表面

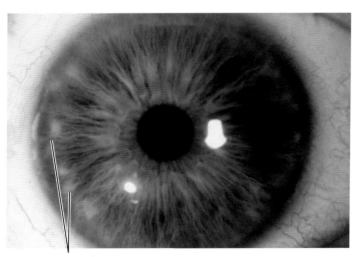

Brushfield 斑

▲ 图 7-41　Brushfield 斑，图示虹膜周边白色环形结节

成，出现在肉芽肿性葡萄膜炎。有 3 种形式。

（1）Berlin 结节：结节在前房角中。

（2）Busacca 结节：结节在虹膜前表面（图 7-43）。

（3）Koeppe 结节：结节在瞳孔边缘（图 7-43 和图 7-44）。

（四）虹膜色素上皮瘤

虹膜色素上皮瘤是非常罕见的虹膜色素上皮的肿瘤（腺瘤或腺癌），表现为深度着色的质地较脆的结节。

- 治疗方法包括化疗、放疗和外科切除，需要由肿瘤专家操作。

（五）幼年性黄色肉芽肿

幼年性黄色肉芽肿是由组织细胞组成的黄色虹膜病变，可能会出血，引起自发性前房积血。

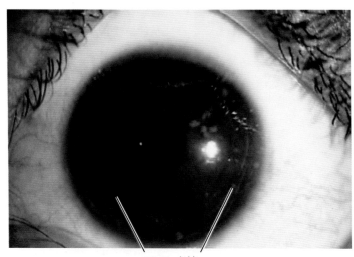

Lisch 小结

◀ 图 7-42　神经纤维瘤患者中的 **Lisch** 小结表现为小而圆形的轻度着色的小结

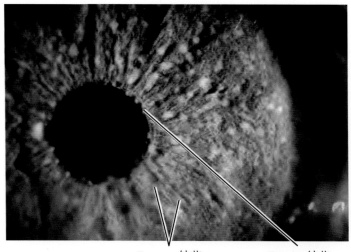

Busacca 结节　　　　Koeppe 结节

◀ 图 7-43　**Busacca** 结节和 **Koeppe** 结节是炎性细胞集合形成的小的浅色的结节

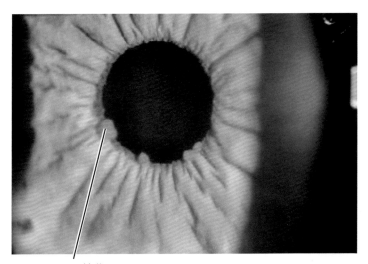

◀ 图 7-44　瞳孔缘的 Koeppe 结节

Koeppe 结节

（六）恶性黑色素瘤

恶性黑色素瘤是较暗或无黑色素（着色程度变异大）的严重病变（图 7-45 和图 7-46），通常累及下方虹膜并取代虹膜基质。可能是散在分布（与异色症和继发性青光眼有关）、木薯淀粉样（黑色木薯淀粉样外观）、环形或局部集中的。部分有分支血管，可能会累及房角结构，可能会引起部分性白内障、前房积血或继发性青光眼。只有 4% 的葡萄膜恶性黑色素瘤会累及虹膜（6% 为睫状体，90% 为脉络膜）。好发于白种人和虹膜颜色较浅的患者，而很少在美国黑种人中出现，许多患者有色素痣异常增生病史。美国联合癌症委员会（American Joint Committee on Cancer，AJCC）制订了以下分类标准：T_1，仅限于虹膜（1a，≤3 个钟点位；1b，>3 个钟点位；1c，继发性青光眼）；T_2，累及睫状体或脉络膜［2a，睫状体累及不伴继发性青光眼；2b，睫状体和脉络膜累及不伴继发性青光眼；2c，睫状体和（或）脉

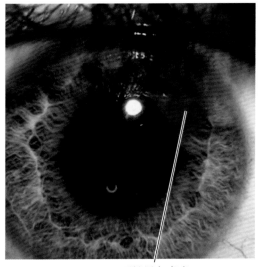

恶性黑色素瘤

▲ 图 7-45　恶性黑色素瘤，图示蓝色虹膜上一个模糊的褐色融合性斑块

络膜累及伴继发性青光眼］；T_3，在 T_2 的基础上累及巩膜；T_4，向外浸润（4a，直径≤5mm；4b，直径>5mm）。虹膜黑色素瘤的鉴别诊断包括囊肿、色素痣、特发性虹膜萎缩症、异物、转移瘤；睫状体色素性肿块的鉴别诊断包括虹膜睫状体上皮囊肿、异物肉芽肿、色素痣、黑色素细胞

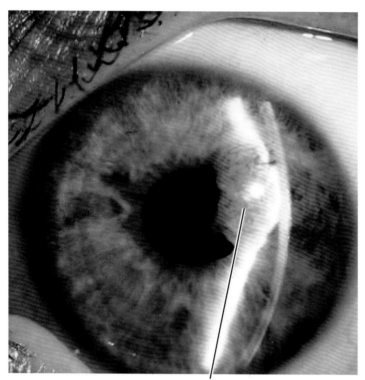

◀ 图 7-46 无黑色素性黑色素瘤，图示一个巨大的有蒂的明显隆起的血管团块，在裂隙灯下表现为虹膜表面的弓形凸起

无黑色素的恶性黑色素瘤

瘤、平滑肌瘤、Fuchs 腺瘤、结节和转移瘤。本病（尤其是小肿瘤）预后良好，死亡率为 3%；5 年转移率为 5%（10 年 7%，20 年 11%）；眼压升高和眼外浸润是肿瘤转移的危险因素。由于通常在晚期诊断，睫状体黑色素瘤的预后较差（5 年转移率为 25%，10 年为 34%，20 年为 55%）。

- 可用 B 超扫描或超声生物显微镜来排除睫状体黑色素瘤（图 7-47）和全面识别病变（基底直径≥3mm 且厚度≥1mm，侵入虹膜基质并具有以下 3 个及以上特征：血管分布、葡萄膜外翻、继发性白内障、继发性青光眼和持续生长）。

- 治疗方法包括化疗、放疗、外科切除和摘除，需要肿瘤专家操作。
- 可能需要治疗升高的眼压（见第 11 章），不推荐青光眼滤过术。

（七）转移性肿瘤

转移性肿瘤较罕见（图 7-48），通常是无黑色素的，通常源自原发性乳腺癌、肺癌或前列腺癌，常在原发性疾病被诊断后才被发现。

- 治疗方法包括化疗、放疗和外科切除，需要由肿瘤专家来操作。
- 可能需要治疗升高的眼压（见第 11 章），不推荐青光眼滤过术。

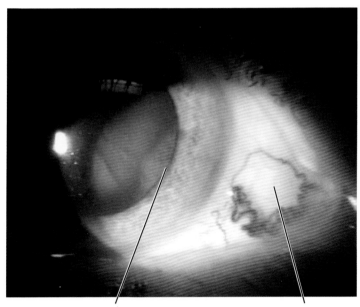

◀ 图 7-47　睫状体黑色素瘤表现为晶状体后的一个褐色团块，图中可以看到前哨血管

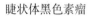

睫状体黑色素瘤　　　　　　　　　前哨血管

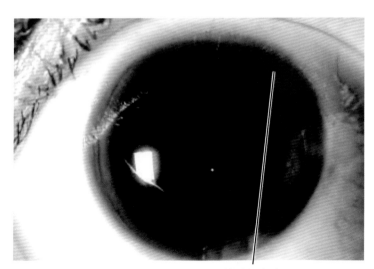

◀ 图 7-48　转移性类癌在图中表现为一个黄褐色的周边虹膜病变

转移性类癌

第8章　晶状体
Lens

一、先天异常

【定义】

晶状体形态发育中出现的各种异常。

- 晶状体缺损：由于睫状体缺损伴悬韧带缺如，导致下方晶状体出现切迹样缺损（并非真性缺损）；常合并其他眼部组织（如虹膜）缺损（图8-1）。睫状体肿瘤也可造成继发性晶状体"缺损"。

- 晶状体圆锥：晶状体圆锥是由于晶状体囊袋薄弱造成的晶状体圆锥样隆起，可发生在晶状体前表面或后表面，前后表面同时受累较为罕见。

  - 晶状体前圆锥：好发于男性，双眼发病，可伴发 Alport 综合征（图8-2）。

  - 晶状体后圆锥：更常见，女性患者稍多见，可伴晶状体皮质混浊或与 Lowe 综合征相关（图8-3）。

- 球形晶状体：由于晶状体囊袋薄弱形成圆球样晶状体，少见。

- 小球形晶状体：晶状体直径小，呈球形，可单独发病或并发于某一综合征（如显性球形晶状体、Weill-Marchesani 综合征、Lowe 综合征、Alport 综合征、Peters 异常、风疹）。

- Mittendorf 斑：晶状体后囊膜上的小白斑，由胚胎期玻璃体动脉退化残留的后部晶状体血管膜形成（图8-4）。

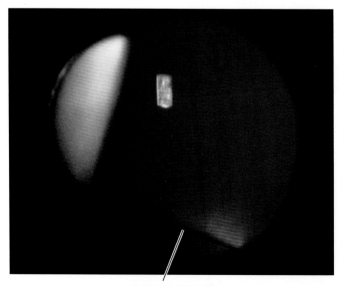

先天性晶状体缺损

◀ 图8-1　裂隙灯后照法显示由于悬韧带缺如造成的晶状体下方扁平或切迹样缺损

【症状】

无症状（Mittendorf 斑、晶状体缺损），可出现视力下降（晶状体圆锥、球形晶状体、小球形晶状体），复视或闭角型青光眼症状（小球形晶状体）。

【体征】

视力正常或下降，可伴弱视、斜视、眼球震颤、近视，晶状体圆锥和球形晶状体的患者用裂隙灯后照法可见"油滴样"眼底红光反射，小球形晶状体可伴晶状体脱位、眼压升高。

【鉴别诊断】

如前所述。

【评估】

完整的眼科病史和眼科检查，睫状肌麻痹验光、检影、房角镜、晶状体和检眼

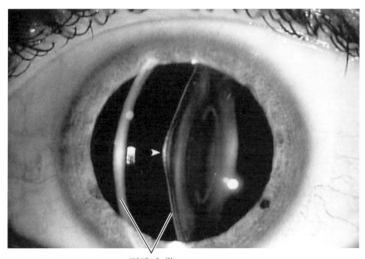

裂隙光带

◀ 图 8-2 **Alport** 综合征伴晶状体前圆锥的患者，裂隙光带穿过晶状体前表面呈圆锥样隆起（箭头）

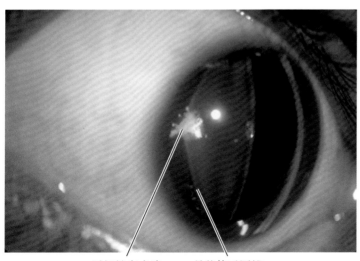

后极性白内障　　晶状体后圆锥

◀ 图 8-3 晶状体后圆锥伴后极性白内障

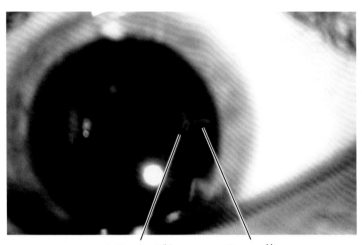

◀ 图 8-4　**Mittendorf** 斑表现为是晶状体后囊膜上的白斑，由后部晶状体血管膜残留形成

Mittendorf 斑　　　Cloquet 管

镜等检查。

处　理

- 矫正屈光不正。
- 遮盖疗法治疗弱视（见第 12 章）。
- 小球形晶状体引起的瞳孔阻滞使用睫状肌麻痹药物治疗（0.25% 东莨菪碱，每天 3 次，或者 1% 阿托品，每天 2 次）；可能需要行激光虹膜周切术或晶状体摘除术（见第 6 章）。

【预后】

通常预后好；若伴有弱视，预后较差。

二、先天性白内障

【定义】

晶状体的先天性混浊，通常按位置或病因进行分类。

- 囊膜性白内障：晶状体囊袋的混浊，通常在前囊膜。
- 板层或绕核性白内障：围绕晶状体核的中央局限性混浊，"海胆样"外观（图 8-5）。

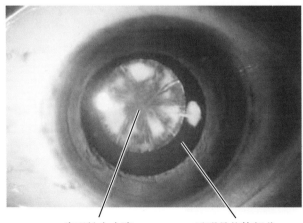

先天性白内障　　　透明晶状体部分

◀ 图 8-5　先天性绕核性白内障

- 核性白内障：晶状体核的混浊（图 8-6 和图 8-7）。
- 极性白内障：靠近晶状体囊膜的前后极的中央混浊（图 8-8 和图 8-9）。
- 缝性白内障：晶状体中央的"Y"形缝性混浊（图 8-10 和图 8-11）。

【病因】

- 遗传因素或综合征：具体如下。
  - 不伴染色体异常：常染色体显性遗传、常染色体隐性遗传、X 连锁遗传。
  - 伴随染色体异常：唐氏综合征（雪花状白内障）、Turner 综合征等。
  - 其他综合征：合并颅面神经、中枢神经系统、皮肤异常。
- 宫内感染：具体如下。
  - 先天性风疹综合征：表现为白内障、青光眼、小角膜、小眼球、虹膜发育不全和视网膜病变，其最常见的典型表现为细颗粒状、椒盐状外观。其他并发症包括早产、智力低下、

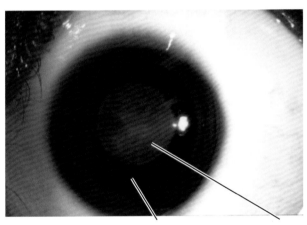

透明晶状体部分　　　先天性白内障

◀ 图 8-6　先天性核性白内障表现为中央盘状白色混浊

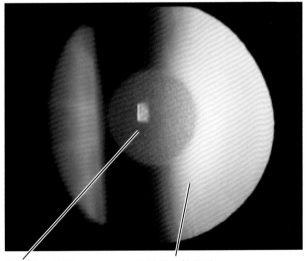

先天性白内障　　　透明晶状体部分

◀ 图 8-7　与图 8-6 所示为同一患者，裂隙灯后照法显示先天性核性白内障

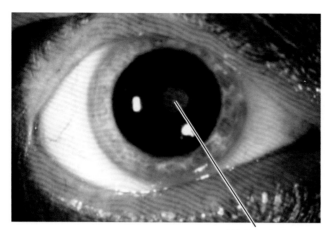

◀ 图 8-8　先天性后极性白内障

后极性白内障

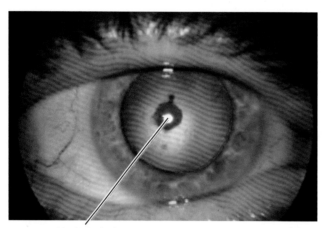

◀ 图 8-9　与图 8-8 所示为同一患者，裂隙灯后照法显示先天性后极性白内障

后极性白内障

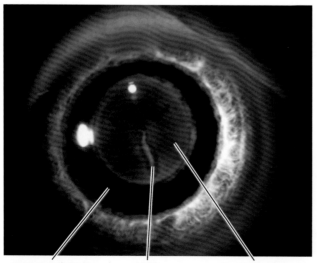

◀ 图 8-10　伴明显缝性混浊的先天性白内障

透明晶状体部分　　　"缝"　　　先天性白内障

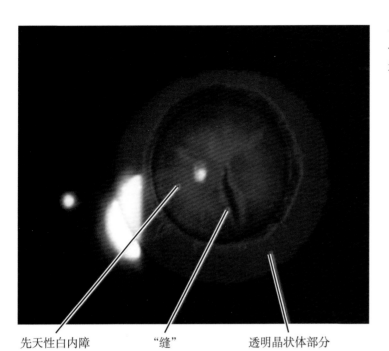

◀ 图 8-11　与图 8-10 所示为同一患者，裂隙灯后照法显示先天性缝性白内障

先天性白内障　　　　　"缝"　　　　透明晶状体部分

神经性耳聋、先天性心脏病、生长发育迟缓、肝脾肿大、间质性肺炎和脑炎。

- 先天性水痘综合征：表现为白内障、脉络膜视网膜炎、视神经萎缩或发育不全、眼球震颤和 Horner 综合征。全身性表现包括偏瘫、延髓麻痹、皮肤瘢痕性皮损、发育迟缓和学习困难。

• 代谢性：具体如下。

- 半乳糖血症：由于遗传酶缺乏，通常为半乳糖 1- 磷酸尿苷转移酶，也称半乳糖激酶，导致半乳糖代谢物（半乳糖醇）累积，在儿童期晚期出现双眼油滴样白内障，可伴智力低下、肝脾肿大、腹泻、黄疸、肝硬化、营养不良和发育不良。遗传基因位于染色体 1p（GALE 基因）、9p（GALT 基因）和 17q（GALK1 基因）。

- Lowe 眼 - 脑 - 肾综合征（X 连锁遗传）：表现为小盘状晶状体、晶状体后圆锥和青光眼。全身症状包括酸中毒、氨基酸尿、肾佝偻病、肌张力减退、智力迟钝。女性携带者可见后部皮质白色点状混浊和后囊下斑片状混浊。遗传定位于染色体 Xq25（OCRL 基因）。

- Alport 综合征（AD）：本病为基底膜疾病，伴急性出血性肾病、耳聋、晶状体前圆锥、前极性或皮质性白内障，以及眼底白点状病变。遗传基因定位于染色体 Xq22［COL4A5 基因（80% 的病例）；COL4A3 和 COL4A4 基因］。

- 其他代谢性疾病：低血糖、低钙血症（弥漫性板层点状混浊）、Fabry 病（25% 患者有轮辐状白内障）、甘露糖苷贮积症（后部轮辐状混浊）。

- 眼部病变：永存原始玻璃体增生症、Peters 异常、Leber 先天性黑矇、早产儿视网膜病变、无虹膜症、晶状体后圆锥及肿瘤。
- 其他：产伤、特发性及母体药物摄入。

【流行病学】

先天性白内障发病率约为 0.05%（1 : 2000）。大约 1/3 是散发病例，1/3 是家族性（通常为显性遗传），1/3 与综合征有关。大多数单眼发病的病例并非代谢性或遗传性。

【症状】

不同程度的视力下降，可伴白瞳症或眼斜。

【体征】

视力下降、白瞳症、弱视，可伴斜视（常见于单眼白内障）、眼球震颤（通常在2—3 月龄出现，极少发生于 6 月龄后才发生白内障的患者中）；若合并综合征，可有其他眼部或全身异常表现。

【鉴别诊断】

白瞳症（见第 7 章）。

【评估】

- 详细询问眼科病史，包括眼病家族史、外伤、母亲妊娠期间疾病史和药物使用史、患儿的全身性疾病和出生史。
- 全面的眼科检查，包括睫状肌麻痹验光、眼底镜检查、眼压测量、房角镜检查、晶状体检查（裂隙灯后照法观察混浊大小和密度）和检眼镜检查。

- 必要时可在麻醉下进行检查。
- 如需植入人工晶状体，进行角膜曲率测量和眼球生物参数测量。
- 实验室检查：TORCH 滴度 [弓形虫、其他感染（梅毒）、风疹、CMV 和 HSV]、空腹血糖（低血糖症）、尿半乳糖试验（半乳糖血症）、血钙（低钙血症）和尿氨基酸测定（Lowe 综合征）。
- 若眼底不可窥见，可采用 B 超检查（哭闹儿童可经眼睑检查）。
- 请儿科会诊。

处 理

- 散瞳（1% 托品卡胺，联合或不联合使用 2.5% 去氧肾上腺素，每天 3 次），作为白内障术前的临时治疗措施，目的是让外界光线绕过白内障进入眼内。但是，应当尽早手术治疗。
- 如果白内障遮挡视轴(介质混浊＞3mm）或引起继发性眼病（青光眼或葡萄膜炎），婴幼儿应在确诊后几天至 1 周内进行白内障摘除手术，延迟手术可能导致弱视；术后，患儿需适当的屈光矫正，如佩戴角膜接触镜，双眼手术患儿可佩戴框架眼镜，根据年龄和病因考虑人工晶状体植入术时机。
- 如果白内障没有引起弱视、青光眼或葡萄膜炎，应密切随访白内障进展情况。

- 遮盖疗法治疗弱视（见第 12 章）。
- 几乎所有单侧显著先天性白内障的患者都伴发斜视，白内障摘除后可能需要进行斜视手术。
- 半乳糖血症患儿应在 4 月龄前严格限制牛奶（半乳糖）摄入。

【预后】

取决于白内障发生的年龄和病程长短；若伴随弱视，预后较差。

三、获得性白内障

【定义】

晶状体混浊，通常根据混浊位置和病因进行分类。

- 皮质变性：皮质变性由晶状体纤维细胞水肿和液化导致，分为多种类型。
  - 轮辐状混浊及空泡：非对称分布，呈放射状、线性及斑点状混浊（图 8-12）。
  - 成熟期白内障：皮质完全混浊，晶状体呈现乳白色，眼底红光反射消失（图 8-13）。

- Morgagnian 白内障：成熟期白内障进一步发展，白色皮质完全液化，高密度核下沉（图 8-14）。
  - 过熟期白内障：Morgagnian 白内障形成后，晶状体萎缩，囊袋皱褶，钙质沉积形成；晶状体蛋白可渗漏进入前房，导致晶状体溶解性青光眼。
- 核硬化：核硬化为中央晶状体纤维细胞退化导致的晶状体中央变色混浊［呈黄绿色或棕色（褐色）］（图 8-15 和图 8-16）。
- 囊膜下型白内障：具体如下。
  - 前囊下白内障：中央区前囊下晶状体上皮细胞变性形成的中央纤维化斑块。药物可导致前囊下晶状体上皮星状改变；急性闭角型青光眼发作可导致晶状体上皮细胞坏死，形成前囊下混浊（青光眼斑）。
  - 后囊下白内障：晶状体后囊下局部不对称颗粒状混浊，呈磨玻璃样改变，由上皮细胞向后迁移和囊状细胞（Wedl 细胞）形成引起（图 8-17 和图 8-18）。

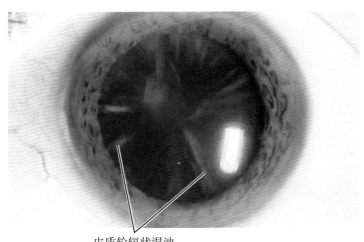

皮质轮辐状混浊

◀ 图 8-12　皮质性白内障表现为白色轮辐状混浊

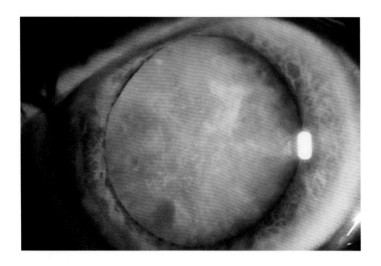

◀ 图 8-13　成熟期白内障可见乳白色液化皮质

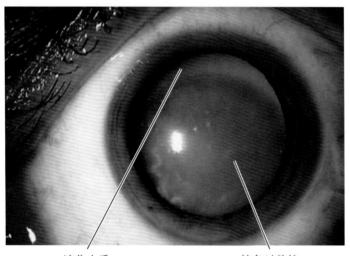

液化皮质　　　　　棕色过熟核

◀ 图 8-14　**Morgagnian** 白内障表现为白色皮质完全液化，棕色高密度核下沉

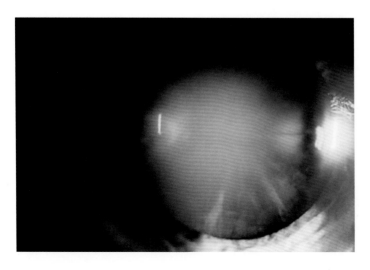

◀ 图 8-15　黄绿色核性白内障（2⁺ 级）

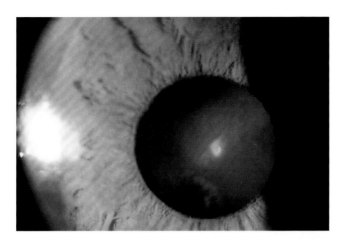

◀ 图 8-16　棕褐色核性白内障

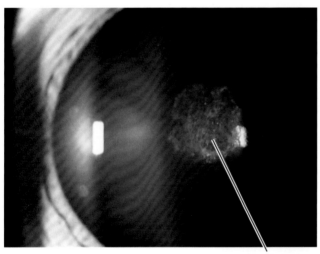

◀ 图 8-17　后囊下白内障表现为典型的白色雾状混浊

后囊下白内障

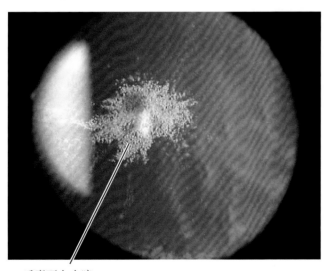

◀ 图 8-18　裂隙灯后照法显示由使用局部激素导致的后囊下白内障

后囊下白内障

【病因】

- 年龄相关性：最常见；随着年龄增长，晶状体性质发生改变（皮质、核或囊下）。
- 全身系统性疾病：许多全身系统性疾病可导致白内障。
  - 糖尿病：糖尿病性白内障主要表现为皮质或后囊下混浊，发病年龄比年龄相关性白内障早，并且进展迅速，血糖控制不良的影响比糖尿病病程更大。
  - 低钙血症：晶状体混浊通常表现为细小白点状，可聚集融合成片状混浊。
  - 肌强直性营养不良：晶状体皮质中央可见彩色结晶样混浊（圣诞树样白内障）（图 8-19），可进展为后囊下白内障（见第 2 章）。
  - Wilson 病：由于铜质沉积（晶状体铜屑沉着）引起的向日葵样白内障（图 8-20）；在晶状体中央可见棕绿

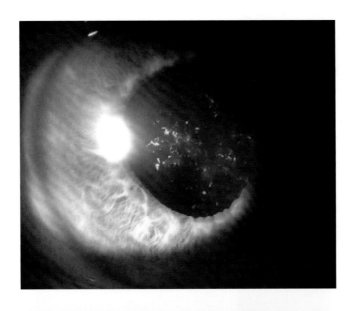

◀ 图 8-19　晶状体中彩色折射性的胆固醇沉积

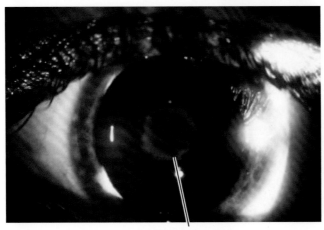

向日葵样白内障

◀ 图 8-20　Wilson 病患者伴有的向日葵样白内障

色浅层混浊，伴有放射状突起，而不是铜异物沉着引起的花瓣样图案（图 8-21）。

- 其他：Fabry 病、特应性皮炎（前囊下盾样斑块）、2 型神经纤维瘤病（后囊下白内障）、外胚层发育不良。
- 其他眼部疾病：葡萄膜炎、闭角型青光眼（青光眼斑）、视网膜脱离、近视、眼内肿瘤、视网膜色素变性（后囊下白内障）、Refsum 病（后囊下白内障）、Stickler 综合征（皮质性白内障）、眼球痨。

- 毒性物质：激素类（后囊下白内障）、缩瞳药、吩噻嗪类（图 8-22）、胺碘酮、三苯氧胺、白消安，电离射线（X 线、γ 射线和中子）、红外线、紫外线、微波辐射和短波辐射、电击伤

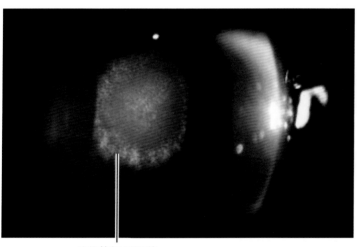

晶状体铜屑沉着

◀ 图 8-21　向日葵样白内障（晶状体铜屑沉着），晶状体中央可见棕绿色混浊（与图 5-90 所示为同一患者，可见 Kayser-Fleischer 环）

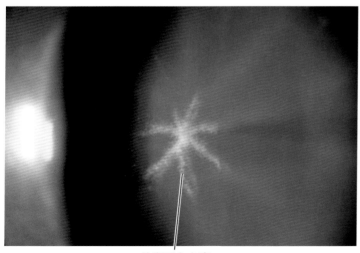

前囊下白内障

◀ 图 8-22　使用吩噻嗪导致的前囊下星状白内障

和化学药品。

- 外伤：眼球钝挫伤或穿通伤（图 8-23），眼内异物（铁、铜）（图 8-24），眼内手术（如经睫状体平坦部玻璃体切割术、小梁切除术）。

关性白内障的患病率在 52—64 岁人群中为 42%，65—74 岁为 73%，75—85 岁为 91%。非洲裔美国人，无论是男性还是女性，在每个年龄段都好发白内障。白内障是目前全球首位致盲性眼病。

【流行病学】

年龄相关性白内障主要是指与紫外线 B 辐射相关的晶状体退行性改变。Framingham 的一项眼科研究表明，年龄相

【症状】

无痛性、渐进性视力下降，对比敏感度和色彩敏感度降低，眩光，星芒，少数患者有单眼复视。

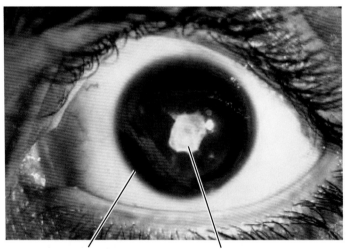

虹膜根部离断　　　外伤性白内障

◀ 图 8-23　外伤引起的晶状体中央白色致密混浊，合并虹膜根部离断

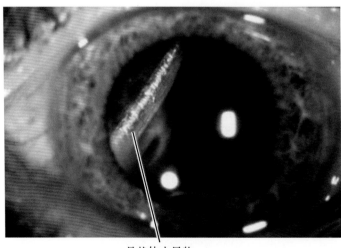

晶状体内异物

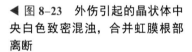

◀ 图 8-24　晶状体内异物

【体征】

视力下降（核性白内障患者远视力下降较近视力严重，后囊下白内障患者近视力下降较远视力严重），对比敏感度降低，局部或弥漫性晶状体混浊（晶状体呈黄色、绿色、棕色或白色，可通过裂隙灯后照法观察），屈光状态改变（常为近视漂移）。膨胀期白内障可导致虹膜向前膨隆，导致继发性房角关闭（见第 6 章）。过熟期白内障可能会导致晶状体蛋白渗漏，引起晶状体溶解性青光眼。

【鉴别诊断】

年龄相关性白内障是一种排除性诊断，必须先排除继发性原因。

【评估】

- 详细询问眼科病史，包括全身系统性疾病史、药物史、激素使用史、外伤史、放射治疗史、其他眼部疾病史、先天性疾病史和视觉功能状态。
- 全面的眼科检查，包括视力、屈光状态、对比敏感度、角膜、房角镜检查、晶状体检查和检眼镜眼底检查。
- 必要时行亮度视敏度检查和潜在视力检查（后者可用来评估潜在视力，特别合并眼后节疾病时）。
- 眼底不可窥见时，行 B 超检查。
- 白内障术前应行角膜曲率测量和眼球生物学测量，计算拟植入的人工晶状体度数。对存在角膜赘疣样改变或角膜水肿的患者，应行角膜内皮镜检查和角膜厚度测量。

处　理

- 白内障摘除联合人工晶状体植入术：视力下降影响日常生活，患者有改善视功能的意愿；白内障导致其他眼部疾病（如晶状体源性青光眼、葡萄膜炎）；白内障影响其他眼部疾病的检查或治疗（如糖尿病视网膜病变、年龄相关性黄斑变性、青光眼）。
- 当患者无法耐受或拒绝接受白内障手术时，散瞳（1% 托吡卡胺联合或不联合 2.5% 去氧肾上腺素，每日 3 次），可帮助患者绕过中央混浊区视物。

【预后】

很好；常规白内障手术成功率>96%；后极性白内障、外伤性白内障、假性脱落综合征、晶状体异位、小瞳孔、术中虹膜松弛综合征［由 α_1 受体拮抗类药物（如坦洛新）引起］等情况会导致手术风险和并发症增加。

四、后囊膜混浊

【定义】

白内障囊外摘除术后出现的后囊膜混浊。

【流行病学】

白内障摘除术后，≤50% 的成年患者

可能出现后囊膜混浊；儿童和葡萄膜炎患者的发生率更高（接近 100%）；新的人工晶状体材料（丙烯酸酯）和设计（直角方边）可将后囊膜混浊的发生率降低到 10% 以下。

【病因】

晶状体上皮细胞增殖（Elschnig 珠）和囊膜纤维化。

【症状】

无症状或伴有视力下降和眩光，取决于后囊膜混浊程度和相对于视轴的位置。

【体征】

晶状体后囊膜混浊，混浊程度分 1～4 级，可表现为后囊膜雾状、条索样混浊、Elschnig 珠，或者任何组合形式出现（图 8-25 和图 8-26）。

【评估】

完整的眼科病史和眼科检查，包括视力、屈光状态、角膜、眼压测量、房角镜检查、人工晶状体位置和稳定性、后囊膜检查和检眼镜眼底检查。

处 理

- 若严重影响视力，可行钕：钇 - 铝石榴子石激光囊膜截开术治疗（图 8-27）。操作要点：使用角膜接触镜固定眼球，以便更好地聚焦激光光束；治疗目的是在后囊膜中央形成一个 3～4mm 的开口，通常散瞳后治疗，但并非必须。激光能量通常设置为 1～3mJ，但应根据不同个体后囊膜对激光的反应进行调整。

- 对于年幼的儿童，在进行白内障手术时，需同时做一期后囊膜切开和前段玻璃体切割术。

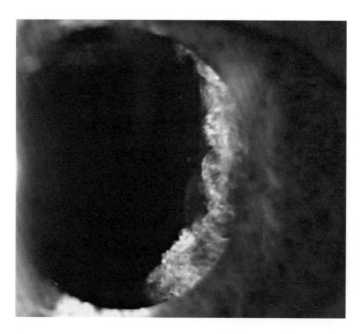

◀ 图 8-25 表现为 Elschnig 珠的后发性白内障

【预后】

很好；钕：钇 – 铝石榴子石激光囊膜截开术的并发症较少，主要包括眼压升高、人工晶状体损伤或脱位、角膜烧伤、视网膜脱离、黄斑囊状水肿和前房积血。

五、无晶状体眼

【定义】

晶状体缺如（图 8-28）；通常为术源性，少数为外伤性［晶状体全脱位（图 8-39）］，极少数先天性。

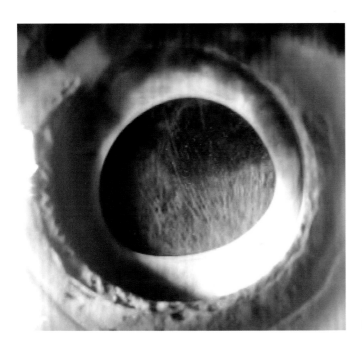

◀ 图 8-26　表现为后囊膜纤维化的后发性白内障，可见前囊膜混浊和皱缩

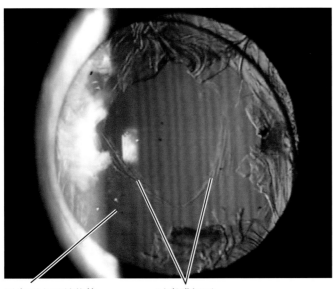

后房型人工晶状体　　　后囊膜切开

◀ 图 8-27　裂隙灯后照法显示钕：钇 – 铝石榴子石激光囊膜截开术后，后囊膜切开，12～3 点方向的人工晶状体上缘的前囊口扩大，呈锯齿状或叶状改变

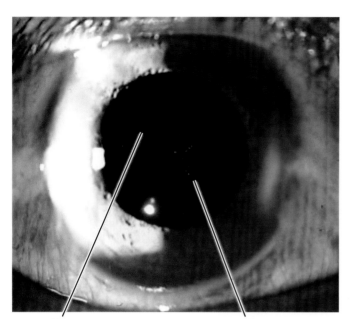

◀ 图 8-28　无晶状体眼表现眼内晶状体缺如，前部玻璃体可见色素细胞沉着

晶状体缺如　　　　　　玻璃体

【症状】

调节力丧失，裸眼视力下降。

【体征】

裸眼视力下降（通常呈超高度远视），晶状体缺如，虹膜震颤；术源性患者眼部可见手术创口，周边虹膜根部切除，玻璃体脱入前房，以及各种手术并发症（如大疱性角膜病变、眼压增高、虹膜炎、后囊膜混浊、黄斑囊样水肿），或者可见眼外伤体征。

【评估】

- 完整的病史采集，特别注意既往眼科手术史或外伤史。
- 全面的眼科检查，包括屈光度、角膜、眼压、前房、前房角镜检查、虹膜、晶状体和检眼镜眼底检查。
- 如存在角膜赘疣或角膜水肿，可考虑行角膜内皮镜和角膜厚度检查。

处　理

- 合适的角膜接触镜矫正无晶状体眼；如为双眼，可考虑戴镜矫正。
- 可考虑行二期人工晶状体植入术。
- 如出现并发症，应同时治疗。

【预后】

通常较好；但视网膜脱离的风险增加，尤其是高度近视和后囊膜不完整的患者。

六、人工晶状体眼

【定义】

白内障摘除后植入人工晶状体，可为一期或二期人工晶状体植入。人工晶状体种类众多，包括前房型和后房型，硬性和可折叠型，一片式和三片式，环状襻和板样襻，圆形边缘和方形边缘，聚甲基丙烯酸甲酯、丙烯酸、硅凝胶、水凝胶和胶原共聚物，单焦点、多焦点、可调节型、散光矫正型和非球面人工晶状体（图 8-29 至图 8-32）。

【症状】

无症状；或者表现为视力下降，调节力消失，边缘眩光，单眼复视或多视症，或者出现人工晶状体偏心、倾斜引起的屈光不正。

【体征】

眼内可见植入的人工晶状体（可置于前房、虹膜平面、晶状体囊袋内、睫状沟内，可能通过虹膜或巩膜缝合固定）；眼部可见手术创口，周边虹膜切口，可能存在手术并发症（如大疱性角膜病变、虹膜夹持、人工晶状体偏心、眼压升高、虹膜

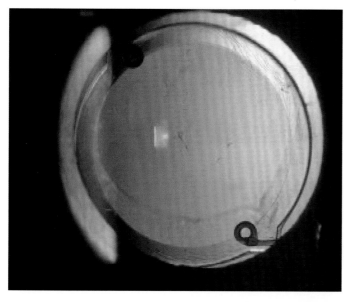

◀ 图 8-29 后房型人工晶状体居中置于晶状体囊袋内，前囊膜撕囊口边缘可见呈纤维化白色环状，覆盖在人工晶状体光学区周边，同样可见人工晶状体襻延伸至光学区的部分

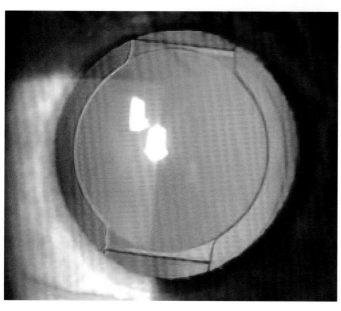

◀ 图 8-30 可调节型人工晶状体（**Crystalens AO**），位正，撕囊口清晰可见，略大于人工晶状体光学区，并覆盖于晶状体襻

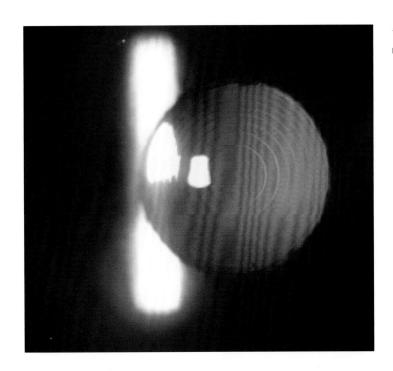

◀ 图 8-31　多焦点后房型人工晶状体，居中，位正

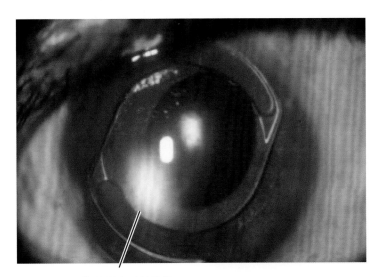

◀ 图 8-32　置于虹膜前的前房型人工晶状体，位正

前房型人工晶状体

炎、前房积血、后囊膜混浊、黄斑囊样水肿）。少数患者有两个人工晶状体植入（图 8-33）［双联人工晶状体；适用于高度远视患者，需要极高度数人工晶状体或为人工晶状体术后屈光不正提供再矫正（见第 12 章）］，可并发人工晶状体间膜［可通过将人工晶状体植入于不同位置（囊袋和睫状沟）或通过使用不同材质的人工晶状体（丙烯酸和硅凝胶）来降低人工晶状体间膜形成的风险］。

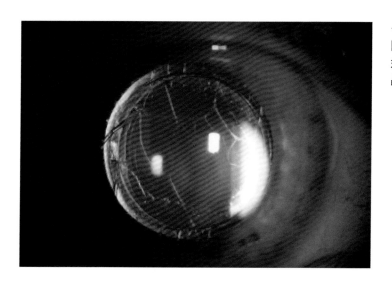

◀ 图 8-33 双联人工晶状体，图示为两个位于虹膜后位置良好的后房型人工晶状体。人工晶状体光学区之间可见混浊

【评估】

完整的眼部病史采集和眼部检查，关注视力、屈光状态、角膜、前房、前房角镜检查、虹膜、人工晶状体位置和稳定性、后囊完整性和透明度、检眼镜眼底检查。

处 理

- 可能需要矫正屈光不正（通常为佩戴老视镜）。
- 如出现并发症，一并治疗；双联人工晶状体出现人工晶状体间膜需移除植入物。

【预后】

通常较好；视网膜脱离风险增加，尤其是高度近视和后囊膜不完整的患者。

七、真性囊膜剥脱

【定义】

晶状体前囊膜劈裂或裂开呈片状。

【病因】

红外线辐射和热辐射，也可为年龄相关性。

【流行病学】

少见，常见于从事吹玻璃职业者。

【症状】

无症状。

【体征】

晶状体前囊膜劈裂，呈卷边状，可伴发后囊下白内障（图 8-34 和图 8-35）。

【鉴别诊断】

与假性剥脱综合征相鉴别。

【评估】

- 完整的眼部病史，尤其是红外线辐射和热辐射的暴露史。
- 全面的眼科检查，关注晶状体情况。

处 理

- 无推荐的治疗方案。

- 建议使用防护眼镜进行预防。
- 合并白内障的患者，需行白内障摘除术。

【预后】

良好。

八、假性剥脱综合征

【定义】

假性剥脱综合征是一种以广泛的弹性蛋白构型紊乱，导致细小的灰白色纤维样沉积物（类似淀粉样蛋白）异常聚集在晶状体囊膜、虹膜、眼前节其他结构、全身

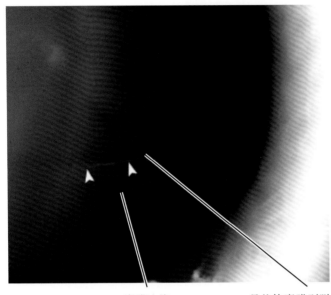

囊膜边缘   晶状体囊膜剥脱

◀ 图 8-34　真性晶状体囊膜剥脱，表现为晶状体前囊膜劈裂呈卷边状（箭头）

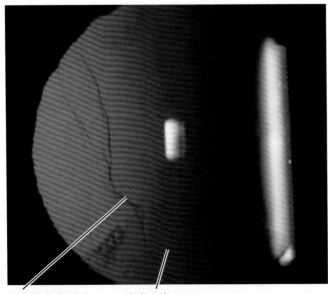

晶状体囊膜剥脱　　　囊膜边缘

◀ 图 8-35　与图 8-34 所示为同一患者，通过裂隙灯后照法观察晶状体囊膜剥脱

系统（可能累及皮肤、心脏和肺部）为特征的疾病。

【流行病学】

通常为双眼不对称发病，双眼较单眼多见。可发生于所有种族，常见于斯堪的纳维亚人、南非黑种人、纳瓦霍印第安人和澳大利亚土著，在爱斯基摩人中很少见。本病与年龄相关，50 岁以下人群少见，60 岁以上发病率升高（发病率为 4%~6%）。高达 60% 的患者会并发高眼压症或青光眼。在美国，20% 的患者在首诊时可发现眼压升高，15% 的患者将在 10 年内出现眼压升高。该病的致病基因定位于 15q24 染色体（*LOXL1* 基因）。

【症状】

无症状。

【体征】

瞳孔领缺失，虹膜透照缺损，色素沉积于虹膜、小梁网、Schwalbe 线前（Sampaolesi 线），剥脱物质靶样沉积在晶状体囊膜上（中央区盘状、周围环状沉着，旁中央区透明）（图 8-36 和图 8-37）；白色剥脱物也可见于悬韧带、前界膜、虹膜和瞳孔边缘。晶状体虹膜隔前移可引起浅前房，可能出现晶状体震颤、白内障（40%）、眼压升高，以及杯盘比增大、神经纤维层损害和视野缺损等青光眼体征。

【评估】

• 完整的眼部病史和全面的眼科检查，关注眼压、前房、前房角镜检查、虹膜、晶状体和检眼镜眼底检查。
• 对高眼压或杯盘比增大的患者，进行视野检查以排除青光眼。

处 理

• 监测眼压，排除假性剥脱性青光眼。
• 高眼压症（见第 11 章）和假性剥脱性青光眼需要相应治疗。

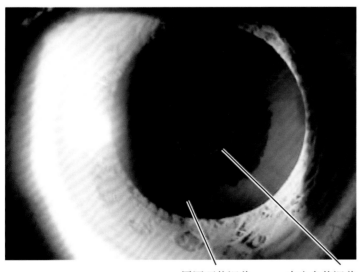

◀ 图 8-36 假性剥脱综合征表现为剥脱物质在晶状体前表面形成典型的中央盘状沉着和周围环状沉着

周围环状沉着　　中央盘状沉着

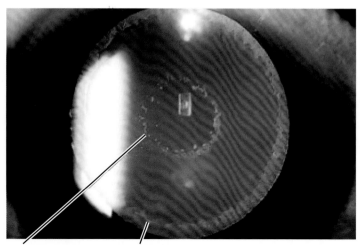

◀ 图 8-37　裂隙灯后照法可见中央盘状沉着和周围环状沉着

中央盘状沉着　　　周围环状沉着

【预后】

良好；如果进展为假性剥脱性青光眼，则预后较差。此类患者由于晶状体悬韧带松弛、晶状体活动度增大，白内障手术并发症的发生率增高。

九、假性剥脱性青光眼

【定义】

一种与假性剥脱综合征相关的继发性开角型青光眼。

【流行病学】

继发性开角型青光眼的最常见病因，50 岁以上的美国人的发病率为 2%。高达 60% 的假性剥脱综合征患者会进展为高眼压症或青光眼；50%～60% 双眼发病，通常不对称。本病与年龄相关（50 岁以下人群少见，在 60 岁以上人群发病率升高）。该病的致病基因定位于 15q24 染色体（*LOXL1* 基因）。

【机制】

- 剥脱物质阻塞小梁网导致小梁网功能障碍。剥脱物质可能从前房流入小梁网，或者可能是小梁网自发产生。
- 异常脆弱的筛板（由弹性蛋白组成）使视神经更易受到高眼压的损害。

【症状】

无症状，晚期可能出现视力下降或视野缩窄。

【体征】

视力可正常或下降，眼压升高（可能很高，并且双眼不对称）；与假性剥脱综合征相似的眼部体征，杯盘比增大，神经纤维层损伤，以及视野缺损（图 8-38）。

【鉴别诊断】

原发性开角型青光眼，其他原因引起的继发性开角型青光眼。

【评估】

- 完整的眼部病史和全面的眼科检查，关注眼压、前房、前房角镜检查、虹膜、晶状体和检眼镜眼底检查。
- 视野检查。

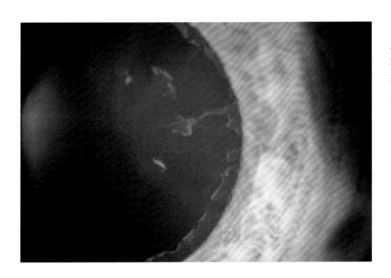

◀ 图 8-38 假性剥脱性青光眼患者表现为剥脱物质沉积于晶状体前表面，形成中央盘状沉着和周围环状沉着，两者间可见桥带样相连带

- 立体视神经照相有利于随访过程的对比评估。

处 理

- 根据患者年龄、眼压水平和控制情况、杯盘比大小和视野缺损的程度和进展情况来选择青光眼局部用药。具体治疗方案见第 11 章，该病治疗效果比原发性开角型青光眼差。
- 激光小梁成形术有效，但可能作用时间较短。
- 如药物治疗效果不佳，可能需要行青光眼滤过手术。

【预后】

相较于原发性开角型青光眼略差，房角关闭的发生率增高。晶状体摘除对该病进程无明显影响。由于悬韧带松弛（由弹性蛋白组成）和晶状体活动度增加，白内障手术并发症的发生率相应增加。

十、晶状体源性青光眼

【定义】

由晶状体异常导致的继发性青光眼。

【病因和机制】

- 晶状体颗粒性：白内障手术或眼部穿通伤后残留的皮质或核块引发炎症反应和小梁网阻滞，引起比晶状体溶解更严重的眼前节炎症。
- 晶状体溶解性：过熟期白内障的晶状体蛋白通过完整的囊膜逸出，并被巨噬细胞吞噬，可伴晶状体脱位，晶状体蛋白和巨噬细胞阻塞小梁网（图 8-39）。
- 晶状体膨胀性：膨胀的晶状体向前推动虹膜，导致继发性房角关闭（见第 6 章）（图 8-40）。

【症状】

视力下降、疼痛、光晕和畏光、眼红，可伴发闭角型青光眼的其他症状（见第 6 章），可能出现视野缩窄。

【体征】

视力下降，眼压增高，睫状充血，前房细胞和闪辉，虹膜周边前粘连，白内障或晶状体物质残留，近期手术或外伤的体征，包括手术切口、缝线、眼球开放伤的体征（见第 4 章）；可合并杯盘比增大，神经纤维层损伤，以及视野缺损。

【鉴别诊断】

如前所述；与其他类型的继发性青光眼、葡萄膜炎、眼内炎相鉴别。

【评估】

- 完整的眼部病史采集和全面的眼科检查，关注角膜、眼压、前房、房角镜检查、虹膜、晶状体和检眼镜眼底检查。

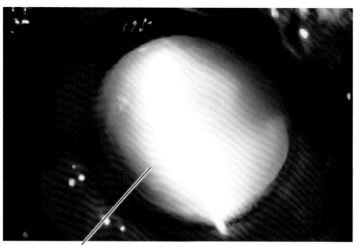

过熟期白内障

◀ 图 8-39 晶状体溶解性青光眼表现为过熟的乳白色白内障伴前房炎症

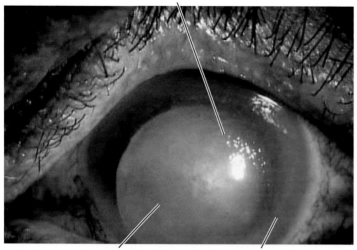

角膜水肿

白内障　　　　房角关闭

◀ 图 8-40 膨胀的晶状体向前推动虹膜，并阻塞小梁网，导致晶状体膨胀性闭角型青光眼

- 如无法窥入眼底，则行 B 超检查。
- 检查视野。

处 理

- 局部皮质类固醇滴眼液（如 1% 醋酸泼尼松龙，每小时 1 次）联合睫状肌麻痹药治疗（1% 环戊酸酯或 0.25% 东莨菪碱，每天 2～3 次）。
- 降眼压治疗（见第 11 章和第 6 章）。
- 最终治疗包括手术摘除晶状体或去除残留的晶状体碎片。
- 可能需要青光眼滤过手术。

【预后】

如果早期进行病因治疗和控制眼压，预后一般较好。

十一、晶状体脱位 / 异位

【定义】

晶状体先天性、发育性或获得性晶状体异位，可能是晶状体不完全（半脱位）或完全性（脱位）至前房或玻璃体（图 8-41）。

【病因】

- 晶状体及瞳孔异位（常染色体隐性遗传）：伴卵圆形或裂隙样瞳孔，瞳孔移位与晶状体脱位的方向相反。
- 同型胱氨酸尿症（常染色体隐性遗传）：甲硫氨酸代谢酶紊乱，引起同型半胱氨酸和甲硫氨酸水平升高。典型表现是晶状体向鼻下移位，出生时无表现，出生后逐渐进展，90% 的患者 30 岁以后发生晶状体脱位。患者可发生癫痫、骨质疏松症、智力低下和血栓形成。
- 高赖氨酸血症：赖氨酸代谢障碍；伴晶状体半脱位，肌张力减退，以及智力低下。
- 马方综合征（常染色体显性遗传）：通常双眼发生。由于悬韧带缺陷，约 2/3 的马方综合征患者可出现晶状体脱

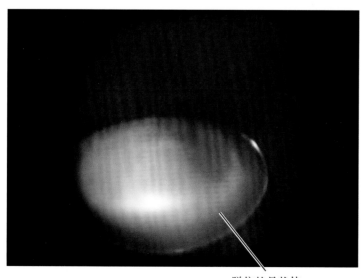

脱位的晶状体

◀ 图 8-41 脱位的晶状体位于视网膜上

位，典型表现是向外上方脱位。其他体征包括马方综合征体型，包括四肢不成比例生长、蜘蛛脚样指、关节松弛、漏斗胸畸形、脊柱侧弯，以及升主动脉扩张伴主动脉瓣关闭不全（可能致死）。该病致病基因定位于 15q 染色体（*FBN1* 基因）（图 8-42）。

- 小球形晶状体：晶状体直径小，呈球形。可单独发病或作为综合征的部分表现（如显性球形晶状体、Weill-Marchesani 综合征、Lowe 综合征、Alport 综合征、Peters 异常、风疹），晶状体脱位方向通常向下或向前。

- 单纯晶状体脱位（常染色体显性遗传）：通常在出生时即存在；晶状体小，呈球形（小晶状体和球形晶状体），典型表现是向上和向外脱位。

- 亚硫酸氧化酶缺乏症（常染色体隐性遗传）：硫代谢异常伴晶状体异位、癫痫和智力低下。

- 其他：无虹膜、Ehlers-Danlos 综合征、外伤、梅毒、假性剥脱综合征、大角膜、先天性寨卡病毒综合征等（图 8-43 和图 8-44）。

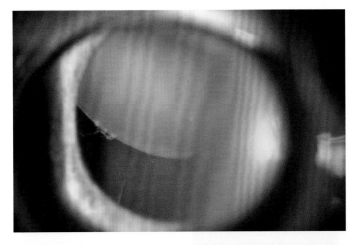

◀ 图 8-42 马方综合征患者的晶状体半脱位（向上）

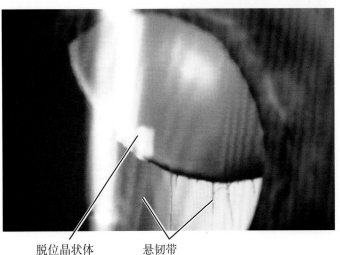

脱位晶状体　　　悬韧带

◀ 图 8-43 外伤引起的晶状体半脱位（向外上），可见下方悬韧带纤维断裂

【流行病学】

晶状体半脱位或全脱位的最常见病因是外伤（≤50%），与白内障和孔源性视网膜脱离相关。遗传性晶状体脱位的最常见病因是马方综合征。

【症状】

无症状，可出现视力下降、复视、闭角型青光眼的症状（见第 6 章）。

【体征】

视力正常或下降，晶状体半脱位或全脱位，晶状体震颤，虹膜震颤；可出现眼压增高，前房细胞和闪辉，前房见玻璃体，虹膜透照缺失，房角异常，以及其他眼外伤的征象（图 8-45）。

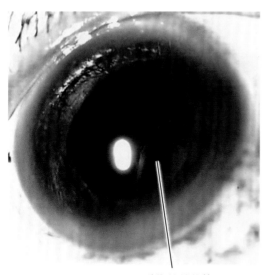

脱位的晶状体

▲ 图 8-44　外伤引起的晶状体半脱位（向下）

【鉴别诊断】

如前所述。

【评估】

- 完整的眼部病史和全面的眼科检查，关注视力、屈光状态、角膜直径、眼压、前房、前房角镜检查、虹膜和晶状体。
- 如无法窥入眼底，行 B 超检查。
- 实验室检测：如疑诊梅毒，则行 VDRL、FTA-ABS 和腰椎穿刺。
- 全身性疾病会诊。

处　理

- 矫正屈光不正。
- 可考虑晶状体摘除。
- 可能需要治疗闭角型青光眼（见第 6 章）；缩瞳药可能加剧瞳孔阻滞，应避免使用。由小球形晶状体引起的瞳孔阻滞应使用睫状肌麻痹药（0.25% 东莨菪碱，每天 3 次；或者 1% 阿托品，每天 2 次）；可能还需行激光虹膜切开术。
- 治疗基础疾病（如限制同型半胱氨酸饮食，静脉注射青霉素治疗梅毒）。

【预后】

取决于病因。

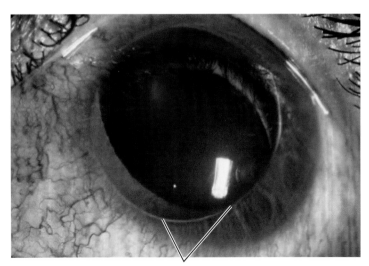

脱位的晶状体

◀ 图 8-45　前房见脱位的晶状
体，可见透明晶状体的边缘覆
盖在虹膜上

第9章 玻璃体

Vitreous

一、淀粉样变性

【定义】

玻璃体淀粉样变性是一组以异常蛋白质生成和组织沉积为特征的疾病统称。可分为遗传型和非遗传型两种类型，其中遗传型淀粉样变性（常染色体显性遗传）是由前白蛋白转录过程中发生替换错误导致，可能与多发性骨髓瘤相关。

【症状】

眼前漂浮物，视力下降，可合并复视。

【体征】

淀粉样变性可能发生于眼球的任何部分，但最常见于玻璃体。表现为玻璃体皮质中的颗粒样磨玻璃样混浊，与视网膜相连的条索、视网膜血管阻塞、棉绒斑、视网膜新生血管和压迫性视神经病变（图9-1和图9-2）。其他体征包括眼睑出血、上睑下垂、眼球突出、干眼、角膜沉积物、虹膜基质浸润和眼肌麻痹。非遗传型淀粉样变性的全身表现包括多关节痛、肺部浸润、蜡样斑丘疹、肾衰竭、体位性低血压、充血性心力衰竭和消化道出血。遗传型淀粉样变性的全身表现包括自主神经功能紊乱、周围神经病变和心肌病。

【鉴别诊断】

与星状玻璃体变性、玻璃体炎、陈旧性玻璃体积血相鉴别。

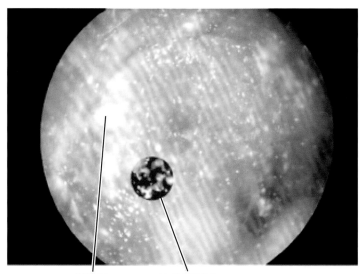

视神经　　　淀粉样混浊

◀ 图9-1 淀粉样变性表现为中部玻璃体腔内呈特征性的颗粒状磨玻璃样混浊，视网膜被遮挡，视盘几乎不可见

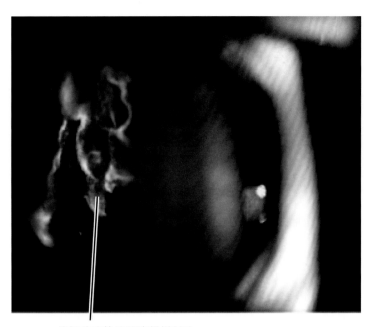

◀ 图 9-2　裂隙灯下可见前部玻璃体腔中特征性的颗粒状磨玻璃样混浊

前部玻璃体腔的淀粉样混浊

【评估】

- 完整的眼科病史和全面的眼部检查，包括眼压、虹膜、晶状体、前部玻璃体，使用 Hruby 前置镜、非接触式眼底镜、接触镜或检眼镜检查眼底。
- 实验室检查：CBC、血清蛋白电泳、肝功能、胸片、12 导联 ECG。
- 活检病理诊断（二色性，刚果红染色呈双折射现象）。
- 请内科会诊。

处　理

- 可能需要全身治疗。
- 一般不需要治疗，除非玻璃体混浊严重影响视力。如果影响视力，可考虑由专业的视网膜医师行经睫状体平坦部玻璃体切割术，术后存在复发可能。

【预后】

取决于全身受累情况。

二、星状玻璃体变性

星状玻璃体变性表现为附着于玻璃体框架上的由磷酸钙结晶组成的大量黄白色圆形双折射颗粒（图 9-3 和图 9-4），是 60 岁以上老年人群中常见的退行性变化（占总人口 0.5%）。一般无症状，不会导致飞蚊症或影响视力，但会影响眼底检查。单侧发病居多（75%），与糖尿病相关（30%），预后良好。不影响荧光素血管造影和 OCT 检查。所以当检眼镜下无法看清视网膜时，可使用荧光素血管造影或 OCT 对视网膜进行评估。

处　理

- 一般不需要治疗。

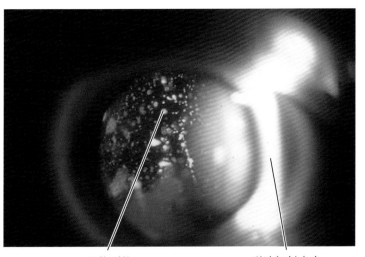

星状颗粒 　　　　　　　　　　裂隙灯斜光束

◀ 图 9–3　位于晶状体后的前部玻璃体中的星状颗粒，在裂隙灯斜光束照射下观察最清晰

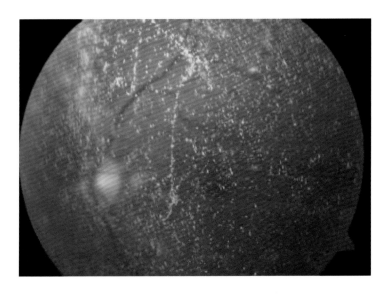

◀ 图 9–4　视神经前房可见星状玻璃体变性的黄白色颗粒，这些颗粒虽然遮挡了后方视网膜，但通常不影响视力

- 当颗粒严重影响视力或者干扰对视网膜疾病的诊治时，可考虑由专业的视网膜医师行经睫状体平坦部玻璃体切割术。

三、永存性原始玻璃体增生症

【定义】

此病又称为永存性胚胎血管综合征多为散发，单眼受累（90%），即晶状体血管膜（玻璃体动脉）和原始玻璃体异常退化所致。可能与 *PAX6* 基因异常有关。

【症状】

视力下降，可合并斜视。

【体征】

白瞳症，视盘条索，斜视，小眼球，眼球震颤，晶状体后或玻璃体内可见粉白色膜状组织，膜上可见放射状血管，从视神经发出的"倒 Y"形纤维血管条索，

Mittendorf 点（图 9-5）。疾病早期晶状体透明，但后期可形成白内障，通常合并浅前房（随着年龄增长变得更浅），睫状突向纤维膜方向延长，虹膜表面可见粗大放射状的血管，可合并闭角型青光眼（见第 6 章）、玻璃体积血或视网膜脱离。

【鉴别诊断】

白瞳症（见第 7 章）、视网膜母细胞瘤、Coats 病、家族性渗出性玻璃体视网膜病变、Norrie 病、早产儿视网膜病变、眼弓蛔虫病、视网膜脱离。

【评估】

- 全面的病史采集和眼科检查，主要包括眼压、晶状体和玻璃体的情况，使用前置镜、非接触式眼底镜、接触镜或检眼镜检查眼底。
- 如果眼底不可窥见，可行 B 超检查。
- 可行眼眶 CT 或 MRI 检查评估眼内有无钙化灶。
- 视觉诱发电位（visual evoked potential,

VEP）检查有助于评估手术指征。

处 理

- 矫正屈光不正。
- 早期手术治疗：经睫状体平坦部玻璃体切割术、晶状体切割术、纤维血管条索烧灼术和纤维膜剥离术（通常在出生后数月内）。如果晶状体透明或者纤维血管条索不在中央位置，可考虑行保留晶状体的手术；手术的禁忌证包括严重的小眼球、屈光间质清但是视网膜严重发育不良。
- 钕：钇-铝石榴子石激光玻璃体消融术，解除视神经和视盘周围视网膜的牵拉。
- 遮盖疗法治疗弱视（见第 12 章）。

【预后】

视力预后取决于发育不良的程度。如

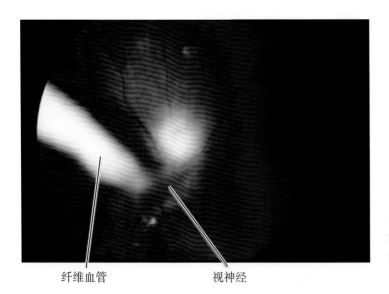

纤维血管　　　　　视神经

◀ 图 9-5　永存性原始玻璃体增生症表现为由视盘发出的纤维血管条索

未及时治疗，预后很差，尤其是合并继发性青光眼、复发性玻璃体积血时，最终可导致眼球萎缩，早期干预可改善预后。

四、玻璃体后脱离

【定义】

玻璃体脱水收缩（液化）导致玻璃体后皮质从视网膜上脱离，玻璃体向基底方向收缩，与黄斑和视盘分离。可以是局限性、部分性或完全性后脱离。

【流行病学】

通常随年龄增长发病率增加（50 岁人群中为 53%，65 岁人群中为 65%）；70 岁时，大多数后部玻璃体发生液化；多发生于女性。如果既往有外伤史、玻璃体炎病史、白内障手术史、后囊膜激光史、合并高度近视、糖尿病、遗传性玻璃体视网膜退行性病变、视网膜色素变性，则玻璃体后脱离发生更早。

【症状】

突发性的眼前黑影飘动，闪光感，眼球运动时更为明显。

【体征】

视盘前的圆形玻璃体凝聚物（Weiss环），玻璃体后皮质向前移位，玻璃体混浊，可合并玻璃体色素细胞（烟灰样），局灶性视网膜内、视网膜前出血或玻璃体积血（7.5%）（图 9-6 至图 9-9）。

【鉴别诊断】

与玻璃体积血、玻璃体炎、真菌性囊肿相鉴别。

【评估】

完整的病史采集和眼部检查，重点关注前部玻璃体的情况。使用前置镜、非接触式生物显微镜或接触镜检查眼底，还应使用检眼镜详细检查周边视网膜，观察是否存在视网膜撕裂或视网膜裂孔。

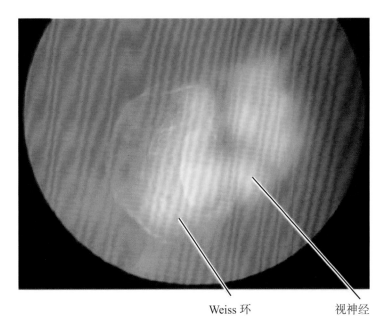

Weiss 环　　　视神经

◀ 图 9-6　中部玻璃体腔内可见位于视盘前的圆形 Weiss 环

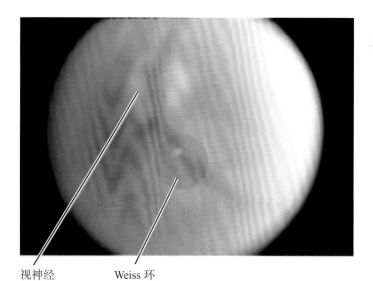

◀ 图 9-7 中部玻璃体腔内可见视盘前的马蹄形玻璃体后脱离

视神经　　Weiss 环

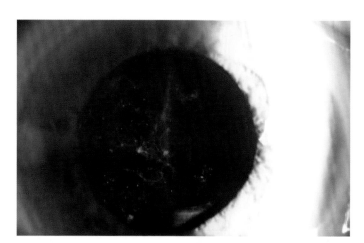

◀ 图 9-8 前部玻璃体中可见色素细胞，提示视网膜断裂可能

脱离的玻璃体后皮质界面

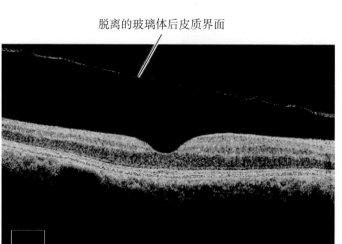

◀ 图 9-9 频域 OCT 显示玻璃体后脱离患者的玻璃体后皮质界面

处　理

- 一般不需要治疗。
- 告知患者视网膜脱离的征兆：闪光感、眼球黑影增加、周边视野遮挡感或出现阴影。告知如出现上述症状，立即就医以排查视网膜劈裂或脱离的可能。
- 急性玻璃体后脱离发生后每1～3个月进行随访，散瞳检查是否发生视网膜劈裂或脱离。
- 如合并视网膜裂孔，及时治疗（见第10章）。
- 对慢性、严重影响视力的飞蚊症，可考虑行钕：钇-铝石榴子石激光。

【预后】

良好。对于急性、有症状的玻璃体后脱离患者，10%～15%的概率发生视网膜劈裂。如果同时合并玻璃体积血，则概率增加到70%。

五、闪辉性玻璃体液化

表现为金棕色、有折射性的胆固醇结晶在玻璃体腔内自由活动，胆固醇结晶与玻璃体液化有关，通常位于玻璃体下方。本病较为少见，多累及单侧，常在慢性玻璃体积血、葡萄膜炎或眼外伤后出现。

六、玻璃体积血

【定义】

玻璃体腔内有血液。

【病因】

视网膜破裂、玻璃体后脱离、视网膜大动脉瘤破裂、先天性视网膜劈裂、家族性渗出性玻璃体视网膜病变、Terson综合征（蛛网膜下腔出血及颅高压导致血液通过巩膜筛板入眼，通常累及双眼，合并严重头痛）、眼外伤、视网膜血管瘤、血液疾病合并的视网膜病变、Valsalva视网膜病变。还有合并新生血管的疾病，如糖尿病性视网膜病变、Eales病、高血压性视网膜病变、放射性视网膜病变、镰状红细胞性视网膜病变和早产儿视网膜病变。

【症状】

突发眼前黑影和视力下降。

【体征】

视力下降，玻璃体细胞（红细胞），眼底检查不清，红光反射黯淡或消失，陈旧性玻璃体积血呈灰白色（图9-10）。

【鉴别诊断】

与玻璃体炎、星状玻璃体变性、色素细胞、睫状体平坦部炎相鉴别。

【评估】

- 全面的眼科病史和眼科检查，主要包括视力、眼压，使用前置镜或接触式眼底镜检查眼底，还应使用检眼镜详细检查周边视网膜，观察是否存在视网膜撕裂或视网膜裂孔。
- 当眼底不可窥见时，行眼部B超以排查是否合并视网膜撕裂或视网膜脱离。

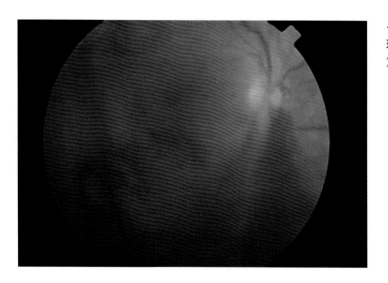

◀ 图 9-10 糖尿病患者发生玻璃体积血，遮挡视网膜，血液在重力作用下沉积到玻璃体下方

处 理

- 如果未合并视网膜撕裂或视网膜裂孔，则考虑保守治疗，密切随访观察玻璃体积血的吸收情况。合并视网膜撕裂或裂孔时需尽早手术（见第 10 章）。

- 头高位卧床休息，可使玻璃体积血下沉，以便观察眼底。

- 避免服用阿司匹林等抗凝药物。

- 如有以下情况应行睫状体平坦部玻璃体切割手术：特发性玻璃体积血持续 6 个月以上，糖尿病性玻璃体积血时间超过 1 个月，顽固性眼压升高（血影细胞性青光眼），对侧眼视力下降，视网膜裂孔或视网膜脱离。

- 治疗全身疾病。

【预后】

通常较好。

七、玻璃体炎

玻璃体炎表现为玻璃体内出现白细胞，是葡萄膜炎的一种，与前葡萄膜炎、中间葡萄膜炎和后葡萄膜炎有关，与后两者的关系更为密切。根据对视网膜结构的观察，可将玻璃体炎分为四个等级：1+，极少细胞，视网膜稍模糊；2+，视盘和视网膜血管可见；3+，只有视盘和视网膜大血管依稀可见；4+，视盘或视网膜血管不可见。诊断上区分玻璃体炎症细胞和玻璃体内的其他细胞至关重要，如红细胞（玻璃体积血）、色素细胞（视网膜破裂）、肿瘤细胞（淋巴瘤、视网膜母细胞瘤、脉络膜黑色素瘤）。应积极寻找病因并针对性治疗（见第 6 章和第 10 章）。

第 10 章　视网膜和脉络膜

Retina and Choroid

一、外伤

（一）脉络膜裂伤

脉络膜、Bruch 膜和视网膜色素上皮（retinal pigment epithelium，RPE）的破裂常见于眼球钝挫伤（图 10-1），也可见于轻微外伤的血管样条纹患者。急性期裂伤部位可能被出血遮蔽，3～4 周后伤口边缘RPE 增生，形成瘢痕。前部裂伤通常与锯齿缘平行，后部裂伤通常呈新月形，以视盘为中心，凹面朝向视盘。若伴有视网膜震荡或视网膜下出血，或者裂伤位于黄斑区，患者的视力可能会下降；在愈合过程中（外伤后数月至数年）发生脉络膜新生血管膜（choroidal neovascular membrane，CNVM）的风险增加。如果未累及黄斑则预后好，累及黄斑中央凹则预后较差，还可导致外伤性黄斑裂孔的形成。

处　理

- 一般无须治疗，除非继发脉络膜新生血管（choroidal neovascularization，CNV）。
- 中央凹外的 CNV 可行激光光凝术。
- 近中央凹和中央凹下的 CNV 可行玻璃体腔注射 VEGF 药物（贝伐单抗 1.25mg）。
- 使用 Amsler 方格表监测 CNV。

（二）视网膜震荡（Berlin 水肿）

眼球钝挫伤可导致视网膜光感受器外

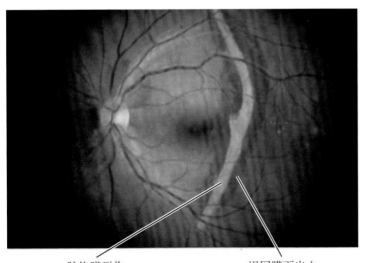

脉络膜裂伤　　　　　视网膜下出血

◀ 图 10-1　脉络膜裂伤呈新月形，以视盘为中心，凹面朝向视盘，边缘可见视网膜下出血

节损伤，视网膜外层呈灰白样改变，即视网膜震荡（图 10-2 和图 10-3）。可发生于视网膜的任何部位，可合并视网膜、视网膜下或视网膜前出血，也可合并脉络膜裂伤。灰白样改变是由于视网膜外层的细胞内水肿和组织破坏所致，不存在细胞间质水肿。如累及黄斑，则称为 Berlin 水肿。病变累及黄斑可导致视力急剧下降，视网膜颜色恢复后视力可恢复；若累及中央

凹，可导致永久性视力损害，但通常会消退，不会留下后遗症。视力并不总与视网膜变白的程度相关。视网膜震荡偶尔可导致黄斑裂孔，预后不一。

- 眼底荧光素血管造影：视网膜震荡病变区早期有荧光遮蔽。
- OCT：视网膜震荡病变区视网膜外层高反射，光感受器层变薄。
- 无特殊治疗。

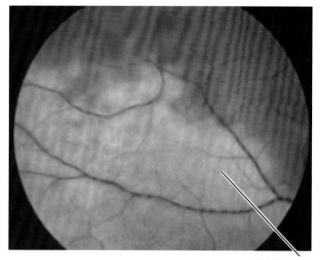

视网膜震荡

◀ 图 10-2 视网膜震荡，可见视网膜外层灰白色改变

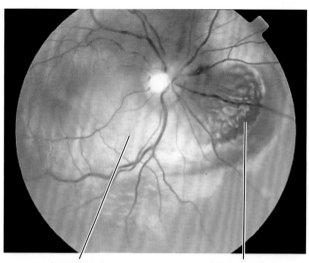

视网膜震荡　　　　　　视网膜下出血

◀ 图 10-3 钝挫伤导致视网膜震荡，注意脉络膜裂伤导致的视网膜下出血

（三）Purtscher 视网膜病变

本病为多发性长骨骨折合并脂肪栓塞，或者头部、胸部严重挤压伤后，眼底的出血性和闭塞性血管病变，表现为多发性白色斑、大棉绒斑，以及围绕视盘的出血，可有视盘水肿和相对性传入性瞳孔障碍（图 10-4）。通常会在数周到数月内消退。可导致中心视力丧失和视神经萎缩。

若无外伤史，Purtscher 视网膜病变可能与急性胰腺炎、胶原血管病、白血病、皮肌炎、HELLP 综合征、先兆子痫和羊水栓塞有关。

- 荧光素血管造影：视网膜血管荧光渗漏，晚期静脉荧光着染；严重者可有小动脉闭塞（图 10-5）。
- OCT：视网膜内层高反射（图 10-6）。
- 无特殊治疗。

（四）外伤性视网膜裂孔

表现为视网膜全层裂孔，通常呈马蹄形，多发生在玻璃体基底部、格子样变性区后缘或视网膜小簇处（玻璃体视网膜粘连紧密的区域）。由于大多数是年轻患者，成形的玻璃体堵塞裂孔，从而防止视网膜脱离。玻璃体中可有色素细胞（玻璃体烟灰样混浊，也称 Schaffer 征）、出血、盖瓣（通常位于视网膜裂孔上方）和玻璃体后脱离。患者通常主诉随着眼球运动有闪光感和飞蚊症。液化的玻璃体可以通过裂孔进入视网膜下腔导致视网膜脱离，甚至可发生在裂孔形成后数月至数年；长期裂孔周边可见色素沉着。

1. 视网膜巨大裂孔

外伤性视网膜裂孔范围≥90° 或超过 3 个钟点位（图 10-7 和图 10-8）。几乎都合并孔源性视网膜脱离（rhegmatogenous retinal detachment，RRD）。B 超呈"双线性回声"征象。对侧眼的危险因素包括高度近视（＞-10D）、非压迫变白范围扩大，以及玻璃体基底部沉淀。

2. 玻璃体基底部撕脱

玻璃体基底部与锯齿缘的撕脱，是外伤的特征性改变。

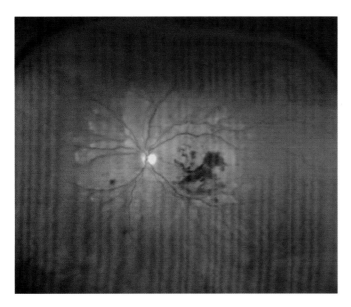

◀ 图 10-4 Purtscher 视网膜病变表现为多发性白色斑、大棉绒斑和视网膜下出血，周边血管未受累

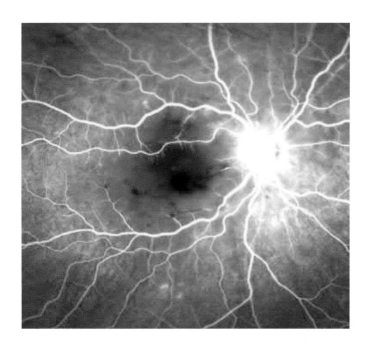

◀ 图 10-5　荧光素血管造影显示
Purtscher 视网膜病变的小动脉闭塞

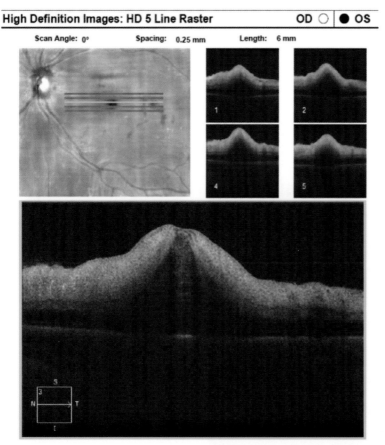

◀ 图 10-6　频域 **OCT** 检
查显示 **Purtscher** 视网膜
病变的内层视网膜高反射
及黄斑水肿

马蹄形裂孔　　　　视网膜血管

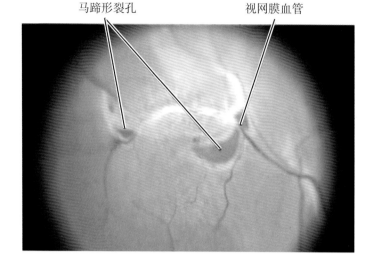

◀ 图 10-7　两个马蹄形视网膜裂孔，在较大的裂孔处可见视网膜血管骑跨

巨大的视网膜撕裂

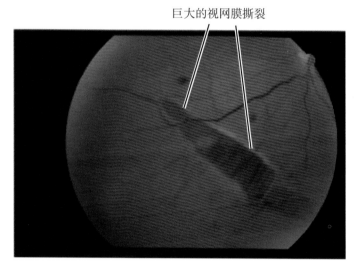

◀ 图 10-8　后极部巨大裂孔，超过3 个钟点位

3. 锯齿缘裂孔

锯齿缘处玻璃体分离，导致鱼嘴样视网膜裂孔。

4. 锯齿缘前裂孔

玻璃体基底部前缘处的裂孔，常发生在颞上象限。

5. 锯齿缘离断

常见于外伤，锯齿缘处视网膜的环形分离，通常在颞上（22%）或颞下（31%）象限。视网膜脱离的风险随外伤后时间的推移而增加，首诊时仅为 10%，2 年后高达 80%。

- 有症状（闪光感和飞蚊症）的视网膜裂孔，若无视网膜脱离，可沿裂孔边缘进行冷凝固定（勿冷冻裸露的 RPE）或在裂孔周围 2～3 排视网膜激光光凝。
- 如果存在 RRD、锯齿缘离断、玻璃体基底部撕脱或巨大视网膜裂孔，则需由视网膜专家手术治疗。

（五）弹伤性脉络膜视网膜病变

高速物体的冲击波可导致视网膜和脉络膜全层破裂，周围视网膜出血和视网膜震荡（图 10-9）。可看见裸露的白色巩膜，常伴有玻璃体积血。病灶愈合呈白色纤维状瘢痕和边缘的 RPE 改变。玻璃体无液化的年轻患者发生视网膜脱离的风险低；但眼底改变与视网膜脱离类似。

- 无须治疗。玻璃体无液化的年轻患者需密切随访，因为晚期可发展为迟发性视网膜脱离。

二、出血

（一）视网膜前出血

出血位于视网膜和玻璃体后界膜（玻璃体下出血）之间或视网膜内界膜下（内界膜下出血）的出血。通常形态不一或舟状，上界平坦，下界呈弧形，出血遮盖下方视网膜。由外伤、视网膜新生血管（糖尿病性视网膜病变、放射性视网膜病变、脉络膜新生血管膜渗漏出血）、高血压性视网膜病变、Valsalva 视网膜病变、视网膜大动脉瘤、玻璃体后脱离（posterior vitreous detachment，PVD）、摇晃婴儿综合征或视网膜裂孔引起，少见于视网膜血管阻塞、血液病或白血病导致的视网膜病变（图 10-10 和图 10-11）。

（二）视网膜内出血

双眼视网膜内出血与全身性疾病（如糖尿病和高血压）相关，单眼视网膜内出血常见于视网膜静脉阻塞性疾病或眼缺血综合征（图 10-10 和图 10-11）。

1. 火焰状出血

火焰状出血位于视网膜浅层，沿神经纤维层分布，边缘呈羽毛状。通常发生于高血压性视网膜病变和视网膜静脉阻塞性疾病；在青光眼患者中可出现视盘周围浅层出血，多见于正常眼压性青光眼（裂片

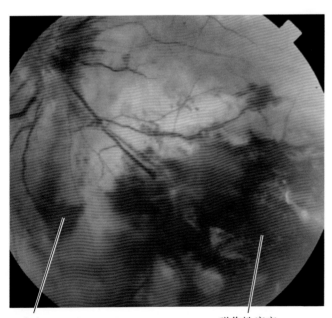

出血　　　　　　　　　　　　弹伤性病变

◀ 图 10-9 弹伤性脉络膜视网膜病变，可见视网膜下出血和视网膜震荡

样出血）及视盘水肿。

2. 点状 / 印迹样出血

点状 / 印迹样出血位于外丛状层，位于光感受器、双极细胞和 Müller 细胞的前后方向，呈圆点状或较大的印迹样。通常发生于糖尿病性视网膜病变（图 10–12）。

3. Roth 斑

Roth 斑指出血中央的白心为血栓，伴有淋巴细胞浸润。多见于亚急性细菌性心内膜炎（发生率为 1%～5%），还可见于白血病、严重贫血、镰状细胞病、胶原血管病、糖尿病、多发性骨髓瘤和获得性免疫

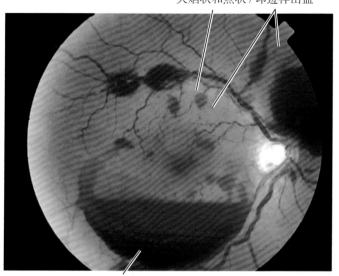

火焰状和点状 / 印迹样出血

视网膜前出血

◀ 图 10–10 糖尿病性视网膜病变，可见视网膜内出血及视网膜前出血（玻璃体未发生后脱离，出血局限在视网膜和玻璃体后界膜呈舟状）

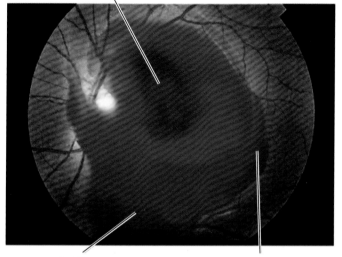

视网膜下出血

玻璃体积血　　视网膜前出血

◀ 图 10–11 Valsalva 视网膜病变，可见玻璃体积血、视网膜前和视网膜下出血

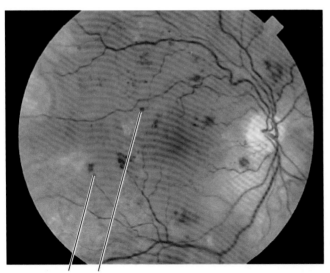

◀ 图 10-12　非增殖性糖尿病性视网膜病变，可见点状／印迹样视网膜内出血

点状／印迹样视网膜内出血

缺陷综合征（图 10-43 和图 10-46）。

（三）视网膜下出血

位于视网膜神经上皮下或 RPE 下的形态不一的出血，色暗。与外伤、视网膜下新生血管膜和脉络膜新生血管膜、视网膜大动脉瘤有关（图 10-66）。

以上三种类型的出血可以在多种眼部疾病中同时存在，如年龄相关性黄斑变性（age-related macular degeneration，AMD）、获得性视网膜大动脉瘤、Eales 病和毛细血管瘤。

三、棉绒斑

棉绒斑表现为位于浅层视网膜的形态不一的黄白色绒毛状病变，患者无自觉症状（图 10-4）。可由多种疾病引起，包括视网膜缺血（视网膜血管阻塞、严重贫血、眼缺血综合征）、栓塞［Purtscher 视网膜病变（白细胞栓塞）、静脉药物滥用（滑石粉）、心脏或颈动脉栓塞、深静脉栓塞］、

感染［获得性免疫缺陷综合征、落基山斑疹热、猫抓热（汉赛巴尔通体）、钩端螺旋体病、盘尾丝虫病、菌血症、真菌血症］、胶原血管病（系统性红斑狼疮、皮肌炎、多发性结节性动脉炎、硬皮病、巨细胞动脉炎）、药物（干扰素、化疗药物）、肿瘤（淋巴瘤、白血病、转移癌、多发性骨髓瘤）、视网膜牵拉（视网膜前膜）、外伤［视网膜神经纤维层撕裂、长骨骨折、严重胸部挤压伤（白细胞栓塞）］、全身性疾病（急性胰腺炎、高血压、糖尿病、高海拔视网膜病变）和放射病。在 OCT 上表现为神经纤维层增厚，可能继发于毛细血管前小动脉阻塞缺血导致供血区视网膜局部缺陷，引起视网膜神经纤维层间轴浆运输受阻。

● 治疗原则为治疗原发病（95% 患者可明确病因）。

四、Terson 综合征

Terson 综合征常局限于视盘周围区域的视网膜内、视网膜下、玻璃体下和玻璃

体积血，与颅内压突然升高引起的硬膜下、颅内或蛛网膜下腔出血相关。在大多数情况下，出血会自发吸收。其他罕见病因包括头部外伤、硬膜外注射后、烟雾病、动脉内血管造影、腰骶脊髓脊膜膨出和动脉瘤破裂。

五、视网膜分支动脉阻塞

【定义】

视网膜中央动脉分支的血管灌注中断，导致局灶性视网膜缺血。

【病因】

主要由胆固醇栓塞（Hollenhorst 斑）、钙化（心脏瓣膜）、血小板 – 纤维蛋白栓塞（动脉硬化引起的溃疡性粥样硬化斑块）引起，罕见由白细胞栓塞（血管炎、Purtscher 视网膜病变）、脂肪栓塞（长骨骨折）、羊水栓塞、肿瘤栓塞（心房黏液瘤）或感染性栓塞（细菌性心内膜炎或静脉注射药物滥用导致的心脏瓣膜赘生物）引起。阻塞部位通常位于视网膜动脉的分叉处。也可继发于血管痉挛（偏头痛）、挤压或凝血病。

【流行病学】

通常发生在老年患者（60—70 岁），与高血压（67%）、颈动脉阻塞（25%）、糖尿病（33%）和心脏瓣膜病（25%）相关。视网膜中央动脉阻塞（central retinal artery occlusion，CRAO）（57%）比视网膜分支动脉阻塞（branch retinal artery occlusion，BRAO）（38%）或睫状视网膜动脉阻塞（5%）更常见（32% 的人群中存在睫状视网膜动脉）。

【症状】

单侧、突发、无痛性部分视力丧失，并有与闭塞位置相对应的视野缺损。可有一过性黑矇（短暂的视力丧失）、脑血管意外病史（cerebrovascular accident，CVA）或短暂性脑缺血发作（transient ischemic attack，TIA）病史。

【体征】

视野缺损，视力正常或下降，阻塞分支小动脉分布范围出现楔形视网膜变白，90% 的患者累及颞侧视网膜血管，视网膜血管分叉处可见栓子（62% 的患者中可见）或 Hollenhorst 斑（图 10-13 至图 10-16）。数周后，视网膜变白会消退，视力也会改善。慢性期，可能会出现视网膜动脉变细及节段性视网膜神经纤维层丢失；动脉之间可形成病理性的侧支循环，为其特征性改变。

【鉴别诊断】

视网膜震荡、视网膜分支静脉阻塞、未累及睫状视网膜动脉的 CRAO、动脉阻塞合并静脉阻塞。

【评估】

- 完整的眼科病史和眼科检查，注意瞳孔、裂隙灯联合前置镜或检眼镜检查（观察视网膜血管和小动脉分叉处）。
- 检查血压。
- 实验室检测：空腹血糖、糖化血红蛋白和 CBC。50 岁以下患者，检查血小板、凝血酶原时间 / 部分凝血酶时间（prothrombin time/partial thromboplastin time，PT/PTT）、蛋白 C、蛋白 S、凝血

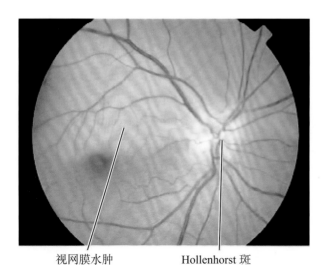

视网膜水肿　　　　　　　Hollenhorst 斑

◀ 图 10-13　Hollenhorst 斑块阻塞视网膜上支动脉，出现楔形视网膜水肿

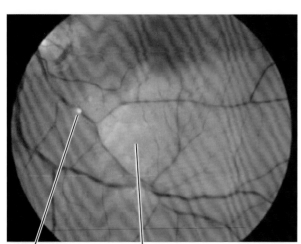

Hollenhorst 斑　　　视网膜水肿

◀ 图 10-14　Hollenhorst 斑块阻塞视网膜下支动脉，出现楔形视网膜水肿

视网膜水肿

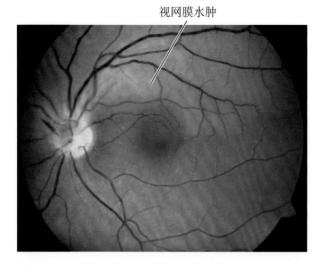

◀ 图 10-15　视网膜上支动脉闭塞导致视网膜水肿

分支动脉阻塞；支动脉闭塞

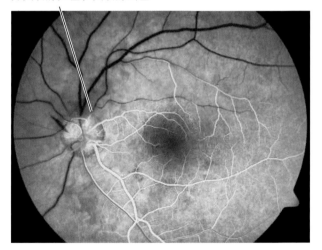

◀ 图 10-16　与图 10-15 所示为同一患者，荧光素血管造影显示视网膜上支动脉充盈缺损，受累静脉充盈延迟

因子 V Leiden 突变、抗凝血酶Ⅲ、同型半胱氨酸水平、ANA、RF、镰状细胞病、抗磷脂抗体、血清蛋白电泳、Hb 电泳、VDRL、FTA-ABS。50 岁以上患者，检查 ESR 和 CRP 以排除巨细胞动脉炎引起的缺血性视神经病变。如果结果为阳性或患者病史和检查结果符合诊断，应立即针对巨细胞动脉炎治疗（见第 11 章）。如果 BRAO 合并视神经水肿或视网膜炎，应考虑血清学检测排除感染性病原体，如巴尔通体、莱姆病和弓形虫病。

- 荧光素血管造影：视网膜中央动脉分支血管充盈延迟或缺损，动静脉期延长，楔形的分支动脉供血区的毛细血管无灌注，晚期闭塞部位和血管壁荧光着染。当栓塞解除后，视网膜血流通常会恢复。
- OCT：视网膜内层增厚和高反射与急性阻塞区的细胞内水肿相对应。外层视网膜的反射被阻挡。晚期，内层视网膜萎缩，视网膜变薄。在 OCT 中，阻塞区呈黑色（或蓝色），表明视网膜变薄。
- 如有外伤病史，应行 B 超或眼眶 CT 以排除挤压伤。
- 全面的心血管系统的评估，包括基础 ECG、超声心动图（可能需要经食管超声心动图以排除瓣膜疾病）和颈动脉多普勒超声检查。
- 若患者年龄＜50 岁，应行血液高凝状态的评估。

处　理

若黄斑区血液循环受累，治疗同 CRAO，但是由于 BRAO 预后良好，并且治疗获益不明确，是否治疗仍有争议。

【预后】

发病数周内视网膜苍白消退，血液循环恢复。如果黄斑中央凹未累及则预后好；80% 视力≥20/40，但大多数患者都有不同程度的永久性视野缺损；对侧眼有

10% 的概率也会发生视网膜分支动脉阻塞。

六、视网膜中央动脉阻塞

【定义】

视网膜中央动脉血管灌注中断导致的全视网膜缺血。

【病因】

筛板处栓塞（仅在 20%～40% 的病例中可见）或血栓形成引起；其他病因与 BRAO 相同，包括颞动脉炎、胶原血管病的白细胞栓塞、脂肪栓塞、外伤（挤压伤、痉挛或直接血管损伤）、血液高凝状态、梅毒、镰状细胞病、羊水栓塞、二尖瓣脱垂、静脉药物滥用（滑石粉）和挤压伤；此病还与视盘玻璃膜疣、视盘水肿、视盘前动脉环和原发性开角型青光眼有关。

【流行病学】

常见于老年人（平均年龄 60 岁），与高血压（67%）、颈动脉闭塞性疾病（50%～75%）、糖尿病（33%）和心脏瓣膜病（25%）相关。CRAO（57%）比 BRAO（38%）或睫状视网膜动脉阻塞（5%）更常见（人群中有 32% 的眼睛存在睫状视网膜动脉），双眼发病少见，多见于男性。

【症状】

突发、单侧、无痛、严重的视力丧失，可有一过性黑矇病史（持续 1～2min 的短暂视力丧失）、脑血管意外病史或短暂性脑缺血发作。

【体征】

视力下降到指数（count finger，CF）至光感（light perception，LP）范围；RAPD 可能阳性；眼压正常或低于正常；视网膜弥漫性变白，小动脉收缩伴随结节状血流。视网膜中央动脉很少可见栓子（20%～40%）；血小板纤维蛋白栓子通常呈灰白色，胆固醇栓子呈黄色及彩虹状，钙化栓子呈米白色。黄斑中央凹出现樱桃红斑（其视网膜较薄可透见下方脉络膜血循环）（图 10-17 和图 10-18）。睫状视网膜动脉未累及的 CRAO（25%）中，视盘颞侧存在一小片楔形视网膜仍有血供（10% 黄斑中央凹未累及，此类患者中 80% 的视力可以达到 20/50 及以上）（图 10-19 和图 10-20）。注意，眼动脉阻塞时，由于其下的脉络膜缺血，通常不会出现樱桃红斑。

【鉴别诊断】

与眼动脉阻塞、视网膜震荡、遗传性代谢病或溶酶体贮积病、甲醇中毒引起的樱桃红斑相鉴别。

【评估】

- 全面的眼科病史和眼科检查，关注瞳孔、裂隙灯联合前置镜或检眼镜检查眼底（观察视网膜血管）。

- 血压检查。

- 实验室检测：空腹血糖、糖化血红蛋白和 CBC。50 岁以下患者，需行血小板、PT/PTT、蛋白 C、蛋白 S、凝血因子 V Leiden 突变、抗凝血酶Ⅲ、同型半胱氨酸水平、ANA、RF、镰状细胞病、抗磷脂抗体、血清蛋白电泳、血红蛋白电泳、VDRL、FTA-ABS。50 岁以上患者，检测 ESR 和 CRP 以排除巨细胞性动脉炎引起的动脉炎性

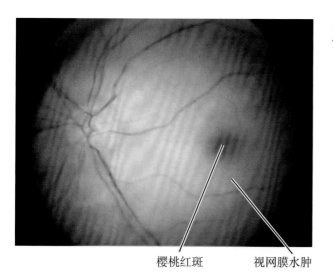

◀ 图 10–17 视网膜中央动脉阻塞，可见黄斑中央凹樱桃红斑及周围视网膜水肿

樱桃红斑　　　　视网膜水肿

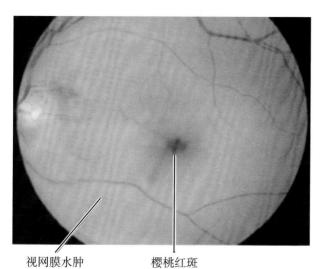

◀ 图 10–18 视网膜中央动脉阻塞，可见黄斑中央凹樱桃红斑

视网膜水肿　　　　樱桃红斑

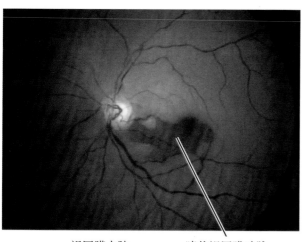

◀ 图 10–19 未累及睫状视网膜动脉的视网膜中央动脉阻塞，可见睫状视网膜动脉供血区域（因此没有水肿）

视网膜水肿　　　　睫状视网膜动脉

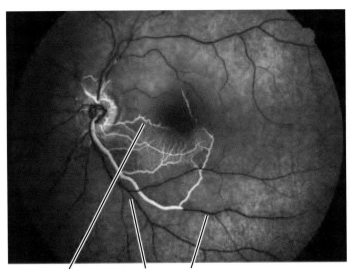

◀ 图 10-20　与图 10-19 所示为同一患者，荧光素血管造影显示，除了睫状视网膜动脉及其周围分支外，未显示其他视网膜血管充盈

睫状视网膜动脉　　　无血供

缺血性视神经病变。如果实验室检查阳性或患者的病史和查体结果符合诊断，立即行巨细胞动脉炎治疗（见第 11 章）。如果 CRAO 合并视神经水肿或视网膜炎，应考虑血清学检测排除感染性病原体，如巴尔通体、莱姆病和弓形虫病。

- 荧光素血管造影：视网膜动脉充盈延迟，动静脉期延长，脉络膜充盈正常，睫状血管分支供应的视神经充盈正常；动静脉循环时间延长；广泛毛细血管无灌注。

- OCT：急性阻塞期因细胞内水肿可见内层视网膜增厚、反射增强，外层视网膜的反射被遮蔽。晚期视网膜变薄，内层视网膜萎缩。在 OCT 中，阻塞区呈黑色（或蓝色），表明视网膜变薄。

- 电生理检测：视网膜电图（electroretinogram，ERG）（b 波振幅降低，a 波正常）。

- 如合并外伤史，应行 B 超或眼眶 CT 以排除挤压伤。

- 急诊就诊以进行全面的心血管评估，包括常规 ECG、超声心动图（可能需要经食管超声心动图以排除瓣膜疾病）和颈动脉多普勒超声。根据检查结果可将老年患者送至急诊室行脑卒中检查。

眼科急诊

- 由于本病预后不良且疗效有限，治疗存在争议。治疗目的是将栓子移动至远心端以恢复近端视网膜血流，大多数治疗措施旨在快速降低眼压。

- 在检查前应立即治疗（如果患者在视力丧失后 24h 内就诊），但最好在发病 90min 内治疗。

- 按摩尝试移动栓子。

- 全身应用乙酰唑胺（500mg，静脉滴注或口服）。

- 局部降眼压滴眼液。

眼科急诊

- 前房穿刺术（尽快将眼压降低至 0mmHg）：操作简单，眼球局部麻醉，使用聚维酮碘消毒和广谱抗生素冲洗结膜囊，在裂隙灯下行前房穿刺术。开睑器开睑，镊子在鼻侧角膜缘固定眼球，使用一次性显微穿刺刀（15° 或 MVR 刀片）或 30G 1/2 英寸（13mm）的不带活塞的 1ml 注射器针头，在颞侧角巩缘处平行虹膜穿刺。如有必要，可以对穿刺口的向后轻微施加压力，以便控制房水流出。术后局部应用广谱抗生素（贝西沙星或莫西沙星，每天 4 次，治疗 3 天）。
- 可考虑住院行吸氧治疗（吸入 95%O_2-5%CO_2，每次 10min，每 2 小时 1 次，持续 24～48h）以增加氧合并扩张血管。
- 疗效未证实的治疗包括高压氧、抗纤溶药物（EAGLE 研究提示阴性结果）、球后注射血管扩张药物、舌下含服硝酸甘油和钕：钇 - 铝石榴子石激光移动栓子。
- 如果怀疑有动脉炎引起的前部缺血性视神经病变（见第 11 章）：全身激素治疗（甲泼尼龙琥珀酸钠 1g，静脉注射，每天 1 次，连续 3 天；然后改为泼尼松口服，至少 1mg/kg，每天 1 次，持续 1 个月，然后缓慢减量，每周减量不多于 2.5mg）。大多数患者需要 1 年的大剂量激素治疗。

【预后】

发病数周内视网膜苍白消退，视网膜循环恢复。本病预后不良；大多数患者有永久性严重视力损害，伴有视网膜小动脉收缩和视神经萎缩。虹膜红变（1%～5%），视盘或视网膜新生血管（2%～3%）较少见。若可见动脉栓子，则死亡率增加，最常见死因是心肌梗死。

七、眼动脉阻塞

【定义】

眼动脉水平的血管阻塞，影响视网膜和脉络膜血液循环，缺血表现比 CRAO 更严重。

【病因】

通常由血栓栓塞引起，其他病因同 CRAO。

【流行病学】

多发于老年患者，与高血压（67%）、颈动脉闭塞性疾病（25%）、糖尿病（33%）和心脏瓣膜病（25%）相关。

【症状】

突发、单侧、无痛性严重视力丧失，视力降至光感，甚至无光感（no light perception，NLP）。

【体征】

视网膜血管明显狭窄，视网膜明显水肿，通常没有樱桃红斑（尽管可能出现）；RAPD 可能阳性；晚期视神经萎缩、视网膜血管硬化和眼底弥漫性色素改变。

【鉴别诊断】

与视网膜中央动脉阻塞、视网膜震荡、遗传性代谢病或溶酶体贮积病，或者甲醇、奎宁、氨苯砜和一氧化碳中毒引起的樱桃红斑相鉴别。

【评估】

- 全面的眼科病史和眼科检查，注意瞳孔、裂隙灯联合前置镜或检眼镜眼底检查。

- 检查血压。

- 实验室检测：空腹血糖、糖化血红蛋白和 CBC。50 岁以下患者，需行血小板、PT/PTT、蛋白 C、蛋白 S、凝血因子 V Leiden 突变、抗凝血酶Ⅲ、同型半胱氨酸水平、ANA、RF、镰状细胞病、抗磷脂抗体、血清蛋白电泳、血红蛋白电泳、VDRL、FTA-ABS。50 岁以上患者，检测 ESR 和 CRP 以排除巨细胞性动脉炎引起的动脉炎性缺血性视神经病变。如果实验室检查阳性或患者的病史和查体结果符合诊断，立即行巨细胞动脉炎治疗（见第 11 章）。

- 荧光素血管造影：脉络膜和视网膜血管充盈延迟或缺失，广泛毛细血管无灌注。

- 电生理检测：ERG（a 波和 b 波振幅下降或消失）。

- 请内科会诊，行全面的心血管评估，包括 ECG、超声心动图（可能需要经食管超声心动图以排除瓣膜疾病）和颈动脉多普勒超声。

处 理

眼科急诊

- 治疗同 CRAO。

【预后】

通常是永久性视力严重丧失。

八、视网膜分支静脉阻塞

【定义】

视网膜分支静脉阻塞（branch retinal vein，BRVO），分为两类。

- 非缺血型（64%）：荧光素血管造影显示毛细血管无灌注面积＜5 个视盘面积。

- 缺血型：荧光素血管造影显示毛细血管无灌注面积≥5 个视盘面积。

【病因】

通常由动静脉交叉处的血栓引起，因此处动静脉有共同的鞘膜，故动脉管壁增厚变硬将压迫下方的静脉壁；与高血压、冠状动脉疾病、糖尿病和周围血管疾病有关；罕见于血液高凝状态（如巨球蛋白血症、冷凝球蛋白血症）、血液高黏滞状态（真性红细胞增多症、Waldenström 巨球蛋白血症）、系统性红斑狼疮、梅毒、结节病、高胱氨酸尿症、恶性肿瘤（如多发性骨髓瘤、真性红细胞增多症、白血病）、视神经玻璃膜疣和外部挤压等相关。在年轻患者中，与口服避孕药、胶原血管疾病、获得性免疫缺陷综合征、蛋白 S、蛋白 C、抗凝血酶Ⅲ缺乏症、凝血因子Ⅻ（Hageman 因子）缺乏症、抗磷脂抗体综合征或活化蛋白 C 抵抗（凝血因子 V Leiden 突变）等相关。

【流行病学】

常见于 60—70 岁的老年人，与高血压（50%～70%）、心血管疾病、糖尿病、体重指数升高和开角型青光眼相关，好发于男性和远视眼。BRVO 是发病率仅次于糖尿病性视网膜病变的视网膜血管性疾病。

【症状】

突发、单侧、无痛性视野丧失。未累及黄斑时视力可不受影响。

【体征】

象限性视野缺损；视网膜静脉扩张迂曲，从动静脉交叉点（通常是小动脉和小静脉共用血管鞘处）的供血区可见视网膜浅层出血和棉绒斑（图 10-21 和图 10-22）。颞上（60%）比颞下（40%）常见，鼻侧罕见，因为通常无症状。阻塞越靠近视盘，累及的视网膜面积越大，并发症越严重。可能出现微动脉瘤或视网膜大动脉瘤、黄斑水肿（50%）、视网膜前膜（20%）、视网膜 / 虹膜 / 房角新生血管形成（非常罕见）和玻璃体积血，极少发生新生血管性青光眼（图 10-23）。

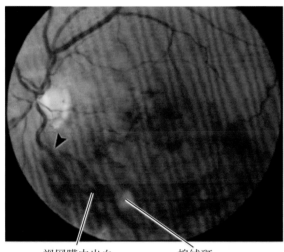

视网膜内出血　　棉绒斑

◀ 图 10-21　视网膜下支静脉阻塞显示对应楔形区域可见视网膜内出血和棉绒斑

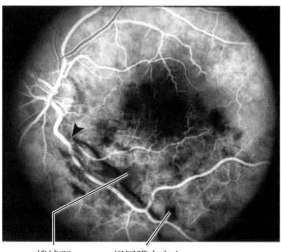

棉绒斑　　视网膜内出血

◀ 图 10-22　与图 10-21 所示为同一患者，荧光素血管造影显示视网膜下支静脉无灌注，视网膜内出血遮蔽荧光，箭头处为阻塞部位

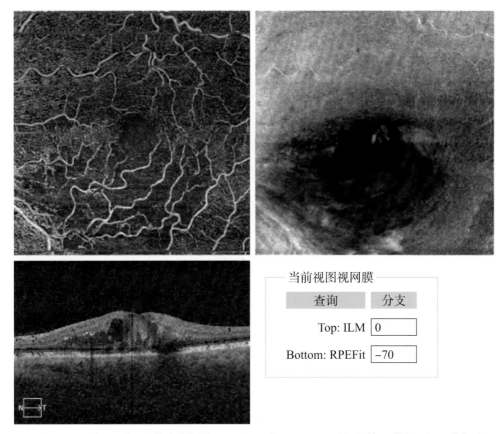

当前视图视网膜

查询	分支

Top: ILM [0]

Bottom: RPEFit [−70]

▲ 图 10-23　视网膜下支静脉的频域 OCT 和血流 OCT 显示毛细血管无灌注和视网膜水肿

【鉴别诊断】

　　与静脉淤滞性视网膜病变、眼缺血综合征、高血压性视网膜病变、白血病性视网膜病变、贫血性视网膜病变、糖尿病性视网膜病变、视盘水肿、视盘血管炎（见于年轻患者）相鉴别。

【评估】

- 全面的眼科病史和眼科检查，注意瞳孔、眼压测量、前房角镜检查、裂隙灯联合前置镜和检眼镜眼底检查。
- 视野检查。
- 血压检查。

- 实验室检测：空腹血糖、糖化血红蛋白、CBC、血小板、PT/PTT、ANA、RF、ACE、ESR、血清蛋白电泳、脂质分析、血红蛋白电泳（非裔美国人）、VDRL 和 FTA-ABS。对于年龄<40岁且处于高凝状态的患者，检查 HIV 情况、功能性蛋白 S 测定、功能性蛋白 C 测定、功能性抗凝血酶Ⅲ测定（Ⅱ型肝素结合突变）、抗磷脂抗体滴度、狼疮抗凝物、抗心磷脂抗体滴度（IgG 和 IgM）、高半胱氨酸水平（如升高，进一步检测叶酸、维生素 B_{12} 和肌酐）、Ⅻ因子（Hageman 因子）水平和活化蛋白 C 抵抗（凝血因

子 V Leiden 突变检测）；若以上这些检查结果正常但临床上仍然怀疑高凝状态，行纤溶酶原抗原测定、肝素辅助因子 Ⅱ 测定、凝血酶时间和纤维蛋白原活性测定。

- 荧光素血管造影：视网膜分支静脉充盈延迟，受累静脉区动静脉循环延迟，视网膜出血遮蔽荧光，以及毛细血管无灌注（受累静脉区域毛细血管无灌注≥5 个视盘面积定义为缺血型）。视网膜水肿伴囊样改变不会出现在急性期，可出现在晚期。广角眼底血管造影正被越来越多地用于观察周边视网膜无灌注区。
- OCT：监测黄斑囊样水肿及视网膜水肿，可用于评估疗效。
- 行全面的心血管评估。

处　理

- 当出现虹膜红变（≥2 个钟点位虹膜或有房角新生血管）、视盘 / 视网膜新生血管、新生血管性青光眼时，行象限性视网膜激光光凝治疗（光斑直径 500μm）［分支静脉闭塞研究（Branch Vein Occlusion Study，BVOS）结论］；BVOS 研究未评估预防性激光治疗，故不作推荐。
- 过去推荐黄斑水肿持续超过 3 个月且视力＜20/40，行黄斑格栅局部光凝治疗（光斑直径 50～100μm）（BVOS 结论），但目前很少使用激光。

- 当出现黄斑水肿时需要治疗，前 6 个月每月 1 次玻璃体腔注射抗 VEGF 药物［雷珠单抗（Lucentis）0.5mg（BRAVO 研究结果）、阿柏西普（Eylea）2.0mg（VIBRANT 研究结果）或贝伐单抗 1.2mg］。不同研究表明，不同抗 VEGF 药物（SCORE2 研究结果）与贝伐单抗（LEAVO 研究结果）之间的疗效没有差异。RAPTOR 研究正在验证 Brolucizumab 的疗效。
- 二线治疗为玻璃体腔激素治疗，包括玻璃体腔注射曲安奈德（Triessence）4mg（SCORE 研究结果）和可生物降解地塞米松缓释植入物（Ozurdex）（GENEVA 研究结果）。
- 停用口服避孕药。
- 服用阿司匹林（80～325mg，口服，每天 1 次）。
- 治疗相关基础疾病。

【预后】

良好；若无黄斑缺血或慢性黄斑水肿，50% 的患者视力≥20/40。同一眼再次发生 BRVO 的风险为 3%，对侧眼为 12%。

九、视网膜中央 / 半侧视网膜静脉阻塞

【定义】

视网膜中央静脉阻塞（central retinal vein，CRVO）；在 20% 的人中，上方和下

方的视网膜静脉回流到视网膜中央静脉，当其中一只阻塞时，引起半侧视网膜静脉阻塞（hemiretinal occlusion，HRVO）（表现与 CRVO 相似）。分为两种类型。

- 非缺血型 / 灌注型（75%）：眼底荧光素血管造影显示 <10 个视盘面积的毛细血管无灌注区。
- 缺血型 / 无灌注型：眼底荧光素血管造影显示 ≥10 个视盘面积的毛细血管无灌注区。

【病因】

通常由筛板区域的血栓形成引起；与高血压（≤75%）、冠状动脉疾病、糖尿病（≤10%）、高脂血症、原发性开角型青光眼（40%）和吸烟有关；罕见与高凝状态（如巨球蛋白血症、冷球蛋白血症）、血液高黏滞状态（尤其是双侧病例）（真性红细胞增多症、Waldenström 巨球蛋白血症）、系统性红斑狼疮、梅毒、结节病、同型半胱氨酸尿症、恶性肿瘤（如多发性骨髓瘤、真性红细胞增多症、白血病）、视神经玻璃膜疣和挤压伤等相关。在年轻患者中，与口服避孕药、胶原血管疾病、获得性免疫缺陷综合征、蛋白 S、蛋白 C 和抗凝血酶Ⅲ缺乏症，凝血因子ⅩⅡ因子（Hageman 因子）缺乏症，抗磷脂抗体综合征或活化的蛋白 C 抵抗（凝血因子 V Leiden PCR 测定）等相关。

【流行病学】

通常发生在老年人（90% 的患者 ≥50岁），男性发病率稍高。缺血型在老年人和心血管疾病患者中更为常见。年轻患者可能存在盘血管炎或良性视网膜血管炎等炎症状态，预后较好。

【症状】

突然的单侧视力丧失，少数患者有一过性视物遮挡病史，但视力随后完全恢复。部分患者主诉在视力下降 3 个月后出现眼痛，就诊可见虹膜新生血管及新生血管性青光眼（"百日青光眼"）。若为非缺血型，尤其是未累及黄斑者，视力可恢复正常。

【体征】

视力下降至 20/20− 手动（hand motion，HM），大多数缺血型视力 <20/200，而非缺血型视力通常 >20/200；4 个象限均可见视网膜静脉扩张迂曲，伴视网膜浅层出血和棉绒斑，延伸到周边视网膜；常见视盘充血、视盘水肿和黄斑水肿，RAPD 阳性（程度与缺血程度相关）（图 10-24 和图 10-25）。非缺血型很少继发新生血管，缺血型可继发虹膜红变（CRVO 发生率为 20%，BRVO 罕见）、视盘或视网膜新生血管（位于灌注 / 无灌注视网膜交界）、新生血管性青光眼和玻璃体积血（图 10-26 和图 10-27）。晚期在视网膜血管和睫状血管间可出现视神经睫状分流血管（50%）（图 10-28）。即将发生 CRVO 时可能没有自发性静脉搏动（但正常人中也可发生）。非缺血型 CRVO 早期可出现一过性斑片状缺血性视网膜水肿。

【鉴别诊断】

与静脉淤滞性视网膜病变、眼缺血综合征、高血压性视网膜病变、白血病性视网膜病变、贫血性视网膜病变、糖尿病性视网膜病变、放射性视网膜病变和视盘水肿相鉴别。

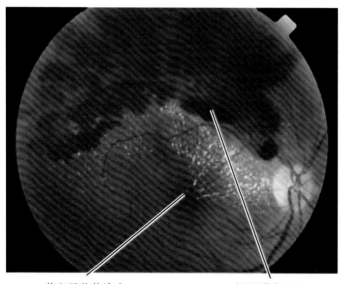

◀ 图 10-24　半侧视网膜静脉阻塞，伴黄斑区星芒状渗出

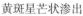

黄斑星芒状渗出　　　　　　视网膜内出血

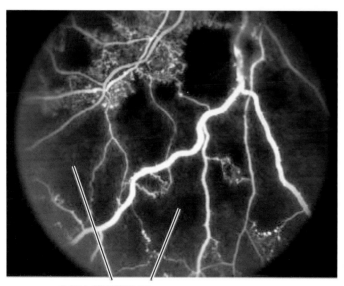

◀ 图 10-25　视网膜静脉阻塞患者的荧光素血管造影显示周边毛细血管无灌注

毛细血管无灌注区

【评估】

- 全面的眼科病史和眼科检查，注意视力（＜20/400 可能是缺血型）、瞳孔（缺血型 RAPD 阳性）、Goldmann 视野检查（缺血无法看到 I4e）、眼压计、前房角镜检查、裂隙灯联合前置镜或检眼镜眼底检查。

- 检查血压。

- 实验室测试：空腹血糖、糖化血红蛋白、CBC、血小板、PT/PTT、ANA、RF、ACE、ESR、血清蛋白电泳、脂质分析、血红蛋白电泳（非裔美国人）、VDRL 和 FTA-ABS。对于年龄＜40 岁且处于高凝状态的患者，检查 HIV

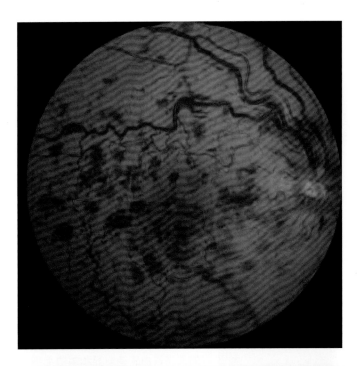

◀ 图 10-26　视网膜中央静脉阻塞，4 个象限都有视网膜出血

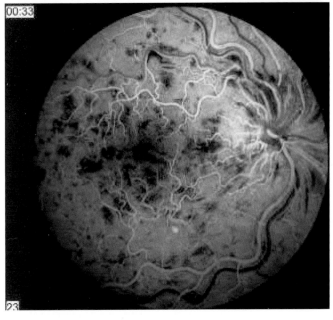

◀ 图 10-27　荧光素血管造影显示视网膜中央静脉没有充盈

情况、功能性蛋白 S 测定、功能性蛋白 C 测定、功能性抗凝血酶 III 测定（II 型肝素结合突变）、抗磷脂抗体滴度、狼疮抗凝物、抗心磷脂抗体滴度（IgG 和 IgM）、高半胱氨酸水平（如升高，进一步检测叶酸、维生素 B_{12} 和肌酐）、XII 因子（Hageman 因子）水平和活化蛋白 C 抵抗（凝血因子 V Leiden 突变检测）；若以上这些检查结果正常但临床上仍然怀疑高凝

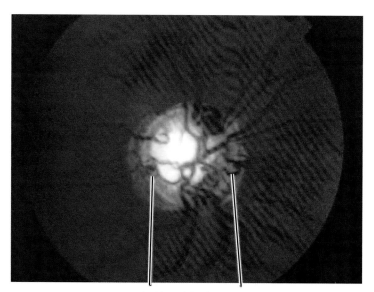

◀ 图 10-28 陈旧性视网膜中央静脉阻塞，眼底可见视神经睫状分流血管

视神经睫状分流血管

状态，行纤溶酶原抗原测定、肝素辅助因子Ⅱ测定、凝血酶时间和纤维蛋白原活性测定。

- 荧光素血管造影：视网膜静脉充盈延迟，视网膜动静脉期延长（若 >20s 则虹膜红变的风险增加）、广泛毛细血管无灌注［视网膜中央静脉阻塞研究（Central Retinal Vein Occlusion Study，CVOS）中定义为 ≥10 个视盘面积的毛细血管无灌注区］、血管壁着染、视网膜出血遮蔽荧光。视网膜水肿及囊样改变不会出现在急性期，可出现在晚期。广角眼底血管造影正被越来越多地用于观察周边视网膜无灌注区。

- OCT：监测黄斑囊样水肿及视网膜水肿，可用于评估疗效。

- 电生理检测：ERG［b 波振幅降低（60% 正常振幅可能为缺血型），b 波 /a 波比值降低（<1 则发生缺血和新生血管风险增加），b 波潜伏期延长］。

- 行全面的心血管评估。

处 理

- 当出现虹膜红变（≥2 个钟点位虹膜或有房角新生血管）、视盘 / 视网膜新生血管、新生血管性青光眼时，行全视网膜激光光凝治疗（panretinal laser photocoagulation，PRP）（光斑直径 500μm）。预防性 PRP 无益处（CVOS 结论）。

- 目前，CRVO 引起的黄斑水肿最佳治疗方案是玻璃体腔内注射抗 VEGF 药物，如雷珠单抗 0.5mg（CRUISE 研究结果）、阿柏西普 2.0mg（COPERNICUS/GALILEO 研究结果）或贝伐单抗 1.25mg，前 6 个月，每月 1 次，之后根据病情按需治疗。

- 二线治疗为玻璃体腔激素治疗，包括玻璃体腔注射曲安奈德 4mg（SCORE 研究结果）和可生物降解地塞米松缓释植入物（GENEVA 研究结果）。
- 尽管在 CVOS 中局部激光光凝术对年轻患者有一定效果，但只能减少黄斑水肿，对视力没有改善（CVOS 结论）。总之，一般不推荐使用局部激光治疗。
- 高眼压给予相应治疗（见第 11 章）。
- 停用口服避孕药，用其他降血压药物代替利尿药。
- 服用阿司匹林（80～325mg，口服，每天 1 次）。
- 治疗相关基础疾病。

【预后】

临床差异大，前 6～8 个月每月评估缺血并发症和黄斑水肿，最终视力与基线视力相关（若＞20/60，预后好；若＜20/200，预后较差）。年轻患者的预后较好（＜50 岁，大约 50% 患者视力可改善）。非缺血型预后更好（10% 患者可痊愈）；15% 的患者在 4～6 个月内转变为缺血型，30% 在 3 年内转化为缺血型。新生血管形成的风险取决于缺血量（CVOS 结论）；60% 的缺血型患者会发展为新生血管，33% 发展为新生血管性青光眼。缺血型并发症的危险因素包括无灌注区范围、视网膜出血量、急性病程和男性。

十、静脉淤滞性视网膜病变

静脉淤滞性视网膜病变为非缺血性视网膜中央静脉阻塞的较轻类型，视网膜具有较好的灌注，可出现斑点状 / 火焰状出血、静脉扩张迂曲和微动脉瘤，通常双眼发病；病程较为良性。与血液高黏滞综合征相关，包括真性红细胞增多症、多发性骨髓瘤和 Waldenström 巨球蛋白血症（图 10-29 和图 10-30）。

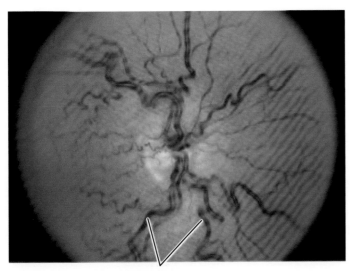

血管迂曲扩张

◀ 图 10-29 血液高黏滞综合征患者扩张、迂曲的视网膜血管

十一、眼缺血综合征

【定义】

由同侧颈动脉阻塞（同侧眼动脉阻塞较少见）、颈动脉夹层或动脉炎（罕见）引起的单眼前段和后段广泛性缺血。

【病因】

同侧颈动脉或眼动脉（罕见）90% 以上阻塞引起。

【流行病学】

通常发生在 50—70 岁（平均 65 岁）的老年人，80% 单眼发病，男性多发（男女比例 2 : 1）。与动脉粥样硬化、缺血性心脏病（50%）、高血压（67%）、糖尿病（50%）、脑卒中病史（25%）和周围动脉疾病（20%）相关，很少由巨细胞动脉炎等炎性疾病引起。当颈动脉阻塞超过 70%，眼部血流开始受到影响，一般颈动脉阻塞达到 90% 才发生眼缺血综合征（视网膜中央动脉灌注减少 50%），50% 的患者同侧颈动脉完全阻塞。

【症状】

在数天至数周内失视力渐进性下降（90%），伴有眼痛或头痛（40%）或"眼绞痛"；可有一过性黑矇（10%），或者因强光导致光感受器受损再生后出现的视力恢复延迟。12% 的患者可能出现急性视力丧失，出现樱桃红斑。

【体征】

数天至数周内视力逐渐或突然下降至 20/20 到无光感，视网膜动脉变细、静脉扩张但不伴有静脉迂曲、视网膜出血（80% 位于中周部）、微动脉瘤、黄斑水肿、棉绒斑、视盘或视网膜新生血管（37%）和视网膜动脉自发性搏动，眼前节体征包括巩膜充血、角膜水肿、前房细胞和房水闪辉（无角膜后沉着物，房水闪辉程度与前房细胞数量不成比例）、虹膜萎缩、慢性结膜炎和虹膜红变（66%）。眼压可能会升高，也可能正常，即使 360° 虹膜粘连，眼压仍可正常。手指轻压眼球会引出视网膜中央动脉搏动（其他疾病无此现象，可鉴

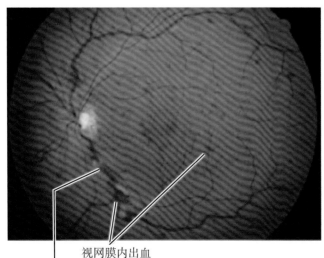

视网膜内出血

血管迂曲扩张

◀ 图 10-30　静脉淤滞性视网膜病变患者的视网膜内出血

别）和阻断视网膜中央动脉血流。

【鉴别诊断】

与非缺血性 CRVO、静脉淤滞性视网膜病变、糖尿病性视网膜病变、高血压性视网膜病变、主动脉弓疾病、旁中央凹毛细血管扩张症、放射性视网膜病变、Takayasu 病相鉴别。

【评估】

- 全面的眼科病史和眼科检查，注意瞳孔、眼压测量、前房角镜检查、裂隙灯联合前置镜或检眼镜眼底检查。手指轻压眼球会引出视网膜中央动脉搏动。
- 血压检查。
- 荧光素血管造影：95% 的患者出现动静脉期延长（>11s）；60% 脉络膜充盈延迟或充盈不完全（>5s），85% 有动脉血管壁荧光着染。
- 电生理检查：ERG（a 波和 b 波幅度降低或缺失）。
- 全面心血管评估，包括双侧颈动脉多普勒超声扫描（同侧颈内动脉或颈总动脉阻塞≥90%）。通常不需要行颈动脉造影，除非在超声检查结果可疑。

处 理

- 当眼前节或眼后节出现新生血管，可行全视网膜光凝治疗（光斑直径 500μm）。
- 若存在颈动脉阻塞，考虑行颈动脉内膜切除术；在虹膜红变之前进行效果更好。

- 高眼压给予相应治疗（见第 11 章）。
- 房角关闭时，可行青光眼手术。

【预后】

预后差；5 年死亡率为 40%，主要由心血管疾病引起。随访 1 年 60% 患者视力≤指数；只有 25% 患者视力>20/50。当出现虹膜红变时，90% 的患者在 1 年内视力≤指数。颈动脉内膜切除术后，1/3 患者视力有所改善，1/3 视力保持不变，1/3 视力仍会下降。

十二、早产儿视网膜病变

【定义】

早产儿的视网膜血管发育异常，尤其是在吸氧治疗后。

【流行病学】

早产儿视网膜病变（retinopathy of prematurity，ROP）通常双眼发病。相关危险因素包括早产（<33 孕周），低出生体重（<1.5kg，若<1.25kg，65% 发生一定程度的 ROP），吸氧（>50 天；尚有争议），以及住院期间临床病程复杂。ROP 风险随着早产（<36 孕周）和低出生体重（<2kg）而呈指数增长。

【症状】

无症状；晚期可有视力下降。

【体征】

浅前房，角膜水肿，虹膜萎缩，瞳孔散大困难，虹膜后粘连，葡萄膜外翻，白瞳症，玻璃体积血，视网膜脱离和晶状体后纤维增生症；可有斜视。视网膜病变分为 5 期。

ROP 国际分期

1 期：在已血管化的后极部视网膜和未血管化的周边视网膜（分界线之外）间出现一条细而平坦的白色环形分界线。

2 期：分界线隆起变成粉白色嵴，嵴上看不到纤维血管组织。

3 期：嵴表面出现纤维血管组织增殖（图 10–31）。

4 期：血管移位，牵拉性不完全视网膜脱离（4A，未累及黄斑中央凹；4B，累及黄斑中央凹）（图 10–32）。

5 期：全视网膜脱离（几乎都是漏斗状脱离）。

ROP 国际分期也通过钟点位和分区来标出视网膜受累范围和位置（因视网膜血管从视盘发出，故以视盘为中心，而非黄斑中央凹）。

1 区：1 区为内区（后极部），对应于

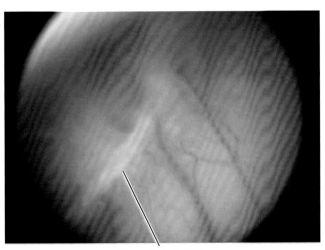

纤维血管组织增殖

◀ 图 10–31　早产儿视网膜病变，嵴上出现纤维血管组织增殖（**3 期 ROP**）

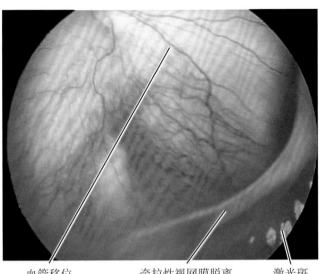

血管移位　　　牵拉性视网膜脱离　　　激光斑

◀ 图 10–32　早产儿视网膜病变，可见血管移位、牵拉性视网膜脱离、消退的纤维血管增殖组织前缘的激光斑（**4a 期 ROP**）

以视盘为中心、视盘到黄斑中央凹距离的 2 倍为半径的环形区域（直径 60°）。

2 区：2 区为以视盘为中心，视盘到鼻侧锯齿缘的距离为半径画圆，除去 1 区以外的环形区域。

3 区：3 区为 2 区以外剩余的颞侧新月形区域（最迟血管化的区域）。

最后，ROP 国际分类定义了"附加"病变。

"附加"病变：后极部至少 2 个象限（常累及 6 个及以上钟点位）出现血管充血并有动脉迂曲、静脉扩张，虹膜血管充血致瞳孔强直及玻璃体混浊。

【鉴别诊断】

与 Coats 病、Eales 病、家族性渗出性玻璃体视网膜病变、镰状细胞视网膜病变、青少年性视网膜劈裂症、永存原始玻璃体增生症、色素失调症 / 失禁症（Bloch-Sulzberger 综合征）、其他可引起白瞳症的疾病（见第 7 章）相鉴别。

【评估】

- 筛查所有出生体重＜1500g 或出生时孕周＜30 周的早产儿，以及出生体重＞1500g 但出生后临床病程不稳定的新生儿（AAO 指南）。
- 首检应在出院前、生后 4 周内或矫正胎龄 31 周前，以最迟者为准。
- 详细询问眼部病史，注意出生情况和出生体重。
- 眼科专科检查，注意虹膜、晶状体情况，并做检眼镜检查（观察视网膜血管，借助巩膜顶压检查周边视网膜）。

- 散瞳验光，许多患儿都有屈光不正，特别是近视。
- 请儿科会诊。

处 理

- 对达到 1 型的 ROP 可做周边消融治疗，1 型 ROP 定义为累及 1 区，存在附加病变的任何阶段 ROP；累及 1 区，有或无附加病变的 3 期 ROP；累及 2 区，存在附加病变的 2 期或 3 期 ROP［ROP 早期治疗（Early Treatment of Retinopathy of Prematurity，ETROP）研究结论］。

  注：这意味着比旧的"阈值"病变更早地开始治疗（3 期 ROP 合并附加病变，累及 1 区或 2 区，病变范围超过 5 个连续钟点位或不连续但累及超过 8 个钟点位）。

- 间接检眼镜下氩离子绿激光或二极管激光光凝 1 区和 2 区周边部所有无血管区视网膜（光斑直径 500μm），激光光凝至少与冷凝治疗同样有效（ROP 激光治疗研究结论）。

- 冷凝 2 区所有无血管区视网膜，避开嵴的位置［ROP 冷凝治疗（Cryotherapy for ROP，CRYO-ROP）研究结论］。

- 2 型 ROP 患者需随访检查，具体定义为 1 区，不伴附加病变的 1 期或 2 期 ROP；2 区，不伴附加病变的 3 期 ROP。

- 牵拉性视网膜脱离或孔源性视网膜脱离（ROP 瘢痕期，4～5 期）需做玻璃体切割术，视需要联合晶状体切除、剥膜和巩膜扣带术；应由有经验的儿童视网膜病医师主刀。
- 随访需非常密切（每 1～2 周随访 1 次，视病变部位及严重程度而定），直到极周边视网膜血管化后可改为每个月随访 1 次。警惕"RUSH"病〔急进型后极部（aggressive posterior，AP）ROP〕，具体定义为 1 区或 2 区后极部伴有附加病变。AP-ROP 存在数天内快速进展为 5 期病变的高风险。
- 玻璃体腔注射抗 VEGF 药物已被用于 1 区，伴有附加病变的 3 期 ROP 患者〔贝伐单抗 0.25～0.625mg（BEAT-ROP 研究结论），雷珠单抗 0.1～0.25mg（RAINBOW 研究结论）〕，初步结果提示有效，但长期效果和安全性仍有待证实。FIREFLEYE 研究正在进行阿柏西普和激光的疗效比较。

【预后】

取决于 ROP 的累及范围及分期，80%～90% 可自行消退，可发生弱视、黄斑移位、斜视，5 期病变预后差（仅 3% 仍有视网膜功能），可发生高度近视、青光眼、白内障、圆锥角膜、带状角膜病变和视网膜脱离。

十三、Coats 病和 Leber 粟粒状微动脉瘤

本病为特发性、进展性和发育性的视网膜血管异常（毛细血管扩张，动脉瘤样血管，好发于黄斑区）。可见视网膜微动脉瘤、毛细血管扩张、脂质渗出（图 10-34）、"灯泡"样血管扩张、毛细血管无灌注，偶有新生血管形成，渗出性视网膜脱离和视网膜下胆固醇结晶沉着，胆固醇结晶沉着主要发生于颞侧，尤其是眼底荧光素血管造影中微动脉瘤渗漏处。就诊时可有视力低下、斜视或白瞳症（图 10-33）。Leber 粟粒状微动脉瘤严重程度不一，老年患者病情较轻，男女发病比例相同且常为双眼发病（图 10-35 和图 10-36），严重者可有局部渗出性视网膜脱离、视网膜下黄色渗出灶。Coats 病常单眼发病（80%～95%），好发于 20 岁以下年轻男性（男女比 10∶1，2/3 患者发病时 <10 岁），其次是高胆固醇血症的青年。临床病程不一，但大多呈进展性。极少数与全身疾病有关，如 Alport 病、颜面 - 肩胛 - 上臂型原发性肌营养不良、肌营养不良症、结节性硬化症、Turner 综合征和 Senior-Loken 综合征。组织病理学检查中存在血管内皮细胞和周细胞的丢失并伴管壁结构破坏。本病有两种分期方法。

（一）Gomez-Morales 分期

1 期：局灶性渗出。

2 期：大片渗出。

3 期：局部渗出性视网膜脱离。

4 期：全视网膜脱离。

5 期：合并并发症。

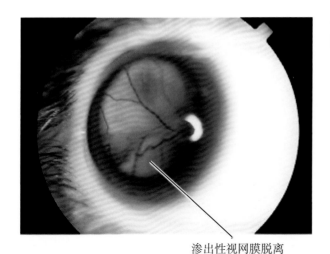

◀ 图 10-33 Coats 病，因渗出性视网膜脱离出现白瞳症

渗出性视网膜脱离

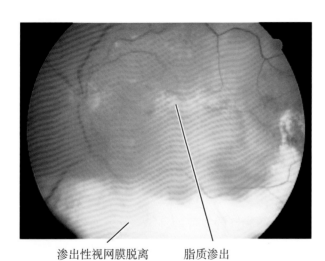

◀ 图 10-34 Coats 病，大片渗出性视网膜脱离

渗出性视网膜脱离　脂质渗出

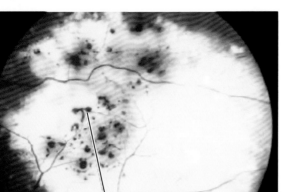

◀ 图 10-35 Leber 粟粒状微动脉瘤，提示小动脉扩张，血管末端呈 "灯泡" 样扩张

脂质渗出　"灯泡" 样血管扩张

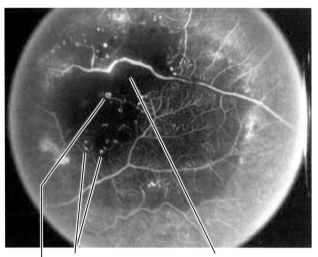

◀ 图 10-36 与图 10-35 所示为同一患者，眼底荧光素血管造影可见毛细血管无灌注区、微动脉瘤和"灯泡"样血管扩张

微动脉瘤

"灯泡"样血管扩张

毛细血管无灌注区

（二）Sigelman 分期

1 期：仅有毛细血管扩张。

2 期：局灶性渗出。

3 期：局部渗出性视网膜脱离。

4 期：全视网膜脱离。

5 期：合并并发症。

- 眼底荧光素血管造影：毛细血管无灌注、微动脉瘤、"灯泡"样血管扩张、扩张毛细血管的渗漏和黄斑水肿，广角眼底荧光素血管造影对明确病变累及范围很有帮助。

- 如出现临床症状，应对异常血管区、扩张毛细血管和毛细血管无灌注区做治疗，后部病变可做激光光凝治疗，前部病变可做冷凝治疗。可能需要多个疗程。治疗目的是消除血管渗漏和促进渗出吸收。

- 玻璃体腔抗 VEGF 药物注射（贝伐单抗 1.25mg）可用于黄斑水肿和严重渗出的治疗。

- 情况严重时，可考虑行玻璃体切割术。

- 预后取决于分期；在 3 岁之前发病预后不佳，发病年龄越大预后较好。

十四、家族性渗出性玻璃体视网膜病变和 Norrie 病

具体内容见遗传性玻璃体视网膜变性相关部分。

十五、色素失调症

眼部、中枢神经系统、皮肤病及牙齿异常（小或少牙齿），包括皮肤水疱、灰色或棕色皮肤色素减退、缺牙症、脱发、凹点甲、周边视网膜新生血管、玻璃体积血和牵拉性视网膜脱离。X 连锁显性遗传（对男性致命，因此遗传方式为母亲传给女儿），可能会有延迟发育和其他神经系统问题，与 Xq28 染色体上的 *IKBKG* 基因突变相关，该基因编码 NEMO 蛋白，使细胞免受 TNF-α 诱导的细胞凋亡。

- 实验室检查：皮肤活检，NEMO *IKBKG* 基因的分子检测。

- 眼底荧光素血管造影：可显示周边毛细血管无灌注区，广角造影更有帮助。
- 若出现新生血管，可激光光凝视网膜缺血区域，也可尝试抗 VEGF 药物注射。出现牵拉性视网膜脱离或玻璃体积血不吸收时可考虑做玻璃体切割术，需由视网膜专科医师主刀。

十六、Eales 病

Eales 病为双侧特发性的周边视网膜血管闭塞性病变，常见于 20—30 岁的健康年轻人，几乎都发生在印度次大陆的男性人群中。患者常有飞蚊症与视力下降，眼底部分区域可见血管旁白鞘，出现玻璃体细胞，周边毛细血管无灌注，微动脉瘤，视网膜内出血，白线状硬化的幻影血管，视盘/虹膜/视网膜新生血管和玻璃体积血（图 10-37 和图 10-38）。纤维血管增生可导致牵拉性视网膜脱离。可有眼部炎症体征，如角膜后沉着物、前房细胞、房水闪辉和黄斑囊样水肿（cystoid macular edema，CME），预后不一。Eales 病是一种排他性诊断的疾病，必须排除其他可引起炎症或新生血管的疾病，如 BRVO、糖尿病视网膜病变、镰状细胞视网膜病变、多发性硬化、肉瘤样病、肺结核、SLE 及其他胶原血管病。

- 眼底荧光素血管造影：中周部视网膜无灌注，灌注区与无灌注区间分界线清晰，可见微动脉瘤及新生血管。
- 当出现新生血管时，应针对无灌注区行视网膜激光光凝术。如有玻璃体积血遮挡视野，可在玻璃体腔注射抗 VEGF 药物或对周边部无血管区视网

膜做冷凝治疗。
- 针对炎症因素可考虑球旁或全身应用激素。
- 玻璃体积血不吸收或牵拉性视网膜脱离时可能需要行玻璃体切割术。

十七、黄斑旁毛细血管扩张症

黄斑旁毛细血管扩张症（MacTel、特发性黄斑近中央凹/旁中央凹毛细血管扩张症），一组由神经退行性变导致的少见的视网膜疾病，可引起以局限于旁中央凹区域（离中央凹 1～199μm）的中央凹周围毛细血管异常为特征的继发性血管病变。

（一）1A 型（先天性单眼旁中央凹毛细血管扩张症）

1A 型发生于 40—50 岁男性。扩张的毛细血管周围可见黄色渗出，多位于中央凹颞侧，大小为 1～2 倍视盘直径。黄斑水肿和渗出可导致不同程度的视力下降（20/25～20/40）。其表现类似成年人发生病情较轻的 Coats 病。

- 眼底荧光素血管造影：单眼成簇的扩张毛细血管，渗漏程度不一。黄斑水肿常伴有花瓣样荧光素渗漏。
- OCT：外层视网膜中可见特征性低反射腔，但与荧光素血管造影中渗漏部位不对应，最终可导致萎缩。
- 对非中央凹下的渗漏血管可考虑局部激光光凝术。

（二）1B 型（特发性单眼旁中央凹毛细血管扩张症）

1B 型发生于中年男性。少量渗出位于黄斑中央凹无血管区边缘，范围通常局

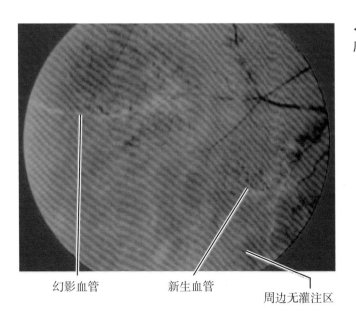

◀ 图 10-37 Eales 病，可见幻影血管，周边毛细血管无灌注和新生血管

幻影血管 　　　新生血管 　　　周边无灌注区

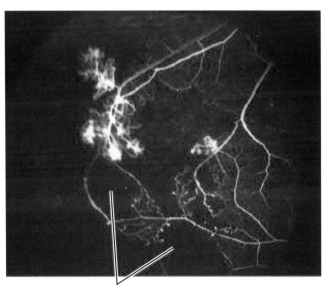

◀ 图 10-38 Eales 病眼底荧光素血管造影图片，可见广泛的周边无灌注区和新生血管

周边无灌注区

限于 1 个钟点位（图 10-39 和图 10-40）；患者常无自觉症状，视力好于 20/25。患者可能会伴有糖尿病和高血压，但这不是病因。

- 眼底荧光素血管造影：单眼成簇的扩张毛细血管，渗漏程度不一；黄斑水肿常伴有花瓣样荧光素渗漏。

- OCT：特征性的外层视网膜低反射腔，与荧光素血管造影中渗漏部位不对应。最终可能导致萎缩。

- 本病无须特殊治疗。

（三）2 型（获得性双眼旁中央凹毛细血管扩张症）

2 型是最常见的类型，发生于 50—60

黄斑旁毛细血管扩张症

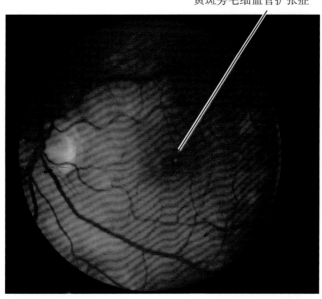

◀ 图 10-39　黄斑旁毛细血管扩张症 1B 型，中央凹边缘出现轻度视网膜色素上皮改变

黄斑旁毛细血管扩张症

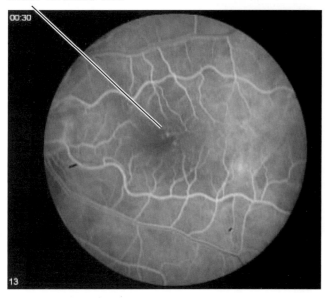

◀ 图 10-40　与图 10-39 所示为同一患者，眼底荧光素血管造影图片，可见扩张的毛细血管出现强荧光渗漏

岁，男女发病率相当。双眼对称的黄斑中央凹 1 倍视盘直径范围内的直角小静脉。通常见于中央凹颞侧，但可环绕中央凹，早期中心视力有轻微模糊，经过多年可缓慢进展为中心视力丧失。黄斑中央凹反光变钝或呈灰色反光，直角小静脉和特征性星状视网膜色素上皮增生 / 萎缩（图 10-41 和图 10-42）。毛细血管扩张渗漏，但无渗出，与 CNV、出血性黄斑脱离和视网膜脉络膜血管吻合有关。疾病进展缓慢，导致 Müller 细胞丢失。本病与丝氨酸缺乏和 *HSAN1* 基因相关。

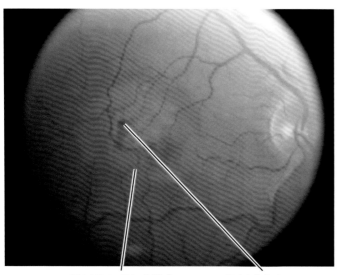

◀ 图 10-41 黄斑旁毛细血管扩张症 2 型，可见黄斑中央凹反光异常，视网膜内出血和 RPE 改变

视网膜色素上皮增生   视网膜内出血

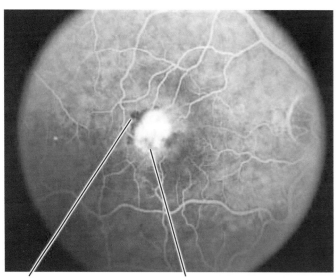

◀ 图 10-42 与图 10-41 所示为同一患者，眼底荧光素血管造影显示可见扩张毛细血管的强荧光渗漏和出血遮蔽荧光

视网膜内出血   血管渗漏

- 眼底荧光素血管造影：双眼中出现直角小静脉伴不同程度的渗漏，黄斑水肿常伴有花瓣样荧光素渗漏，可有脉络膜新生血管形成。
- OCT：特征性的外层视网膜中低反射腔，与荧光素血管造影中渗漏部位不对应，最终可能导致萎缩。OCT 血管

成像是诊断的最佳成像方式。
- 除非发生 CNV，本病无须特殊治疗。因局部激光光凝非中央凹下的渗漏血管和抗 VEGF 药物注射，均无法阻止视力丧失。
- 对于中央凹外的 CNV 可考虑局部激光光疑术。对于旁中央凹或中央凹下

的 CNV 可玻璃体腔注射抗 VEGF 药物（贝伐单抗 1.25mg）（经验性）。

（四）3 型（双眼闭塞性旁中央凹毛细血管扩张症）

3 型为罕见类型，发生于 50 岁成人，男女无差别。因明显的动脉瘤样血管扩张和中央凹旁扩张毛细血管网的闭塞，视力呈缓慢进行性下降。扩张毛细血管无渗漏，与视盘苍白、深部肌腱反射亢进和其他中枢神经系统症状有关。

- 眼底荧光素血管造影：毛细血管床动脉瘤样扩张伴少量渗漏或无渗漏，广泛的、渐进的黄斑区毛细血管无灌注，可发生脉络膜新生血管。
- 除非发生 CNV，无须特殊治疗。
- 旁中央凹和中央凹外 CNV 可考虑局部激光光凝术，中央凹下 CNV 可玻璃体腔注射抗 VEGF 药物（贝伐单抗 1.25mg）（经验性）。
- 请神经科会诊，排除中枢神经系统疾病。

十八、与血液系统异常相关的视网膜病变

（一）贫血性视网膜病变

贫血患者（Hb＜8g/100ml）眼底可见浅层出血、火焰状出血、视网膜内出血和棉绒斑，罕见渗出、视网膜水肿和玻璃体积血。合并血小板减少症时，视网膜病变更严重，恶性贫血和再生障碍性贫血中可见 Roth 斑（图 10-43 和图 10-44）。

- 随贫血治疗而缓解。
- 请内科或血液科会诊。

（二）白血病视网膜病变

白血病累及眼部十分常见（80%）。患者常无自觉症状。常见浅层出血、火焰状出血、视网膜内出血（24%）、视网膜前出血、玻璃体积血（2%）、微动脉瘤、Roth 斑（11%）、棉绒斑（16%）、血管迂曲扩张、血管旁鞘及视盘水肿，白血病细胞直接浸润罕见（3%）。脉络膜直接受累表现为脉络膜浸润，脉络膜增厚和病灶上方浆

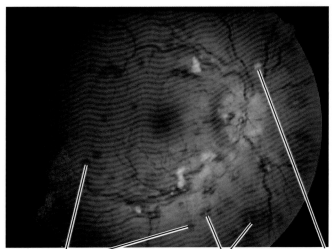

视网膜内出血　　　　Roth 斑　　　　棉绒斑

◀ 图 10-43　贫血性视网膜病变，可见视网膜内出血、棉绒斑和 Roth 斑

液性视网膜脱离。晚期可出现海扇形视网膜新生血管（图 10-45 和图 10-46）。视网膜病变是由贫血、血小板减少和血液高黏度引起。白血病患者可发生眼部机会性感染，但不被视为白血病视网膜病变。

- 实验室检查：CBC、血小板、骨髓活检。
- 治疗后，随相关血液异常的消失而消退。
- 白血病细胞直接浸润引起的眼部病变

可做全身化疗，无效者可由有经验的肿瘤医师做眼部局部放疗。

- 请内科或肿瘤科会诊。

（三）镰状细胞贫血视网膜病变

血红蛋白多肽链（连接染色体 11p15）第 6 位氨基酸谷氨酸被缬氨酸所代替，引起 Hb 突变，红细胞中 Hb 构象和可变形性随之改变，镰状细胞不易通过毛细血管，最终引起非增殖性或增殖性血管病变。在

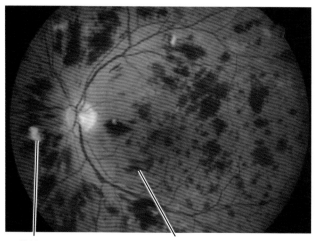

棉绒斑　　　　火焰状出血

◀ 图 10-44　贫血性视网膜病变，可见视网膜内出血和棉绒斑

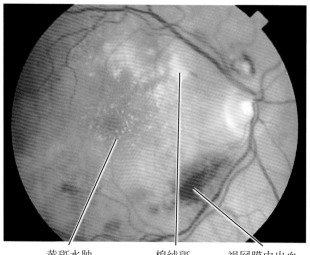

黄斑水肿　　　棉绒斑　　　视网膜内出血

◀ 图 10-45　白血病视网膜病变伴有黄斑水肿、棉绒斑及视网膜出血

Hb SC 病（最严重）和 Hb SThal 病中，增殖性病变更为常见（对视网膜缺血的反应），Hb SS 病与血管样条纹症有关，Hb AS 病和 Hb AC 病中很少有眼部表现。患者常无自觉症状，但可有视力下降、视野缺失、飞蚊症、闪光感、暗点和色觉障碍。较常见于非洲裔和地中海后裔。视网膜病变有序进展。

1. Ⅰ期

Ⅰ期为背景期（非增殖性），可有静脉迂曲、"鲑斑"出血（粉红色的视网膜内出血）、彩虹样点（劈裂腔中存在折光物质）、棉绒斑、发夹状血管襻、黄斑梗死、血管样条纹、黑旭日饰针斑样脉络膜视网膜瘢痕、逗号状结膜和视盘血管、周边小动脉阻塞（图 10-47）。

2. Ⅱ期

Ⅱ期为小动脉静脉吻合期，周边部可见银丝状血管。灌注区与无灌注区交界处可见小动脉与中等大小静脉间的交通支。

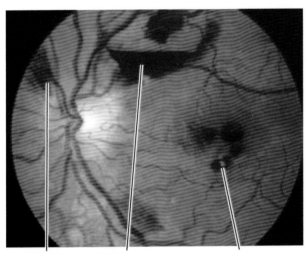

视网膜内出血　视网膜前出血　Roth 斑

◀ 图 10-46　白血病视网膜病变伴有视网膜内出血、视网膜前出血、棉绒斑及 **Roth** 斑

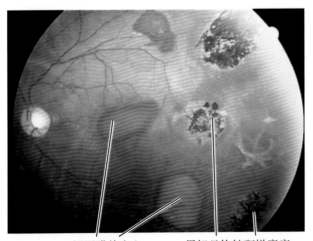

视网膜前出血　　　黑旭日饰针斑样瘢痕

◀ 图 10-47　非增殖性镰状细胞贫血视网膜病变，可见视网膜前出血、彩虹样点和黑旭日样斑

3. Ⅲ期

Ⅲ期为新生血管期（增殖性），周边可见海扇形视网膜新生血管（60% 病例因自发梗死而自行消退）。海扇形新生血管沿视网膜表面环形生长，好发于颞上象限（动静脉吻合形成后约 18 个月发生）（图 10-48）。

4. Ⅳ期

Ⅳ期为玻璃体积血期，玻璃体条索收缩牵拉海扇形视网膜新生血管从而引起玻璃体积血（最常见于 SC 病，21%～23%；SS 病，2%～3%）。

5. Ⅴ期

Ⅴ期为视网膜脱离期，玻璃体条索收缩引起牵拉性 / 孔源性视网膜脱离。

- 实验室检查：镰状细胞筛查，Hb 电泳（Hb C 病和镰状细胞体质者镰状细胞筛查可呈阴性）。

- 眼底荧光素血管造影：发夹状血管襻附近可见毛细血管无灌注区，中央凹无血管区扩大，周边视网膜无灌注，动静脉吻合和海扇形视网膜新生血管。广角眼底荧光素血管造影对评估周边部无灌注区有很大帮助。

- 当有活动性周边视网膜新生血管出现时，应激光光疑（光斑直径 500μm）视网膜无灌注区。

- 若新生血管依然存在，可行全视网膜激光光疑治疗，并考虑直接光凝新生血管或滋养血管（可增加并发症的风险，包括玻璃体积血）。

- 玻璃体腔注射抗 VEGF 药物是有效的，但疗效是短暂的。

- 三重冷冻 - 解冻疗法治疗周边视网膜新生血管仍有争议，应由视网膜专科医师操作。

- 出现牵拉性视网膜脱离和玻璃体积血无法自行吸收（＞6 个月）时，建议由视网膜专科医师做玻璃体视网膜手术。术前可考虑换血疗法（有争议）。为避免发生眼球缺血应尽量不做巩膜扣带术。

- 请内科或血液科会诊。

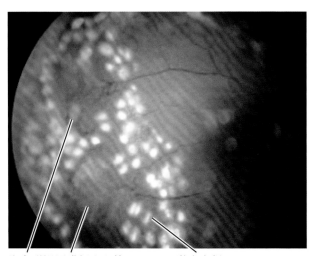

海扇形视网膜新生血管　　　　激光光凝

◀ 图 10-48 增殖性镰状细胞贫血视网膜病变，可见激光光凝后的海扇形视网膜新生血管

十九、糖尿病视网膜病变

【定义】

糖尿病的视网膜血管并发症，分为非增殖性糖尿病视网膜病变（nonproliferative diabetic retinopathy，NPDR）和增殖性糖尿病视网膜病变（proliferative diabetic retinopathy，PDR）。

【病因】

美国 20—64 岁人群中的首要致盲疾病。

- 胰岛素依赖型糖尿病（1 型）：本型糖尿病青少年时期发病，通常在 30 岁前，大多数患者诊断后的前 5 年不发生视网膜病变，95% 胰岛素依赖型糖尿病（insulin-dependent diabetes mellitus，IDDM）患者 15 年后发生视网膜病变，72% 进展为 PDR，42% 发生有临床意义的黄斑水肿（clinically significant macular edema，CSME）。病程越长，眼底病变越重。

- 非胰岛素依赖型糖尿病（2 型）：本型糖尿病成年发病，通常 30 岁后才被诊断。临床上更常见（90%），不需胰岛素治疗也能很好地控制血糖水平。非胰岛素依赖型糖尿病（non-insulin-dependent diabetes mellitus，NIDDM）患者多数（60%）在诊断糖尿病时就已存在视网膜病变，3% 已发生 PDR 或 CSME；30% 患者 5 年内出现视网膜病变，15 年时达到 80%。合并高血压、长期高血糖、肾脏疾病、高脂血症和妊娠时，发生视网膜病变的风险进一步加大。

【症状】

无自觉症状，可有视力下降或视力波动。视网膜晚期病变可致全盲。

【体征】

- 非增殖性糖尿病视网膜病变：NPDR 的分级（框 10-1）和进展为 PDR 的风险取决于硬性渗出、软性渗出、视网膜内出血、微动脉瘤、静脉串珠和静脉环、视网膜内微血管异常（intraretinal microvascular abnormalities，IRMA）的数量和位置。常见棉绒斑、点状及印迹样出血、后囊下白内障和近视/远视（高血糖导致晶状体肿胀而引起）。可发生黄斑水肿，包括有临床意义的黄斑水肿，通常双眼发病（图 10-49 至图 10-54）。

- 增殖性糖尿病视网膜病变：增殖性糖尿病视网膜病变通常会有 NPDR 的表现，此外还有视盘新生血管（neovascularization of the disc，NVD）或视网膜新生血管（neovascularization elsewhere，NVE）、视网膜前出血或玻璃体积血、纤维血管组织沿玻璃体后表面增生或突入玻璃体腔、牵拉性视网膜脱离，还可发生虹膜新生血管（neovascularization of the iris，NVI），甚至新生血管性青光眼（neovascular glaucoma，NVG）。双侧眼病情常不对称，但随病变进展最终同步（图 10-55 至图 10-60）。

【鉴别诊断】

与高血压性视网膜病变、CRVO、BRVO、眼缺血综合征、放射性视网膜病

框 10-1 糖尿病视网膜病变定义

有临床意义的黄斑水肿

- 距黄斑中央凹 500μm 范围内的视网膜增厚
- 距黄斑中央凹 500μm 范围内的硬性渗出，并伴有邻近视网膜增厚
- 视网膜增厚至少 1 个视盘面积，并影响距中央凹周围 1 个视盘直径范围的任意部分

高危增殖性糖尿病视网膜病变的特征

- 视盘新生血管 > DRS 标准图片 10A（1/4～1/3 个视盘面积）
- 视盘新生血管伴视网膜前出血或玻璃体积血
- 视网膜新生血管 > 标准图片 7（1/2 个视盘面积），伴视网膜前出血或玻璃体积血

重度非增殖性糖尿病视网膜病变 4∶2∶1 法则

- 4 个象限出现弥漫性视网膜内出血和微动脉瘤
- 2 个象限出现静脉串珠样改变
- 1 个象限出现视网膜内微血管异常

变、血液疾病引起的视网膜病变、Eales 病相鉴别。

【评估】

- 详细询问眼部病史，眼部专科检查，注意眼压、房角镜检查（NVG）、虹膜（NVI）、晶状体、裂隙灯联合前置镜或三面镜检查眼底和检眼镜检查［视网膜血管异常，视盘（NVD）和中周部视网膜（NVE）］。

  - 1 型糖尿病：糖尿病发病 5 年后开始做眼科检查，若无视网膜病变则 1 年检查 1 次。

  - 2 型糖尿病：诊断糖尿病时即做眼科检查，若无视网膜病变则 1 年检查 1 次。

  - 妊娠期间：妊娠前检查，妊娠期间每 3 个月检查 1 次，产后 3～6 个月再次检查。

- 实验室检查：空腹血糖、HbA1C、BUN 和肌酐。

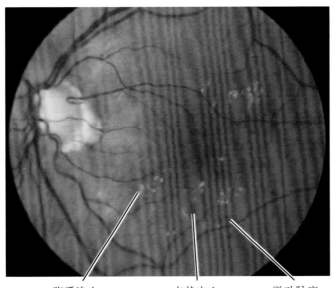

脂质渗出　　　　点状出血　　　　微动脉瘤

◀ 图 10-49 中度非增殖性糖尿病视网膜病变，可见视网膜内出血、微动脉瘤和脂质渗出

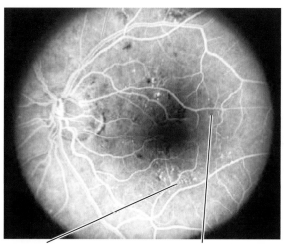

微动脉瘤　　　　　　点状出血

◀ 图 10-50　与图 10-49 所示为同一患者，眼底荧光素血管造影可见视网膜内出血遮蔽荧光，微动脉瘤呈点状强荧光

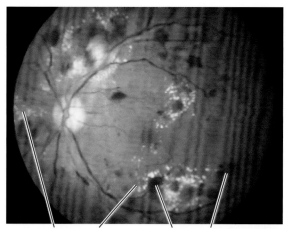

脂质渗出　　　　视网膜内出血

◀ 图 10-51　重度非增殖性糖尿病视网膜病变，可见广泛的出血、微动脉瘤和渗出

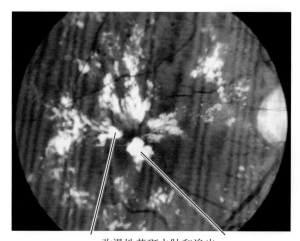

弥漫性黄斑水肿和渗出

◀ 图 10-52　重度非增殖性糖尿病视网膜病变，弥漫性黄斑水肿和脂质渗出

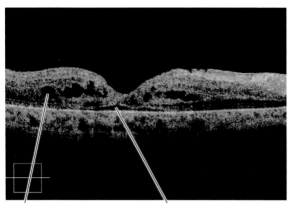

◀ 图 10-53　频域 OCT 图像，显示弥漫性糖尿病性黄斑水肿伴视网膜下积液，视网膜层间积液和黄斑囊样水肿

黄斑囊样水肿　　　视网膜下积液

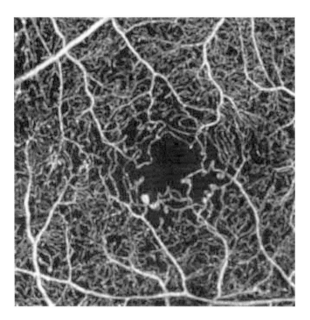

◀ 图 10-54　非增殖性糖尿病视网膜病变的频域 OCT 血管造影图像，显示中央凹无血管区扩大，毛细血管无灌注区和微动脉瘤

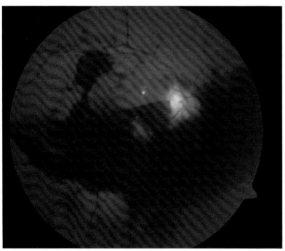

◀ 图 10-55　增殖性糖尿病视网膜病变，可见视网膜新生血管和视网膜前出血

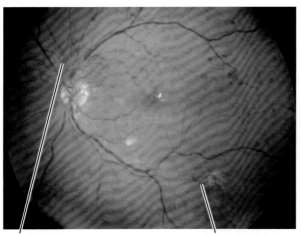

◀ 图 10-56　增殖性糖尿病视网膜病变，可见鲜红的视盘新生血管和视网膜新生血管

视盘新生血管　　　　　视网膜新生血管

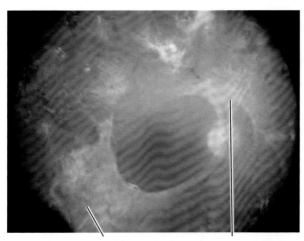

◀ 图 10-57　增殖性糖尿病视网膜病变，可见新生血管、纤维化和牵拉性视网膜脱离

牵拉性视网膜脱离

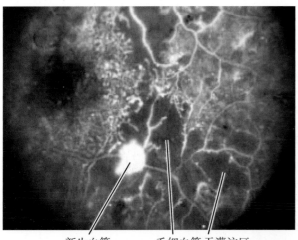

◀ 图 10-58　增殖性糖尿病视网膜病变的眼底荧光素血管造影图片，显示广泛的毛细血管无灌注区，视网膜新生血管及其渗漏

新生血管　　　毛细血管 无灌注区

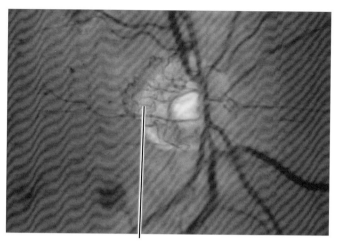

◀ 图 10-59　增殖性糖尿病视网膜病变，可见视盘新生血管

视盘新生血管

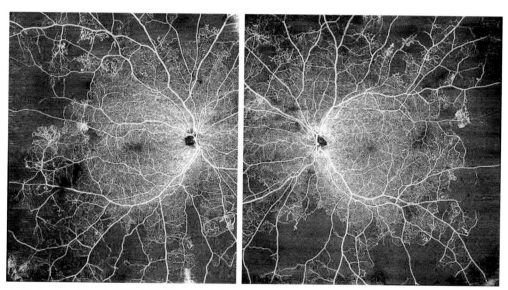

▲ 图 10-60　增殖性糖尿病视网膜病变的扫频广角 OCT 血管造影图像，可见广泛的周边无灌注区和视网膜新生血管

- 如有致密玻璃体积血妨碍眼底观察时，可做 B 超检查明确有无牵拉性视网膜脱离。
- 眼底荧光素血管造影：毛细血管无灌注、微动脉瘤、黄斑水肿和视盘/视网膜新生血管。广角眼底荧光素血管造影有助于评估周边无灌注区和早期发现新生血管。

- OCT：在黄斑水肿的患者中可观察到视网膜增厚、囊腔和视网膜下液体。可发现玻璃体后皮质牵拉和牵拉性黄斑区脱离。OCT 血管成像能显示广泛的毛细血管无灌注。
- 请内科会诊，注意血压、心血管系统、肾脏，控制体重与血糖。

处　理

- 严格控制血糖水平（糖尿病控制和并发症研究 –DCCT 针对 1 型糖尿病的结论和英国糖尿病前瞻性研究 –UKPDS 针对 2 型糖尿病的结论）。

- 严格控制血压（英国糖尿病前瞻性研究 –UKPDS 针对 2 型糖尿病的结论）。

- 累及中央凹的黄斑水肿（定义为 OCT 显示黄斑中央凹视网膜增厚）：玻璃体腔注射抗 VEGF 药物，如雷珠单抗 0.3mg（RISE/RIDE/RESTORE/DRCR.net 研究结果）、哌加他尼钠（Macugen）0.3mg、阿柏西普 2mg（VIVID/VISTA/DRCR.net 研究结果）或贝伐单抗 1.25mg（DRCR.net）已被证明可减轻黄斑水肿、改善视力和降低糖尿病性视网膜病变严重程度评分。DRCR Protocol T 研究结果显示，在视力＜20/50 或 OCT 视网膜厚度＞400μm 的患者中，使用阿柏西普的最终视力优于其他抗 VEGF 药物。DRCR Protocol V 研究表明，当患者视力＞20/25 时，可采取密切随访观察的方案。

- 以往对有临床意义的黄斑水肿（框 10–1）的治疗以眼底激光为主，不管视力如何，对弥漫性渗漏区域做格栅样光凝（光斑直径 50～100μm），对局限性渗漏区做局灶性光凝［糖尿病视网膜病变早期治疗研究（Early Treatment Diabetic Retinopathy Study，ETDRS）结论］。激光治疗可同时联合抗 VEGF 药物治疗或推迟到抗 VEGF 药物治疗后 4 个月（DRCR.net 研究结果）。激光现在被认为是二线治疗方法。

- 玻璃体腔注射类固醇激素可作为二线治疗，包括玻璃体腔注射曲安奈德（Triessence 或 Kenalog）2～4mg（DRCR.net 研究结果），玻璃体腔注射可生物降解地塞米松缓释植入药（MEAD 研究结果）和氟轻松缓释植入药（Iluvien；FAME 研究结果）已被用于治疗慢性 CMSE 患者。注意监测眼压升高和白内障。

- 玻璃体腔注射抗 VEGF 药物已被批准用于治疗中度和重度 NPDR，以改善糖尿病性视网膜病变严重程度评分，包括雷珠单抗 0.3mg（RISE/RIDE/DRCR.net 研究结果）、阿柏西普（Eyle）2.0mg（PANORAMA 研究结果）。适应证外使用贝伐单抗 1.25mg（DRCR.net 研究结果）也可改善糖尿病性视网膜病变严重程度评分（DRSS 评分）。

- PDR：玻璃体腔注射抗 VEGF 药物可以改善 PDR。DRCR Protocol S 研究显示，在不伴有糖尿病黄斑水肿（diabetic macular edema，DME）的 PDR 患者中，雷珠单抗 0.5mg 疗效非劣于 PRP；当伴有 DME 时，雷珠单抗 0.5mg 疗效更优。与此类似，阿柏西普的视力改善结果也优于 PRP（CLARITY 研究结果）。在采用这种治疗方案时，需密切随访以避免新生血管相关并发症。注意，雷珠单抗 0.5mg 在美国没有还未被批准用于糖尿病的治疗，但可考虑其他抗 VEGF 药物，包括贝伐单抗 1.25mg 和阿柏西普 2.0mg。

- 高危 PDR（框 10-1）：全视网膜光凝，1200～1600 点，激光光斑之间间隔 1 个光斑直径（500μm，灰白色光斑），可分 2～3 次完成［糖尿病性视网膜病变研究（Diabetic Retinopathy Study，DRS）结论］。首先治疗下方及鼻侧象限，这样即便治疗期间发生玻璃体积血仍可继续治疗，也可避免黄斑水肿加重（图 10-61 和图 10-62）。

- 全视网膜光凝的其他适应证：虹膜红变，新生血管性青光眼，眼底荧光素血管造影显示广泛的视网膜缺血，1 型 IDDM 仅有 NVE，患者依从性差，对侧眼有重度 NPDR 或先治疗的患眼疗效差。

- 接近高危 PDR 的患者，全视网膜光凝治疗前应治疗黄斑水肿，避免 PRP 加重黄斑水肿。若已发展为高危 PDR，不能因治疗黄斑水肿而耽误 PRP。

- 玻璃体积血 6 个月内不能自行吸收或 1 型 IDDM 患者玻璃体积血 >1 个月，应做玻璃体切割术，术中做眼内激光光凝并去除纤维血管复合体［糖尿病视网膜病变玻璃体切割术研究（Diabetic Retinopathy Vitrectomy Study，DRVS）结论］，其他的玻璃体切割术适应证还包括独眼患者发生玻璃体积血、双眼玻璃体积血、玻璃体后皮质牵拉引起糖尿病性黄斑水肿、牵拉性视网膜脱离（traction retinal detachment，TRD）伴孔源性视网膜脱离、TRD 累及黄斑、PRP 后纤维血管增生仍在进展、致密的黄斑前出血、屈光介质混浊无法完成 PRP。玻璃体切割术应由视网膜专家主刀。

- 对难治性、弥漫性黄斑水肿可做试验性玻璃体切割术，剥除玻璃体后皮质，联合或不联合内界膜剥除，尤其是存在绷紧的玻璃体后皮质牵拉黄斑的情况时。

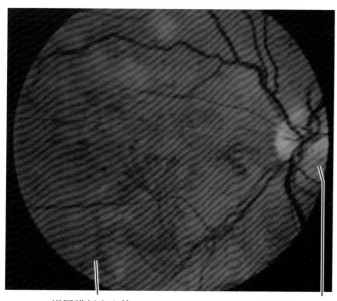

◀ 图 10-61 增殖性糖尿病视网膜病变，眼底激光治疗前

视网膜新生血管　　　　　　　　　视盘新生血管

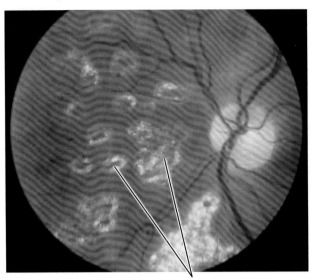

◀ 图 10-62　与图 10-61 所示为同一患者，全视网膜光凝治疗后增殖性糖尿病视网膜病变处于静止期，未见新生血管

激光斑

【预后】

早期治疗可使病情得到更好的控制。NPDR 不伴有 DME 者预后良好，充分治疗后，随着时间的延长糖尿病视网膜病变可趋向静止。并发症主要包括白内障（常为后囊下混浊）和新生血管性青光眼。

二十、高血压性视网膜病变

【定义】

因全身血压慢性或急性（恶性）升高继发的视网膜血管改变。

【流行病学】

高血压被定义为血压＞140/90mmHg，18 岁以上美国人中有 6 千万高血压患者，非裔美国人中更多见。

【症状】

无自觉症状，极少数患者视力下降。

【体征】

视网膜小动脉变细 / 变直，铜丝或银丝样小动脉改变（小动脉硬化），动静脉交叉处改变（动静脉压迹），棉绒斑，微动脉瘤，火焰状出血，硬性渗出（呈环形或在黄斑区呈星芒状），Elschnig 斑［脉络膜毛细血管小叶梗死导致其上的 RPE 坏死，呈黄色斑点（早期）或色素沉着斑点（晚期）］，Siegrist 条纹（脉络膜血管之上的线状色素增生区），大动脉瘤和视盘充血、水肿并有血管扩张迂曲（见于恶性高血压）（图 10-63 和图 10-64）。

眼底改变分级 / 分类如下。

● Keith Wagener Barker 分级。

1 级：普遍的小动脉收缩，可见"铜丝或银丝"样血管和血管迂曲。

2 级：1 级 + 动静脉交叉处的改变（动静脉压迹）。

3 级：2 级 + 棉绒斑和火焰状出血。

4 级：3 级 + 视盘水肿。

● 推荐的分类方法。

无：未见眼底改变。

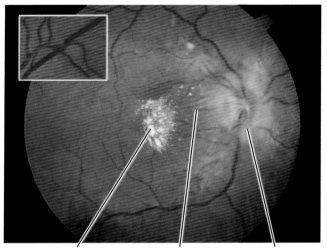

黄斑区星芒状渗出　　视网膜皱褶　　　视盘水肿

◀ 图 10-63　急进性恶性高血压患者眼底可见视盘水肿、黄斑区星芒状渗出和视网膜皱褶等高血压性视网膜病变，插图示动静脉压迹

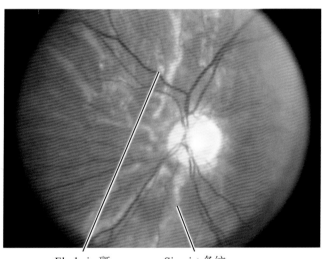

Elschnig 斑　　　　Siegrist 条纹

◀ 图 10-64　高血压性视网膜病变，可见小动脉变细、脉络膜缺血、Elschnig 斑和 Siegrist 条纹

轻度：局部或普遍的小动脉收缩，动静脉压迹，血管银丝 / 铜丝样改变。

中度：出血、微动脉瘤、棉绒斑、硬性渗出。

重度：中度 + 视盘水肿或显著高血压。

【鉴别诊断】

与糖尿病视网膜病变、放射性视网膜病变、静脉阻塞、白血病性视网膜病变、贫血性视网膜病变、胶原血管病、眼缺血综合征、视神经视网膜炎、前部缺血性视神经病变、视盘水肿相鉴别。

【评估】

● 详细询问眼部病史，眼部专科检查，注意裂隙灯联合前置镜或三面镜检查眼底和检眼镜检查（视网膜血管形态和动静脉压迹）。

● 测量血压。

● 眼底荧光素血管造影：视网膜小动脉

变细／变直、微动脉瘤、毛细血管无灌注和黄斑水肿。

- 请内科会诊，注意心脑血管系统的检查。

处 理

治疗高血压。

【预后】

一般预后较好。

二十一、妊娠毒血症

2%～5% 的产妇在妊娠晚期 3 个月出现严重高血压、蛋白尿、水肿（子痫前期）和癫痫发作（子痫）。患者在分娩前后出现视力下降、闪光感和飞蚊症。体征包括局部视网膜小动脉收缩、棉绒斑、视网膜出血、硬性渗出、Elschnig 斑（脉络膜梗死引起的 RPE 改变）、大疱性渗出性视网膜脱离、新生血管形成和视盘水肿（均为高血压引起的相关眼底改变）（图 10-65）。

- 眼底荧光素血管造影：脉络膜充盈不良，毛细血管无灌注，视盘荧光素渗漏和新生血管形成。

- 控制高血压和产后常可缓解，不留后遗症。

- 若眼科医师遇到这种情况应请产科医师紧急会诊。

二十二、获得性视网膜大动脉瘤

视网膜动脉（＞100μm）的局部扩张常发生在动脉分叉或动静脉交叉处。常见于患高血压（50%～70%）或动脉粥样硬化的 60 岁以上女性。常无自觉症状，单侧的孤立病灶。可因玻璃体积血导致视力骤降，视盘鼻侧的大动脉瘤较少引起临床症状。动脉瘤破裂引起的出血可以是视网膜下、视网膜内、视网膜前，或者是玻璃体积血（多层次出血），常有环形渗出围绕。大动脉瘤可自发硬化，在原病灶处形成一个 Z 形扭结（图 10-66 和图 10-67）。

- 眼底荧光素血管造影：早期大动脉瘤迅速充盈，荧光均匀，晚期有荧光素

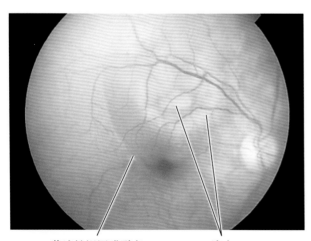

浆液性视网膜脱离　　　渗出

◀ 图 10-65　妊娠毒血症，可见浆液性视网膜脱离和黄白色斑块

渗漏。

- 吲哚菁绿眼底血管造影：大动脉瘤充盈，荧光均匀。当有视网膜内和视网膜前出血时，对判定有无视网膜大动脉瘤（retinal arterial macroaneurysm, RAM）很有帮助。

- 本病多数无须治疗，尤其是视力未受损时。

- 如有视力下降，可使用氩绿或黄激光

以低强度、长曝光时间方式光凝渗漏瘤体周围的微血管改变（直接光凝瘤体仍有争议，可引起玻璃体积血、远端缺血或视网膜分支动脉阻塞）。

- 如有黄斑水肿时，可行玻璃体腔内抗VEGF 药物注射。

- 发生＜10 天的黄斑中央凹下大量出血，可考虑行玻璃体切割术清除视网膜下积血（联合或不联合视网膜下注

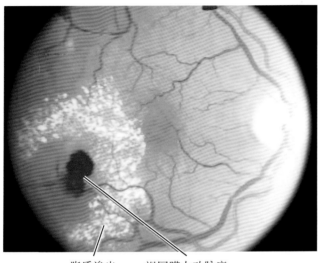

脂质渗出　　视网膜大动脉瘤

◀ 图 10-66　获得性视网膜大动脉瘤，可见环形渗出

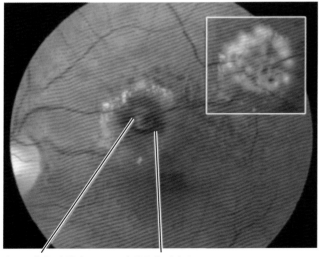

视网膜大动脉瘤　　视网膜下出血

◀ 图 10-67　获得性视网膜大动脉瘤激光光凝前，插图为同一病灶激光治疗后

射组织纤溶酶原激活物）（经验性）。

- 高血压病可请内科会诊。

二十三、放射性视网膜病变

【定义】

通常是外粒子束放疗或局部放疗的电离辐射引起的视网膜血管通透性改变。

【病因】

放疗引起的血管内皮细胞 DNA 损伤导致细胞死亡和视网膜血管损伤。

【流行病学】

总放射剂量常在 30～35Gy（3000～3500rad）以上，放疗后 0.5～2 年发病。糖尿病或化疗患者的放射剂量阈值更低。

【症状】

病变累及黄斑前常无自觉症状，视力下降。

【体征】

出现微动脉瘤、毛细血管扩张、棉绒斑、硬性渗出、视网膜出血、黄斑水肿、血管白鞘、视盘水肿、视网膜 / 视盘 / 虹膜新生血管。可发生白内障、干眼症、眼睑异常（图 10-68 至图 10-70）。

【鉴别诊断】

与糖尿病视网膜病变、镰状细胞视网膜病变、高血压性视网膜病变、视网膜血管阻塞、贫血 / 血小板减少症 / 白血病引起的视网膜病变相鉴别。

【评估】

- 详细询问放疗病史，注意放疗靶区、总放射剂量和剂量设计。
- 眼科专科检查，注意眼压测量、房角镜检查、虹膜、晶状体、非接触式生物显微镜或接触镜眼底检查、检眼镜检查。
- 眼底荧光素血管造影：可有毛细血管无灌注、黄斑水肿和新生血管。
- OCT：视网膜层间积液、囊腔和视网膜下液，可用于监测疗效。

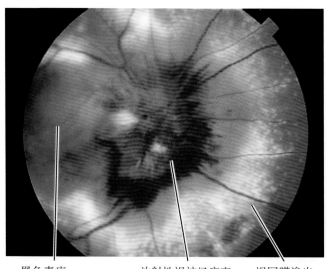

黑色素瘤　　　放射性视神经病变　　　视网膜渗出

◀ 图 10-68　放射性视神经病变，可见颞侧消退的恶性黑色素瘤

处　理

- 治疗原则同糖尿病视网膜病变。
- 玻璃体腔注射抗 VEGF 药物，如贝伐单抗 1.25mg，已被证实可减轻黄斑水肿并可暂时改善视力，长期的安全性和有效性仍有待证实。
- 如发生新生血管并发症，做全视网膜激光光凝，1200～1600 点，光斑直径 500μm。

【预后】

一般。并发症包括白内障、黄斑水肿/缺血、视神经萎缩、玻璃体积血和新生血管性青光眼。2/3 的患者视力可保持在 20/200 以上。

二十四、年龄相关性黄斑变性

【定义】

视网膜色素上皮层、Bruch 膜和脉络膜毛细血管层的进行性退行性疾病。通

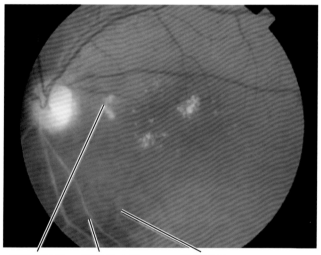

视网膜渗出　　硬化的血管　　　黑色素瘤

◀ 图 10-69　放射性视网膜病变，可见消退的恶性黑色素瘤表面有硬化的血管

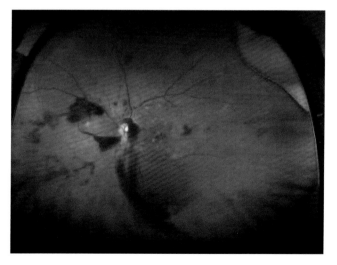

◀ 图 10-70　放射性视网膜病变，可见血管硬化、新生血管和视网膜前出血

常分为 2 型：①非渗出性或"干性"年龄相关性黄斑变性（age-related macular degeneration，AMD）（85%）；②渗出性或"湿性"AMD，以 CNV 为特征并最终形成圆形瘢痕（15%）。

【流行病学】

年龄相关性黄斑变性是美国 50 岁以上人群的主要致盲原因，也是西方世界盲目的最常见病因。在 Framingham 的眼科研究中，65—74 岁人群的患病率约 6.4%，年龄＞75 岁人群为 19.7%；白种人更常见。其危险因素包括年龄增长（＞75 岁）、家族史、吸烟、远视、浅虹膜、高血压、高血脂、女性、患有心血管疾病，营养因素和光毒性也在其发病机制中起着一定的作用。其发病与编码补体旁路途径的基因突变有关，包括 1q31 染色体上的补体因子 H（complement factor H，CFH）的 Y402H 单核苷酸多态性（single-nucleotide polymorphism，SNP），染色体 10q 上的 *ARMS2/HTRA1* 金属蛋白酶 3 和染色体 10q 上的 LOC387715，金属蛋白酶 3 组织抑制物（TIMP3），LIUPC，染色体 6p21 上的补体因子 B 和 C2，补体因子 1 和 C3。CFH 突变的纯合子（6×）和杂合子（2.5×）更容易发生 AMD。吸烟者风险更大（不吸烟者的优势比为 34 vs. 7.6），ESR 升高或 CRP 升高风险更大。与 AMD 相关的其他基因包括 *RLBP1*、*HIC1*、*PARP12*、*B3GLCT* 和 *BLOC1S1*。

（一）非渗出性（干性）黄斑变性

【症状】

最初可能无症状或有视力下降、视物

变形。晚期萎缩性改变（框 10-2）可有中心或旁中心暗点（图 10-71 至图 10-74）。

框 10-2　年龄相关性眼病研究定义

- 1 型：＜5 个小玻璃膜疣（＜63μm）
- 2 型（轻度 AMD）：多发性小玻璃膜疣或单个局限性中等大小玻璃膜疣（63～124μm）或色素异常
- 3 型（中度 AMD）：广泛的中等大小玻璃膜疣或≥1 个大玻璃膜疣（＞125μm），或者旁中心地图样萎缩
- 4 型（晚期 AMD）：由 AMD 引起的一眼视力下降（＜20/32）（由黄斑中心或中央凹下地图样萎缩或渗出性黄斑变性引起）

【体征】

视力正常或下降，Amsler 方格表异常（中心或旁中心暗点或视物变形），小的硬性玻璃膜疣，较大的软性玻璃膜疣，RPE 的地图样萎缩（paracentral，GA），RPE 结节，以及黄斑中央凹反光减弱。

【鉴别诊断】

与显性玻璃膜疣、图形样黄斑营养不良、Best 病、Stargardt 病、视锥细胞营养不良、药物中毒黄斑变性相鉴别。

【评估】

- 完善的眼科病史和眼部检查，关注 Amsler 方格表检查结果，裂隙灯联合前置镜或三面镜检查眼底。
- 荧光素血管造影：地图样萎缩区透见荧光，玻璃膜疣荧光着染引起的点状强荧光（无晚期荧光渗漏）。
- 眼底自发荧光：黑色区域是地图样萎缩区。萎缩区边缘的自发荧光增强带

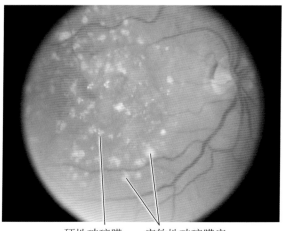

硬性玻璃膜　疣软性玻璃膜疣

◀ 图 10-71　干性年龄相关性黄斑变性表现为玻璃膜疣和色素改变

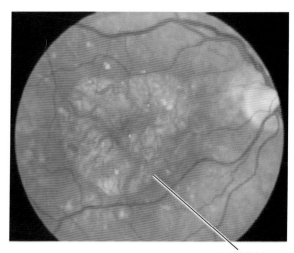

地图样萎缩

◀ 图 10-72　晚期萎缩性、非渗出性年龄相关性黄斑变性表现为中央凹下地图样萎缩

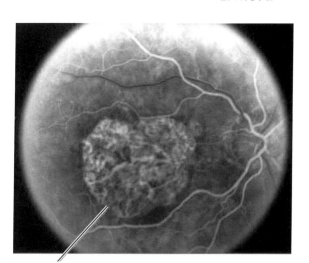

地图样萎缩

◀ 图 10-73　与图 10-72 所示为同一患者，荧光素血管造影可见与地图样萎缩区域对应的界限清楚的透见荧光

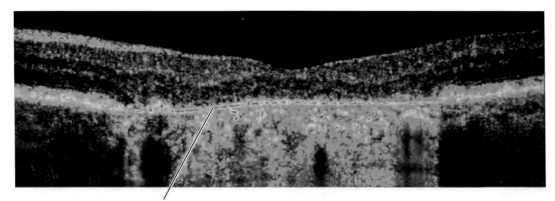

地图样萎缩

▲ 图 10-74　中央地图样萎缩的频域 OCT，显示黄斑中央凹的视网膜色素上皮（RPE）缺损，伴随着 RPE 下信号增强

很可能预示着 GA 范围的扩大。

- OCT：可对玻璃膜疣和 GA 的范围进行量化，也有助于排除湿性 AMD。

处　理

- 随访患者每天使用 Amsler 方格表自查 1 次，并且每 6 个月进行 1 次眼科检查；如果患者出现视力下降、视物变形或 Amsler 方格表检查异常，需尽快到眼科检查。
- 对于病情进展的高危患者，使用家庭监测设备。
- 对 3 型（广泛的中等大小玻璃膜疣、1 个大玻璃膜疣、旁中心 GA）或 4 型（一只眼由 AMD 导致的视力下降）患者，应补充高剂量抗氧化剂和维生素（维生素 C 500mg，维生素 E 400U，叶黄素 10mg，玉米黄素 2mg，锌 80mg，铜 2mg）。警告，吸烟者应避免高剂量胡萝卜素的摄入，因为会增加他们患肺癌的风险［年龄相关性眼病研究（Age Related Eye Disease Study，AREDS2）的结论］。补充 ω-3 脂肪酸并没有发现额外的益处。
- 对 1 型（较少小玻璃膜疣）或 2 类患者（广泛的小玻璃膜疣，较少中等大小玻璃膜疣）和有明确家族史的患者，考虑补充低剂量的抗氧化剂（如善存银片、iCaps、Occuvite）。
- 目前，尽管有许多治疗方法正在临床试验中，但针对地图样萎缩尚无有效的治疗方案。
- 低视力助视器可能有益于由 GA 引起的双侧中心视力丧失的患者。

【预后】

通常预后良好，除非发生累及黄斑中央凹的 GA 或渗出性 AMD。约 12% 非渗出性患者出现严重视力丧失（定义为视力下降＞6 行）；存在大的软性玻璃膜疣和局灶性 RPE 色素沉着发展为渗出性 AMD 的风险增加［黄斑光凝研究（Macular Photocoagulation Study，MPS）结论］。5 年内发生晚期 AMD 的风险因类别而异：1 型和 2 型（1.8%），3 型（18%），4 型（43%）（AREDS 结论）。

（二）渗出性（湿性）黄斑变性

【症状】

视物变形，中心暗点，视力迅速下降（图 10-75 至图 10-83）。

【体征】

新生血管，脂质渗出，视网膜下或视网膜内出血或积液，色素上皮脱离（pigment epithelial detachment，PED），色素上皮撕裂；晚期可能有纤维血管性盘状瘢痕。

【鉴别诊断】

显性玻璃膜疣、图形样黄斑营养不良、Best 病、中心性浆液性视网膜病变、Stargardt 病、视锥细胞营养不良、药物中毒黄斑变性，以及其他原因引起脉络膜新生血管，包括眼假组织胞浆菌病综合征、血管样条纹、病理性近视、外伤性脉络膜裂伤、视网膜营养不良、脉络膜炎症和视盘玻璃膜疣。

【评估】

- 完善的眼科病史和眼部检查，关注 Amsler 方格表检查结果，裂隙灯联合前置镜或三面镜检查眼底。
- 荧光素血管造影。脉络膜新生血管（CNV）荧光渗漏分为两种类型：①

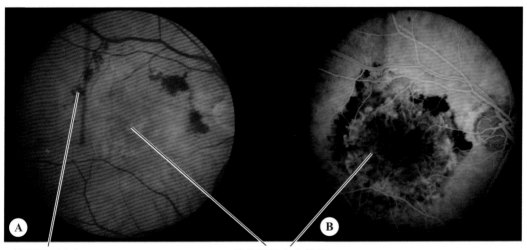

视网膜下出血　　　　　　　　脉络膜新生血管膜

▲ 图 10-75　渗出性年龄相关性黄斑变性，可见大片脉络膜新生血管膜，伴有视网膜下出血和纤维化
A. 眼底彩照；B. 荧光素血管造影

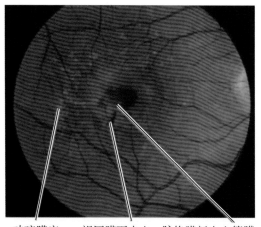

玻璃膜疣　视网膜下出血　脉络膜新生血管膜

▲ 图 10-76　渗出性年龄相关性黄斑变性，可见脉络膜新生血管膜引起的视网膜下出血

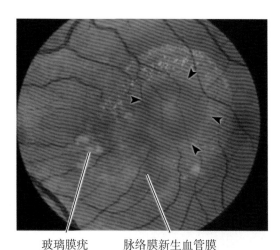

玻璃膜疣　　脉络膜新生血管膜

▲ 图 10-78　渗出性年龄相关性黄斑变性，可见玻璃膜疣、色素改变和隐匿性脉络膜新生血管膜，并伴有浆液性色素上皮脱离（箭头）

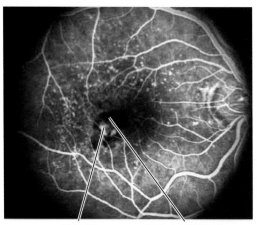

脉络膜　　　新生血管膜出血

▲ 图 10-77　与图 10-76 所示为同一患者，荧光素血管造影显示脉络膜新生血管膜的荧光渗漏和周围视网膜下出血的遮蔽荧光

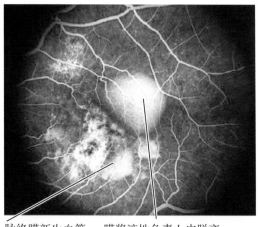

脉络膜新生血管　膜浆液性色素上皮脱离

▲ 图 10-79　与图 10-78 所示为同一患者，荧光素血管造影可见色素改变部位和玻璃膜疣的荧光着染，脉络膜新生血管膜的荧光渗漏，以及浆液性色素上皮脱离区的荧光潴留

经典型 CNV，定义为在脉络膜充盈的早期即出现花边状、网格状的明亮荧光，随着造影时间的延长，荧光逐渐增强，晚期荧光渗漏范围扩大，超出其边界；②隐匿型 CNV，定义为在 RPE 水平出现点状非均匀的强荧光

（立体视图观察效果最佳），并持续到造影晚期，但渗漏没有典型病变明显（1 型或纤维血管性 PED），或者出现来源不明的晚期荧光渗漏（2 型），即造影早期没有明显的荧光渗漏，但随着造影时间的延长而荧光增强，晚期

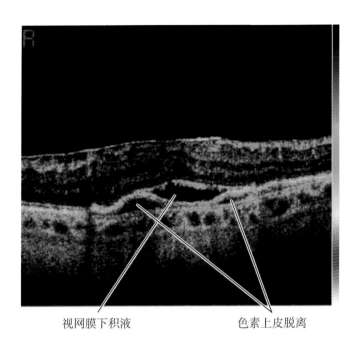

◀ 图 10-80 渗出性年龄相关性黄斑变性的频域 OCT，显示来源于隐匿性非典型性脉络膜新生血管膜的视网膜下色素上皮脱离和视网膜下积液

视网膜下积液　　　　　色素上皮脱离

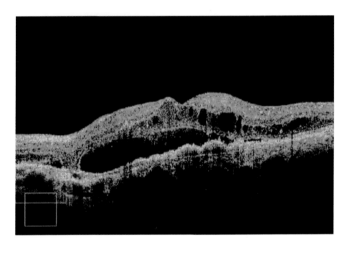

◀ 图 10-81 渗出性年龄相关性黄斑变性的频域 OCT

在 RPE 水平出现点状强荧光。

- 吲哚菁绿眼底血管造（indocyanine green angiogram，ICGA）：通常在荧光素血管造影时 CNV 边界不清或被出血遮蔽，或者存在纤维血管性 PED［明确局灶性新生血管或息肉样脉络膜血管病变（polypoidal choroidal vasculopathy，PCV）］；焦点状或热点状 CNV 可能提示视网膜血管瘤样增生（retinal angiomatous proliferation，RAP）；CNV 也表现为晚期强荧光斑点。一般来说，当抗 VEGF 治疗疗效不佳时，为排除 PCV 和其他伪装综合征，应进行 ICGA 检查。

- OCT：图像上可见视网膜增厚、视网膜内积液、囊样水肿范围、视网膜下液、PED、玻璃膜疣、玻璃膜疣样 PED、CNV。OCT 还可用于区分 CNV

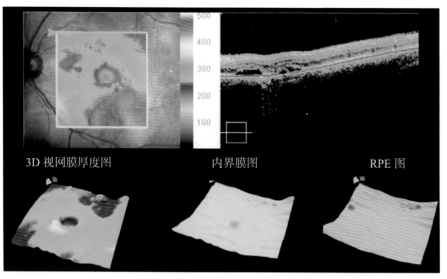

▲ 图 10−82　脉络膜新生血管膜的频域 OCT，先进分割算法图示，可见内界膜图上的视网膜增厚和隆起

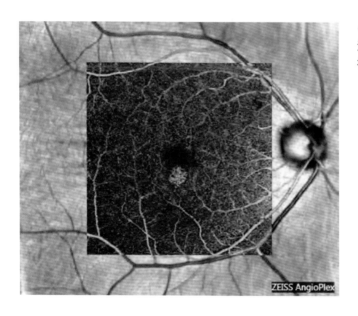

◀ 图 10−83　脉络膜新生血管膜的血流频域 OCT，深度编码颜色表示，与视网膜浅层血管相比，其位置更深

类型，即 1 型（位于 RPE 下）、2 型（位于 RPE 上）和 3 型（RAP）。深度增强图像上显示脉络膜变薄。OCT 血管造影可用于明确 CNV 范围，并能区分其他疾病。

处 理

- 玻璃体腔注射抗 VEGF 药物［贝伐单抗 1.25mg、雷珠单抗 0.5mg、阿柏西普 2.0mg、布洛赛珠单抗（Beovu）6.0mg 和培戈 – 阿比西帕 2.0mg］有效改善湿性 AMD 患眼的治疗和预后。

  - 每个月注射雷珠单抗对轻微经典型或隐匿型 CNV 患者有效（MARINA 研究结论）。针对经典型 CNV 患者，每月注射雷珠单抗疗效优于息肉样脉络膜血管病变（ANCHOR 研究结论）。

  - 在长达 2 年的随访中，应用贝伐单抗或雷珠单抗，采用每月注射或 PRN 治疗，对新生血管性 AMD 患者同样有效（CATT、IVAN、MANTA 和 GEFAL 研究结论）。然而，由于贝伐单抗生物利用度高，可能会产生全身不良反应；特别是按需用药的疗效不如每个月按时注药。

  - 在前 3 个月每月注射 1 次的负荷剂量后，每 2 个月注射 1 次阿柏西普和每月注射雷珠单抗同等有效（VIEW 研究结论）。

  - 在前 3 个月每月注射 1 次的负荷剂量后，每 8~12 周注射 1 次贝伐单抗和每 8 周注射 1 次阿柏西普同等有效（HAWK 和 HARRIER 研究结果）。

  - 在注射 1 个月的负荷剂量后，每 12 周注射 1 次培戈 – 阿比西帕和每月注射雷珠单抗同等有效（CEDAR、SEQUOIA 和 MAPLE 研究结果）。

  - 雷珠单抗的生物仿制药可以和雷珠单抗交替使用。

  - 每 12 周注射 1 次康柏西普（Lumitin）已在中国获得批准（PANDA 研究正在全球进行中）。

- 抗 VEGF 药物治疗目前没有标准方案，针对不同的患者，不同的视网膜专科医师采用每月注药或必要时用药等不同方案。迄今为止，没有任一药物被证明能提供显著更好的视力预后，不同药物的给药方案存在差异，没有任何一种治疗方法对所有患者都最有效，所以应采用个性化治疗方案。

- 历史上，运用氩绿 – 黄或氪红激光和经瞳传递系统形成白色融合斑（200~500μm）的局灶性激光光凝术，用于治疗湿性 AMD。基于 MPS 的研究结果，根据 CNV 的大小、位置及患者视力，在严格筛选的黄斑中央凹外病变患者中实施。光凝斑需覆盖全部 CNV（治疗全部 CNV 及病灶边界以外 100μm 的范围）。注意，只有具有经典的、定义明确的 CNV 患者才符合 MPS 研究的合格标准（框 10–3）。激光光凝术也可应用于黄斑中央凹外的 PCV 患者。

- 低视力助视器和盲人服务对盲人有帮助（双眼最佳矫正视力低于 20/200 或较好眼的视野低于 20°）。

框 10–3　黄斑光凝研究的定义

- 中央凹外型：距黄斑中央凹无血管区（foveal avascular zone，FAZ）的中心 200～2500μm
- 中央凹旁型：距 FAZ 中心 1～199μm，或者距 FAZ 中心 200～2500μm 的脉络膜新生血管，伴距 FAZ 中心 1～199μm 范围内的出血或荧光遮蔽
- 中央凹下型：位于 FAZ 的几何中心下

【预后】

长期预后尚不清楚。治疗后 CNV 可能复发或持续存在，对侧眼发生 CNV 的风险为每年 4%～12%。

二十五、视网膜血管瘤样增生

视网膜血管瘤样增生（retinal angiomatous proliferation，RAP）为 3 型视网膜内新生血管，随着视网膜血管生长到视网膜下间隙，新生血管形成一种视网膜脉络膜吻合，被认为是一种 AMD 亚型。视网膜内的血管瘤样增生是最早征象，表现为新生血管形成部位的局灶性视网膜内出血，伴有 PED。本病常有视网膜内和视网膜下出血及渗出。一般来说，RAP 病变比其他类型的 CNV 更难治疗（图 10–84 和图 10–85）。

- 荧光素血管造影：观察息肉样病变并区分其他类型的 CNV。RAP 表现为 PED 区域的局灶性强荧光。在 RAP 病灶周围常有模糊的荧光渗漏，类似隐匿性 CNV 的表现。
- ICGA：用于观察弱荧光 PED 内 RAP 病变的局灶性强荧光（热点）。由于 RAP 病灶与脉络膜循环相吻合，故与隐匿型 CNV 难以区分。
- OCT：能显示 PED 的形态、范围，并常能直观地观察到视网膜脉络膜吻合。

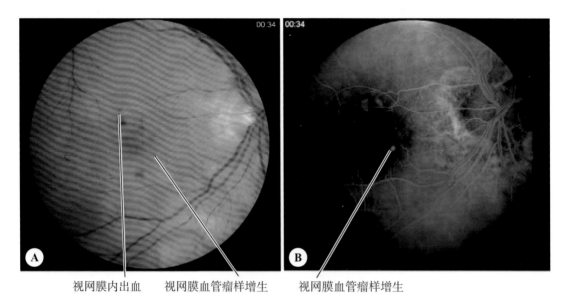

视网膜内出血　　视网膜血管瘤样增生　　　　视网膜血管瘤样增生

▲ 图 10–84　视网膜血管瘤样增生

A. 眼底彩照可见视网膜内和视网膜下出血；B. 来自视网膜血管瘤样增生病变的局灶性荧光渗漏

- RAP 的治疗类似于湿性 AMD，应用玻璃体腔注射抗 VEGF 药物（贝伐单抗 1.25mg、雷珠单抗 0.5mg、阿柏西普 2.0mg、布洛赛珠单抗 6.0mg 和培戈 – 阿比西帕 2.0mg）。
- 黄斑中央凹外的 RAP 病变可以采用局灶性激光光凝治疗。

二十六、息肉样脉络膜血管病变

息肉样脉络膜血管病变（polypoidal choroidal vasculopathy，PCV）在 ICGA 上可见视网膜下橘红色息肉样结节，为 1 型脉络膜新生血管的变异类型（位于 RPE 下），本病是否为 AMD 的一个亚型还是一种单独疾病存在争议。通常单眼发病，但也可双眼发病，表现为视网膜神经上皮和 RPE 呈橘红色结节状隆起（PED 切迹），常伴视网膜下出血（可大量出血）和视网膜色素上皮萎缩，晚期视网膜下纤维化（图 10-86）。更常见于非裔美国人和亚洲人群；在亚洲人群中男性多见，病变位于黄斑区，双眼发病；在非裔美国人和白种人患者中，女性多见，常单眼发病，病灶在视盘。在湿性 AMD 的白种人患者中，

PCV 占 4%～10%，PCV 患病年龄比 AMD 年轻。危险因素包括吸烟、高血压和糖尿病。与 PCV 相关的遗传因素和 AMD 相似，包括 *ARMS2*、*Y402H*，CFH 上的 *162V*，*HTRA1* 和 C2。鉴别诊断包括任何可产生隐匿性或轻微典型性 CNV 的疾病。通常发生在 50—65 岁的患者中，因此该年龄段患者出现 CNV 时应考虑为 PCV。与典型的渗出性 AMD 相比，其预后更好，病程更短，2 年视力下降 1～3 行，并可能自行消退。

- 荧光素血管造影：观察息肉样病变并与 CNV 相鉴别。由于吲哚菁绿（indocyanine green，ICG）吸收并发射近红外光，更易穿透 RPE，并且 ICG 与血浆蛋白有更高的结合亲和力使其透过脉络膜毛细血管速度更慢，被 RPE 吸收的更少，因此可以更好地观察 PCV。
- 吲哚菁绿血管造影：早期出现单个或多个、葡萄样的强荧光息肉状病变，可有或无分支血管网，出现在 ICGA 的最初 5min 内，测量宽度 100～500μm。早期血管异常病变中央呈强荧光，病

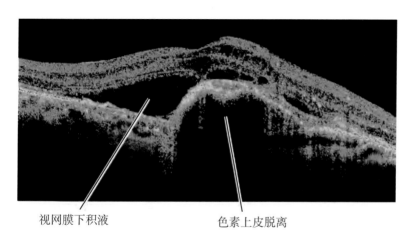

视网膜下积液　　　　　　色素上皮脱离

◀ 图 10-85 视网膜血管瘤样增生的频域 OCT，可见色素上皮脱离和黄斑囊样水肿

息肉样脉络膜血管病变　　　　息肉样脉络膜血管病变

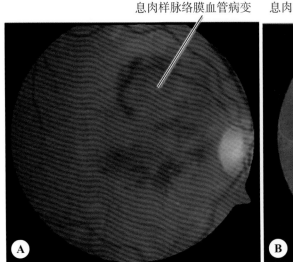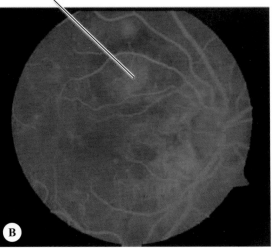

▲ 图 10-86　息肉样脉络膜血管病变，可见多个橘色出血性色数上皮脱离
A. 眼底彩照；B. 荧光素血管造影

变周围晕轮状弱荧光，若橘红色视网膜下结节状病灶对应于强荧光，则为特征性改变（图 10-87）。动态 ICGA 可见强荧光结节的搏动性充盈，晚期因洗脱现象病灶中心呈弱荧光，息肉状病灶呈戒指样外观。当常规眼科检查提示出血性黄斑病变并有以下特征之一时，应采用 ICGA 来明确 PCV 的诊断，即临床可见的橘红色视网膜下结节状病灶、自发性视网膜下大量出血、PED 压迹或出血性色素上皮脱离。

- OCT：可有脱离色素上皮下"串珠"样的高反射物质。在某些切面上，可能会看到位于 RPE 下方和 Bruch 膜上方对应于息肉状病变的高反射环。深度增强成像常可见脉络膜增厚（图 10-88）。

- 没有中央凹出血、渗出或活动性病变患者可随访观察，活动性征象指视力下降≥5 个字母、视网膜下或视网膜内层间积液出、PED、视网膜下出血或荧光渗漏。

- 足量或减量的维替泊芬（Visudyne）光动力疗法单独或联合抗 VEGF 药物

息肉样脉络膜血管病变

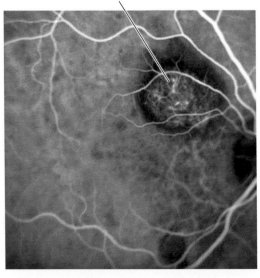

▲ 图 10-87　与图 10-86 所示为同一患者，ICGA 显示息肉样脉络膜病变

（玻璃体腔注射雷珠单抗 0.5mg，贝伐单抗 1.25mg，阿柏西普 2.0mg）被证明有效（EVEREST/EVEREST2 和 PLANET 研究结果）。

- 针对黄斑中央凹外的 PCV，可对整个病变区域包括息肉样病变行局部光凝或光动力疗法治疗。

二十七、年龄相关性脉络膜萎缩

老年患者出现轻度视力下降（20/25～20/40）。其眼底表现类似早期年龄相关性黄斑变性，如色素沉着、视网膜下玻璃膜疣样沉积（网状假性玻璃膜疣），以及源于较大脉络膜血管的网格样眼底改变。伴有视盘周围萎缩（72%）和青光眼（35%）（图 10-89）。

- OCT：可见极薄的脉络膜层；火山状的视网膜下玻璃膜疣样沉积，视网膜下高反射隆起（图 10-90 和图 10-91）。

- 尚无有效治疗方法。

二十八、近视性变性和病理性近视

进行性视网膜变性发生于高度近视（≥-6.00D，眼轴＞26.5mm）和病理性近视（≥-8.00D，眼轴＞32.5mm）患者，在美国人口中发病率为 2%。眼部改变包括

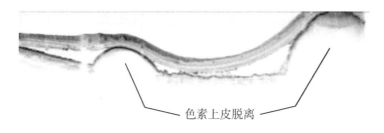

色素上皮脱离

◀ 图 10-88 **PCV 的频域 OCT** 可见多发性色素上皮脱离

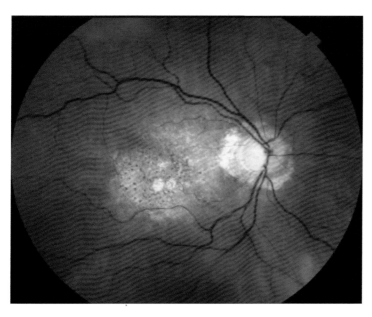

◀ 图 10-89 **年龄相关性脉络膜萎缩，可见网格样眼底外观、视盘周围萎缩和青光眼征象**

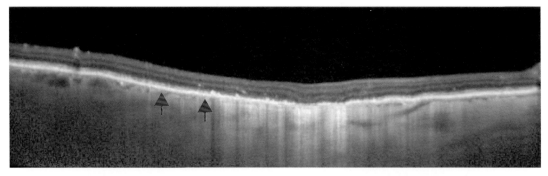

▲ 图 10-90　与图 10-89 所示为同一患者，频域 OCT 可见极薄的脉络膜层（箭）

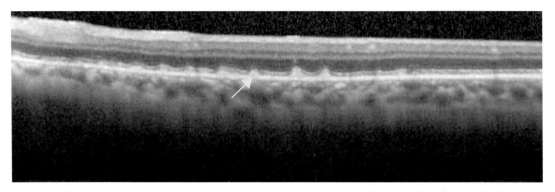

▲ 图 10-91　与图 10-89 所示为同一患者，频域 OCT 显示视网膜下玻璃膜疣样沉积（黄箭）

巩膜变薄、后巩膜葡萄肿、漆裂纹（不规则的黄色条纹）、视盘颞侧新月形萎缩弧、视盘倾斜、Fuchs 斑（黄斑区 RPE 增生所致的黑色斑）、RPE 层变薄出现的"豹纹状"眼底（可透见较大的脉络膜血管）、视网膜下出血（特别是漆裂纹附近）和脉络膜视网膜萎缩；PVD 发生率增加，白内障发生提前、青光眼、视网膜格子样变性、巨大视网膜撕裂孔、视网膜脱离、黄斑裂孔和脉络膜新生血管。可能存在视野缺损（图 10-92 至图 10-95）。

- 遗传学：定位于染色体 18p11.31 和 12q21-q23。
- 荧光素血管造影：如临床上怀疑 CNV

可做检查。萎缩区域表现为窗样透见荧光，漆裂纹呈线状强荧光，晚期可着染。

- 矫正各种屈光不正，接触镜有助于减少图像缩小现象和眼镜的棱镜效应。
- 运动时推荐佩戴聚碳酸酯安全眼镜（运动可增加创伤引起脉络膜破裂的风险）。
- 随访观察有无并发症（CNV、视网膜脱离、视网膜裂孔、黄斑裂孔、青光眼和白内障）。
- 类似湿性 AMD，CNV 的治疗采用玻璃体腔注射抗 VEGF 药物（贝伐单抗 1.25mg，雷珠单抗 0.5mg，阿柏西普

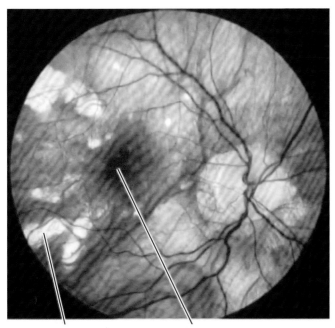

◀ 图 10-92　近视性视盘周围变性和
脉络膜视网膜萎缩

脉络膜视网膜萎缩　　　视网膜下出血

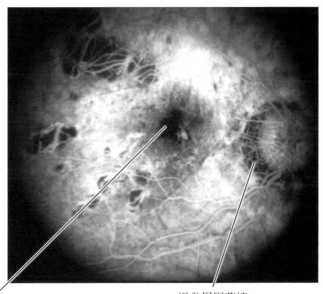

◀ 图 10-93　与图 10-92 所示为同一
患者，荧光素血管造影可见视网膜下
出血的遮蔽荧光、脉络膜视网膜和视
盘周围萎缩的窗样透见荧光

视网膜下出血　　　　　　视盘周围萎缩

2.0mg；MYRROR 研究结果）。一般来
说，CNV 的疗效要优于 AMD 患者。
- 视网膜脱离和黄斑裂孔，需由视网膜
专家行玻璃体视网膜手术治疗。

二十九、血管样条纹

【定义】

钙化、增厚的 Bruch 膜全层破裂合并
其上的 RPE 连续性中断。

【病因】

特发性或与全身疾病相关（50%），包括弹性假黄瘤（60%；颈部冗余皮肤皱褶、胃肠道出血、高血压）、Paget 病（8%；骨外组织钙化、骨关节炎、耳聋、眩晕、血清碱性磷酸酶和尿钙水平升高）、老年性弹性纤维病、钙质沉着、脂蛋白血症、镰状细胞病（5%）、珠蛋白生成障碍性贫血、遗传性球形红细胞增多症和 Ehlers-Danlos 综合征（蓝色巩膜、关节活动度过大、皮肤弹性过强）；也与视盘玻璃膜疣、肢端肥大症、铅中毒、马方综合征和视网膜色素变性（retinitis pigmentosa，RP）有关。

【症状】

通常无症状；如果出现脉络膜新生血管膜，可有视力下降、视物变形。

【体征】

视力正常或下降；深红褐色不规则线性条纹从视盘呈轮辐状发出，通常有"橘皮样"视网膜色素沉着、周边部黄斑、瘢痕及条纹周围的色素沉着，可能有视网膜下出血或积液、视网膜色素上皮脱离、黄斑变性；若发生 CNV，可有中心或旁中心暗点（图 10-96 至图 10-98）。

【鉴别诊断】

与 AMD、漆裂纹、近视性变性、脉络膜破裂、脉络膜皱褶、高血压性视网膜

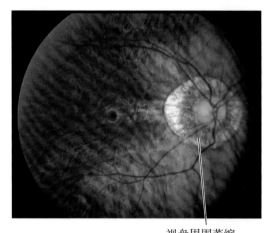

视盘周围萎缩

▲ 图 10-94　近视性变性伴视盘周围萎缩

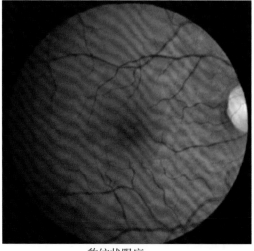

豹纹状眼底

▲ 图 10-95　由视网膜色素上皮变薄引起的豹纹状眼底，可透见较大的脉络膜血管

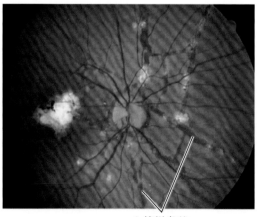

血管样条纹

▲ 图 10-96　血管样条纹呈暗红色、分支线状从视盘放射状发出

病变（Siegrist 条纹）、眼动脉阻塞相鉴别。

【评估】

- 完整的眼科病史和眼部检查，注意裂隙灯联合前置镜或三面镜眼底检查，以及检眼镜检查。
- 使用 Amsler 方格表检查，以排除 CNV。

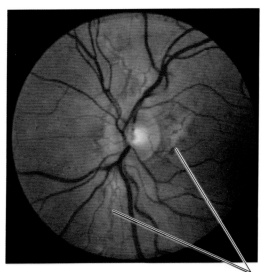

血管样条纹

▲ 图 10-97　血管样条纹从视盘放射状发出

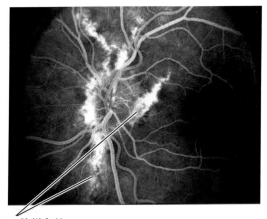

血管样条纹

▲ 图 10-98　与图 10-97 所示为同一患者，荧光素血管造影显示与血管样条纹对应的窗样透见荧光

- 实验室检测：镰状细胞筛查、血红蛋白电泳（镰状细胞病）、血清碱性磷酸酶、血清铅水平、尿钙、大便隐血、皮肤活检。
- 荧光素血管造影：如临床上怀疑 CNV 可做检查，通常 CNV 沿着血管样条纹发生，可有颗粒状强荧光。
- 排除全身性疾病，包括皮肤活检和 X 线检查。

处　理

- CNV 的治疗采用玻璃体腔注射抗 VEGF 药物（贝伐单抗 1.25mg）。
- 因为轻度钝挫伤可引起出血或脉络膜破裂，建议佩戴聚碳酸酯安全眼镜。
- 治疗全身性疾病。

【预后】

良好，除非发生 CNV（复发率高）。

三十、中心性浆液性脉络膜视网膜病变

【定义】

特发性，液体从脉络膜渗漏进入视网膜下间隙（94%）、RPE 下（3%），或者两者兼有（3%），可能由 RPE 或脉络膜功能障碍引起。

【流行病学】

通常出现在 20—50 岁的男性患者（10 : 1）；在女性中，发病年龄稍大。通常单眼发病，但可双眼发病；更常见于白

种人、西班牙裔和亚洲人；在非裔美国人中罕见。与 A 型人格（更有可能增加皮质醇水平）、压力和臆想症有关，还与妊娠、激素使用、高血压、库欣综合征、系统性红斑狼疮和器官移植有关。

【症状】

视力下降、视物变小、视物变形、中心暗点和轻度色觉障碍，也可能无任何临床症状。

【体征】

视力正常或下降，视力范围为 20/20～20/200（佩戴针孔镜或镜片矫正后视力改善）；远视、Amsler 方格表检查结果异常（中心或旁中心暗点，或者视物变形）；单个或多发圆形或椭圆形的浆液性视网膜浅脱离或 PED，在 RPE 水平有深黄色斑点；既往病变区域可有 RPE 萎缩。视网膜下纤维蛋白提示有活动性渗漏。极少与 1 型 CNV 和视网膜下积液相关（图 10-99 至图 10-101）。

【鉴别诊断】

与 AMD（尤其是年龄＞50 岁的患者）、Vogt- 小柳 - 原田（Vogt-Koyanagi-Harada，VKH）综合征或其他脉络膜炎性病变、葡萄膜渗漏综合征、妊娠毒血症、视盘小凹、脉络膜肿瘤、卵黄样黄斑脱离、药物毒性（MEK 抑制药），其他原因引起的 PED，包括 PCV 和 CNV 相鉴别。

【评估】

● 完善的眼科病史和眼部检查，注意 Amsler 方格表、裂隙灯联合前置镜或

三面镜眼底检查，以及检眼镜检查。

● 眼底荧光素血管造影：从渗漏点以下可见典型的泪滴形自发强荧光，既往病变区域可见可自发强荧光区。

● 荧光素血管造影：早期出现局部点状强荧光，逐渐形成典型的烟囱状（10%）或在色素上皮脱离区域逐渐形成荧光积存，可能同时出现多个渗漏点（30%）；通常双眼其他区域中可见点状透见荧光；反复渗漏部位常位于原始渗漏点附近。

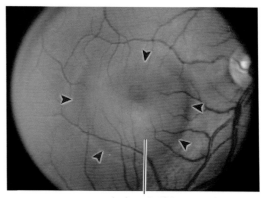

色素上皮脱离

▲ 图 10-99 特发性中心性浆液性视网膜病变伴大片浆液性视网膜脱离

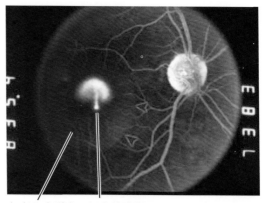

色素上皮脱离　烟囱状渗漏

▲ 图 10-100 与图 10-99 所示为同一患者，荧光素血管造影可见典型的烟囱状渗漏

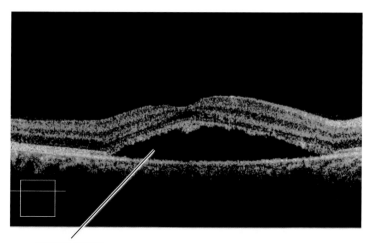

◀ 图 10-101 中心性浆液性视网膜病变的频域 OCT，注意视网膜下积液上方正常的黄斑中央凹凹陷

视网膜下积液

- ICGA：脉络膜高通透性。
- OCT：脉络膜的增强深度成像可见患眼脉络膜增厚，对侧眼也常有增厚，可见视网膜下和 RPE 下积液。随访中可监测病情进展 / 转归。

处　理

- 减少并停止各种含激素产品。通常需确认没有眼部、关节内、静脉注射或吸入激素应用。
- 大多数病例无须治疗，通常在 6 周左右可以自愈。
- 治疗主要针对那些由于职业原因（如独眼、飞行员）需要快速恢复视力的患者，对侧眼因中心性浆液性视网膜病变引起的视力低下，几个月后积液仍未吸收，反复发作伴视力不良，或者已知预后较差的中心性浆液性视网膜病变的严重类型。
- 激光光凝渗漏点已被证明可缩短症状持续时间，但对最终视力没有影响。有些报道称光凝可降低复发率，但其他研究没有观察到显著差异。
- 对渗漏点或渗漏区域采用全量或减量光动力疗法已被证明可以改善视力和减轻渗漏（试验性）。光动力疗法比激光更快速地促进积液的吸收。光动力疗法联合抗 VEGF 治疗已有尝试，但尚未显示比单独光动力疗法效果更好。
- 米非司酮（口服糖皮质激素拮抗药）、依普利酮（盐皮质激素受体拮抗药）、磷酸丝氨酸（降低皮质醇）、螺内酯（针对女性）和利福平（细胞色素 P450 抑制药）已试用于更多慢性患者，并在早期有一定疗效，尤其是慢性、双眼发病和多发病灶的患者。

【预后】

预后良好；94% 的患者视力恢复 ≥20/30；95% 的 PED 在 3～4 个月内自行消退，21 个月内视力改善。本病复发较常见（45%），并且通常发生在 1 年以内。在光凝治疗后，视力恢复较快，但对比敏感度的恢复时间较慢，可能会永久性下降；5% 的患者会发展为 PCV 或产生 CNV。复发、多个脱离病灶或慢性病程的患者预后较差。

三十一、黄斑囊样水肿

【定义】

黄斑区细胞外液的聚集，在外丛状层形成特征性囊腔。

【病因】

手术后（尤其是晶状体后囊膜破裂伴玻璃体脱出的老年患者；白内障术后黄斑囊样水肿（cystoid macular edema，CME）称为 Irvine-Gass 综合征，发病高峰为术后 4～6 周）、激光治疗后（钕：钇 - 铝石榴子石激光晶状体囊膜切开术，尤其在白内障术后 3 个月内）、葡萄膜炎、糖尿病性视网膜病变、黄斑或视网膜毛细血管扩张症、视网膜静脉阻塞、视网膜血管炎、视网膜前膜、遗传性视网膜营养不良（显性 CME、RP）、药源性（无晶状体眼患者使用肾上腺素、地匹福林、前列腺素类似物和芬戈莫德）、高血压性视网膜病变、辐射性视网膜病变、湿性 AMD、隐匿性 RRD、眼内肿瘤、胶原血管病、低眼压和慢性炎症。

【症状】

视力下降或消失。

【体征】

视力下降、黄斑中央凹反光消失、中央凹厚度增加、中央凹皱褶、视网膜内囊样间隙（图 10-102 至图 10-104）、脂质渗出；可能有葡萄膜炎或手术并发症的体征，包括后囊膜破裂、切口玻璃体脱出、瞳孔变形或切口有虹膜嵌顿。

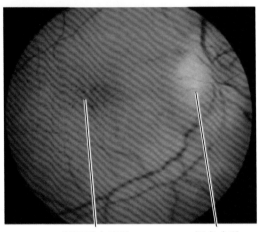

视网膜内囊腔　　　　视盘水肿

▲ 图 10-102　黄斑囊样水肿伴黄斑中央凹反光减弱、中央凹囊样改变和视网膜内出血

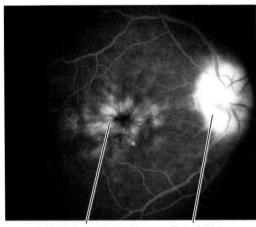

花瓣样荧光渗漏视盘　　　荧光渗漏

▲ 图 10-103　与图 10-102 所示为同一患者，荧光素血管造影显示特征性的花瓣样外观和视盘荧光渗漏

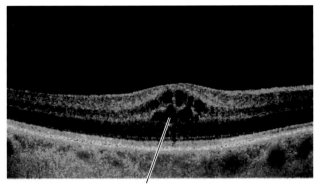

◀ 图 10-104 黄斑囊样水肿的频域 OCT
显示视网膜内囊腔，中央凹呈圆顶形状

黄斑囊样水肿

【鉴别诊断】

黄斑裂孔（1 期）、黄斑劈裂、中心性浆液性脉络膜视网膜病变、脉络膜新生血管膜、药物毒性（免疫检查点抑制药）、荧光素血管造影无渗漏的假性黄斑囊样水肿（X 连锁视网膜劈裂症、Goldmann-Favre综合征、光毒性反应、抗菌药物制剂和烟酸黄斑病变）。

【评估】

- 完善的眼病史和眼部检查，注意角膜、前房、虹膜、晶状体、裂隙灯联合前置镜或三面镜眼底检查，以及检查眼镜检查。

- 荧光素血管造影：早期、中央凹周围有斑点状强荧光，晚期特征性花瓣样荧光渗漏。Irvine-Gass 综合征晚期有视盘荧光渗漏。注意，青少年型视网膜劈裂症、烟酸（尼克酸）黄斑病变、Goldmann-Favre 病和某些类型的视网膜色素变性引起的假性黄斑囊样水肿不伴有荧光渗漏。

- OCT：视网膜厚度增加，伴圆形、囊样间隙、中央凹正常形态消失，伴或不伴神经感觉层下积液。

处 理

- 治疗原发疾病。

- 停止局部使用肾上腺素、地匹福林或前列腺素衍生物滴眼液和含烟酸的药物。在极少情况下，利尿药和口服避孕药可诱发非典型黄斑囊样水肿，停药后可自行缓解。

- 局部使用非甾体抗炎药物［非甾体消炎药，双氯芬酸或酮咯酸，每天 4 次；奈帕芬胺，每天 1 次；溴芬酸，每天 1 次］和（或）局部类固醇（1% 醋酸泼尼松龙，每天 4 次，持续使用 1 个月；缓慢减量）。一项随机研究表明，联合使用非甾体抗炎药和激素滴眼液比任一种单独使用更有效。

- 对于滴眼液治疗无效的患者，可考虑后 Tenon 囊下注射激素（曲安奈德 40mg/ml）。

- 如果治疗仍无效，可考虑口服非甾体抗炎药（吲哚美辛 25mg，口服，每天 3 次，持续 6～8 周）、口服类固醇（泼尼松 40～60mg，口服，每天 1 次，持续 1～2 周；缓慢减量）和（或）口服乙酰唑胺（250mg，口服，每天 2 次）。以上治疗方法未经验证证实。

- 对于顽固性病例，可考虑玻璃体腔注射激素（曲安奈德 4mg）或抗 VEGF 药物。

- 如果手术切口有玻璃体嵌顿且视力低于 20/80，可考虑采用钕：钇 - 铝石榴子石激光玻璃体消融术，或者经睫状体平坦部玻璃体切割术以剥除玻璃体后皮质（玻璃体切除 - 无晶状体眼黄斑囊样水肿研究结论）。

【预后】

通常良好；可在数周至数月内自行消退（术后）；慢性黄斑囊样水肿（>6 个月）预后较差，有可能发生黄斑裂孔。

三十二、黄斑裂孔

【定义】

黄斑中央凹处的视网膜裂孔。

【病因】

特发性；其他危险因素有 CME、玻璃体黄斑牵拉（vitreomacular traction, VMT）、外伤、术后、近视、激光治疗后和炎症后。

【流行病学】

老年性（特发性）黄斑裂孔（83%）通常发生在 60—80 岁的女性（男女比例 3∶1）；外伤性黄斑裂孔罕见（5%），12% 为双侧发病。

【症状】

视力下降、视物变形，中心暗点较少见。

【体征】

视力下降范围：从 1 期的 20/40 到 3～4 期的 20/100，甚至仅剩手动视力；黄斑中央凹反光消失，中央凹处出现小而圆的黄色、环形或红色斑点；在黄斑裂孔形成的不同阶段，可能有 RPE 层黄色沉淀物（Klein 征）、盖膜、视网膜下积液袖带征、CME、PVD 和阳性 Watzke-Allen 征（显微镜窄光束照射主观描述光线中断）；可能有视网膜前膜；除高度近视外，很少出现视网膜脱离（图 10-105 至图 10-107）。

- Gass 分期系统：根据临床所见描述黄斑裂孔形成情况。

  - 0 期：患眼存在玻璃体黄斑粘连或牵拉，并且对侧眼已发生全层黄斑裂孔。

  - 1 期：黄斑裂孔形成前期（先兆黄斑裂孔），伴黄斑中央凹脱离，中央凹反光消失，黄斑囊肿（1A= 中央凹处直径 100～200μm 的黄色斑点；1B= 直径 200～350μm 的黄色环）。

  - 2 期：小的全层裂孔位于黄色环的

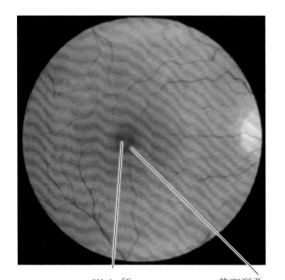

Klein 征　　　　黄斑裂孔

▲ 图 10-105　全层黄斑裂孔，裂孔基底部多发黄色斑点（**Klein** 征）

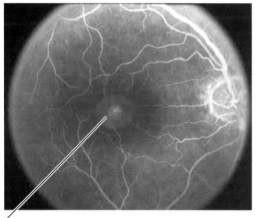

黄斑裂孔

▲ 图 10-106　与图 10-105 所示为同一患者，荧光素血管造影显示裂孔早期强荧光，晚期无荧光渗漏

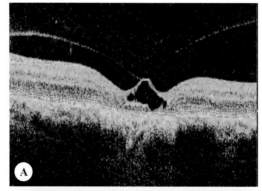

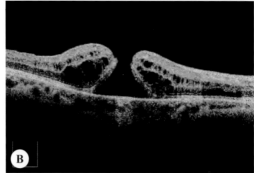

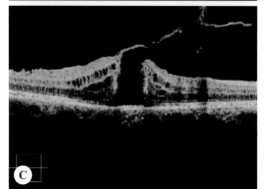

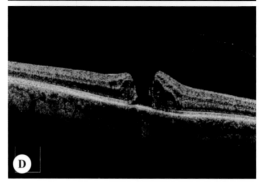

中央或边缘，75% 会进展为 3 期或 4 期裂孔。

- 3 期：全层黄斑裂孔（≥300μm），伴 Klein 征、盖膜、孔周视网膜下液积聚、CME 和 Watzke-Allen 征阳性。

- 4 期：3 期合并玻璃体后脱离。

▲ 图 10-107　1～4 期黄斑裂孔的 **OCT** 图像

- 国际 VMT 研究组分类：根据 OCT 表现和病因学进行分类。
  - 原发全层黄斑裂孔（OCT 上黄斑中央凹全层缺损）：主要亚分类，伴或不伴 VMT。
    根据全层黄斑裂孔最窄处（但不在视网膜内表面）的水平宽度进行分类。
  - ○ 小黄斑裂孔：全层视网膜缺损≤250μm。
  - ○ 中度黄斑裂孔：全层视网膜缺损＞250μm 且≤400μm。
  - ○ 大黄斑裂孔：全层视网膜缺损＞400μm。
  - 继发性黄斑裂孔：全层视网膜缺损通常不是由 VMT 引起；它继发于以前已存在或并发状况或疾病本身，包括外伤、近视、黄斑水肿、黄斑劈裂或手术操作。

【鉴别诊断】

视网膜前膜伴假性裂孔（由 ERM 引起的黄斑中央凹扭曲变形而无组织缺损）、日光性视网膜病、中心性浆液性脉络膜视网膜病变、近视牵拉性黄斑病变（近视性黄斑中央凹劈裂，高度近视眼前部牵拉引起的劈裂样黄斑增厚伴后葡萄肿）、VMT 综合征、CME 伴视网膜内囊肿、孤立性玻璃膜疣，以及临床表现类似黄斑裂孔的板层（部分增厚）裂孔，可通过 OCT 加以鉴别（图 10-108）。

【评估】

- 完整的眼科病史和眼部检查，注意视力、Amsler 方格表检查、Watzke-Allen 测试、裂隙灯联合前置镜或三面镜眼底检查，以及检眼镜检查。
- 荧光素血管造影：黄斑中央凹部位透见强荧光。
- OCT：视网膜全层缺损，伴有或不伴有裂孔周围牵拉，可鉴别真正的黄斑裂孔、板层裂孔、假性裂孔、视网膜囊肿，有助于确定治疗方案和手术计划。

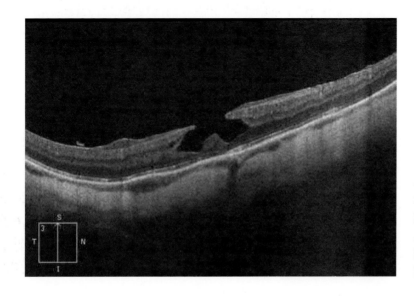

◀ 图 10-108 板层黄斑裂孔的频域 OCT，可见不规则的黄斑中央凹轮廓、内层视网膜组织缺损、视网膜内破裂，但并无全层视网膜缺损的表现

处 理

- 非常小的黄斑裂孔不建议治疗，因其可自发闭合，但 50% 的裂孔会进展，需要手术干预。
- 黄斑裂孔＜400μm 且伴有 VMT，可以通过玻璃体腔注射奥克纤溶酶（Jetrea）2.5mg/ml 来进行治疗（MIVI-TRUST 研究结果），黄斑裂孔闭合率有 50%。
- 黄斑全层裂孔可以通过经睫状体平坦部玻璃体切割、剥膜、气液交换、气体填充治疗，术后保持 7 天的俯卧位，该手术应由视网膜专家来进行。大孔和慢性裂孔手术预后较差。其他操作（包括内界膜瓣翻转覆盖、自体视网膜瓣移植和辅助手术）仍在试验当中。

【预后】

近期发生的裂孔预后较好；根据病程不同，手术后有 60%～95% 的解剖复位率，其中 73% 的患者术后视力有提高；术前视力和术后视力提高绝对值呈负相关，病程＞1 年的患者预后较差。

三十三、玻璃体黄斑粘连和牵拉

玻璃体黄斑粘连（vitreomacular adhesion，VMA）定义为玻璃体后部异常脱离引起玻璃体皮质与黄斑表面完全或部分粘连，但黄斑结构没有改变；VMA 可以没有症状，当症状加重即被发现。玻璃体黄斑牵拉（vitreomacular traction，VMT）是指 VMA 的前后牵引，牵拉黄斑会导致视网膜形态的改变，经常导致视力下降，视物变形和视物变小症。

- OCT：玻璃体后皮质和视网膜的牵拉会导致视网膜结构的改变（黄斑中央凹表面的变形、视网膜层内假性囊肿、黄斑变厚、黄斑劈裂、黄斑囊样水肿、黄斑中央凹从色素上皮层抬高）。
- 有症状的 VMT 治疗方式可以选择玻璃体腔注射玻璃体溶解酶（Jetrea）2.5mg/ml（MIVI-TRUST 研究结果）。最佳适应证人群应该含有以下一种或多种特征：没有视网膜前膜、粘连宽度＜1500μm、年龄＜65 岁和有晶状体眼。
- 可以考虑用玻璃体内注射八氟丙烷（C_3F_8）0.3ml 气体进行气压玻璃体溶解。
- 对于较重的病例，需由视网膜专家行玻璃体切除和剥膜手术。

三十四、视网膜前膜和黄斑皱褶

【定义】

沿着内界膜和视网膜表面的细胞增殖；增殖膜的收缩引起视网膜表面产生皱褶（皱褶或玻璃纸样黄斑病变）。

【病因】

危险因素包含既往视网膜手术、眼内炎症、视网膜血管阻塞、镰状红细胞性视网膜病变、玻璃体积血、外伤、黄斑裂孔、眼内肿瘤（如血管瘤和错构瘤）、毛细血管扩张、视网膜大动脉瘤、视网膜色素变性、激光光凝、玻璃体后脱离、视网膜裂孔和冷冻治疗，经常是特发性的。

【流行病学】

发病率随年龄增长而增加，50 岁以上人群发病率为 2%，75 岁以上为 20%；20%～30% 是双眼发病。女性发病率略高（3∶2），糖尿病已被认为与特发性视网膜前膜相关。

【症状】

视力正常或下降，Amsler 方格表检查异常，沿黄斑出现薄的半透明而有光泽的膜（玻璃纸样），可牵拉血管变形、视网膜条纹、假性裂孔（没有视网膜组织丢失）、中央凹移位和黄斑囊样水肿。偶尔可见内层视网膜多发点状出血（图 10-109 至图 10-113）。

【鉴别诊断】

与糖尿病视网膜病变的牵拉性视网膜脱离、镰状红细胞性视网膜病变、放射性视网膜病变、脉络膜皱褶相鉴别。

【评估】

- 完整的眼科病史和眼科检查，注意非接触式双目检眼镜或接触式检眼镜检查，以及直接检眼镜检查。
- OCT 评估视网膜厚度、裂孔分期（板层或全层黄斑裂孔鉴别）和牵拉状态。

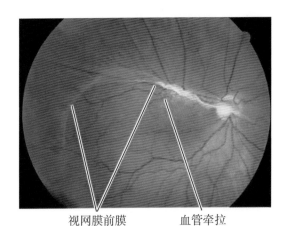

视网膜前膜　　　　血管牵拉

▲ 图 10-110　视网膜前膜伴血管牵拉

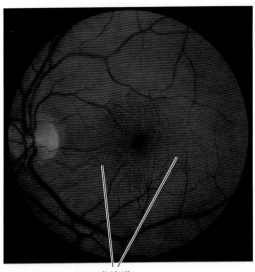

视网膜前膜

▲ 图 10-109　玻璃纸样的视网膜前膜和视网膜条纹

视网膜前膜

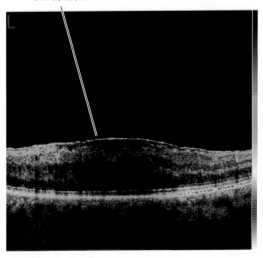

▲ 图 10-111　谱域光学相干断层扫描显示视网膜增厚

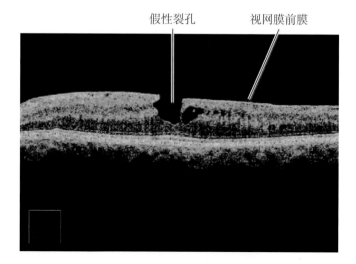

假性裂孔　　视网膜前膜

◀ 图 10-112　谱域光学相干断层扫描显示视网膜前膜引起的假性裂孔，因为缺损不是全层的，有别于黄斑裂孔

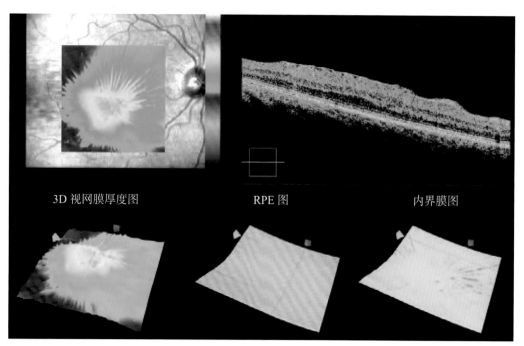

3D 视网膜厚度图　　　　RPE 图　　　　内界膜图

▲ 图 10-113　视网膜前膜的频域光学相干断层扫描，通过高阶分段算法，可显示出视网膜厚度和内界膜图表面褶皱的增加

3D. 三维；RPE. 视网膜色素上皮

处　理

- 一般无须治疗，除非视力显著影响生活。
- 视力下降明显（如低于 20/50）或有顽固症状可以由视网膜专家行玻璃体切除联合前膜剥除手术。

【预后】

一般预后好，75% 患者手术后有症状改善和视力提高。

三十五、有髓神经纤维

由巩膜筛板前神经节细胞轴突的异常髓鞘形成，浅层视网膜（神经纤维层）呈黄白色斑块，并有羽毛状边缘。典型的为单侧（80%），发生在视神经附近，但可以位于后极部的任何地方。视网膜血管结构模糊，可与棉绒斑、星形细胞错构瘤、视网膜震荡混淆，或者与大范围的视网膜动脉阻塞混淆。患者通常无症状，但视野检查可见有髓鞘区相对应的暗点；男性发病略多（图 10-114）。

- 无须治疗。
- 注意视野检查。

三十六、日光性／光毒性视网膜病变

无保护地长期凝视太阳 1~4h 后会出现双侧视力下降，范围为 20/40~20/100，出现视物变形、畏光、色觉障碍、后像、盲点、头痛、眼眶疼痛。早期视网膜损伤的范围从无变化到中央凹区域出现黄色斑点，周围可见色素改变。晚期病变包括中央凹的板层孔或中央凹变薄。视力可在 3~6 个月以上慢慢改善，但仍有残余盲点和视物变形。类似的情况可能发生在无保护的注视激光，电焊和长期暴露于手术显微镜光下（单眼）（图 10-115 和图 10-116）。

- 本病无有效治疗措施。

三十七、药物毒性黄斑病变

（一）氨基糖苷类（庆大霉素、妥布霉素和阿米卡星）

氨基糖苷类药物通过各种途径入眼时产生毒性反应，包括结膜下注射（即使在没有明显穿透巩膜的情况下）的药物扩散，结膜下注射后或使用角膜治疗镜时药物通过白内障手术切口的扩散。庆大霉素

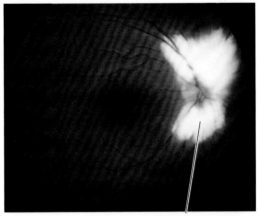

有髓神经纤维

▲ 图 10-114 有髓神经纤维，可见绒毛状的白色外观，从视神经延伸，部分遮蔽了视盘边缘和视网膜血管

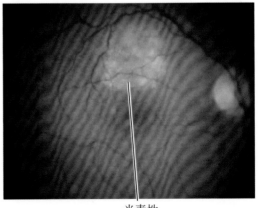

光毒性

▲ 图 10-115 光毒性视网膜病变，继发于手术室显微镜过度曝光引起的视网膜水肿

（Garamycin）比阿米卡星（阿米金）或妥布霉素（Nebcin）的毒性更大。剂量超过庆大霉素 0.1mg 或阿米卡星 0.2mg，就会引起粒细胞阻塞视网膜毛细血管，出现毒性反应。导致急性、严重、永久性的视力丧失。视网膜毒性反应包括显著的视网膜变白（特别是黄斑区）、小动脉变细、静脉串珠和广泛的视网膜出血。晚期可出现视神经萎缩和色素改变。视力预后差。

- 荧光素血管造影：与缺血视网膜区域相对应的毛细血管无灌注区。
- 无有效治疗。

（二）角黄素（斑蝥黄质）

一种用于治疗光敏性疾病和白癜风的类胡萝卜素。毒性反应会在中央凹周围产生典型的环状折射的黄色斑点（金粉视网膜病变）。口服斑蝥黄类染色剂可发生，通常无症状或仅引起轻度视物变形和视力下降。累积发病剂量为 35g（图 10-117）。

- 检查视野（中心 10°）。

- 若出现毒性反应，减量或停药。

（三）氯喹（Aralen）或羟氯喹（Plaquenil）

喹啉类药物最初用于抗疟疾，现在用于治疗风湿性疾病，如系统性红斑狼疮、类风湿关节炎，以及用于移植物抗宿主病和阿米巴病的短期脉冲治疗。毒性可产生中央和旁中央暗点、视物模糊、夜盲症、光幻视、色光障碍、畏光，在晚期还可产生视野收缩、色觉丧失、视力下降和绝对暗点。早期视网膜改变包括中央凹光反射的消失和黄斑异常色素沉着（可逆）；牛眼样黄斑病变（不可逆），周围骨细胞样色素沉着，血管变细，晚期出现视盘苍白；后期可能出现类似于终末期视网膜色素变性（图 10-118 至图 10-121）。也可能出现睫毛白化和轮状上皮下角膜沉积（角膜涡状营养不良、涡旋角膜病）。剂量大于每天 2.3mg/kg（氯喹）和每天 5.0mg/kg（羟氯喹）可引起黄斑病变；每天总剂量是影响视网膜毒性最重要的因素；其他主要因素包括用药时间（>5 年，无其他危险因

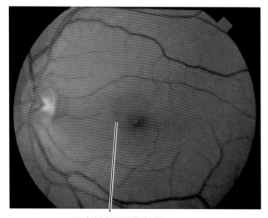

日光性视网膜病变

▲ 图 10-116 日光性视网膜病变，注意黄斑区色素改变

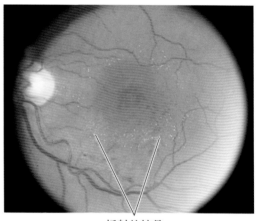

折射的结晶

▲ 图 10-117 由角黄素引起的结晶性黄斑病变

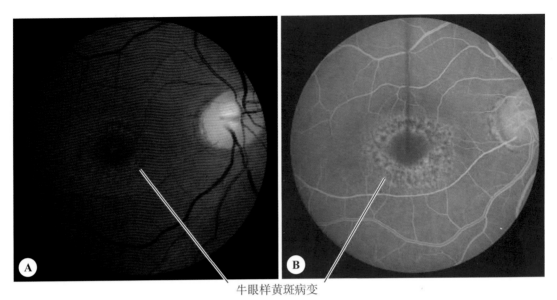

牛眼样黄斑病变

▲ 图 10-118　A. 硫酸羟氯喹引起的牛眼样黄斑病变；B. 荧光素血管造影可见窗样荧光缺损

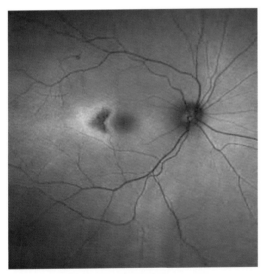

▲ 图 10-119　眼底自身荧光显示视网膜色素上皮受损区域的弱荧光

素）、肾脏疾病、同时使用他莫昔芬（增加5 倍风险）、先前存在视网膜或黄斑疾病。其他危险因素可能是老年和肝脏疾病。喹啉类物质在体型较瘦的患者中储存量要多于肥胖患者，停药后由于药物积聚在眼睛内，毒性也经常进展。羟氯喹相对更安

全，因其不易穿过血 - 视网膜屏障。7.5%的患者长期使用有毒性；在推荐剂量下，5 年以内的毒性风险低于 1%，10 年以内低于 2%，20 年后可达 20%。

- 牛眼样黄斑病变的鉴别诊断包括视锥细胞营养不良、年龄相关性黄斑病变、Stargardt 病或眼底黄色斑点、Spielmeyer-Vogt 病、白化病、窗样光泽黄斑营养不良、中央晕轮性脉络膜营养不良、良性同心圆环形黄斑营养不良、氯法齐明毒性反应、岩藻糖苷贮积症。

- 视力检查（基于 2016 年修订的美国眼科学会建议）。

  - 开始用药 1 年内：基线全面眼科检查；如果有黄斑病变（最好在正面观察），增加视野［非亚洲人：中心 10°（10-2）与白色测试对象，旁中心暗点；亚洲人：24-2 或 30-2，暗点延伸到黄斑以外］和 OCT（UFO

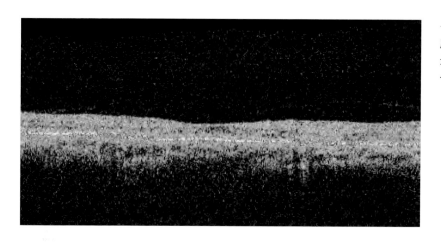

◀ 图 10-120　与图 10-118 所示为同一患者，OCT 显示牛眼区域的视网膜变薄，也被称为 UFO 或飞碟征

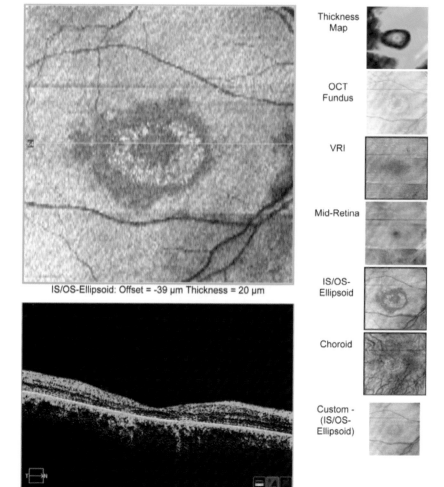

Thickness Map

OCT Fundus

VRI

Mid-Retina

IS/OS-Ellipsoid

Choroid

Custom - (IS/OS-Ellipsoid)

IS/OS-Ellpsoid: Offset = -39 μm Thickness = 20 μm

◀ 图 10-121　en face 光学相干断层扫描显示牛眼区域视网膜变薄，观察内节细胞层 / 外节细胞层或椭圆体带时最明显

或飞碟征、视网膜外环变薄）。

- 每年筛查（用药 5 年或如果有主要危险因素需更早）：筛查试验应在视网膜可见改变之前检测出毒性。主要检查视野和 OCT，其他客观检查有多焦 ERG（a 波升高、b 波抑制）和眼底自发荧光（减弱）。不推荐筛查的检查包括眼底检查、时域 OCT、荧光素血管造影、全视野视网膜电图、Amsler 方格表、色觉和眼电图。

- 高危患者需更频繁地筛查（药物使用 5 年，合并肾病或肝病，使用他莫昔芬，年龄 >60 岁，特别是体弱或极瘦的患者）。

- 如果出现毒性反应，减量或停药。

（四）氯丙嗪（Thorazine）

吩噻嗪抗精神病药物。毒性剂量为每天 1200～1400mg，持续 1 年以上，患者可在眼睑、角膜、晶状体和视网膜出现色素沉着。

- 如果出现毒性反应，减量或停药。

（五）去铁胺（Desferal）

多次输血的患者使用铁和铝螯合剂。毒性反应会导致视力下降、夜盲症和视野丧失。尽管会有牛眼样损害改变，但最常见的初发表现是黄斑区脱色素；如果不停药，数周后发展为广泛性色素紊乱。毒性反应可在 1 次用药后出现。

- 如果出现毒性反应，减量或停药。

（六）地高辛（Lanoxin）

洋地黄苷治疗心力衰竭和心房颤动。

毒性可引起神经系统（头痛、头晕、精神错乱、嗜睡、疲劳、神经痛、幻觉、癫痫、视觉障碍）、胃肠道（厌食、体重减轻、恶心、呕吐、腹泻、腹痛）和心脏（心悸、心动过缓、晕厥、呼吸困难、下肢肿胀）症状；25% 的死亡率。视力变化包括色觉障碍［15% 有症状，在 20%～30% 的测试中出现（蓝色色觉缺陷；然后红绿色觉缺陷）；黄视症（黄色视，光周围晕），蓝视症（蓝色视），绿视症（绿色视）］、视物模糊、复视、闪光幻觉、畏光、中央或旁中央暗点，以及最小的眼底变化。

- 电生理检查：视网膜电图（延迟和 b 波振幅降低）。

- 如果出现毒性反应，减量或停药。

（七）α 干扰素

细胞因子生物反应调节剂，用于治疗癌症和肝炎。毒性反应可引起棉绒斑、视网膜内出血、黄斑囊样水肿、毛细血管无灌注，很少有血管阻塞。

- 如果出现毒性反应，减量或停药。

（八）甲氧氟烷（Penthrance）

卤代醚麻醉药现在很少使用。可能导致不可逆的肾衰竭，由草酸钙结晶沉积造成，视网膜毒性反应可见黄白色结晶物在后极部沉积并沿小动脉排列。甲氧氟烷是草酸的代谢产物，与钙离子结合形成不溶性的永久性草酸钙盐（图 10-122）。

- 没有有效的治疗方法。

（九）烟酸

烟酸（维生素 B_3）被用于治疗高胆固醇血症。Müller 细胞内水肿引起的假囊样

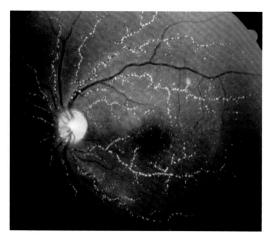

▲ 图 10-122　甲氧氟烷毒性反应，可见视网膜小动脉结晶沉积

黄斑水肿（烟酸性黄斑病）可引起视力下降和视物变形。

- 荧光素血管造影：早期，旁中央凹出现黄斑囊样水肿一样的点状强荧光，但无渗漏。
- OCT：囊样改变。
- 如果出现毒性反应，减量或停药。

（十）戊聚糖多硫酸酯（聚苯硫醚、硫酸戊聚糖钠）

一种合成的低分子量肝素，如糖胺聚糖类似物，用于治疗膀胱疼痛综合征和间质性膀胱炎。毒性反应引起双侧、对称、中心性的色素性黄斑病变，中央凹累及可表现为 AMD、成年性卵黄样营养不良或图形样营养不良。随着接触时间的延长和剂量的增加，风险也会增加。症状包括视物模糊、暗适应时间延长和视物变形（停药后可能持续或恶化），视力通常受影响最小。早期眼底可见中心旁色素沉着点和黄色或橙色视网膜下橙色沉积，晚期可见萎缩；可能发展为黄斑囊样水肿。推荐的

筛查方法是检查基线眼底影像（彩色照片、眼底自发荧光和 OCT），然后在聚苯硫醚治疗 5 年后每年进行 1 次或在风险增加的患者中进行更频繁的检查（如高剂量、吸烟史、合并黄斑疾病和肾、肝或脾功能受损）（图 10-123 至图 10-125）。

- 眼底自发荧光：边界清楚的密集中央强荧光点和弱荧光点区域。
- OCT：RPE 处高反射结节与色素沉着对应，视网膜外层不规则。
- 如果出现毒性反应，减量或停药。

（十一）奎宁（Quinamm）

生物碱抗寄生虫药物最初用于治疗疟疾，现在用于良性肌肉痉挛。急性中毒引起视网膜水肿、静脉充盈、樱桃红点进展为 RPE 斑纹、视网膜血管变细、视神经萎缩；虽然晚期类似血管阻塞，其毒性反应集中在视网膜神经上皮层。毒性反应可引起全身神经症状和视物模糊、视野缺损和畏光；短期用药过量（单次剂量＞4g）可能导致永久性失明（图 10-126）。

- 没有有效的治疗方法。

（十二）西地那非（Viagra）

选择性磷酸二酯酶 5（PDE-5）抑制药通常用于勃起功能障碍，与光感受器层的 PDE-6 受体具有交叉反应。服用药物后 15～30min 出现症状，在 1～2h 内达到高峰，产生可逆性色觉感受异常，包括蓝色或蓝绿色色调或视觉中心的薄雾（可能是粉色或黄色）；感光异常，包括颜色越深越暗，明视觉感知增强；也可有畏光和结膜充血。剂量＜50mg 在 1h 内缓解，100mg 需 2h 缓解，200mg 需 4～6h。该

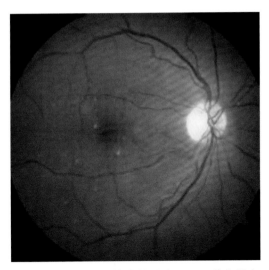

▲ 图 10-123 戊聚糖毒性反应，可见黄斑的色素变化

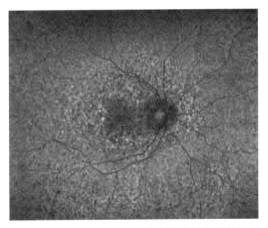

▲ 图 10-124 戊聚糖中毒患者的黄斑上眼底自发荧光显示特征性的强荧光点和弱荧光点

药物修饰光感受器中的传导通路（阻断 PDE-5 比 PDE-6 多 10 倍，导致 cGMP 干扰）；服用 25～50mg 的患者中有 3% 发生，服用 100mg 的患者中有 11% 发生，服用超过 100mg 的患者中有 40%～50% 发生。所有年龄段的发病率都是一样的。没有永久性视觉影响的报道，长期影响尚不清楚。在伴有 RP 和先天性夜盲症患者中谨慎使用。虽然没有真正的病因联系，但有一些缺血性视神经病变的报道。

- 电生理测试：ERG（急性发作期间明视和暗视 b 波振幅轻度降低，急性发作可见明视 a 波和 b 波降低幅度不超过 10%；随着时间的推移恢复到正常，没有观察到永久的视力影响）。
- 如果出现毒性反应，减量或停药。
- 缺血性视神经病变无有效治疗。

（十三）他达拉非（Cialis）和伐地那非（Levitra）

与西地那非类似；虽然没有真正的联系或因果关系，但是有一些报道会发生缺血性视神经病变。美国食品药品管理局建议，如果患者突然出现单眼或双眼视力下降或视力下降，应停止使用这些药物。

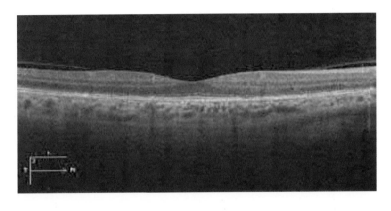

◀ 图 10-125 与图 10-124 所示为同一患者，OCT 可见视网膜色素上皮水平处的视网膜下结节

- 缺血性视神经病变无有效治疗。

（十四）滑石粉

硅酸镁（滑石）没有药用价值，但可作为几种口服药物包括哌甲酯（利他林）和美沙酮的载体。静脉滥用药物者可在附近在小动脉附近或动脉内发现反射性黄色沉积物；在静脉吸毒者、注射粉碎哌甲酯（利他林）片剂混悬液的患者中也发现类似的结果。滑石粉颗粒体积小于红细胞，会通过肺毛细血管网，进入动脉系统。重复静脉注射可诱导形成分流，使较大颗粒进入眼动脉。

- 没有有效的治疗方法。

（十五）他莫昔芬（Nolvadex）

选择性雌激素受体调节剂用于转移性乳腺腺癌的治疗。可产生折射性黄白色结晶物，分散在视网膜后极部呈炸面圈状，出现轻度黄斑囊样水肿，以及之后的视网膜色素改变；还可在角膜上皮下出现白色螺旋状沉积物。通常无症状，但可能导致轻度视力减退和色觉障碍。通常在剂量＞30mg发生；在最初较高的剂量水平就有结晶体出现，但较低的剂量可以逐渐溶解。

- 荧光素血管造影：黄斑囊样水肿时有典型的花瓣样荧光渗漏。
- OCT：黄斑囊样水肿的囊腔形成。
- 如果出现毒性反应，应减量或停药。

（十六）硫利达嗪（Mellaril）

用于治疗精神分裂症的吩噻嗪类抗精神病药。可引起夜盲症、视力减退、环形或旁中心暗点、视觉上的褐色变色。短期高剂量使用首先在视网膜赤道部出现色素颗粒或团块（可逆），然后进展和合并成大面积的色素沉着（视网膜椒盐状色素病变）或脉络膜视网膜萎缩。长期使用会在赤道后方出现一种变异型，称为圆形视网膜病变，伴脉络膜视网膜萎缩。晚期可出现类似末期视网膜色素变性或毡层视网膜变性，伴动脉变细、视神经萎缩和广泛的色素紊乱。剂量＞每天 800mg（推荐剂量每天 300mg）会产生视网膜病变；每天总剂量似乎比累计总剂量更为关键；由于药物贮积在眼睛中，即使停药后仍会出现进展（图 10-127）。

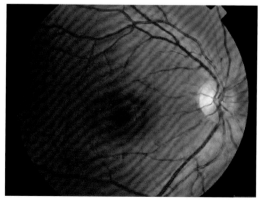

▲ 图 10-126　慢性奎宁中毒引起的牛眼样黄斑病变

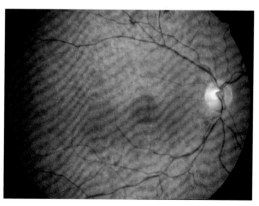

▲ 图 10-127　终末期硫利达嗪中毒引起的弥漫性色素性视网膜病变

- 服药期间每6个月检查视力、色觉和视野。
- 荧光素血管造影：椒盐状改变，弱荧光点和强荧光窗样缺陷共存。圆形视网膜病变产生大面积的RPE丢失。
- OCT：视网膜内条纹可见。停止用药后，所有的变化都是可逆的。
- 电生理检查：ERG（早期正常；后期振幅降低，暗适应异常）。
- 如果出现毒性反应，应减少或停止用药。

（十七）托吡酯（Topamax）

抗惊厥药用于癫痫发作的治疗，偏头痛的预防和双相障碍的超适应证治疗，以及对乙酰唑胺不耐受的患者的特发性颅内高血压的二线治疗。可产生诱发性近视、双侧闭角型青光眼、玻璃体黄斑牵拉综合征引起的视网膜条纹。推测机制为葡萄膜渗漏或睫状体水肿导致晶状体虹膜隔膜前向移位，以及晶状体悬韧带的松弛导致晶状体增厚。激光虹膜切开术在矫正房角关闭方面是没有用的，因为房角关闭的机制不是瞳孔阻滞。

- OCT：内层视网膜内条纹可见。
- 停药后，所有变化都可逆。

（十八）万古霉素

白内障手术中用于预防感染的肽类抗生素。眼内注射可能有毒，在没有并发症的白内障手术后前房注射（1mg/0.1ml）很少发生出血性闭塞性视网膜血管炎。被认为是Ⅲ型免疫超敏反应而不是直接毒性反应。患者会有延迟出现（1~14天）的严重视力下降（一般低于20/200），轻度前房

和玻璃体炎症，大面积视网膜血管闭塞伴视网膜内出血（图10-128和图10-129）；常伴有新生血管性青光眼。

- 荧光素血管造影：与出血区域对应的扇形性视网膜血管炎和血管闭塞。
- OCT：视网膜内层增厚。

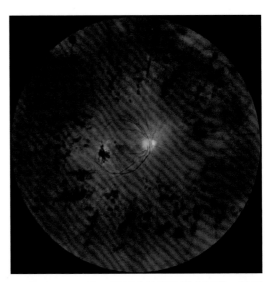

▲ 图10-128 出血性闭塞性视网膜血管炎，显示广泛的视网膜内出血

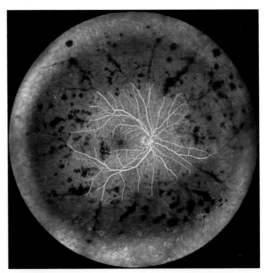

▲ 图10-129 与图10-128所示为同一患者，荧光素血管造影显示广泛的视网膜血管闭塞

- 早期全身激素治疗可能有帮助，抗VEGF 注射和激光 PRP 预防新生血管性青光眼。
- 预后不良。

三十八、脂质贮积病

神经鞘脂质贮积疾病导致神经酰胺在脂质体中积累，特别是在视网膜神经节细胞中，在黄斑处出现典型的樱桃红点。

（一）Farber 病（糖脂质贮积）[常染色体隐性遗传（autosomal recessive，AR）]

轻度樱桃红斑，发育不良，皮下结节，叫声嘶哑，进行性关节病，6—18 岁时早死。

（二）黏脂贮积症（黏多糖贮积）（AR）

樱桃红点，眼球震颤，肌阵挛，角膜上皮混浊（100%），视神经萎缩，白内障，Hurler 症面容，肝脾肿大，发育不良。有 *MCOLN1* 基因突变。

（三）Niemann-Pick 病（神经酰胺磷脂酰胆碱贮积）（AR）

明显樱桃红斑，角膜间质混浊，脾大，骨髓泡沫细胞增多，高脂血症。

（四）Sandhoff 病（神经节苷脂贮积症Ⅱ型）（AR）

明显的樱桃红斑和视神经萎缩，伴肾脏、肝脏、胰腺和其他胃肠道器官脂质堆积。

（五）Tay-Sachs 病（神经节苷脂贮积症Ⅰ型）（AR）

明显的樱桃红斑，视神经萎缩，失明，耳聋，抽搐；主要发生在阿什肯纳兹犹太人的孩子身上（图 10-130）。

三十九、周边视网膜变性

（一）格子样变性

7%～10% 的人群可发生，更常见于近视患者，33%～50% 为双眼发病。赤道部前的周边视网膜呈卵圆形视网膜变薄，上方玻璃体液化，可见十字交叉的白线（硬化血管）和视网膜的下方和上方多样的视网膜色素沉积。萎缩孔（25%）较常见；后玻璃体分离，牵拉萎缩、变薄的视网膜可能出现视网膜撕裂，增加视网膜脱离风险（图 10-131 至图 10-133）。

- 无症状的格子样变性和萎缩孔不需要治疗；对于高度近视、无晶状体、对侧眼视网膜脱离史或有视网膜脱离家族史的患者，应考虑预防性治疗。在白内障摘除或 LASIK 手术前进行预防性治疗仍有争议。
- 有症状的病例（闪光感 / 眼前黑影）

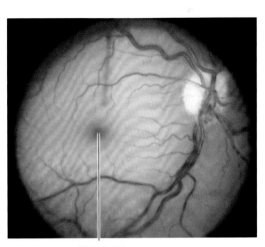

樱桃红斑

▲ 图 10-130　Tay-Sachs 病的患儿的樱桃红色斑点

应接受预防性治疗，可行冷冻固定或在格子样变性和裂孔周围行 2～3 排激光光凝。

（二）铺路石样（鹅卵石样）变性

在一般人群中占 22%～27%，33% 双眼发病。在赤道前临近锯齿缘可见圆形，不连续的黄白色斑点，直径为 0.5～2 个视盘大小伴有深色的色素边界，对应外层视网膜变薄并伴有毛细血管和 RPE 缺失的区域；通常出现在下方，病变上方为正常玻璃体。由于变薄的视网膜和脉络膜粘连，可以局部阻止视网膜脱离，发病率随年龄增长和近视增加（图 10-134）。

- 本病没有特殊治疗。

（三）周边视网膜囊样变性

周边视网膜囊样变性指簇状微小的视网膜内囊肿（Blessig-Iwanoff 囊肿），位于锯齿缘后气泡样的囊肿可融合并发展为典型的退行性视网膜劈裂，没有增加视网膜脱离的风险。

- 本病没有特殊治疗。

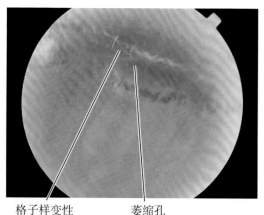

格子样变性　　　　萎缩孔

▲ 图 10-132　格子样变性区域内的视网膜萎缩孔

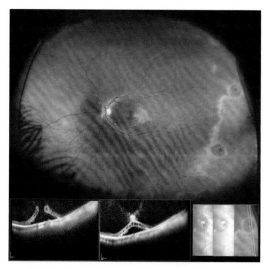

▲ 图 10-133　几个萎缩的视网膜裂孔和与之相应的周边视网膜的光学相干断层扫描图像

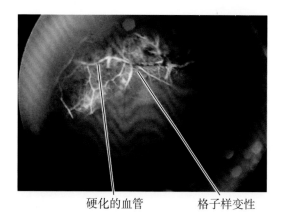

硬化的血管　　　　格子样变性

▲ 图 10-131　格子样变性，可见视网膜色素上皮改变和典型的线状分支外观

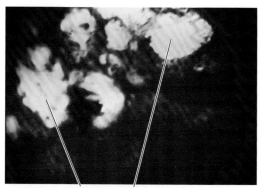

铺路石样变性

▲ 图 10-134　特征性的周边鹅卵石变性，可见黄白色铺路石病变，伴有边缘色素沉着

（四）蜗牛迹样变性

在周围视网膜出现的细小成串的环形白点，与近视有关。变性区域可能出现萎缩裂孔，视网膜脱离的风险增加。

- 无症状的蜗牛迹样变性，萎缩孔和撕裂孔不需要治疗；对于高度近视、无晶状体、对侧眼视网膜脱离史或有视网膜脱离家族史的患者，应考虑预防性治疗。白内障摘除术前的预防治疗是仍有争议。

- 有症状的病变（闪光感或飞蚊症）应接受预防性治疗，行冷冻固定术，或者在撕裂孔或萎缩裂孔周围进行 2～3 排激光光凝。

四十、视网膜劈裂症

【定义】

视网膜分裂，两种类型如下。

- 获得性：随年龄老化，视网膜内核层和外丛状层之间的变性和分离。

- 青少年性：先天性的神经纤维层分离。

【流行病学】

- 获得性：更为常见；普通人群发病率 4%～7%，尤其是 40 岁以上的患者；50%～75% 为双侧，一般无症状；也可与远视有关。

- 青少年性（X 染色体隐性遗传）：10 岁前发病，可能在出生时就存在。与染色体 Xp22 上的 *XLRS1*/Retinoschisin 基因相关，它是负责编码细胞间连接所必需的蛋白质，少数为常染色体遗传，98% 为双眼发病。

【症状】

- 获得性：通常无症状，无进展；可能有边界清晰的视野缺陷。

- 青少年性：视力下降（常由玻璃体积血引起）或无症状。

【体征】

- 获得性：双侧，光滑，凸起，劈裂腔，通常在颞下象限（70%）；隆起高度不随头部位置而改变；在隆起的视网膜内层出现白点（Gunn 点）、雪片状或霜冻样白点伴视网膜血管白鞘覆盖（周边部血管硬化）；外层视网膜裂孔常较大，轮廓清晰，边缘卷曲，并在巩膜压迫处可见外层不平整；内层视网膜裂孔、玻璃体积血和视网膜脱离均较罕见；巩膜顶压可见完整的视网膜外层变白，锯齿缘可见囊样变性，绝对暗点（图 10-135 和图 10-136）。

- 青少年性：视力逐渐下降，为 20/25～20/80；常发生眼球震颤和斜视；中央凹劈裂可见从中央凹发出的细小放射状褶皱（100% 发生），轮辐状中央凹囊肿，色素斑纹，微囊状中央凹隆起较常见（看起来与黄斑囊样水肿类似，但在荧光素血管造影不着色）。可有玻璃体积血、玻璃体薄纱、视网膜血管桥连内外层视网膜。常可见周边视网膜劈裂（50%）伴有周边色素沉着和视网膜血管缺失，尤其是颞下象限（图 10-137 至图 10-139）。

【鉴别诊断】

视网膜脱离、Goldmann-Favre 病、遗

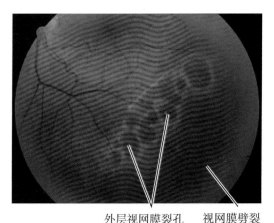

外层视网膜裂孔　　视网膜劈裂

▲ 图 10-135　获得性视网膜劈裂并伴有外层视网膜裂孔

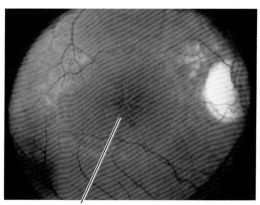

中央凹视网膜劈裂

▲ 图 10-138　青少年性视网膜劈裂症患者的中央凹视网膜劈裂伴细小放射状褶皱和轮辐状囊肿

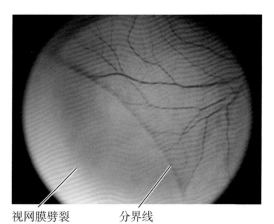

视网膜劈裂　　　　分界线

▲ 图 10-136　获得性视网膜劈裂，劈裂腔边缘可见明显分界线

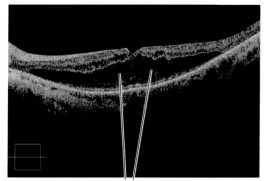

视网膜劈裂

▲ 图 10-139　中央凹劈裂的谱域光学相干断层扫描

传性黄斑病。与视网膜脱离的鉴别特征包括没有潜在的 RPE 退行性病变，激光治疗后的 RPE 变白（视网膜脱离时激光治疗没有变白），无烟草粉尘，绝对暗点（视网膜脱离时相对暗点）。

【评估】

● 完整的眼科病史和眼科检查，包括色觉、裂隙灯联合前置镜或接触镜眼底检查、眼底镜检查和周边视网膜巩膜顶压检查。

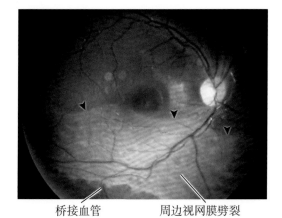

桥接血管　　　　周边视网膜劈裂

▲ 图 10-137　青少年性视网膜劈裂伴中央凹和周边视网膜劈裂，注意桥接的视网膜血管

- 色觉：开始为蓝色色觉障碍，之后是蓝绿色觉缺陷（不如视锥视杆细胞营养不良严重）。
- 视野：与劈裂区相对应的绝对盲点。
- 荧光素血管造影：黄斑中央凹的黄斑囊肿不渗漏。
- OCT：中央凹劈裂出现黄斑囊样水肿，也可以区分视网膜劈裂和视网膜脱离。
- 电生理检查（青少年性）：ERG（选择性 b 波振幅下降，正常 a 波；Schubert Bornsheim 轨迹或负波型 ERG），眼电图（electrooculogram，EOG）（轻症正常，晚期低于正常），暗适应（正常至轻微异常）。

处 理

- 没有推荐的治疗方法；如果发现裂孔，请密切随访。
- 患有青少年视网膜劈裂的儿童应避免体育活动，因为即使很小的创伤也可能导致玻璃体积血或视网膜脱离。
- 若出现有症状的视网膜脱离，可能需要视网膜手术修复，应该由视网膜专家来做。
- 若出现玻璃体积血，可保守治疗（小儿遮盖疗法）；少数情况下需要行玻璃体切割术。

【预后】

好，通常多年病情稳定。

四十一、视网膜脱离

视网膜神经上皮层与 RPE 的分离。分为三种类型。

（一）孔源性视网膜脱离

【定义】

源自希腊语 rhegma（裂孔），玻璃体液体由于由全层视网膜破裂（撕裂孔、圆孔或锯齿缘离断）进入视网膜下腔。

【病因】

格子样变性（30%）、玻璃体后脱离（特别是合并玻璃体积血）、近视、外伤（5%～10%）和眼科手术史（特别是有玻璃体丢失的情况时）都会增加视网膜脱离的风险，视网膜锯齿缘离断和巨大视网膜裂孔（＞3 个钟点位）更多见于外伤后。

【症状】

急性起病，闪光感，眼前漂浮物（黑影或蜘蛛网），视野里出现黑幕或窗帘样遮挡，视力下降；也可能无症状。

【体征】

波浪状波动的视网膜隆起伴波纹样视网膜皱褶，视网膜下液清亮，不随体位移动，通常可见视网膜裂孔；可有"烟灰征"（Shafer 征：玻璃体腔色素细胞增多）、玻璃体积血或裂孔盖。受累眼的眼压通常下降，可能有相对性传入性瞳孔障碍。慢性视网膜脱离可能出现色素性分界线、视网膜囊肿、固定皱褶或视网膜下沉积物。视网膜脱离的形态有助于定位视网膜裂孔（图 10-140 和图 10-141）。

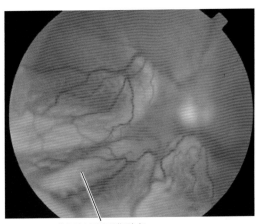

孔源性视网膜脱离

▲ 图 10-140　孔源性视网膜脱离可见波纹状皱褶

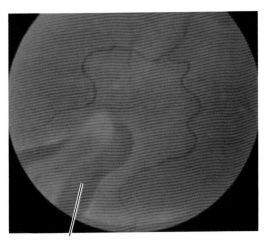

马蹄形裂孔

▲ 图 10-141　与图 10-140 所示为同一患者，可见周边马蹄形裂孔引起的孔源性视网膜脱离

- 颞上或鼻侧脱离：裂孔在最高边界 1～1.5 钟点位。
- 跨越 12 钟点位的上方视网膜脱离：裂孔在 11～1 钟点位。
- 一侧较高的下方视网膜脱离：裂孔在最高边界的 1～1.5 钟点位。
- 两边同样高的下方视网膜脱离：裂孔位于 5～7 钟点位。

【鉴别诊断】
视网膜劈裂、脉络膜脱离。

【评估】
- 完整的眼科病史和眼科检查，包括视力、瞳孔、眼底镜检查和顶压周边视网膜检查，以定位视网膜裂孔。
- B 超检查：若无法看清眼底，应行 B 超检查；光滑、凸出、波动的视网膜在玻璃体腔内表现为高反射回声，并与视盘和锯齿缘相连；周边视网膜可见撕裂孔。

处　理

- 无症状，不累及黄斑：很少见；可在视网膜专家处密切随访；但大多数还是需要治疗（见下文）。
- 有症状：充气视网膜固定术或联合巩膜扣带术、冷凝术，联合或不联合经睫状体扁平部玻璃体切割术、视网膜下液体引流、眼内激光或其他手术。即将累及黄斑（黄斑在位）的孔源性视网膜脱离应紧急治疗（24～48h），若黄斑已经脱离（黄斑不在位）应尽快治疗（48～96h）。研究表明在视网膜脱离 1 周内治疗，视力预后差异不大。

【预后】
变化较大（取决于病因），5%～10% 的 RRD 患者手术后会发展为增殖性玻璃体视网膜病变（proliferative vitreoretinopathy, PVR）。

（二）浆液性（渗出性）视网膜脱离

【定义】

非孔源性视网膜脱离（非继发于视网膜裂孔）是由肿瘤、炎症过程、血管病变或退行性病变引起的视网膜下液体渗出所致（图 10-142）。

【病因】

VKH 综合征、原田病、特发性葡萄膜渗漏综合征、脉络膜肿瘤、中心性浆液性视网膜病变、后巩膜炎、高血压性视网膜病变、Coats 病、视盘小凹、视网膜缺损、妊娠毒血症、药物毒性（MEK 抑制药和免疫检查点抑制药）。

【症状】

通常无症状，直到浆液性视网膜脱离累及黄斑；可能有急性起病的闪光感、飞蚊（阴影或蜘蛛网）、视野遮挡或视力下降。

【体征】

视网膜光滑、浆液性隆起，视网膜下液体随头部位置变化而变化，没有明显的视网膜裂孔，可观察到轻度相对性传入性瞳孔障碍。

【鉴别诊断】

视网膜劈裂、脉络膜脱离、孔源性视网膜脱离。

【评估】

- 完整的眼科病史和眼科检查，包括视力、瞳孔、眼底镜检查和顶压周边视网膜检查，以确定是否有视网膜裂孔。
- B 超：若无法看见眼底行 B 超检查，光滑、隆起、波动的回声随头部位置变化，视网膜在玻璃体腔中表现为高反射的回声，与视盘和锯齿缘相连。

处　理

治疗基础疾病，很少需要手术干预。

【预后】

不确定（取决于潜在的病因）。

（三）牵拉性视网膜脱离

【定义】

由纤维血管或纤维增生而牵拉视网膜引起非孔源性视网膜脱离（非继发于视网膜裂孔）。

【病因】

糖尿病视网膜病变，镰状细胞性视网膜病变，早产儿视网膜病变，PVR，弓蛔虫病，家族性渗出性玻璃体视网膜病变。

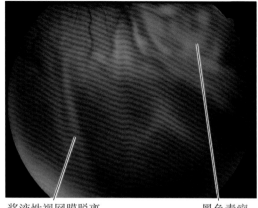

浆液性视网膜脱离　　　　　　黑色素瘤

▲ 图 10-142　恶性黑色素瘤继发的渗出性视网膜脱离

【症状】

如果牵拉性视网膜脱离不涉及黄斑，可能是无症状的；急性起病为闪光感、飞蚊（阴影或蜘蛛网）、视野阴影或视力下降。

【体征】

光滑，凹陷，局限性视网膜隆起，不延伸到锯齿缘，多伴有纤维血管增生。可合并假性或真性视网膜裂孔，牵引性视网膜脱离中合并裂孔时进展比单独牵拉性视网膜脱离发展更快；如果视网膜裂孔发展，视网膜脱离可变成凸起的隆起（图 10-143）。

【鉴别诊断】

视网膜劈裂、脉络膜脱离、孔源性视网膜脱离。

【评估】

• 完整的眼科病史和眼科检查，包括视力、瞳孔、眼底镜检查和顶压周边视网膜检查，以确定是否有视网膜裂孔。

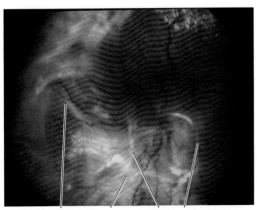

视网膜脱离　　视网膜前牵拉

▲ 图 10-143　穿透性眼外伤后增生性玻璃体视网膜病变引起的牵拉性视网膜脱离

• B 超：若无法看见眼底行 B 超检查；通常呈帐篷状外观，伴有玻璃体粘连；视网膜在玻璃体腔中表现为高反射回声，与视盘和锯齿缘相连。

处　理

• 随访观察，除非牵拉性视网膜脱离威胁到黄斑或发展为联合牵拉性孔源性视网膜脱离。

• 根据临床情况由视网膜专科医生行玻璃体视网膜手术解除玻璃体视网膜牵拉。

【预后】

不确定（取决于潜在的病因）。

四十二、脉络膜脱离

光滑、大疱样、橙褐色视网膜脉络膜隆起；通常呈分叶状围绕周边部 360°，无须巩膜顶压即可见锯齿缘。有两种类型。

（一）脉络膜渗漏或浆液性脱离

通常无症状并伴有眼压降低，可有浅前房。与急性眼压过低、术后（滤过泡过度引流、手术切口渗漏、睫状体脱离、巩膜扣带术后）、后巩膜炎、VKH 综合征、外伤（开放性眼球伤）、眼内肿瘤或葡萄膜渗漏综合征相关。病变可透光（图 10-144 和图 10-145）。

（二）脉络膜出血

脉络膜出血常引起剧烈疼痛、视力下降、眼红、眼内炎症和眼压升高。典型的在前节手术中急性发生，但可能在术后或外伤后 1～7 天，特别是高血压或服用抗凝血药的患者。病变不透光。

- B 超：平滑、凸出、隆起的脉络膜局限在赤道部的涡静脉和前部的巩膜突之间，比视网膜更厚，不易移动。
- 术中脉络膜出血应立即关闭手术切口，如有大出血，应行巩膜切开术引流积血并缝合手术切口；术中完全引流通常不可能。
- 局部睫状肌麻痹药（1% 阿托品，每天 2 次）和类固醇（1% 醋酸泼尼松龙，每天 4 次），据报道，全身使用激素的疗效不同。

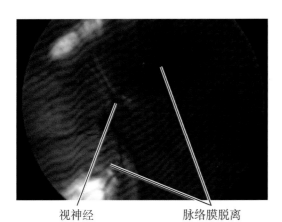

视神经　　　　　　　脉络膜脱离

▲ 图 10-144　脉络膜脱离，可见光滑的眼球壁隆起

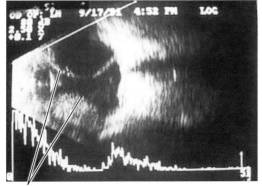

脉络膜脱离

▲ 图 10-145　B 超显示脉络膜脱离

- 眼压升高可能需要治疗（见第 11 章）。
- 考虑使用加巴喷丁（300～900mg，口服，每天 3 次）和（或）泼尼松（40mg 起始口服和逐渐减量，2～3 周）。
- 当出现对接式脉络膜脱离或"接吻征"（颞部和鼻部脉络膜相贴）、严重眼内压升高（最大限度药物治疗下）或角膜失代偿时考虑巩膜切开手术引流或直视下使用经结膜微套管针 / 套管体系引流，对接式脉络膜出血的视力预后非常差。
- 治疗基础性疾病。

四十三、脉络膜视网膜皱褶

【定义】

脉络膜和视网膜皱褶。

【病因】

巩膜受压使内层脉络膜、Bruch 膜、RPE 和视网膜产生一系列皱褶。口诀 THIN RPE：T，肿瘤（脉络膜、眼眶）；H，低眼压；I，炎症（后巩膜炎、特发性眼眶炎症、甲状腺相关性眼病、自身免疫性疾病）（或 I，特发性）；N，新生血管膜（脉络膜）；R，球后肿块；P，视盘水肿；E，眼外硬物（巩膜扣带、放射治疗斑块、眼眶骨折植入物）。

【症状】

无症状或如果皱褶累及黄斑中央凹，可有视物变形或视力下降。

【体征】

视力正常或下降，可能有真性或诱发性远视和 Amsler 方格表检查异常（视物变形），脉络膜视网膜皱褶呈曲线状、平行状或环形，明暗相间，通常位于后极部或颞侧眼底。皱褶的顶端苍白而宽，皱褶之间的波谷则暗而狭窄。特发性皱褶通常是双侧对称，而单侧皱褶更常见于肿瘤和眼球外部病变。可能有基础疾病的体征（如巩膜充血、伤口渗漏、眼球突出、脉络膜病变、视盘水肿）（图 10-146）。

【鉴别诊断】

视网膜皱褶，通常是由视网膜前膜（更薄、更细小、不规则的皱褶，在荧光素血管造影中不显影）、视盘水肿（Paton

线）、孔源性或牵拉性视网膜脱离、早产儿视网膜病变、弓蛔虫病和先天性眼病。

【评估】

- 完整的眼科病史和眼科检查，包括屈光（远视）、裂隙灯联合前置镜或接触镜眼底检查、检眼镜检查。
- 荧光素血管造影：典型的强荧光和弱荧光带交替带，分别对应于凸起（RPE 被拉伸）和波谷（RPE 被压缩）。
- OCT：垂直于褶皱方向的扫描可见褶皱的凹陷和凸起。
- 怀疑自身免疫性疾病，考虑实验室检

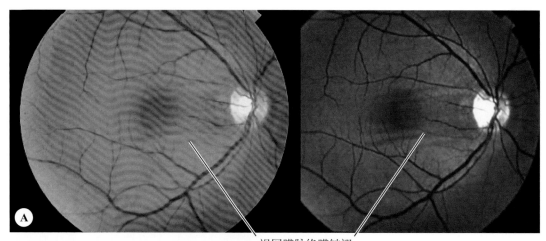

视网膜脉络膜皱褶

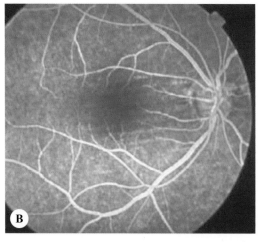

▲ 图 10-146　A. 特发性脉络膜视网膜皱褶，眼底照相可见视盘呈放射状；B. 荧光素血管造影显示特征性的强荧光和弱荧光带

测（CBC、RF、ANA、ANCA）。

- 后巩膜炎考虑行 B 超检查并排除肿瘤。
- 考怀疑球后肿块、特发性眼眶炎症和甲状腺相关性眼病进行眼眶 CT。
- 根据病因可能需要进一步会诊。

处 理

治疗基础疾病。

【预后】

取决于基础疾病。

四十四、脉络膜视网膜缺损

胚胎裂闭合不完全引起的视网膜、RPE 和脉络膜缺损，通常位于鼻下方，大小可变，可能累及黄斑，呈黄白色病变，边缘有色素沉着。可合并其他眼组织缺损，视网膜脱离和缺损边缘 CNV 的风险增加（图 10-147）。

四十五、增生性玻璃体视网膜病变

增生性玻璃体视网膜病变的纤维增殖膜的成分有 RPE 细胞、神经胶质细胞，以及在视网膜脱离或视网膜手术后产生的炎性细胞（8%～10%）。增殖膜可以在视网膜前或视网膜下，进一步收缩并牵拉视网膜的表面（手术后 6～8 周），是视网膜成功复位之后再次脱离的主要原因（图 10-148）。危险因素包括视网膜手术史、玻璃体积血、脉络膜脱离、巨大视网膜裂孔、多发视网膜裂孔、眼球穿通伤、过度的冷凝治疗和首次视网膜复位术失败。用这

个公式可以确定发生 PVR 的风险：PVR 评分 $=2.88 \times$（C 级 PVR）$+1.85 \times$（B 级 PVR）$+2.92 \times$（无晶状体眼）$+1.77 \times$（前葡萄膜炎）$+1.23 \times$（脱离象限）$+0.83 \times$（玻璃体积血）$+23 \times$（冷冻治疗史）。如果存在风险因素则为 1，如果不存在风险因素则为 0。PVR 评分 >6.33 分的患者为发生 PVR 的高危患者。最终视网膜解剖复位率为 72%～96%，视力预后变化较大

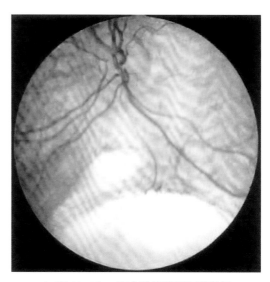

▲ 图 10-147 下方脉络膜视网膜缺损

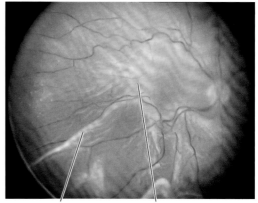

视网膜下条索　　视网膜前膜

▲ 图 10-148 视网膜脱离伴增生性玻璃体视网膜病变，可见视网膜皱褶和受到牵拉的血管

（14%～37% 视力可以超过 20/100）。

Silicone Oil Study 评级

A 级：以玻璃体中出现玻璃体混浊和 RPE 细胞为特征。

B 级：以视网膜裂孔边缘或视网膜内皱褶为特征。

C 级：以出现视网膜前膜为特征。

- 通过视网膜手术剥除视网膜前膜和视网膜下的纤维增殖膜，复位视网膜并眼内填充硅油或八氟丙烷气体（C_3F_8），偶尔需要视网膜切开才能复位视网膜，必须由视网膜专科医师来完成手术。

四十六、中间葡萄膜炎和睫状体平坦部炎

【定义】

中间葡萄膜炎是一种主要局限于玻璃体腔的炎症，这种炎症常常发生于平坦部和睫状体，病因不明。睫状体平坦部炎是中间葡萄膜炎的一种形式，典型的表现包括玻璃体炎、平坦部渗出液和病因不明的外周视网膜血管炎。

【流行病学】

发生于儿童和青年，平均年龄为 23—28 岁，75%～90% 是双侧发病，与多发性硬化症（≤15%）和结节病有关。无性别倾向，在非裔美国人和亚洲人中很少见。在所有葡萄膜炎病例中占 5%～8%，发病率在（2～5）∶100 000。

【症状】

视力下降，飞蚊症；没有红眼、疼痛或畏光。

【体征】

视力下降，纤维血管渗出，尤其是沿着下方平坦部（雪球或雪堆样），广泛的玻璃体细胞（100%），玻璃体细胞聚集（雪球）（图 10-149），PVD、血管炎（10%～32%）、静脉周围炎、黄斑囊样水肿（50%～85%）和视盘炎（3%～20%）；眼前节表现轻微，包括轻度的前房细胞和闪辉、细小角膜后沉积物、瞳孔后粘连和内皮炎；可能在平坦部渗出液中形成新生血管和玻璃体积血。

【鉴别诊断】

结节病、多发性硬化症、肺结核、弓蛔虫病、莱姆病、白塞病、伪装综合征（尤其是淋巴瘤）、梅毒、猫抓病、钩端螺旋体病、Whipple 病、人类 T 淋巴细胞病毒 -1 相关性葡萄膜炎、后葡萄膜炎、淀粉样变性、家族性渗出性玻璃体视网膜病变、Irvine-Gass 综合征（白内障摘除后的黄斑囊样水肿）、弓形虫病、念珠菌病、真菌性眼内炎、视网膜静脉周围炎（Eales 病）、Vogt- 小柳 - 原田综合征（VKH 综

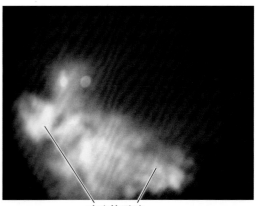

玻璃体雪球

▲ 图 10-149　睫状体平坦部炎提示玻璃体腔中雪球样改变

合征）、Fuchs 异色性虹膜睫状体炎和视网膜母细胞瘤。

【评估】

- 完整的眼科病史和眼科检查，注意前房、前部玻璃体、裂隙灯或非接触式眼底检查和直接检眼镜检查（CME 和视网膜周边）。
- 实验室检查：应从鉴别诊断中排除其他原因，HLA-DR2 有时与本病有关。

ACE、胸片和血清溶菌酶（结节病）、CBC（伪装综合征）、VDRL、FTA-ABS、莱姆病滴度、弓形虫病和弓形虫病 IgG 和 IgM 血清学（感染）。

- 荧光素血管造影：晚期见 CME 的花瓣样渗漏。
- OCT：经常看到囊性空腔。
- 胸部 CT：排除纵隔淋巴结肿大。
- 脑部 MRI 或腰椎穿刺：排除多发性硬化症。

处　理

- 当视力受到黄斑囊样水肿或严重炎症影响时，后球筋膜（Tenon 囊）下类固醇注射（曲安奈德 40mg/ml）。
- 无法耐受注射或严重的双侧病变者口服类固醇（泼尼松 1mg/kg，口服，每天 1 次，冲击，快速减至每天 10～15mg）；在开始全身性类固醇之前，完善 PPD 和对照检测、CBC、血糖、血脂和胸片；检查身高、骨矿物质密度和脊柱 X 线，对于长期使用类固醇的患者，使用前和每 1～3 年检测 1 次（≥5mg，每天 1 次，持续 3 个月以上）。
- 长期全身性使用类固醇时添加 H_2 受体拮抗药（雷尼替丁 150mg，口服，每天 2 次）或质子泵抑制药（奥美拉唑 20mg，口服，每天 1 次），还可以添加钙、维生素 D，以及适当的双膦酸盐或特立帕肽。
- 如果存在严重炎症或黄斑水肿，考虑局部使用类固醇（1% 醋酸泼尼松龙，每 2～6 小时 1 次）和睫状肌麻痹药（0.25% 东莨菪碱，每天 2～4 次）。
- 在严重的情况下考虑玻璃体内注射类固醇、地塞米松缓释植入物、氟轻松。
- 如果新生血管形成，进行周边视网膜冷冻疗法。疑难病例考虑玻璃体切割术。
- 考虑免疫抑制药（环孢素、硫唑嘌呤、甲氨蝶呤、环磷酰胺、阿达木单抗）治疗顽固性病例。

【预后】

51% 的患者视力将恢复到 20/30，10%～20% 可能自限性，40%～60% 将有反复的慢性病程，并伴有发作性加重和缓解。黄斑水肿通常决定最终视力。活动性炎症的控制是一个良好预后的关键因素。

四十七、视神经视网膜炎（Leber 特发性星状视神经视网膜炎）

【定义】

没有其他全身异常的视盘水肿和黄斑部星芒状渗出。

由多形性革兰阴性杆菌 Bartonella henselae（原名 Rochalimaea）引起，与猫抓病有关。

【症状】

轻微，单侧视力下降；眼球运动时很少疼痛；可能有病毒感染前驱症状（52%），伴有发热、不适、淋巴结肿大、上呼吸道、胃肠道或泌尿道感染。

【体征】

视力下降、视野缺损（哑铃形暗点或中央暗点）、相对性传入性瞳孔障碍、视盘水肿伴黄斑部星芒状渗出（图 10-150），视盘周围渗出性视网膜脱离、玻璃体细胞、少量前房细胞和闪辉、RPE 水平的黄白色病灶。

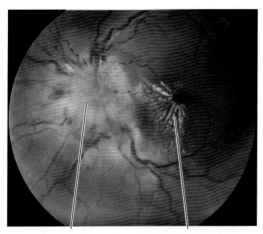

视盘水肿　　　黄斑部星芒状渗出

▲ 图 10-150　Leber 特发性星状视神经视网膜炎显示视盘水肿和黄斑部星芒状渗出

【鉴别诊断】

高血压性视网膜病变、糖尿病性视网膜病变、前部缺血性视神经病变、视网膜静脉阻塞、梅毒、弥漫性单侧亚急性视神经视网膜炎、急性黄斑神经视网膜病变、病毒性视网膜炎、结节病、弓蛔虫病、弓形虫病、肺结核、视盘水肿。

【评估】

● 完整的眼科病史和眼科检查，注意瞳孔、裂隙灯或非接触式眼底检查和直接检眼镜检查。

● 检查血压。

● 实验室测试：VDRL、FTA-ABS、PPD 和对照检测、间接荧光抗体检测多形性革兰阴性杆菌 Bartonella henselae（Rochalimaea）。

● 荧光素血管造影：视盘毛细血管渗漏，黄斑中央凹旁无渗漏。

处　理

● 不需要治疗。

● 使用全身抗生素（多西环素、四环素、环丙沙星、甲氧苄啶）和类固醇是有争议的。

【预后】

良好；67% 视力恢复≥20/20，97%>20/40，通常是自发的恢复，视盘水肿在 8～12 周内消退，黄斑星状渗出在 6～12 个月内消退；视盘可能会出现萎缩。

四十八、后葡萄膜炎：感染

（一）急性视网膜坏死

暴发性视网膜炎和玻璃体炎由 VZV、HSV，或者罕见的 CMV 和 EB 病毒感染导致。发生在健康和免疫功能低下的患者中，偏好男性（男性：女性 =2 ∶ 1）。白种人患者发病与 HLA-DQw7、HLA-Bw62 和 HLA-DR4 相关，日本人中与 HLA-Aw33、HLA-B44 和 HLA-DRw6 相关。在近期的单纯疱疹或带状疱疹感染后患者有疼痛、视力下降和飞蚊症。视网膜坏死灶从小而边界明确的区域开始，进而在血管弓外迅速扩散环绕成大的、融合的白色区域（图 10-151 和图 10-152），伴有视网膜血管闭塞和小卫星病变；36% 双侧发病；表现为肉芽肿性前葡萄膜炎、玻璃体炎和视网膜血管炎。在瘢痕形成阶段（1~3 个月后），视网膜脱离（50%~75%）伴随多个裂孔和巨大撕裂常见，视力预后不佳（只有 30% 的视力达到 20/200）。

实验室检查：眼内液分析 VZV 和 HSV（1 型和 2 型）IgG 和 IgM 滴度或优选 PCR 检测。

- 全身抗病毒药物（阿昔洛韦 5~10mg/kg，静脉滴注，每天 3 次，直至视网膜炎消退；然后是阿昔洛韦 800mg，口服，每天 5 次；或者泛昔洛韦 500mg，口服；伐昔洛韦 1g，口服，1~2 个月；或者缬更昔洛韦 900mg，每天 2 次，口服，持续 3 周，用于诱导剂量，然后 450mg，口服，每天 2 次，用于维持剂量），定期检查 BUN 和肌酐水平。

- 抗病毒治疗开始后 24h，口服类固

醇（泼尼松 60~100mg，口服，每天 1 次，1~2 个月，逐渐减少）；完善 PPD 和对照检测、CBC、血糖、血脂、开始全身性类固醇治疗前的胸片；基线时和每 1~3 年对长期接受类固醇治疗的患者进行 1 次身高、骨密度、脊柱 X 线检查（≥5mg，每天 1 次，≥3 个月）。

- 长期全身性使用类固醇时添加 H₂ 受体

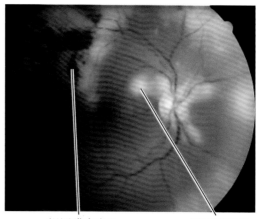

视网膜内出血　　　视网膜坏死

▲ 图 10-151　急性视网膜坏死显示出血和黄白色坏死斑块

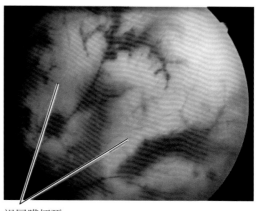

视网膜坏死

▲ 图 10-152　与图 10-151 所示为同一患者，2 天后，病灶汇合迅速进展

拮抗药（雷尼替丁 150mg，口服，每天 2 次）或质子泵抑制药（奥美拉唑 20mg，口服，每天 1 次），还可以添加钙、维生素 D，以及适当的双膦酸盐或特立帕肽。

- 在活动性炎症的情况下，局部使用类固醇（1% 醋酸泼尼松龙，每 2～6 小时 1 次）和睫状肌麻痹药（5% 后马托品，每天 2 次）。

- 严重的病例，可考虑玻璃体内注射更昔洛韦（200～2000）μg/0.1ml 或膦甲酸（1.2～2.4）mg/0.1ml。

- 在治疗失败、暴发性病程或患者为 HIV 阳性的情况下，则考虑静脉注射更昔洛韦和（或）膦甲酸，联合玻璃体内膦甲酸或更昔洛韦注射每周 1～2 次。

- 在视网膜炎活动区域和坏死病灶前考虑使用 3～4 排激光光凝治疗以防止视网膜破裂和视网膜脱离（尚有争议）。

- 视网膜手术治疗视网膜脱离。

- 请内科会诊。

（二）念珠菌病

真菌性念珠菌（白念珠菌或热带假丝酵母菌）引起的内源性眼内炎、玻璃体混浊、白色绒毛状脉络膜视网膜浸润（图 10-153）；玻璃体"泡芙球"样（图 10-154）、前房细胞和闪辉、前房积脓、罗斯斑和出血则很少发生。发生在静脉吸毒者、虚弱患者（尤其是营养不良）和免疫功能低下患者。

- 实验室检查：痰、尿、血和粪便真菌培养。

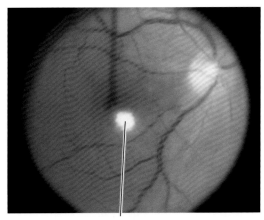
白念珠菌视网膜脉络膜浸润

▲ 图 10-153　念珠菌病显示白色绒毛，脉络膜视网膜浸润

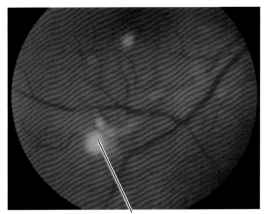
白念珠菌玻璃体"泡芙球"

▲ 图 10-154　白念珠菌内源性眼内炎玻璃体"泡芙球"样

- 如果存在播散性疾病，全身抗真菌药物（氟康唑 100mg，口服，每天 2 次；或者两性霉素 B 0.25～1.0mg/kg，静脉滴注）。

- 如果是中度至重度炎症，则行玻璃体切割术和眼内注射抗真菌药（两性霉素 B 0.005mg/0.1ml）和类固醇（地塞米松 0.4mg/0.1ml）。

- 局部使用类固醇（1% 醋酸泼尼松龙，

每天 4 次）和睫状肌麻痹药（0.25%
东莨菪碱，每天 2～4 次）。

- 请内科会诊。

（三）囊尾蚴病

由囊尾蚴（图 10-155）引起的视网膜
下或玻璃体内、圆形、可移动、半透明、
黄白色囊肿，囊尾蚴是绦虫的幼虫。无症
状直到幼虫生长并导致无痛、渐进性视力
下降和视野缺损，囊尾蚴产生囊性视网膜
下或玻璃体内病变，绦虫死亡可能会引发
炎症反应。中枢神经系统也可能受累，表
现为癫痫发作、脑积水和头痛。

- 实验室测试：ELISA 检测抗囊尾蚴
  IgG。
- B 超检查：高反射回波来自囊腔壁，
  绦虫通常在囊腔内。
- 抗绦虫药物对眼内感染无效。
- 考虑对绦虫进行直接激光光凝。
- 经平坦部玻璃体切割术用于去除玻璃
  体内的囊尾蚴。
- 请神经科会诊以排除 CNS 受累。

（四）巨细胞病毒（CMV）

出血性视网膜炎伴有厚的黄白色视
网膜坏死，血管鞘，轻度前房细胞和闪
辉、玻璃体细胞和视网膜出血（图 10-156
和图 10-157）。火焰刷样出血伴有颗粒
状、黄色的进展边界，合并周边萎缩也是
常见的。CMV 视网膜炎偶尔也可能会出
现霜样树枝状视网膜血管炎。视网膜脱离
（15%～50%）伴有多处小的周边裂孔，常
发生于萎缩区。通常无症状，但可能有飞
蚊症、中央旁盲点、视物变形和视力下
降；40% 是双侧发病；15%～20% 治疗后

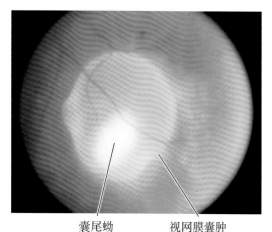

囊尾蚴　　　　视网膜囊肿

▲ 图 10-155　囊尾蚴病：绦虫周围有囊腔

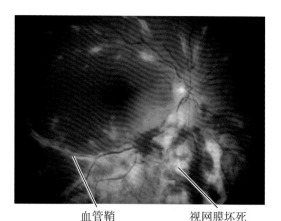

血管鞘　　　　视网膜坏死

▲ 图 10-156　CMV 视网膜炎表现出斑片状坏死
病变、出血和血管鞘

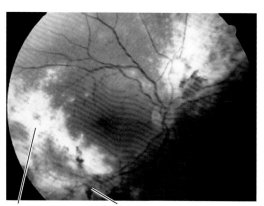

视网膜坏死　　视网膜出血

▲ 图 10-157　CMV 视网膜炎表现出更大面积的
坏死和出血

变为双侧。CMV 是获得性免疫缺陷综合征中最常见的视网膜感染（约 12%），特别是当每立方毫米的 CD4≤50 个细胞时。

- 实验室检测：HIV 抗体检测、CD4 计数、HIV 病毒载量、尿液 CMV；CMV PCR 检测。

- 一线治疗是缬更昔洛韦 900mg，口服，每天 2 次，治疗 21 天；然后 900mg，每天 1 次，维持。其他方案如下。

  - 膦甲酸（90mg/kg，静脉滴注，每天 2 次；或者 60mg/kg，静脉滴注，每天 3 次，治疗 2 周；然后 90～120mg/kg，静脉滴注，每天 1 次维持），关注电解质（钾、磷、钙和镁）、BUN 和肌酐等肾毒性指标，避免使用其他肾毒性药物。

  - 西多福韦（每周 3～5mg/kg，静脉滴注，持续 2 周；然后用 3～5mg/kg，静脉滴注，每周 2 次）和丙磺舒（透析前 1g，口服；透析后 2mg，口服）；对更昔洛韦耐药的患者无效；关注 BUN 和肌酐等肾毒性指标。

- 或者联合玻璃体内植入更昔洛韦植入物（释放 1μg/h，持续 6～8 个月）和口服缬更昔洛韦用于全身 CMV 预防，适用于新发单侧病例，不建议用于复发的患者，应由视网膜专家进行操作。

- 复发病例可通过相同方案治疗，进展病例用加用新药物方案（膦甲酸钠－更昔洛韦 CMV 视网膜炎临床验证试验显示 CMV 视网膜炎平均复发时间为 60 天）。

- 治疗失败则应使用新药或药物联合，联合治疗是必要的有效对抗疾病进展的方案（根据 CMV 再治疗临床试验结论）。

- 如果对抗病毒治疗不耐受或出现进展，如尽管进行了全身治疗，但仍存在视网膜炎，可以使用玻璃体内注射（应由视网膜专家进行）。

  - 更昔洛韦 [（200～2000）μg/0.1ml，每周 2～3 次，持续 2～3 周；然后每周 1 次，（200～2000）μg/0.1ml]。

  - 膦甲酸（2.4mg/0.1ml 或 1.2mg/0.05ml，每周 2～3 次，2～3 周；然后每周 1～2 次，2.4mg/0.1ml，维持）。

  - 西多福韦（每周 165～330μg，持续 3 周；然后每 2 周进行维持）。

- 每月进行眼底照相（60°，9 个方向）记录疾病是否活动或进展。

- 视网膜脱离累及黄斑但没有黄斑部视网膜炎的可以用经平坦部玻璃体切割术、内光凝和气体或硅油填充，周边浅脱离可能密切随访（尤其是下方）或进行 2～3 排激光光凝，应该由视网膜专家进行操作。

- 请内科会诊。

（五）弥漫性单侧亚急性神经视网膜炎

单侧、多灶性、弥漫性色素改变，外层视网膜呈灰黄色反映视网膜下线虫运动的病变（图 10-158）：犬钩虫（狗钩虫，400～1000μm，在美国东南部、南美洲和加勒比地区流行）或浣蛔虫（浣熊肠蠕虫，400～2000μm，在美国北部地区和中西部流行）。线虫的运动被认为会破坏光感受器外节。发生在视力下降的健康患者中，

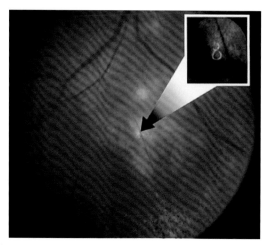

▲ 图 10-158　弥漫性单侧亚急性神经视网膜炎显示视网膜下线虫

有少量眼内炎症，可能有相对性传入性瞳孔障碍。慢性感染导致不可逆转的视力下降（≤20/200）、视野缺损、视神经苍白、脉络膜视网膜萎缩和视网膜血管变窄，呈视网膜色素变性样。未经治疗则预后不良；如果可以杀死线虫，则治疗后的预后会有所不同。

- 完整的病史，注意旅行和动物接触史。
- 实验室检查：粪便中的虫卵和寄生虫，CBC 有差异（有时存在嗜酸性粒细胞增多），乳酸脱氢酶和血清谷氨酸草酰乙酸转氨酶有时会升高。
- 荧光素血管造影：病变早期弱荧光，晚期着染，血管周围渗漏和视盘着染；进展期的疾病显示出广泛的窗户缺损。
- 电生理测试：ERG（低于正常，b 波抑制）有助于区分视神经疾病。
- OCT：视网膜和神经纤维层变薄。
- 最有效的治疗方法是对虫体进行直接

激光光凝。手术视网膜下去除虫体是有争议的，并且非常困难。

- 全身性驱虫药（阿苯达唑、噻苯达唑、乙胺嗪、双羟萘酸噻嘧啶）是有争议的，通常无效；通常需要类固醇治疗，因为虫体死亡可能会增加炎症。

（六）埃博拉病毒病

严重、危及生命的病毒性出血热伴有高热、腹痛、腹泻、呕吐、头痛、关节痛、肌痛、背痛，眼部症状包括结膜充血、结膜下出血和葡萄膜炎（前葡萄膜炎、后葡萄膜炎和全葡萄膜炎）。恢复期的埃博拉病毒感染，患者的失明，是由瞳孔后粘连、白内障、视网膜前膜、黄斑水肿、多灶性视网膜病变、黄斑瘢痕形成、视盘肿胀导致的。埃博拉病毒是一组在西非流行的 5 种 RNA 病毒，40% 的幸存者有严重的视力丧失或失明。

- 实验室检查：埃博拉病毒抗体测试。
- 全身性类固醇和抗病毒治疗，局部使用类固醇和睫状肌麻痹药来治疗葡萄膜炎。
- 请内科会诊。

（七）人类免疫缺陷病毒

无症状、非进行性、微血管病，以多发棉絮斑（50%～70%）、Roth 斑（40%）、视网膜出血和后极部微动脉瘤为特征（图 10-159），在 1～2 个月内无须治疗即可消退。人类免疫缺陷病毒（human immunodeficiency virus，HIV）感染者发病率高达 50%。

- 实验室检查：HIV 抗体检测、CD4 计数、HIV 病毒载量。

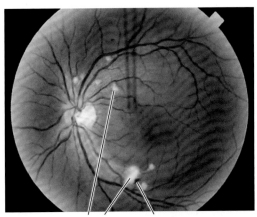

棉絮斑　　视网膜内出血

▲ 图 10-159　HIV 感染显示视网膜棉絮斑和一个视网膜内出血

- 无须治疗。
- 请内科会诊。

（八）麻疹

先天性风疹病毒感染导致双侧视网膜色素性视网膜病变，表现为水肿、血管密度下降、黄斑星芒状、白内障、视盘玻璃膜疣。获得性的儿童麻疹会引起发热、咳嗽、流鼻涕、结膜炎和 Koplik 斑（在前驱期出现的小的下磨牙对面颊黏膜上的灰白色斑点），3～5 天后出现皮疹。大多数婴儿会康复，引起皮疹后有些会发展为角膜炎或 6～12 天后由视网膜病变导致的严重视力下降 [类似先天性，但也有急性视网膜出血和视盘水肿，晚期色素改变（骨细胞样或胡椒盐样外观）] 和视神经萎缩。随着视网膜病变的消退，视力可能会在数周内改善，也可长达数月。其他并发症包括听力损失、肺炎、癫痫、肝炎、脑炎和极少见的亚急性硬化性全脑炎（致命的中枢神经系统数月或数年后表现为黄斑部脉络膜视网膜炎、视盘水肿、视神经萎缩、眼

球震颤、皮质盲、性格或行为改变、痴呆、癫痫、肌阵挛）。

- 实验室检查：通常不需要。病毒可从鼻咽、结膜、出疹前和出疹后几天的黏膜、尿液和血液中检测出，血清学检测（补体、ELISA、免疫荧光和血凝抑制实验）。
- 视野：可能有狭窄、环形暗点、周边孤岛。
- 电生理测试：ERG（在急性视网膜病变中消失，可能会随着炎症消退）。
- 按需治疗，结膜炎或角膜炎进行对症处理；全身性类固醇治疗急性视网膜病变。在暴露后 5 天内，考虑用 γ 球蛋白（0.25ml/kg）进行预防性治疗高危人群（孕妇、1 岁儿童、免疫功能低下的老年患者）。
- 请内科会诊。

（九）卡氏肺囊虫脉络膜病

由肺囊虫的播散性感染引起的，位于后极的无症状、单灶或多灶、圆形、奶油色或黄色脉络膜浸润（图 10-160）。浸润缓慢扩大，玻璃体少量炎症，可能是双侧病变，治疗开始后需要数周至数月才能消退。对获得性免疫缺陷综合征患者进行雾化喷他脒预防使得此病变得非常罕见。

- 实验室检查：诱导痰或支气管肺泡灌洗液进行组织病理学染色。
- 荧光素血管造影：病灶早期弱荧光，晚期着染。
- 全身抗生素（甲氧苄啶 20mg/kg 和磺胺甲噁唑 100mg/kg，均分 4 份，每天 4 次）或异硫氰酸喷他脒（缓慢输注

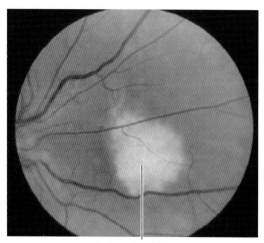

卡氏肺囊虫浸润

▲ 图 10-160　卡氏肺囊虫脉络膜病圆形、奶油色或黄色脉络膜浸润

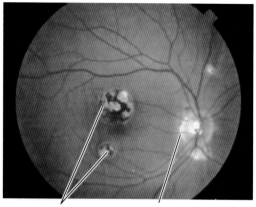

组织胞质斑　　　视盘旁萎缩

▲ 图 10-161　拟眼组织胞质菌病综合征显示黄斑和视盘周围病变

4mg/kg，静脉滴注，每天 1 次），治疗 14～21 天。

- 请内科会诊。

（十）拟眼组织胞质菌病综合征

小、圆形、黄褐色、点状的脉络膜视网膜病灶（组织胞质斑）（图 10-161 至图 10-163），位于在中周部和后极和乳头旁萎缩性改变，由真菌荚膜组织胞质菌感染导致。流行于俄亥俄州和密西西比河谷，历史上在流行地区有 2%～3% 的人口发病，在非裔美国人中很少见。通常无症状，没有玻璃体炎，并发脉络膜新生血管可导致黄斑盘状病变。相比于 AMD 导致的脉络膜新生血管有更好的视觉预后。此病有 30% 的复发率，与 HLA-B7 相关。

- 检查 Amsler 方格表。
- 实验室检查：组织纤溶酶抗原皮肤测试（不是必需的）。
- 荧光素血管造影：组织斑点的早期弱

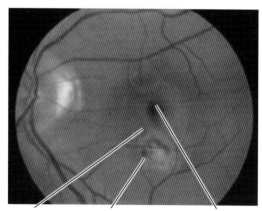

脉络膜新生血管　组织胞质斑　　视网膜下出血

▲ 图 10-162　拟眼组织胞质菌病综合征显示脉络膜新血管形成和组织胞质斑

荧光和晚期着染，可能存在脉络膜新生血管。

- 如有脉络膜新生血管则使用类似湿性年龄相关性黄斑变性的玻璃体内注射抗 VEGF 药物治疗。
- 在急性感染期间口服类固醇（泼尼松 60～100mg，口服，每天 1 次，缓慢递减）和（或）玻璃体内类固醇注射（曲安奈德 4mg）是有争议的。

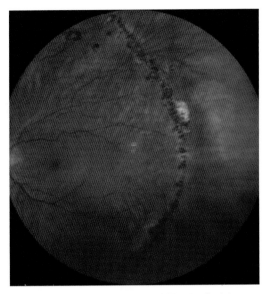

▲ 图 10-163　中周部的线性组织胞质斑

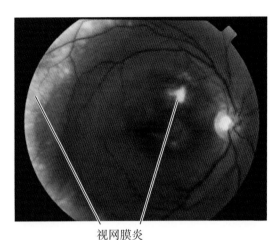

视网膜炎

▲ 图 10-164　进行性外层视网膜坏死伴多灶性视网膜混浊

（十一）进行性外层视网膜坏死综合征

由于 VZV 感染，从后极开始并迅速扩散累及整个视网膜的多灶性、斑片状视网膜混浊（与急性视网膜坏死不同）（图 10-164 和图 10-165）；有少量的前房细胞和闪辉，伴有玻璃体细胞或视网膜血管炎。发生在严重免疫功能低下的患者中，治疗效果差，可能会发展成视网膜脱离。

- 实验室检查：VZV IgG 和 IgM 滴度。
- 全身抗病毒药物（阿昔洛韦 5～10mg/kg，静脉滴注，分 3 次，每天 1 次，直到视网膜炎消退；然后改成阿昔洛韦 800mg，口服，每天 5 次；或者泛昔洛韦 500mg，口服，或者伐昔洛韦 1g，口服，每天 3 次，1～2 个月；或者缬更昔洛韦，3 周诱导剂量 900mg，口服，每天 2 次，然后维持剂量 450mg，口服，每天 2 次）；关注 BUN 和反映肾毒性的肌酐水平。
- 在存在活动性炎症的情况下，局部类

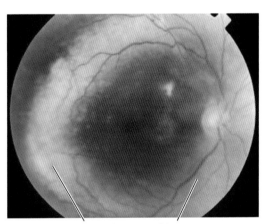

进行性外层视网膜坏死

▲ 图 10-165　与图 10-164 所示为同一患者，7 天后，大量视网膜坏死灶增加，后极部病变已经萎缩

固醇（1% 醋酸泼尼松龙，每 2～6 小时 1 次）和睫状肌麻痹药（0.25% 东莨菪碱，每天 2～4 次）。

- 如果治疗失败或爆发性病程，考虑静脉注射更昔洛韦和（或）膦甲酸，也可以玻璃体内更昔洛韦注射。
- 激光光凝或视网膜脱离手术，通常需要使用硅油。
- 请内科会诊。

（十二）风疹

先天性的典型特征是先天性白内障、青光眼和风疹性视网膜病变伴有椒盐样色变（图 10-166），也与小眼症有关，虹膜透照异常、双侧耳聋、先天性心脏病、发育迟缓、骨骼和牙齿异常。80% 是双侧病变，视力总体良好（20/25），很少发展为新生血管膜。

- 实验室测试：不需要；可以检测结膜拭子、咽拭子，以及尿液中的病毒。
- 荧光素血管造影：斑驳的强荧光。
- 电生理检查：ERG 和 EOG 正常。

（十三）梅毒（梅毒性脉络膜视网膜炎）

二期梅毒患者（初次感染后 6 周～6 个月）可发生虹膜炎、视网膜炎和玻璃体炎（全葡萄膜炎），由梅毒螺旋体引起。特征包括前房细胞和闪辉、角膜后沉着物、玻璃体炎、多灶性黄白色脉络膜视网膜浸润、椒盐样色素变化、火焰状视网膜出血和血管鞘（图 10-167 和图 10-168）；梅毒被称为"仿装者"，因为它可以伪装成许多其他类型的视网膜疾病；与间质性角膜炎、乳头炎和罕见的 CNV 相关。急性梅毒性脉络膜视网膜炎，表现为大量、鳞状、中心褪色的黄色病变。二期梅毒的皮肤黏膜表现通常很明显。

- 实验室检查：快速血浆反应素（rapid plasma reagin，RPR）或 VDRL（反映疾病活动性）和 FTA-ABS 或梅毒螺旋体（MHA-TP）试验。

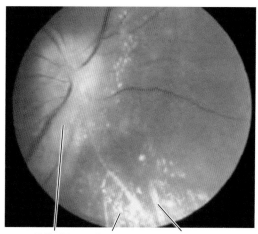

脉络膜视网膜浸润　　血管鞘

▲ 图 10-167　梅毒性脉络膜视网膜炎患者，显示多灶性黄白色脉络膜视网膜浸润和血管鞘

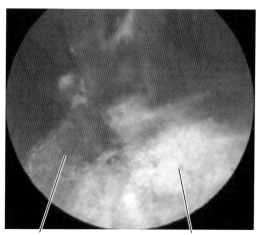

色素改变　　　　　脉络膜视网膜浸润

▲ 图 10-168　晚期梅毒性脉络膜视网膜炎患者显示色素变化与正在消退的脉络膜视网膜浸润

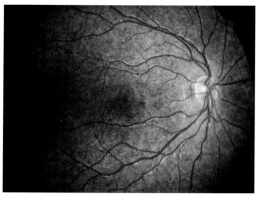

▲ 图 10-166　风疹性视网膜病变显示胡椒盐状眼底

- 腰椎穿刺检测 VDRL、FTA-ABS、总蛋白和细胞计数来排除神经梅毒。
- 青霉素 G（每 4 小时 1 次，静脉注射，240 万 U，持续 10～14 天；然后每周注射 240 万 U，持续 3 周）；如果患者对青霉素过敏，则用四环素。
- HIV 阳性或免疫缺陷患者需要长期使用四环素（每天 1 次，250～500mg）或多西环素（每天 1 次，100mg）。
- 跟踪血清 RPR 或 VDRL 以监测治疗效果。
- 请内科会诊。

（十四）弓蛔虫病

单侧、多灶性、视网膜下、黄白色肉芽肿，由第二阶段蛔虫的幼虫生长引起。伴有乳头炎、浆液性或牵拉性视网膜脱离、黄斑部和视网膜血管牵拉、玻璃体炎、致密玻璃体浸润和慢性眼内炎（图 10-169）；活动性感染消退后，灰白色脉络膜视网膜瘢痕仍然存在（图 10-170）。通常发生在儿童（包括在白瞳症的鉴别诊断中）和年轻人中，与异食癖（吃土）、幼犬密切接触者有关，有内脏幼虫移行症的孩子不会发展成眼部受累。

- 实验室检查：ELISA 检测弓蛔虫病抗体滴度。
- 活动性眼前节炎症者局部类固醇（1% 醋酸泼尼松龙，每 2～6 小时 1 次）和睫状肌麻痹药（0.25% 东莨菪碱，每天 2～4 次）。
- Tenon 囊下类固醇注射（曲安奈德 40mg/ml）和口服类固醇（泼尼松 60～100mg，口服，每天 1 次）治疗

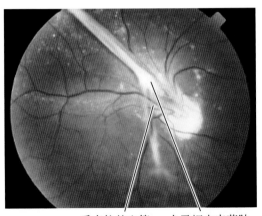

受牵拉的血管　　　犬弓蛔虫肉芽肿

▲ 图 10-169　弓蛔虫病患者显示外周肉芽肿纤维拖拽到视神经，上面附着视网膜和血管

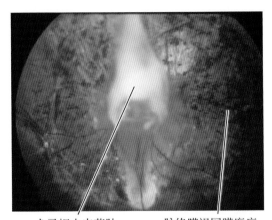

犬弓蛔虫肉芽肿　　　脉络膜视网膜瘢痕

▲ 图 10-170　感染犬弓蛔虫终末期患者表现出弥漫性脉络膜视网膜瘢痕、血管拖拽和肉芽肿

严重炎症者；在开始全身性类固醇之前，完善 PPD 和对照检测、CBC、血糖、血脂和胸片；检查身高、骨矿物质密度和脊柱 X 线，对于长期使用类固醇的患者，使用前和每 1～3 年检测 1 次（≥5mg，每天 1 次，≥3 个月）。

- 长期全身性使用类固醇时添加 H_2 受体拮抗药（雷尼替丁 150mg，口服，每天 2 次）或质子泵抑制药（奥美拉唑 20mg，口服，每天 1 次），还可以添

加钙、维生素 D，以及适当的双膦酸盐或特立帕肽。

- 全身性抗虫药物（噻苯达唑、乙胺嗪、双羟萘酸噻嘧啶）是有争议的，因为虫体死亡可能会增加炎症。

- 视网膜脱离的视网膜手术（成功率为 70%～80%）。

（十五）弓形虫病

获得性（食用未煮熟的肉类）或先天性（经胎盘传播，占 90% 的眼病）是由寄生虫刚地弓形虫引起的坏死性视网膜炎。先天性弓形虫病表现为萎缩性脉络膜视网膜瘢痕（通常位于黄斑），以及灰白色点状周边部的病变（图 10-172）；与小眼症、眼球震颤、斜视、颅内钙化、抽搐、小头畸形和脑积水有关。获得性弓形虫病（尤其是免疫功能低下的患者）重新激活先天性病变，表现为视力下降、畏光、飞蚊症、血管鞘、全层视网膜坏死、蓬松的黄白色视网膜病变（呈孤立状，与先天性旧瘢痕相邻）（图 10-171）、玻璃体炎症反应、前房细胞和闪辉。可能有视盘水肿和无脉络膜视网膜病变（类似视神经炎）。治疗通常是保守治疗，复发率高（3 年内高达 50%）；病灶较大者，易复发，持续时间更长，靠近黄斑中央凹和视神经的预后较差。

- 实验室检查：ELISA 或间接免疫荧光检测弓形虫 IgG 或 IgM（确诊实验），免疫功能低下的患者除外；IgM 升高表明获得性活动性疾病，IgG 升高在人群中很常见（>4 倍升高表示该疾病的活动性）。

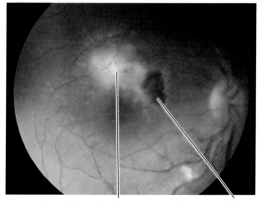

刚地弓形虫视网膜炎　　　脉络膜视网膜瘢痕

▲ 图 10-171　弓形虫病表现为活动的、蓬松的白色病灶与旧病灶深色瘢痕相邻

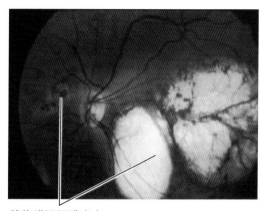

脉络膜视网膜瘢痕

▲ 图 10-172　先天性弓形虫病显示不活动的黄斑和周边部脉络膜视网膜瘢痕

- 后极部病变（涉及黄斑和视神经）或影响视力的病变。乙胺嘧啶（75～200mg，口服，首剂；然后 25～50mg，口服，每天 1 次，维持长达 4～6 周）、亚叶酸（5mg，口服，每天 1 次）和以下其中一种，即磺胺嘧啶（2g，口服，首剂；然后 0.5～1g，口服，每天 4 次，维持）、克林霉素（300mg，口服，每天 4 次）、克拉霉素（0.5g，口服，每天 2 次）、阿奇霉素（250mg，口服，

每天 1 次）或阿托伐醌（750mg，口服，每天 3 次）；给予大量液体以预防磺胺嘧啶引起的肾结石。

- 外周病灶：克林霉素（300mg，口服，每天 4 次）和甲氧苄啶 – 磺胺甲噁唑（1 片，双倍强度片，口服，每天 2 次）。注意，免疫功能正常的患者不需要治疗。

- 联合抗生素治疗 4～6 周；免疫功能低下的患者，无论病变部位位于后极部或外周都需要治疗，治疗期限不明确，甲氧苄啶 – 磺胺甲噁唑（1 片，双倍强度片，口服，每天 2 次）或多西环霉素（100mg，口服，每天 4 次）；也可以考虑对频繁复发的患者进行预防性治疗。

- 如果病变靠近视盘或在后极部，或者有严重的玻璃体炎，在开始后 24h 抗微生物治疗（切勿单独使用类固醇），可以增加口服类固醇（泼尼松 20～80mg，口服，每天 1 次，连续 1 周；然后逐渐减量）；完善 PPD 和对照检测、血糖，开始全身性类固醇治疗前的胸片。

- 当全身使用类固醇时，添加 H_2 受体拮抗药（雷尼替丁 150mg，口服，每天 2 次）或质子泵抑制药（奥美拉唑 20mg，口服，每天 1 次）。

- 不应因急性期而给予结膜下或球筋膜（Tenon 囊）下类固醇注射会导致视网膜坏死风险。

（十六）结核

由结核分枝杆菌引起的多灶性（可能是局灶性）浅色脉络膜肉芽肿（图 10-173），表现为眼内炎，通常有全身症状，包括不适、盗汗和肺部症状。

- 实验室检查：PPD 和对照检测、胸片呈阳性。

- 异烟肼（300mg，口服，每天 1 次）和利福平（600mg，口服，每天 1 次），治疗 6～9 个月；监测肝脏毒性。

- 考虑在最初的 2 个月内加入吡嗪酰胺（25～35mg/kg，口服，每天 1 次）。

- 请内科会诊：全身系统评估。

（十七）西尼罗河病毒

多灶性脉络膜炎（80%），伴有直线或曲线状、深、圆、奶油状脉络膜视网膜病变（图 10-174 和图 10-175）、前葡萄膜炎、视网膜血管炎、视神经炎、眼球震颤和（或）第 Ⅵ 对脑神经麻痹。

由日本脑炎血清群的单链 RNA 黄病毒造成，首次从西尼罗河病毒中分离出来，通过蚊子叮咬传播。80% 的患者没

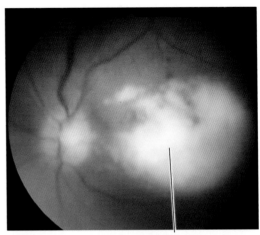

脉络膜肉芽肿

▲ 图 10-173　眼结核表现为脉络膜结节，大的白色视网膜下病灶

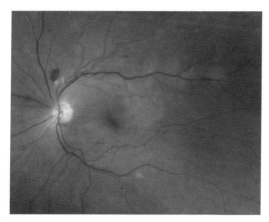

▲ 图 10-174 西尼罗河病毒多灶性脉络膜视网膜炎表现为奶油状脉络膜视网膜病变和出血

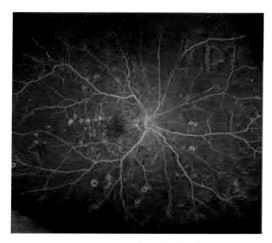

▲ 图 10-175 西尼罗河病毒多灶性脉络膜视网膜炎表现出荧光素血管造影上特征性线性病变

有出现任何包括发热疾病在内的症状。恢复期，病变为色素沉着和萎缩，周围边界清楚。

- 实验室检查：西尼罗河病毒 IgG 和 IgM。
- 荧光素血管造影：病变早期弱荧光，后期着染。在亚急性期和恢复期，病灶中央呈现弱荧光、周围呈现强荧光。
- 类固醇治疗炎症。

- 请内科会诊。

（十八）寨卡病毒

由寨卡病毒（Zika virus，ZIKV）感染引起的先天性寨卡综合征，婴儿具有神经系统、骨骼、眼部和听力异常。眼部发现通常是双侧病变，在患有严重小头畸形的婴儿中更常见，特征性病变是局灶性色素斑驳和脉络膜视网膜萎缩，也可能有视网膜出血、小眼球、虹膜缺损、晶状体半脱位、白内障和视神经异常。严重视力丧失很常见，许多人会出现斜视和眼球震颤。

四十九、后葡萄膜炎：白点综合征

一组炎症性疾病，主要产生黄白色视网膜病灶，多发生于年轻人群（表 10-1）；根据病史、症状、单侧性和荧光素血管造影进行鉴别诊断。

（一）急性黄斑神经视网膜病变

一个或多个中央旁暗点的急性发作，通常发生在 20—30 岁的女性中（80%），在病毒前驱症状（68%）之后。其他风险因素包括口服避孕药、静脉注射麻黄素、咖啡因、产后、创伤和爆竹伤。

视力通常是正常的，也可以下降；通常表现为单眼发病，68% 双侧病变表现为三叶草状或楔形病灶（黄斑中央凹）（图 10-176），后极部棕红色病变（通常为中央凹旁），无玻璃体炎症细胞。视野缺损的恢复是罕见的。

- 检查 Amsler 方格表。
- 红外（infared，IR）眼底成像或多色成像：通过结合眼底拍照，能够展示

	急性后极部多灶性鳞状色素上皮病变	多发性一过性白点综合征	匍行性脉络膜炎	鸟枪弹样视网膜脉络膜病变	多灶性脉络膜炎	点状内层脉络膜病
年龄（岁）	20—40	20—30	30—50	40—60	30—40	20—30
性别	女性=男性	女性>男性	女性=男性	女性>男性	女性>男性	女性
眼别	双侧	单侧	双侧	双侧	双侧	双侧
HLA	B7，DR2	无	B7	A29	无	无
玻璃体炎	轻微	轻微	轻微	慢性中度	慢性中度	无
病灶	大，地图状，灰白色；1～2周内出现浅色素性瘢痕	小而柔软的灰白色圆点；没有瘢痕	活跃的地图状灰白色斑块；深部瘢痕伴灼伤	深，奶油状斑点；边缘模糊；无色素沉着的黄色瘢痕	100～200μm白色-黄色斑点；旧瘢痕和新斑点的混合体	100～200μm黄色斑点；瘢痕
黄斑	很少有CNV	颗粒状	视网膜下瘢痕；25%CNV	CME罕见；CNV罕见	35%CME；CNV罕见	萎缩性瘢痕；40%CNV
预后	好	好	差	一般	一般	好
治疗	无	无	类固醇；激光	类固醇；环孢素	类固醇；激光	类固醇；激光

CME.黄斑囊样水肿；CNV.脉络膜新生血管；HLA.人类白细胞抗原

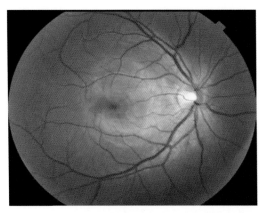

▲ 图 10-176 急性黄斑神经视网膜病表现为后极部三叶草状病变

临床上很难看到的特征性楔形病变。

- 荧光素血管造影：极少情况下病变弱荧光，通常正常。

- OCT：可能是正常的或表现出局灶性椭圆体带中断或对应病灶处的外丛状和外核层高反射（图 10-177）。

- 无有效的治疗方法。

（二）急性后极部多灶性鳞状色素上皮病变

20—30 岁（平均 29 岁）健康成人在感冒样病毒性前驱症状后中心或旁中心视

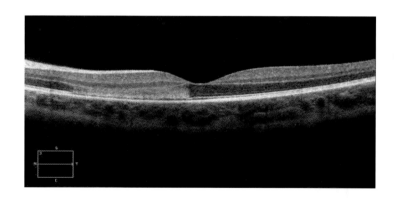

◀ 图 10-177　与图 10-176 所示为同一患者，频域 OCT 显示特征性楔形病变

力迅速丧失，没有性别偏好。通常是双侧发病，但不对称；多发、圆形、离散、大的灰黄色鳞状病变，分散于视网膜色素上皮水平的后极部，随后发展为界限清楚的瘢痕（图 10-178）；少量玻璃体细胞，可能伴有视盘水肿、脑血管炎、头痛、听力障碍和耳鸣。1～6 个月内视力自动恢复（80% ≥20/40），复发罕见。

- 荧光素血管造影：鳞状病变的早期弱荧光（图 10-179）和晚期荧光着染（图 10-180）。

- 吲哚菁绿血管造影：早期和晚期弱荧光。

- 无须治疗，但如果发生黄斑（影响视力）病变，类固醇可能有帮助。

（三）急性视网膜色素上皮炎（Krill 病）

年轻人急性、中度视力丧失的罕见疾病，无性别偏好，无病毒感染。在中央凹周围区域视网膜色素上皮水平，散在的色素沉着病灶（300～400μm），其周围脱色素晕；通常为单侧，无玻璃体炎。7～10 周内视力自动恢复，可能复发。

- 视野：中央阈值灵敏度降低。

- 眼底自发荧光：中央凹的荧光强度略有增加。

急性后极部多灶性鳞状色素上皮病变病灶

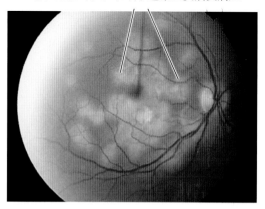

▲ 图 10-178　急性后极部多灶性鳞状色素上皮病变显示多个后极部病灶

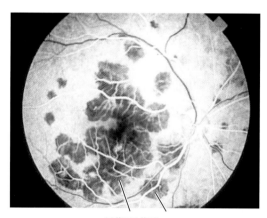

早期弱荧光

▲ 图 10-179　与图 10-178 所示为同一患者，荧光素血管造影显示病变早期弱荧光

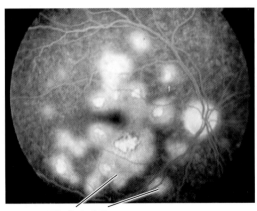

后期荧光着染

▲ 图 10-180　与图 10-178 所示为同一患者，荧光素血管造影显示病变后期荧光着染

- 荧光素血管造影：中心色素遮蔽荧光和周围低荧光晕。
- OCT：外感光感受器外层呈现特征性的穹顶状反射病灶伴破坏的椭圆体带。En-face OCT 可显示椭圆体带上中心低反射，周围高反射病灶。
- 无有效治疗。

（四）急性局灶性隐匿性外层视网膜病变

急性发作时视力下降，伴有与视网膜外层功能障碍引起的暗点，主要发生在白种人、年轻女性（67%），通常发生在病毒性前驱症状后。开始是单侧，但 75% 变成双侧。无前房细胞。最初，视网膜检查正常，伴有晚期视网膜萎缩、色素改变和小动脉密度下降。

- 视野：扩大的生理盲点。
- 眼底自发荧光：早期斑片状弥散的强荧光，晚期融合状的强荧光。
- 荧光素血管造影：早期正常，晚期窗样缺损。

- OCT：早期和晚期椭圆体带中断显示外层视网膜和视网膜色素上皮丢失。
- 尽管全身类固醇、免疫抑制药物、抗病毒药物都尝试过，但没有有效的治疗方法。

（五）鸟枪弹样视网膜脉络膜病变（白色斑点状脉络膜炎）

病灶呈现为多灶性、小、离散、卵圆形、黄白色斑点，像鸟儿被霰弹枪打中的爆炸一样散落（图 10-181）。通常沿着血管分布，轻度玻璃体炎，轻度前房细胞和闪辉（在 25% 的病例中），CME 和视盘水肿。常双侧发病的，发生在 50—60 岁的女性（70%），几乎全部是白种人；与 HLA-A29 相关（90%～98%）。患者表现为轻度视力下降和黑影飘动。该疾病是一种慢性，缓慢进展的复发性疾病，新生血管膜、黄斑前膜、黄斑水肿和黄斑裂孔是晚期并发症。

- 荧光素血管造影：轻度强荧光，病灶早期和晚期荧光着染；活动性病灶早期弱荧光。晚期显示明显的血管荧光渗漏和视网膜着染。
- 电生理检测：ERG（延长 30Hz 闪光时间，减少 b 波>a 波）和 EOG（轻度异常）；可以使用 ERG 监测病程，用于监测全身免疫调节治疗的效果。
- 保守治疗，用于视力下降、严重炎症反应或包括 CME 在内的并发症。
- 尽管既往该病对类固醇反应较差，但口服类固醇（泼尼松 60～100mg，口服，每天 1 次）可出现早期视力改善；在开始使用全身类固醇之前，检查

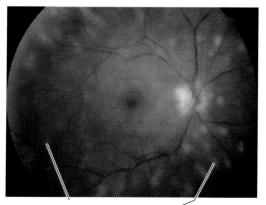

鸟枪弹样视网膜脉络膜病变

▲ 图 10-181　鸟枪弹样视网膜脉络膜病变（白色斑点状脉络膜炎）显示多个后极部病灶

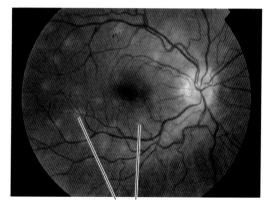

多灶性脉络膜炎

▲ 图 10-182　多灶性脉络膜炎表现为黄斑内有小而深的斑点

PPD 和对照检测、血糖和胸片。

- 在服用全身类固醇时，添加 H_2 受体拮抗药（雷尼替丁 150mg，口服，每天 2 次）或质子泵抑制药（奥美拉唑 20mg，口服，每天 1 次）。
- 在严重的炎症或 CME 患者中，考虑球筋膜（Tenon 囊）下类固醇注射（曲安奈德 40mg/ml）。
- 环孢素（每天 2~5mg/kg）、硫唑嘌呤、甲氨蝶呤、阿达木单抗、英夫利西单抗可显著改善玻璃体炎和 CME，由接受过培训的免疫疾病专家进行。

（六）多灶性脉络膜炎和生葡萄膜炎 / 视网膜下纤维化和葡萄膜炎综合征

引起视物模糊、视物变形、中央旁暗点和闪光。主要发生在 30—40 岁（平均 36 岁）、健康的白种人（86%）女性（女∶男 =3∶1），病因不明。通常为单侧症状，伴有双侧（80%）眼底病变，包括小（100~200μm）、圆形、分散的黄白色斑点和轻微的眼内炎症征象（图 10-182）；

病变发展为萎缩性瘢痕或视网膜下纤维化，新生血管膜和黄斑水肿是晚期并发症。复发常见，视力预后差。

- 荧光素血管造影：病变的早期高荧光和晚期着染。
- 类固醇治疗存在争议。

（七）急性黄斑旁中心中层视网膜病变

在健康年轻人中表现为急性发作的中央旁暗点，是急性黄斑神经视网膜病的一种，其特征是在 OCT 上出现内核层高反射光带（图 10-183）。危险因素包括血管加压药，包括钙和口服避孕药的使用，以及血管疾病，如糖尿病、高血压和镰刀状细胞病。预后良好，完全康复。

- 眼底自发荧光：病灶弱自发荧光。
- 红外成像：界限清晰的病灶。
- OCT：带状内核层高反射。En-face 成像能更好地显示高反射。OCT 血管成像术可以显示病变区域毛细血管空洞的斑片状区域。
- 无有效的治疗方法。

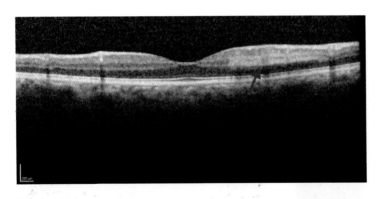

◀ 图 10-183　急性黄斑旁中心中层视网膜病变在 B 超 OCT 上出现高反射率（箭）

（八）点状内层脉络膜病

表现为急性发作、视物模糊、视物变形、中央旁暗点和闪光。主要发生在 20—40 岁（平均 27—32 岁）、健康、近视（平均 –6D）的女性（90%）；病因不明，但与 EBV 和 HLA-D R2 相关。通常为单侧症状，伴有双侧眼底病变，包括脉络膜和视网膜色素上皮水平的小（100～200μm）、圆形、离散的黄白色斑点（图 10-184），以及轻微或无眼内炎症迹象；病变超过 1 个月发展为萎缩性瘢痕；瘢痕逐渐着色和扩大；新生血管膜和黄斑水肿常见，也是晚期并发症。复发常见；视力预后良好，除非出现 CNV 或黄斑水肿。

- 视野：生理盲点扩大，中央和旁中央暗点。
- 荧光素血管造影：病变的早期强荧光和晚期着染（图 10-185）。
- 吲哚菁绿血管造影：多发弱荧光病变。
- 类固醇治疗是有争议的。
- 考虑玻璃体内抗 VEGF 药物治疗 CNV。

（九）多发性一过性白点综合征

表现为突发、单侧、急性视力丧

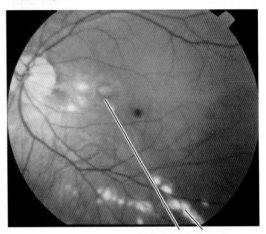

点状内层脉络膜病

▲ 图 10-184　点状内层脉络膜病，黄斑内有小而圆的黄色斑点，沿下血管弓有萎缩性瘢痕

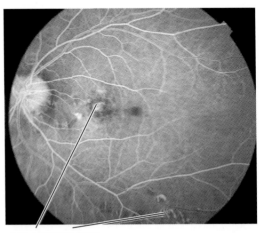

点状内层脉络膜病

▲ 图 10-185　与图 10-184 所示为同一患者，荧光素血管造影显示活动性病变的强荧光和萎缩性瘢痕的窗样缺陷

失，伴有中心旁或中心暗点和闪光。主要发生在 15—40 岁（平均 28 岁）、健康女性（与男性的比例为 4∶1）、出现病毒性前驱症状后（发生在 50% 的病例中），原因不明。后极部 RPE 水平的多发、小（100～200μm）、离散的灰白色病变（图 10-186），除了黄斑中央凹（斑点快速出现和消失），可出现橙黄色颗粒；可能有相对性传入性瞳孔障碍阳性、视盘水肿、轻度玻璃体炎、轻度前房细胞和闪辉，以及扩大的盲点。自发消退，3～10 周视力恢复；白点消失，视力改善；复发罕见（10%）。

- 检查 Amsler 方格表或视野（中央 10°）。
- 视野：中心旁或中心暗点和扩大的盲点。
- 眼底自发荧光：与白点对应的强自发荧光点（图 10-188）。
- 荧光素血管造影：病变早期点状强荧光呈花环状（图 10-187）、晚期病变和视神经着染。

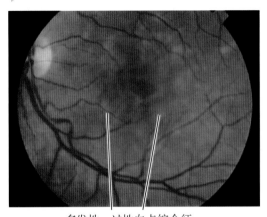

多发性一过性白点综合征

▲ 图 10-186 多发性一过性白点综合征显示出微小的白点

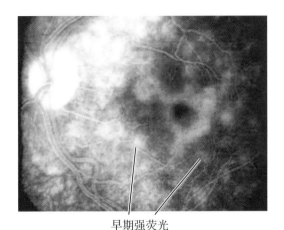

早期强荧光

▲ 图 10-187 与图 10-186 所示为同一患者，晚期荧光素血管造影表现

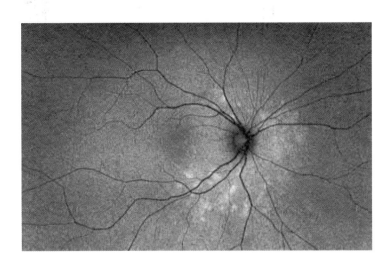

◀ 图 10-188 多发性一过性白点综合征的眼底自发荧光显示病变的强自发荧光

- 吲哚菁绿血管造影：早期和晚期弱荧光。
- OCT：椭圆体带和外界膜不连续，对应于白点。
- 电生理测试：ERG（a波振幅降低，早期受体电位可能延长）。
- 不建议治疗。

（十）急性特发性盲点扩大综合征

多发性一过性白点综合征的一种特殊类型，发生于年轻女性，盲点增大，无视盘水肿，无可见眼底病变；通常不存在相对性传入性瞳孔障碍。可能是病变消退后的多发性一过性白点综合征。

- 检查 Amsler 方格表或视野（中央 10°）。
- 视野：扩大盲点。
- 不建议治疗。

五十、后葡萄膜炎：其他炎症性疾病

（一）白塞病

口疮（图 10-191）、生殖器溃疡和双侧非肉芽肿性葡萄膜炎三联征，也与结节性红斑、关节炎、血管病变、HLA-B5（Bw51 和 B52 亚型）和 HLA-B12 有关。葡萄膜炎（见第 6 章）是一种严重的复发性疾病，可引起前房积脓、虹膜萎缩、后粘连、视盘水肿、动脉闭塞、严重的玻璃炎、黄斑囊样水肿、伴有视网膜出血和水肿的阻塞性视网膜血管炎（图 10-189 和图 10-190）。患者有畏光、疼痛、红眼和视力下降。实验室检查 ANA 阳性，ESR、CRP、急性期反应物和血清蛋白升高，但不是诊断性的。视力预后差，经常复发

常见，缺血性视神经病变是一种晚期并发症。

- 实验室检查：Behçetine 皮肤试验（用无菌针扎皮肤，几分钟内形成脓疱为阳性结果）、ESR、ANA、CRP、血清单倍型。
- 荧光素血管造影：早期广泛的血管渗漏，后期血管壁着染。局部类固

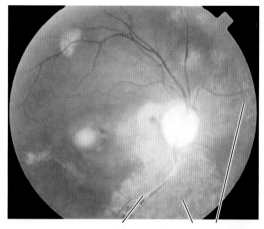

血管炎　脉络膜视网膜萎缩

▲ 图 10-189　白塞病表现为伴硬化的血管和脉络膜视网膜萎缩的陈旧性血管炎

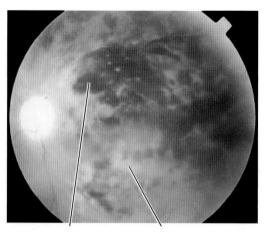

视网膜出血　视网膜水肿

▲ 图 10-190　白塞病表现为急性血管炎伴出血

醇（1% 醋酸泼尼松龙，每 2～6 小时 1 次）。

- 秋水仙碱（600mg，口服，每天 2 次）是有争议的。

- 轻度：口服类固醇（泼尼松 60～100mg，口服，每天 1 次）；在开始全身性类固醇之前，完善 PPD 和对照检测、CBC、血糖、血脂和胸片；检查身高、骨矿物质密度和脊柱 X 线，对于长期使用类固醇的患者，使用前和每 1～3 年检测 1 次（≥5mg，每天 1 次，≥3 个月）。

- 严重：球筋膜（Tenon 囊）下类固醇注射（曲安奈德 40mg/ml），口服类固醇（泼尼松 60～100mg，口服，每天 1 次）和免疫抑制治疗（硫唑嘌呤、环磷酰胺）；也可使用 TNF 抑制药（英夫利西单抗、依那西普、阿达木单抗），或者他克莫司、IFN 和（或）霉酚酸酯、苯丁酸氮芥、环磷酰胺；只能由接受过培训的免疫疾病专家进行。

- 长期全身性使用类固醇时添加 H_2 受体拮抗药（雷尼替丁 150mg，口服，每天 2 次）或质子泵抑制药（奥美拉唑 20mg，口服，每天 1 次），还可以添加钙、维生素 D，以及适当的双膦酸盐或特立帕肽。

- 请内科会诊。

（二）特发性葡萄膜渗漏综合征

大疱性浆液性视网膜脱离（液体移位）（图 10-192）、浆液性脉络膜和睫状体脱离、轻度玻璃体炎、豹斑状 RPE 色素沉着和结膜血管扩张。发生在健康的中年男性，患者视力下降、视物变形和暗点，慢性，反复发病。

- B 超：巩膜增厚（图 10-193）。

- 荧光素血管造影：浆液性视网膜脱离下无离散性渗漏。

- 类固醇和抗代谢药物无效。

- 真性小眼球中考虑涡状静脉减压术和巩膜切除术。

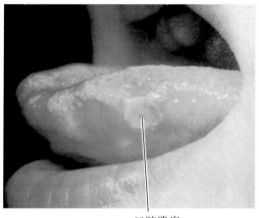

口腔溃疡

▲ 图 10-191　白塞病患者舌头上显示了蚜虫样口腔溃疡

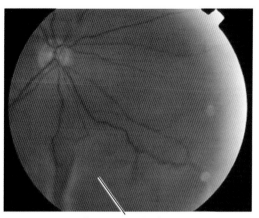

浆液性视网膜脱离

▲ 图 10-192　特发性葡萄膜渗漏综合征患者大疱性浆液性视网膜脱离随头位改变而改变

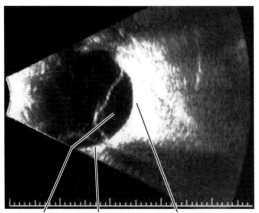

浆液性视 脉络膜脱离 巩膜增厚
网膜脱离

▲ 图 10-193 与图 10-192 所示为同一患者，B 超显示浆液性视网膜脱离伴液体移位、周边脉络膜浅脱离和弥漫性巩膜增厚

- 在巩膜异常的真性小眼球中进行巩膜窗手术。

（三）伪装综合征

全身和眼科疾病可以表现为葡萄膜炎。葡萄膜炎的鉴别诊断应始终考虑伪装综合征，因为伪装综合征可能威及生命。伪装综合征的病因可分为恶性肿瘤、眼内炎和非感染性或非恶性肿瘤。

1. 恶性肿瘤

(1) 眼内淋巴瘤：罕见且致命的恶性肿瘤通常是眼睛和中枢神经系统的非霍奇金大 B 细胞淋巴瘤，发生在中老年（中位年龄为 50—60 岁），性别分布尚不清楚。最常见的症状是玻璃体炎引起的视物模糊和黑影飘动。玻璃体中有大量细胞团和眼底检查对于多灶性、大面积、黄色、视网膜下和视网膜色素上皮下病变具有重要意义。

- 为了诊断这种情况，高度怀疑必不可少的。

- 在寻找中枢神经系统受累时，应进行完整的神经学评估，包括 MRI 和中枢神经系统细胞学检查。

- 对诊断有疑问的病例，需进行诊断性平坦部玻璃体切割术。应在患有玻璃体炎的眼睛中进行未稀释的玻璃体组织活检（1ml），并送去进行细胞学、流式细胞术分析，以检测 B 细胞和 T 细胞标志物、κ 和 λ 轻链检测。其他辅助检查包括测量白细胞介素 -6 和白细胞介素 -10（高白细胞介素 -10 和高白细胞介素 -10/白细胞介素 -6 比值提示眼内淋巴瘤）。

- 原发性眼内淋巴瘤的治疗是有争议的，包括玻璃体腔内甲氨蝶呤（400μg/0.1ml，每周 2 次，持续 1 个月；然后每周 1 次，持续 1 个月；然后每个月 1 次，持续 1 年）和无中枢神经系统受累病例的眼眶放疗。然而，大多数患者出现中枢神经系统受累，通常采用血脑屏障破坏性化疗或大剂量全身甲氨蝶呤治疗。

- 请内科和肿瘤科会诊。

(2) 其他恶性肿瘤：其他可以伪装成葡萄膜炎的恶性肿瘤包括白血病、恶性黑色素瘤、视网膜母细胞瘤和转移性肿瘤。

2. 眼内炎

慢性术后眼内炎和内源性眼内炎可表现为伪装综合征（见第 6 章）。

3. 非恶性和非感染性

这些形式的伪装综合征包括一组疾病，其特征是存在继发于非炎症状态的眼内细胞。虽然罕见，但应考虑以下疾病：RRD、RP、眼内异物、眼缺血综合征和青少年黄色粒细胞瘤。

（四）后巩膜炎

巩膜向后扩张，通过增厚的脉络膜和上面的浆液性视网膜脱离、脉络膜皱襞、玻璃体炎和视盘水肿引起脉络膜和视网膜色素上皮的橙红色隆起（图 10-194）；巩膜增厚可导致诱导性远视、眼球突出、眼球运动受限和闭角型青光眼（睫状体前旋伴晶状体 – 虹膜隔膜前移）。通常发生在 20—30 岁的女性，20%～30% 为双侧发病。患者有疼痛（通常严重，尤其是眼球运动）、畏光和视力下降。与胶原血管疾病、类风湿关节炎、复发性多软骨炎、炎症性肠病、韦格纳肉芽肿病和梅毒有关。

- B 超检查：弥漫性巩膜增厚（脉络膜和 Tenon 囊之间的回声间隙）、Tenon 囊中度反射性水肿，以及视神经周围巩膜增厚引起的毛细血管周围区域的

T 征回声（图 10-196）。
- 荧光素血管造影：早期点状强荧光，晚期浆液性视网膜脱离内荧光积存（图 10-195）。
- 口服非甾体抗炎药（吲哚美辛 25～50mg，口服，每天 3 次）是治疗轻度病例的一线疗法。

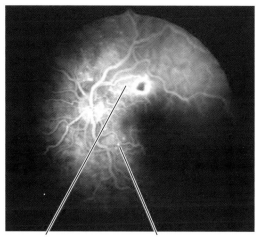

浆液性视网膜脱离　　　点状强荧光

▲ 图 10-195　与图 10-194 所示为同一患者，荧光素血管造影显示点状强荧光和早期积存到浆液性视网膜脱离

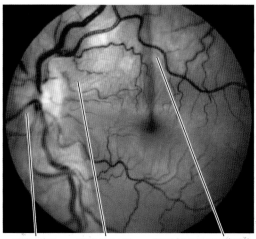

视盘水肿　　脉络膜皱褶　　浆液性视网膜脱离

▲ 图 10-194　后巩膜炎伴有橙红色脉络膜向上隆起、浆液性视网膜脱离、玻璃体炎和轻度视盘水肿

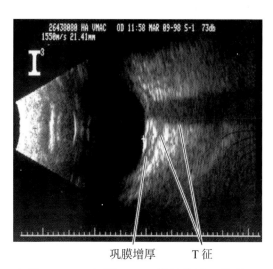

巩膜增厚　　　T 征

▲ 图 10-196　与图 10-194 所示为同一患者，B 超显示巩膜增厚和特征性的毛细血管周围 T 征

- 口服类固醇（泼尼松 60～100mg，口服，每天 1 次）；如果严重，考虑高剂量的类固醇静脉滴注；在开始全身性类固醇之前，完善 PPD 和对照检测、CBC、血糖、血脂和胸片；检查身高、骨矿物质密度和脊柱 X 线，对于长期使用类固醇的患者，使用前和每 1～3 年检测 1 次（≥5mg，每天 1 次，≥3 个月）。

- 长期全身性使用类固醇时添加 H_2 受体拮抗药（雷尼替丁 150mg，口服，每天 2 次）或质子泵抑制药（奥美拉唑 20mg，口服，每天 1 次），还可以添加钙、维生素 D，以及适当的双膦酸盐或特立帕肽。

- 有时需要球筋膜（Tenon 囊）下类固醇注射（曲安奈德 40mg/ml）。

- 考虑免疫抑制疗法（硫唑嘌呤、环孢素）和 TNF 抑制物（依昔单抗、依那西普、阿达木单抗）在难治性病例中的作用，只能由接受过培训的免疫疾病专家进行。

- 请内科会诊。

（五）结节病

肉芽肿性全葡萄膜炎伴视网膜血管炎、血管鞘、静脉周围炎（滴蜡状）（图 10-197）、玻璃体雪球或珍珠串（图 10-198）、黄白色视网膜或脉络膜肉芽肿（图 10-198）、前房细胞和闪辉、羊脂状角质沉淀物、Koeppe 或 Busacca 虹膜结节和黄斑水肿。视盘或视网膜新生血管（通常为海扇状结构）和视网膜前膜是晚期并发症。该疾病在年轻的非裔美国人中更为严重（发病率为 82/100 000），但也可能发生在老年白种人女性中；双峰年龄分布，20—30 岁和 50—60 岁为峰值；慢性复发过程（72%）。结节病患者中有 25%～75% 出现眼部疾病，94% 有肺部病变；仅 2%～3% 的病例出现眼部症状，15%～40% 的病例出现呼吸道症状；非裔美国人更容易出现眼部并发症。系统性疾病包括肺门腺病、肺实质受累、肺纤维化、结节性红斑、皮下结节、红斑狼疮（紫色狼疮）、淋巴结肿大，

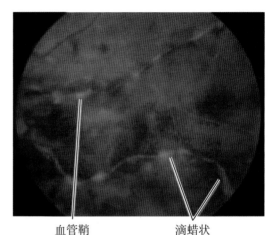

血管鞘　　　滴蜡状

▲ 图 10-197　伴有静脉周围炎和血管鞘的结节病

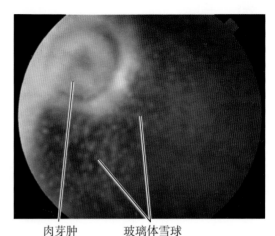

肉芽肿　　玻璃体雪球

▲ 图 10-198　结节病表现为周边部肉芽肿伴上覆的玻璃炎和玻璃体雪球

也可能累及中枢神经系统、骨骼、结缔组织、心脏、肾脏和窦。病理特征为非肉芽肿。大多数患者无症状，可能有慢性、潜在的致命过程。

- 实验室检查：ACE、血清溶菌酶、异常肝功能检查结果、胸片（肺门腺病）、镰状细胞制备和血红蛋白电泳（排除镰状细胞贫血）；如果胸片阴性，考虑胸部 CT 以排除纵隔淋巴结肿大。支气管肺泡灌洗液 CD4/CD8 升高（>3.5），考虑镓扫描、Kneim-Silzbach 皮肤试验或反应。

- 荧光素血管造影：早期强荧光，晚期因血管通透性和黄斑水肿而渗漏。

- 局部类固醇（1% 醋酸泼尼松龙，每 2～6 小时 1 次）和睫状肌麻痹药（0.25% 东莨菪碱，每天 2～4 次）治疗活动性眼前节炎症。

- 口服类固醇（泼尼松 60～100mg，口服，每天 1 次）；在开始全身性类固醇之前，完善 PPD 和对照检测、CBC、血糖、血脂和胸片；检查身高、骨矿物质密度和脊柱 X 线，对于长期使用类固醇的患者，使用前和每 1～3 年检测 1 次（≥5mg，每天 1 次，≥3 个月）。

- 长期全身性使用类固醇时添加 H_2 受体拮抗药（雷尼替丁 150mg，口服，每天 2 次）或质子泵抑制药（奥美拉唑 20mg，口服，每天 1 次），还可以添加钙、维生素 D，以及适当的双膦酸盐或特立帕肽。

- 黄斑水肿严重时玻璃体腔内类固醇注射，局部类固醇仅用于前段病变。抗 VEGF 药物也可尝试。

- 当类固醇治疗后新生血管持续或进展时，对毛细血管无灌注区进行激光光凝。

- 考虑免疫抑制疗法（羟氯喹、甲氨蝶呤、苯丁酸氮芥、硫唑嘌呤）治疗难治性病例，只能由接受过培训的免疫疾病专家进行。

- 请内科会诊。

（六）匐行性脉络膜病变（盘周地图状轮状脉络膜病变）

双侧不对称性葡萄膜炎，伴有周边、边界清晰、灰黄色的视网膜下病变，以伪足状、螺旋状模式从视盘离心延伸，在先前受累区域留下脉络膜视网膜瘢痕（图 10-199）；跳跃性病变常见，轻度玻璃炎。患者有中央旁暗点和视力下降。通常是双侧，轻微的男性偏好，发生在 55—70 岁；病因不明，与 HLA-B7 和视网膜 S 抗原相关。慢性复发性疾病，视力预后良好（严重视力丧失罕见）；25% 的患者有 CNV。

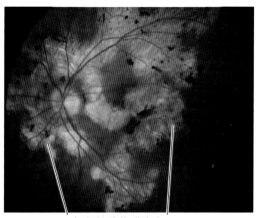

匐行性脉络膜病变

▲ 图 10-199　匐行性脉络膜病变，显示从视神经延伸的典型萎缩性瘢痕

- 眼底自发荧光：活动性病变为弱自发荧光伴强自发荧光晕。非活动性病变均匀弱自发荧光。
- 荧光素血管造影：早期和晚期弱荧光染色，从病变边缘开始并向中心扩散。
- 吲哚菁绿血管造影：早期和晚期弱荧光。
- 口服类固醇（泼尼松，每天 1mg/kg，口服）和球筋膜（Tenon 囊）下类固醇注射（曲安奈德 40mg/ml）是有争议的（考虑黄斑受累时）。
- 考虑免疫抑制治疗（硫唑嘌呤，每天 5mg/kg；环孢素，每天 1.5mg/kg），也可在难治性病例中使用 TNF 抑制药、依那西普、ADADIM-UMAB 或抗代谢药物（甲氨蝶呤、霉酚酸酯）；只能由接受过培训的免疫疾病专家进行。
- 脉络膜新生血管的激光光凝、光动力治疗或抗 VEGF 药物治疗选择取决于与病变与中央凹的相对位置。

（七）交感性眼炎

罕见、双侧发病、免疫介导、轻度至重度肉芽肿性葡萄膜炎，通常在穿透性外伤或手术后 2 周至 3 个月（80%）发生，但也有病例在几十年后报道。散在、多灶、黄白色视网膜下浸润（Dalen-Fuchs 结节，50%）（图 10-201），伴有浆液性视网膜脱离（图 10-200）、玻璃体炎和乳头炎。与交感眼的炎症有关，受伤眼的炎症更加重（角膜后沉着物是一种征兆），可能有脑膜刺激症状、脊髓灰质炎和脱发（如 VKH 综合征）。患者有短暂的视觉模糊、畏光、

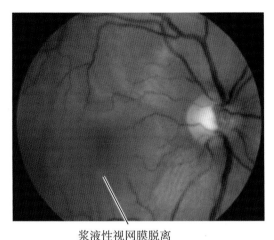

浆液性视网膜脱离

▲ 图 10-200　早期交感性眼炎显示浆液性视网膜脱离

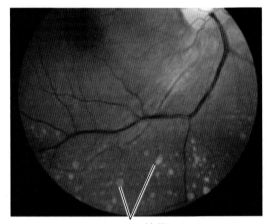

Dalen-Fuchs 结节

▲ 图 10-201　交感性眼炎患者的 Dalen-Fuchs 结节

疼痛和视物模糊。男性偏好（可能是外伤可能性更大），与 HLA-A11 相关。慢性复发性病程，预后良好（治疗后 65% 视力达到 20/60）；与 VKH 综合征不同的是，脉络膜毛细血管稀少。

- 检查是否有穿透性手术或外伤史。
- 荧光素血管造影：中心弱荧光的周围针尖样强荧光，脉络膜毛细血管低灌注斑片状区域；晚期视盘渗漏。

- 中剂量至大剂量口服类固醇（泼尼松60～200mg，口服，每天 1 次）；在开始全身性类固醇之前，完善 PPD 和对照检测、CBC、血糖、血脂和胸片；检查身高、骨矿物质密度和脊柱 X 线，对于长期使用类固醇的患者，使用前和每 1～3 年检测 1 次（≥5mg，每天 1 次，≥3 个月）。

- 长期全身性使用类固醇时添加 H₂ 受体拮抗药（雷尼替丁 150mg，口服，每天 2 次）或质子泵抑制药（奥美拉唑20mg，口服，每天 1 次），还可以添加钙、维生素 D，以及适当的双膦酸盐或特立帕肽。

- 局部类固醇（1% 醋酸泼尼松龙，每2～6 小时 1 次）和睫状肌麻痹药（0.25% 东莨菪碱，每天 2～4 次）。

- 考虑免疫抑制疗法（硫唑嘌呤、甲氨蝶呤、苯丁酸氮芥），只能由接受过培训的免疫疾病专家进行。

- 眼球摘除术对受伤眼没有明显益处，但对于无光感的眼睛，应考虑这种方法，因为在受伤后 2 周内摘除眼睛可能会预防交感性眼炎。

（八）Vogt - 小柳 - 原田（VKH）综合征和原田病

双侧视网膜色素上皮水平黄白色渗出的炎症性疾病，球形浆液性视网膜脱离（75%，常有移位性液体）（图 10-202）和局灶性视网膜水肿；与前房细胞和闪辉、羊脂状角质后沉淀物、后粘连、玻璃炎、脉络膜皱褶、脉络膜增厚、Dalen-Fuchs 结节和视盘充血（原田病）有关；可能有全

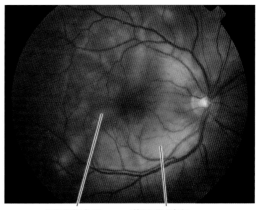

视网膜渗出　浆液性脱离

▲ 图 10-202　Vogt - 小柳 - 原田综合征显示多发性浆液性视网膜脱离

身表现，包括脑膜刺激症状（头痛、恶心、落枕、耳聋、耳鸣）、脊髓灰质炎、脱发、言语障碍和白癜风（VKH 综合征）；晚期视网膜色素上皮改变导致眼底呈黄橙色（"晚霞"）。患者视力下降和畏光。发生在 20—40 岁的有色人种（美洲土著、非洲裔、亚洲人和西班牙裔），轻度女性偏好（60%），与 HLA-DR4、HLA-DRw53、HLA-DQw7、HLA-DQw3 和 HLA-Bw54相关。复发常见，视力预后良好。

- B 超：低反射和脉络膜增厚，伴有浆液性视网膜脱离。

- 荧光素血管造影：针尖样强荧光和延迟脉络膜荧光区域。

- OCT：EDI 模式上脉络膜厚度增加。随着炎症增加，脉络膜增厚增加。

- 中等至高剂量口服类固醇（泼尼松60～200mg，口服，每天 1 次）；在开始全身性类固醇之前，完善 PPD 和对照检测、CBC、血糖、血脂和胸片；检查身高、骨矿物质密度和脊柱 X 线，对于长期使用类固醇的患者，使用前

和每 1～3 年检测 1 次（≥5mg，每天 1 次，≥3 个月）。

- 长期全身性使用类固醇时添加 H_2 受体拮抗药（雷尼替丁 150mg，口服，每天 2 次）或质子泵抑制药（奥美拉唑 20mg，口服，每天 1 次），还可以添加钙、维生素 D，以及适当的双膦酸盐或特立帕肽。

- 在存在活动性眼前节炎症的情况下，局部使用类固醇（1% 醋酸泼尼松龙，每 2～6 小时 1 次）和睫状肌麻痹药（0.25% 东莨菪碱，每天 2～4 次）。

- 有时候需要球筋膜（Tenon 囊）下类固醇注射（曲安奈德 40mg/ml）。

- 难治性病例使用环孢素（每天 2～7mg/kg）或免疫抑制药，只能由接受过培训的免疫疾病专家进行。

五十一、后葡萄膜炎：评估和管理

【评估】

- 完成眼科病史和眼科检查，注意视力、瞳孔、前房、玻璃体细胞、非接触式或接触式检眼镜眼底检查。

- 考虑将以下临床检查和病史描述作为常规流程（见下文）。

- 实验室检查：对有阴性病史的中间和后葡萄膜炎建议进行基本检查，系统回顾和体检：CBC、ESR、RPR（梅毒）或 VDRL（梅毒）、MHA-TP（梅毒）或 FTA-ABS（梅毒）、莱姆滴度、PPD 和对照检测（结核）、血清溶菌酶、ACE（结节病）。

- 应根据病史或肉芽肿性炎的表现进行

其他实验室检查：ANA、RF（幼年类风湿关节炎）、莱姆病 IgM 和 IgG ELISA、HIV 抗体检测、胸片（结节病、结核病）、骶髂关节片（强直性脊柱炎）、镓扫描（结节病）、尿常规。

- 特殊诊断性实验室检查：血管炎（图 10-203 和图 10-204）时的 HLA 分型（HLA-A29：鸟枪弹样视网膜脉络膜病变）；ANCA（韦格纳肉芽肿病、

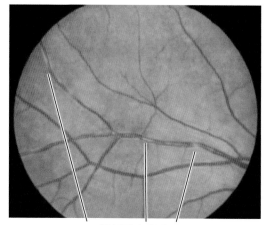

视网膜血管炎

▲ 图 10-203 伴有视网膜血管鞘的视网膜血管炎

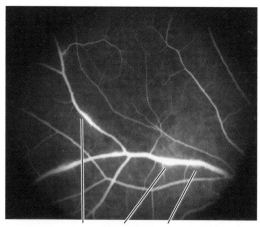

血管渗漏

▲ 图 10-204 与图 10-203 所示为同一患者，荧光素血管造影图显示视网膜血管渗漏

结节性多动脉炎）、Raji 细胞和循环免疫复合物（SLE、系统性血管炎）、补体蛋白 C3、C4、总补体（SLE、冷球蛋白血症、肾小球肾炎）、可溶性白细胞介素 -2 受体。

- 请内科会诊。

处　理

- 局部类固醇（1% 醋酸泼尼松龙，每 2～6 小时 1 次）和睫状肌麻痹药（0.25% 东莨菪碱，每天 2～4 次），治疗活动性眼前节炎。

- 考虑口服类固醇（泼尼松 60～100mg，口服，每天 1 次）；在开始全身性类固醇之前，完善 PPD 和对照检测、CBC、血糖、血脂和胸片；检查身高、骨矿物质密度和脊柱 X 线，对于长期使用类固醇的患者，使用前和每 1～3 年检测 1 次（≥5mg，每天 1 次，≥3 个月）。

- 长期全身性使用类固醇时添加 H_2 受体拮抗药（雷尼替丁 150mg，口服，每天 2 次）或质子泵抑制药（奥美拉唑 20mg，口服，每天 1 次），还可以添加钙、维生素 D，以及适当的双膦酸盐或特立帕肽。

- 有时候需要球筋膜（Tenon 囊）下类固醇注射（曲安奈德 40mg/ml）或玻璃体腔内类固醇注射（曲安奈德 4mg/0.1ml）。

- 如果葡萄膜炎变成类固醇依赖，考虑阶梯方式来使用类固醇替代剂，最终将允许逐渐减少或最小限度地使用局部和全身皮质类固醇。
  - 非甾体抗炎药：双氯芬酸 75mg，口服，每天 2 次；或者双氯芬酸 250mg，口服，每天 2 次。其他可作为二线治疗的非选择性非甾体抗炎药，包括吲哚美辛 75mg，口服，每天 2 次；或者萘普生 250mg，口服，每天 2 次。对于已知有胃炎或消化性溃疡病史的患者，应考虑使用环氧化酶 -2 选择性抑制药（塞来昔布 100mg，口服，每天 2 次）。
  - 免疫抑制化疗：应由葡萄膜炎专家管理或与熟悉这些药物的医学专家协调；适应证包括白塞病、交感性眼炎、VKH、匐行性脉络膜炎、类风湿坏死性巩膜炎和（或）PUK、韦格纳肉芽肿病、结节性多动脉炎、复发性多软骨炎、幼年类风湿关节炎或对常规治疗无反应的结节病。甲氨蝶呤是最常用的药物。
    ○ 抗代谢药物：硫唑嘌呤，每天 1～3mg/kg；甲氨蝶呤，每天 0.15mg/kg；霉酚酸酯 1～2g，口服，每天 1 次（超说明书使用：用于自身免疫性眼病）。
    ○ T 细胞抑制药：环孢素，每天 2.5～5.0mg/kg；他克莫司，每天 0.1～0.15mg/kg。
    ○ 烷基化剂：环磷酰胺，每天 1～3mg/kg；苯丙胺，每天 0.1mg/kg。
    ○ 生物制剂：TNF 抑制药（依昔单抗、依那西普、阿达木单抗）。
    ○ 其他药物：氨苯砜 25～50mg，每天 2 次或 3 次；秋水仙碱 0.6mg，每天 2 次，治疗白塞病。

五十二、遗传性脉络膜视网膜营养不良

（一）中心性晕轮状脉络膜营养不良

疾病早期眼底表现缺乏特异性，表现为黄斑区轻度的色素颗粒、斑点沉着和色素脱失；随病情进展出现圆形，边界清晰的地图状萎缩，伴脉络膜毛细血管，视网膜色素上皮细胞和光感受器细胞的丧失；疾病晚期，逐渐扩大的萎缩区下方可见大片裸露的脉络膜血管（图 10-205 和图 10-206）。中心性晕轮状脉络膜营养不良的患者常双眼发病，病灶对称分布，30—50 岁出现视力下降等症状，视力可低至 20/25～20/200。

- 患病率：1/1 000 000～9/1 000 000。
- 遗传方式：常染色体显性遗传。
- 致病基因：最常见的是位于染色体 6p 上的 *RDS/peripherin* 基因（外周素 2/*PRPH2* 基因），其次是染色体 17p13 上的 *CACD* 基因。该疾病有很高的非外显率，其严重程度变异性较大。
- 色觉检查：中度红绿色盲。
- 视野检查：病程晚期出现较大的中心暗点。
- 眼底自发荧光：病程中期，黄斑轻度萎缩灶呈高、弱自发荧光共存。病程晚期，病灶呈典型边界清晰的斑点状形态。
- 荧光素血管造影：早期表现为中央凹少量透见荧光点。晚期呈现与萎缩区相对应的边界清晰的窗样缺损强荧光灶。
- OCT：光感受器细胞内节 / 外节（inner segment/outer segment，IS/OS）层不连续，外核层变薄。
- 眼电生理检查：全视野和多焦点视网膜电图，明视 ERG 正常或稍降低；暗视 ERG 正常。眼电图正常或稍降低。暗适应正常。多焦 ERG 异常。在临床症状或体征出现前即可检测到 ERG 异常。
- 暂无有效的治疗方法。

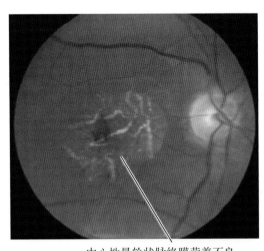

中心性晕轮状脉络膜营养不良

▲ 图 10-205　中心性晕轮状脉络膜营养不良患者的中心性萎缩

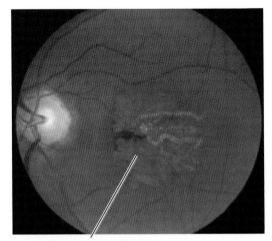

中心性晕轮状脉络膜营养不良

▲ 图 10-206　与图 10-205 所示为同一患者，左眼显示类似的中心性萎缩

（二）无脉络膜症

无脉络膜症表现为双侧进行性、弥漫性脉络膜毛细血管、RPE 或感光细胞层的萎缩，病灶呈扇形，下方可及脉络膜大血管（图 10-207 和图 10-208）。病程进展至晚期才累及黄斑，患者多在 20—30 岁出现视力下降，直到疾病晚期仍可维持较好的中心视力，50—60 岁可能出现法定盲等不良预后。男性患者在幼年即有夜盲、畏光和视野缩窄等症状；女性携带者眼底检查

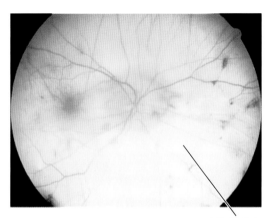

无脉络膜症

▲ 图 10-207　无脉络膜症晚期表现为视网膜色素上皮完全萎缩和裸露的脉络膜大血管

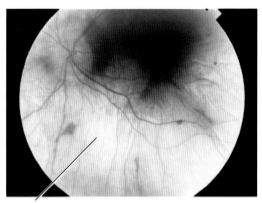

无脉络膜症

▲ 图 10-208　无脉络膜症患者黄斑区附近的扇形缺损灶，下方可见放射状的脉络膜大血管

可见细微的视网膜色素变化，但视力、视野、色觉和视网膜电图均正常。

- 患病率：1/50 000。
- 遗传方式：X 连锁隐性遗传。
- 致病基因：由染色体 Xq21 上的 *CHM* 基因突变所致。*CHM* 基因编码的 Rab 保护蛋白（REP-1）参与 Rab 蛋白的翻译后异戊二烯基修饰。病损主要位于 RPE 层，而非脉络膜毛细血管层。
- 色觉检查：多数男性患者和女性携带者出现色觉障碍，有一定的变异性，到疾病晚期可恢复正常。
- 视野检查：视野狭窄，周边环形暗点。
- 眼底自发荧光：自发荧光可区分 RPE 缺损区和残余的正常区域。女性携带者表现出强自发荧光与弱自发荧光混合斑点样病灶。
- 荧光素血管造影：脉络膜背景荧光缺失，毛细血管缺损区呈扇形弱荧光灶，下方见脉络膜大血管，周围是脉络膜毛细血管完整的强荧光区。女性携带者可见 RPE 缺损导致的窗样缺损。
- OCT：疾病早期可见视网膜增厚，层间结构正常。疾病后期内、外节均变短，外核层变薄，RPE 色素脱失。携带者可见视网膜内节及外节的损害。
- 眼电生理检查：ERG 显著降低。携带者的全视野 ERG 正常，多焦 ERG 提示携带者视网膜功能障碍的重点区域。
- 暂无有效的治疗方法。

（三）先天性静止性夜盲

先天性静止性夜盲是一组非进行性遗传性视网膜疾病，累及双眼，主要症状为因视杆细胞功能受损引起的夜盲，视锥细胞无殊，故白昼视力正常。在病程早期的10年，患者的视力、色觉和全视野均正常，但可出现夜盲、异常瞳孔反射、浦肯野移位缺失和视杆ERG下降等特征性改变。根据其临床特征，本病分为两类：眼底正常和眼底异常的先天性静止性夜盲。其中前者可根据ERG表现进一步分为Schubert-Bornschein型和Riggs型。

- 患病率：罕见。

1. 眼底正常的先天性静止性夜盲

(1) Nougaret病：出生时即发病，主要症状为夜盲，中心视力无下降。视网膜检查多正常，并且无明显屈光不正。

- 遗传方式：常染色体显性遗传。
- 致病基因：由染色体3p21上编码杆状转导子α亚单位的 GNAT1 基因突变引起。常染色体显性遗传的先天性静止性夜盲还与 RHO 基因、PDE6B 基因、染色体4p16.3上的rod cAMP磷酸二酯酶β亚单位、染色体3q21-q24上的视紫红质基因突变有关。
- 视野检查：无特殊。
- 眼电生理检查：明视觉ERG正常，暗视觉ERG无杆状a波，EOG正常。ERG为Riggs型。

(2) Riggs型：非常罕见。视力一般在正常范围内，无近视，不出现眼球震颤，视网膜外观正常，残留部分视杆细胞功能。

- 遗传方式：常染色体隐性遗传。
- 眼电生理检查：明视白光刺激的ERG正常。暗视白光刺激的ERG异常，可检测到一些杆状a波，a波正常或偏低，b波接近正常或降低，波幅高于a波。EOG正常。

(3) Schubert-Bornschein型：分为两种类型（表10-2）：1型，即完全型，杆状系统功能完全丧失；2型，即不完全型，可残留部分杆状系统功能。两者皆为非进行性进展。2型患者的视杆、视锥功能均受到影响，可导致视力下降、眼球震颤，伴有轻度近视，甚至远视；1型多表现为夜盲，较2型更易近视，并且常伴有高度近视，眼底有黄斑萎缩、视盘倾斜、颞侧脉络膜视网膜萎缩等典型近视改变；携带者通常无症状表现。Schubert-Bornschein型与Nougaret病依据遗传方式不同、是否伴发屈光不正来鉴别诊断。

- 遗传方式：X连锁或常染色体隐性遗传。
- 致病基因：1型最常见与染色体Xp11.4上编码a-nyctalopin（一种尚无已知功能、富含亮氨酸的蛋白多糖）的 NYX 基因突变相关，遗传方式为X连锁；其次为 TRPM1 基因，此外还与 GRM6 基因和 GPR179 基因相关，后三者均为常染色体隐性遗传。2型最常见与染色体Xp11.23上编码视网膜特异性L型钙通道α_1亚单位的 CACNA1F 基因突变有关，遗传方式为X连锁，该基因突变可影响钙通道参与感光细胞突触释放谷氨酸的过程；另有报道与 CABP4 基因和 CACNA2D4 基因突变相关，均为常染色体隐性遗传。

类　型	遗传方式	位　点	致病基因	基因编码产物	相关基因
表 10-2　Schubert-Bornschein 型先天性静止性夜盲					
1 型 （完全型）	X 连锁	Xp11.4	*NYX*	Nyctalopin	*GRM6, TRPM1, GPR179* （AR）
2 型 （不完全型）	X 连锁	Xp11.23	*CACNA1F*	视网膜特异性 L 型 钙通道 α₁ 亚单位	*CABP4,CACNA2D4*（AR）

- 荧光素血管造影：多为正常，可有轻度的窗口期充盈迟缓。
- 眼电生理检查：明视白光刺激的 ERG 基本正常，1 型显示方型波，2 型显示 b 波降低。Schubert-Bornschein 型的特点是患者暗视白光刺激下 ERG 有正常振幅的 a 波，b 波波幅变小，低于 a 波，因此称为"负性波"。由于视杆细胞功能降低甚至消失，不同分型的暗视 ERG 表现也不尽相同，1 型通常观察不到可记录的暗视 ERG，2 型则显示 b 波降低或接近正常值下限。暗适应可有异常。在暗适应中标准闪光刺激下的 ERG 表现为负性波。1 型常出现 30Hz 闪烁 ERG 双峰，其特征是视杆细胞的 b 波反应缺失或降低，视锥细胞的 b 波振幅正常。2 型特征为视杆细胞的 b 波降低，视锥细胞的 b 波降低更明显。在暗适应中对更强闪光刺激的 ERG 其 a 波振幅基本正常，b 波波幅降低。1 型中无暗视阈值响应（scotopic threshold response，STR），但在 2 型中可记录到 STR。

2. 眼底异常的先天性静止性夜盲

（1）白点状眼底：视网膜中周部可见散在、大小一致的黄白色小点，直径约 50μm，黄斑区不累及（图 10-209）。该疾病与玻璃膜疣的区别在于并非所有白点状病变在荧光素血管造影上都有荧光渗漏，与点状视网膜炎的鉴别点为白点状病变不进展。

- 遗传方式：常染色体隐性遗传。
- 致病基因：由染色体 12q13-q14 上编码 11- 顺式视黄醇脱氢酶 5（参与光受体转导的 RPE 微粒体酶）的 *RDH5* 基因突变所致。
- 眼电生理检查：视锥、视杆细胞的适应性迟滞，暗视功能受损，经暗适应后可改善。伴随长时间的暗适应，a 波、b 波振幅缓慢增高，一般 3h 后达正常水平。
- 口服 9- 顺式 -β- 胡萝卜素可改善视觉功能。

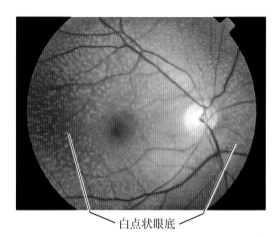

白点状眼底

▲ 图 10-209　白点状眼底，后极部散在白斑，黄斑区不累及

(2) Kandori 斑点状视网膜：Kandori 斑点状视网膜表现为视网膜赤道部不规则的深黄色斑点，与白点状眼底相比，斑点较少、较大且形态变异性大。

- 患病率：罕见。
- 遗传方式：常染色体隐性遗传。
- 致病基因：未知。
- 眼电生理检查：暗适应阈值延迟，但在暗适应 40min 后恢复正常。暗视 ERG 反应延迟，但伴随长时间的暗适应，b 波振幅逐渐正常。

(3) 小口病：小口病的患者一般出生时即发病，有先天性静止性夜盲，但视力、色觉均正常。其临床特征为 Mizuo-Nakamura 现象，即视网膜在明处呈现弥漫的金黄色或灰暗色调（图 10-210），在黑暗中持续暗适应 2~12h 恢复正常橙红色。

- 遗传方式：常染色体隐性遗传。
- 致病基因：小口病 1 型与染色体 2q37.1 上的 *Oguchi1/Arrestin/SAG* 基因相关，小口病 2 型与染色体 13q34 上编码视紫红质激酶的 *Oguchi2/GRK1* 基因相关。
- 荧光素血管造影：正常。
- 眼电生理检查：明视 ERG 正常。暗视 ERG 的波幅降低，b 波缺失，a 波波幅随暗适应增长而增高。在超长时间暗适应后，a 波和 b 波波幅均增高。暗适应无杆状相位。
- 暂无有效的治疗方法。

（四）Bietti 结晶样视网膜色素变性

结晶样视网膜色素变性（图 10-211）患者眼底可见位于视网膜内、外层的散在

闪亮的黄白色结晶，伴多个地图样萎缩和脉络膜硬化灶，部分患者近角膜缘的基质层中也有结晶沉积。组织病理学显示这些结晶位于患者的结膜、皮肤和淋巴循环中，并且该疾病与高胆固醇血症有关，两者均提示可能与全身脂质代谢异常相关。该病在亚洲人群中较多见，患者在 50 岁开始出现缓慢进展的视力下降、夜盲和旁中心暗点。分为两种类型，一类为存在角膜结晶样沉积者，占 1/3~1/2；另一类为无角膜及角膜缘结晶沉积者。

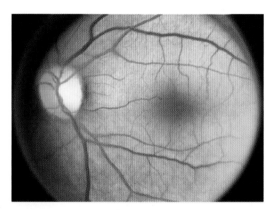

▲ 图 10-210　小口病患者的视网膜呈现特有的金黄色光泽

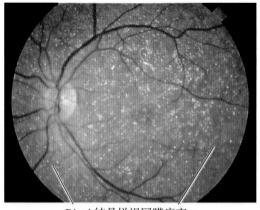

Bietti 结晶样视网膜病变

▲ 图 10-211　Bietti 结晶样视网膜色素变性患者的眼底显示结晶样病变

- 遗传方式：常染色体隐性遗传。
- 致病基因：由染色体 4q35.1 上编码脂肪酸 ω 羟化酶的 *CYP4V2*（细胞色素 P450，家族 4，亚家族 V，多肽 2）基因突变引起。
- 眼底自发荧光：视网膜萎缩区呈弱自发荧光，沉积的结晶呈强自发荧光。
- 荧光素血管造影：视网膜萎缩区逐渐扩大，呈荧光遮蔽及窗样缺损。结晶在造影早期呈强荧光。
- OCT：可见视网膜内结晶、弥漫的高反射点、IS/OS 层不连续。
- 眼电生理检查：ERG 降低。
- 暂无有效的治疗方法。

（五）地图样萎缩

地图样萎缩是一种进行性的视网膜变性，表现为扇形的边界清楚的脉络膜视网膜萎缩灶，病灶自视网膜前部开始，逐渐扩大、融合，并向后极部蔓延，直到疾病晚期才累及黄斑（图 10-212）。患者 10 岁前可出现夜盲、视野狭窄、变性近视和视

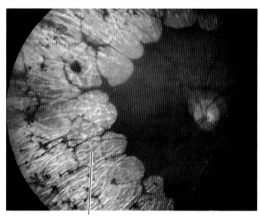

地图样萎缩

▲ 图 10-212　地图样萎缩患者眼底可见边界清晰、互相融合的萎缩灶

力下降，后期出现白内障、玻璃体变性、近视度数持续加深和黄斑囊样水肿。如不干预治疗，40—50 岁疾病进展为整个视网膜的萎缩。辅助检查异常表现包括血浆中赖氨酸水平降低，血浆和尿液中鸟氨酸水平升高。

由于转化鸟氨酸为谷氨酸和脯氨酸的鸟氨酸转氨酶（ornithine aminotransferase，OAT）及线粒体基质酶的缺乏，患者血浆中鸟氨酸水平可达正常的 10～20 倍。患者 20—30 岁可出现后囊下白内障，部分可有轻度中心肌群无力和毛发稀疏，约 1/3 的患者脑电图出现慢波。

- 患病率：极低。
- 遗传方式：常染色体隐性遗传最为常见。
- 致病基因：与染色体 10q26 上编码 OAT 的基因突变有关。
- 实验室检测：包括血浆赖氨酸水平、血浆及尿液中鸟氨酸水平。
- 眼底自发荧光：强自发荧光区和正常荧光区之间分界清晰。
- 荧光素血管造影：萎缩区显示强荧光，即窗样缺损，其周边正常视网膜有荧光着染。
- OCT：神经节细胞层和视网膜内数个囊腔间隙可见高反射点。疾病晚期可见视网膜外层管型。疾病早期，尽管眼底表现正常，仍可有黄斑中央凹增厚。
- 眼电生理检查：疾病中晚期，视网膜尚未完全萎缩时，ERG 降低。暗适应的阈值升高。
- 治疗：限制膳食中精氨酸（鸟氨酸的

前体）和蛋白质，建议每天摄入蛋白质不宜超过 15g。维生素 B_6 对于 V332M、A226V、T181M、E318K 和 G237D 杂合突变的患者可能有效，推荐每天口服吡哆醇 300～750mg。但对吡哆醇反应良好者仅占所有患者的 5% 以下，据报道大多数 L402P 杂合突变的芬兰患者对此类补充剂无反应。

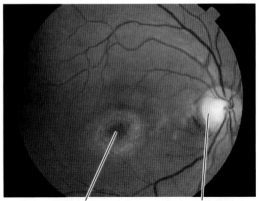

黄斑牛眼征　　　　视盘颞侧苍白

▲ 图 10-213　进行性视锥细胞营养不良伴黄斑牛眼征和视盘颞侧萎缩

（六）进行性视锥 - 视杆细胞营养不良

进行性视锥 - 视杆细胞营养不良患者视锥功能严重损害，视杆功能尚正常。随疾病进展，出现视网膜后极部斑片状萎缩、血管密度减少、视盘颞侧苍白或视神经萎缩、黄斑区色素变化等并发症，其中常染色体显性遗传者多呈牛眼样黄斑病变，常染色体隐性遗传者则呈盐或胡椒样黄斑病变（图 10-213 和图 10-214）。非遗传型称为锥细胞退化。患者在 30 岁前出现中心视力下降，白天尤甚，缓慢进展，伴色差和畏光，伴或不伴细微摆动性眼球震颤。预后不佳，40 岁时视力可下降至 20/200。

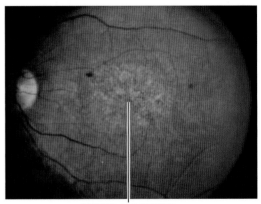

视网膜中央凹萎缩

▲ 图 10-214　进行性视锥细胞营养不良伴视网膜后极部斑片状萎缩

- 患病率：包括视锥细胞营养不良和视锥 - 视杆细胞营养不良，其患病率为 1/40 000～1/30 000。

- 遗传方式：包括常染色体隐性遗传（视锥细胞营养不良最常见遗传方式）、常染色体显性遗传和 X 连锁遗传。据报道 92% 的视锥细胞营养不良和 90% 的视锥 - 视杆细胞营养不良患者为常染色体隐性遗传。

- 致病基因：视锥细胞营养不良与多条基因突变有关，包括染色体 Xp21.1

上编码 RP GTPase 调节因子的 *COD1/RPGR* 基因；染色体 Xq27 连锁的 *COD2* 基因；染色体 6p21.1 上编码鸟苷酸环化酶激活蛋白的 *COD3/GUCA1A/GCAP1* 基因等。通过连锁分析和突变检测鉴定视锥 - 视杆细胞营养不良（cone-rod dystrophy，CORD）相关基因如下（表 10-3）。

- 色觉检查：严重的与视敏度不相称的红绿色盲。部分患者为全色盲。

CORD	遗传方式	位　点	基　因	基因编码产物
CORD1		18q21.1-q21.3	未知	
CORD2	AD	19q13.3	*CRX*	光感受器特异同源结构域转录因子
CORD3	AR	1p21-p23	*ABCA4*	
CORD4		17q	与 *NF1* 有关	
CORD5	AD	17p13-p12	*PITPNM3*	磷脂酰肌醇转移（PIT）膜相关蛋白（PITPNM3）
CORD6	AD	17p13.1	*GUCY2D*	视网膜特异性鸟苷酸环化酶（retGC）
CORD7	AD	6q12-q13	*RIMS1*	
CORD8	AR	1q12-q24	未知	
CORD9	AR	8p11	*ADAM9*	
CORD10		1q22	*SEMA4A*	
CORD11		19p13.3	*RAXL1*	
CORD12		4p15	*PROM1*	
CORD13		14q11	*RPGRIP1*	
CORD		6p21.1	*GUCA1A/GCAP1*	鸟苷酸环化酶激活蛋白
CORD		17q11.2	*UNC119*	
CORDX1	X 连锁	Xp21.1-p11.3	*RPGR*	视网膜色素性 GTPase 调节因子
CORDX2	X 连锁	Xp27.2-28		
CORDX3	X 连锁	Xp11.4-q13.1	*CACANF1*	
CORDX5	X 连锁	Xq26.1-qter		长、中波长敏感的视锥蛋白基因
主要色盲基因	AR	8q21.3	*CNGB3*	环核苷酸门控通道 3 型（CNG3）的锥体特异性 β 亚单位

表 10-3　视锥 – 视杆细胞营养不良（CORD）的致病基因

AD. 常染色体显性遗传；AR. 常染色体隐性遗传

- 视野检查：常见中心暗点，周边视野完整。晚期可出现中周部的相对暗点。
- 荧光素血管造影：牛眼样病变呈弱荧光和强荧光环。视网膜后极和中周部见不规则、弥漫状窗样缺损。
- OCT：中央凹光感受器细胞改变或缺失，周边光感受器细胞基本完整。黄斑区视网膜变薄。外核层、光感受器 IS/OS 层和 RPE 层的视网膜萎缩最为显著。因此，OCT 在疾病早期、体征不明显时可协助诊断。

- 眼电生理检查：明视 ERG 明显降低，甚至消失。暗视 ERG 多有降低，或正常。EOG 正常或稍降低。暗适应中视锥部分异常，视杆部分正常，在疾病后期可能略降低，甚至异常。闪烁融合频率降低。

- 暂无有效的治疗方法。佩戴有色眼镜或隐形眼镜可能改善畏光。

（七）遗传性色盲或色弱

遗传性色盲或色弱是一组视锥细胞三种感光色素部分或全部异常或缺失，引起色觉改变的疾病。根据受累的视锥细胞可分为：红色盲，受累系统为 L–视锥细胞（对长波长敏感，亦称 "prot"）；绿色盲，受累系统为 M–视锥细胞（对中波长敏感，即 "deuter"）；蓝色盲，受累系统为 S–视锥细胞（对短波长敏感，称为 "trit"）。先天性缺陷通常为红绿色盲，获得性病变通常为蓝黄色盲。根据 Kollner 法则，色盲种类与病变部位有关，视网膜外层、中层的病变导致蓝黄色盲，视网膜内层、视神经、视觉通路和视皮层病变导致红绿色盲。例外情况常见为 S–锥细胞在血糖和眼压升高时易丧失敏感性，故青光眼患者最初为蓝黄色盲。健康人三种类型的视锥细胞均正常，才能拥有正常色觉。色觉缺失与障碍的分类如下。

1. 三色觉异常

此类患者单种感光色素异常，导致光谱灵敏度下降，难以区分颜色深浅，尤其是低饱和度的颜色。

红色弱：红敏色素异常。

绿色弱：绿敏色素异常。

蓝色弱：蓝敏色素异常。

2. 先天性两色性色盲

单色感光色素缺失，导致严重的色觉障碍。

红色盲：L–视锥细胞功能丧失，红敏色素缺乏。

绿色盲：M–视锥细胞功能丧失，绿敏色素缺乏。

蓝色盲：S–视锥细胞功能丧失，蓝敏色素缺乏。

- 遗传方式：红绿色盲为 X 连锁隐性遗传。男性多见，北欧人群中男性发病率 8%，女性 0.5%；非洲男性为 3%～4%；亚洲男性为 3%～6%。蓝色盲为常染色体显性遗传。

- 致病基因：红绿色盲与染色体 Xq28 上编码红敏色素的视蛋白 1 长波 *OPN1LW* 基因和编码绿敏色素的视蛋白 1 中波 *OPN1MW* 基因有关。蓝黄色盲与 7 号染色体相关。

- 视力：正常。

- 色觉检查：Farnsworth-Munsell 100 色调测试、Farnsworth 组 D-15、城市大学测试和 Hardy-Rand-Ritter（HRR）多色板用于检测红绿色、蓝黄色缺陷；石原色盲测试检测红绿色盲；色盲镜评估色盲的严重程度，并鉴别两色性色盲与三色觉异常。

- EnChroma 镜有助于红绿色盲患者感知颜色。

3. 单色视觉（全色盲）

缺少 2 种或 3 种感光色素，导致无色觉分辨能力。

（1）视锥细胞单色性（非典型色盲）：患者只残留一种功能性视锥细胞，常为感知蓝色的 S- 视锥细胞，导致严重的色盲，伴眼球震颤、视力下降、畏光及近视。

（2）视杆细胞单色性（全色盲）：患者功能性视锥细胞完全丧失，视杆细胞功能正常，可导致中心视力下降，全色盲，先天性眼球震颤和畏光，部分患者可保留一定程度的色觉。全色盲为非进行性疾病，黄斑结构可为正常，也常出现颗粒样色素变化和牛眼征等类似进行性视锥细胞营养不良的黄斑病变。根据症状可将其分为完全型和不完全型，完全型较典型，患者全色盲，无法感知色觉，多伴有远视；不完全型不太常见，只有一定程度的色觉异常。该病预后不佳，患者 40 岁时视力可下降至 20/200。完全型视力一般低于 20/200，不完全型视力在 20/200～20/80。

- 遗传方式：非典型色盲为 X 连锁隐性遗传。全色盲为常染色体隐性遗传。
- 致病基因：全色盲的 5 个候选基因包括位于染色体 2q11.2 上编码视锥细胞 cGMP 门控阳离子通道 α 亚单位的 *CNGA3/ACHM2* 基因，染色体 8q21.3 上编码视锥细胞 cGMP 门控阳离子通道 β 亚单位的 *CNGB3/ACHM3* 基因，染色体 1p13.3 上编码视锥细胞转运蛋白 α 亚单位的 *GNAT2/ACHM4* 基因，染色体 10q23.33 上编码视锥细胞特异性磷酸二酯酶 α 亚单位的 *PDE6C/ACHM5/COD4* 基因，以及染色体

12p12.3 上编码视锥细胞光感受器环磷酸鸟苷磷酸二酯酶 γ 亚单位的 *PDE6H* 基因。大多数病例与 *CNGB3* 基因突变有关。
- 视力：视力下降。使用品红色和红色滤镜可分别改善非典型色盲和全色盲患者的视力。
- 色觉检查：全色盲完全型患者无色觉，所有颜色都似灰色阴影。不完全型患者有一定程度的色觉异常。
- 视野检查：非典型色盲患者的视野表现为中心暗点，周边视野完整。
- 荧光素血管造影：造影正常，可能在色素变化区显示窗样缺损。
- OCT：全色盲的 OCT 常见 IS/OS 不连续，RPE 层破坏，中央凹发育不良和空腔。
- 眼电生理检查：全色盲患者的明视 ERG 缺失，无法记录，暗视 ERG 通常正常或低于正常，闪烁融合频率常低于 20Hz，EOG 正常，暗适应的视锥细胞段异常或缺失，视杆细胞段正常。
- 暂无有效的治疗方法。佩戴墨镜有助于改善畏光。

五十三、遗传性黄斑营养不良

（一）成人卵黄样黄斑营养不良

成人卵黄样黄斑营养不良是一种双眼发病，但通常仅单眼出现视力下降等症状的疾病，好发年龄为 30—50 岁，对视力影响较小，较少出现视物变形，眼底可见黄斑区对称、圆形、轻度隆起的黄橙色

病变，病灶周围有深色边界和色素团块（图10-215）。老年患者中多见类似 Best 病灶，但较小，无色素层破裂或分层。预后良好，5%～15%可能发生 CNV。

- 患病率：罕见。
- 遗传方式：常染色体显性遗传，伴有变异表达和不完全外显率。
- 致病基因：*BEST1* 基因突变可导致症状较轻的 Best 病。外周蛋白2（*PRPH2*）

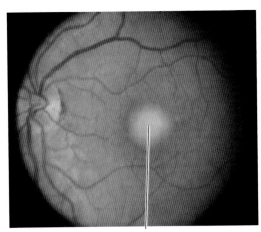

成人卵黄样黄斑病变

▲ 图 10-215　成人卵黄样黄斑营养不良，表现为中央凹圆形黄色病变

基因中也发现了相关致病突变。

- 视野检查：对应于中央凹病变的相对中心暗点。
- 眼底自发荧光：可观察到各种异常，包括位于中央凹的斑片状弱自发荧光伴近中心的不规则强自发荧光灶，以及中心局部的强自发荧光病灶。
- 荧光素血管造影：黄斑中央凹卵黄样病变呈弱荧光，伴周边强荧光。疾病后期，卵黄样病变萎缩，在后极部呈强荧光灶。
- OCT：可见与 Best 病相似的视网膜下色素上皮增厚，无浆液性脱离；视网膜神经感觉层变薄，RPE 和神经视网膜层的穹顶状改变。脂褐质等高反射物质将 RPE 和感光细胞层分离（图 10-216）。
- 眼电生理检查：EOG 正常或略低。
- 据报道，玻璃体腔内注射抗 VEGF 有助于治疗与成人卵黄样黄斑营养不良相关的脉络膜新生血管。

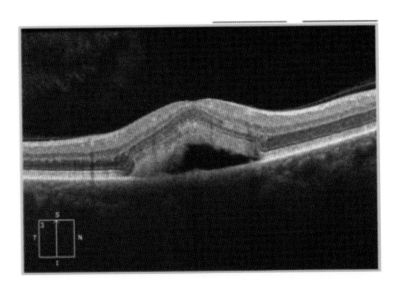

◀ 图 10-216　成人卵黄样黄斑营养不良的 OCT 显示视网膜色素上皮层的特征性视网膜下增厚，脂褐质等高反射物质将视网膜色素上皮和感光细胞层分离

（二）Best 病

Best 病，又称 Best 卵黄样黄斑营养不良，由 Best 于 1905 年首次报道，是一种由视网膜色素上皮异常引起的黄斑营养不良，脂褐质积聚于 RPE 和 RPE 下间隙内，继发光感受器细胞的丢失。

常于幼儿期（5—10 岁）无症状起病，发病年龄和表型的变异性较大。75% 的患者表现为黄斑区网膜下黄色圆形病灶，即卵黄状黄斑病变，视力＞20/40。该病分为 6 个阶段。

1. 第一阶段（卵黄前期）

RPE 正常或轻微变化，黄色病灶小而圆。视力正常。荧光素血管造影显示 RPE 窗样缺损，EOG 异常。

2. 第二阶段（卵黄样病变期）

发生于 3—15 岁。黄斑区出现边缘清晰、圆形、典型的黄橙色"蛋黄"或"煎蛋"样外观的病灶（图 10-217 至图 10-219），30% 位于非黄斑区，可有多个。视力正常或轻度下降，20/20～20/50。荧光素血管造影显示遮蔽缺损。

3. 第三阶段（假性积脓期）

发生于 8—38 岁。卵黄样病损囊内物质液化，脂褐质穿过 RPE 层进入视网膜下间隙，导致 RPE 萎缩。视力轻度下降，与第二阶段相似。荧光素血管造影示假性积脓，液平下方遮蔽荧光，上方强荧光。

4. 第四阶段（卵黄破裂期）

脂褐质穿破 RPE 层导致 RPE 和感光细胞层分离，视网膜下不规则斑点，呈"炒鸡蛋"样外观（图 10-220）。视力继续下降至 20/20～20/100。荧光素血管造影显

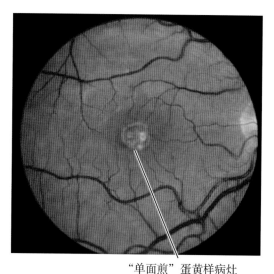

"单面煎"蛋黄样病灶

▲ 图 10-217　7 岁 Best 病男孩的蛋黄样病变

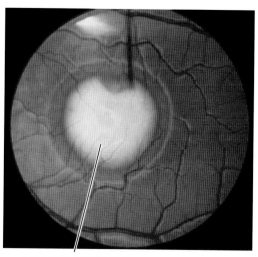

"单面煎"蛋黄样病灶

▲ 图 10-218　与图 10-217 所示为同一患者，左眼眼底呈特征性"单面煎"蛋黄样病灶

示遮蔽荧光和强荧光混杂。

5. 第五阶段（萎缩期）

发生于 40 岁。脉络膜视网膜中央区萎缩，脂褐质类物质消失（图 10-221）。视力显著下降至 20/80～20/200。

6. 第六阶段（新生血管期）

20% 患者产生 CNV。

卵黄样黄斑营养不良通常双眼发病，缓慢进展，好发于轻度远视的白种人，可伴有蓝色弱。视力损失可轻可重，随病情进展视力逐渐下降，也可能稳定多年，75%～88% 的患者 50 岁时单眼视力超过 20/40。眼底病变形态并不能预测视力结局。卵黄样黄斑营养不良伴发 CNV 时视力下降明显，外伤可能导致视力丧失。预后较好者视力为 20/30～20/100。

- 遗传方式：常染色体显性遗传，表型有异质性，一般为完全外显率。
- 致病基因：与染色体 11q12-q13.1 上的 BEST1 基因突变相关。BEST1 基因，过去称为 VMD2 基因，编码位于 RPE 层基底外侧的 bestrophin-1 蛋白，参与形成钙离子门控通道。
- 色觉检查：多数病例有色觉异常（通常在红色盲线上）。色觉异常与视力损失的程度成正比。
- 视野检查：病程早期见相对中心暗点，病灶退行性变和组织化后，可见更致密的暗点。
- 眼底自发荧光：疾病早期，病灶呈强自发荧光，对应于造影上的弱荧光区。进展至卵黄破裂期，这些强自发荧光病灶与造影上的强荧光区域重叠。病程晚期见斑驳的弱自发荧光，萎缩期呈弱自发荧光。
- 荧光素血管造影：脂褐质累积所致的卵黄样病变显示遮蔽荧光。卵黄破裂期显示荧光充盈障碍。视网膜色素异位、脉络膜新生血管和瘢痕导致 RPE 层荧光不规则充盈和染色。
- OCT：卵黄前期，OCT 见光感受器 IS/OS 与 RPE 间有层间增厚。卵黄样病变期 OCT 可定位卵黄样病灶（图 10–219）。假性积脓期，脂褐质在 RPE 下积聚。萎缩期见弥漫性 RPE 层改变，光感受器细胞层破坏。新生血管期 OCT 可观测、评估 CNV 的情况。
- 眼电生理检查：ERG 正常，但中心 ERG 或多焦 ERG 振幅可降低。EOG 在各临床阶段均明显异常，Arden 比（光峰 / 暗谷比值）<1.5，这种改变即使在眼底完全正常的携带者中都存在。暗适应正常。
- 暂无有效的治疗方法。若有 CNV，建议抗新生血管治疗。

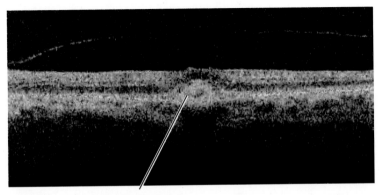

中央凹卵黄样病变

◀ 图 10–219　卵黄样病变的 OCT 图像

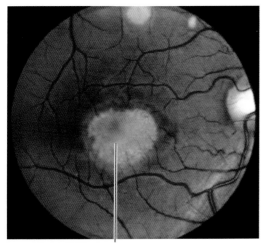

卵黄破裂期

▲ 图 10-220 **Best** 病黄斑区的"炒鸡蛋"样病变

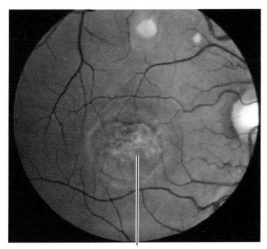

萎缩性瘢痕

▲ 图 10-221 与图 10-220 所示为同一患者，5 年后眼底黄斑区萎缩性病变

（三）蝶形营养不良

蝶形营养不良在年轻患者中表现为双眼轻微的视网膜 RPE 层斑块，在老年患者中表现为黄斑区的灰黄色蝴蝶形病变，周围有脱色区，可产生脉络膜新生血管膜（CNVM）。发病年龄为 20—50 岁，进展缓慢，预后较好，视力一般轻度下降至

20/25～20/40。当出现 CNV 会引起视力明显下降。

- 遗传方式：常染色体显性遗传。
- 致病基因：与染色体 6p21.1-cen 上编码外周蛋白的 *PRPH2* 基因相关。
- 色觉检查：正常。
- 视野检查：相对中心暗点，周边视野正常。
- 荧光素血管造影：色素和脂褐质呈弱荧光灶。萎缩区呈窗样缺损，即透见荧光。如有 CNV，呈强荧光渗漏。
- OCT：可见多种高反射点位于 RPE/Bruch 复合体和 IS/OS 层间。
- 眼电生理检查：明视及暗视 ERG 均正常或降低。EOG 多为正常，但也可能有明显降低。暗适应正常。
- 暂无有效的治疗方法。若有 CNV，建议抗新生血管治疗。

（四）显性玻璃膜疣（Doyne 蜂巢状视网膜营养不良、Malattia Leventinese）

显性玻璃膜疣的典型表现是双眼对称圆形黄白色病灶，沉积在 RPE 基底膜呈结节状增厚。病灶多分布于后极部和鼻侧视网膜，可融合呈蜂窝状，也可扩大或消失（图 10-222 和图 10-223）。病灶形态与 RPE 色素聚集、紊乱、脱离、脉络膜视网膜萎缩和 CNVM 有关。此疾病好发年龄为 20—30 岁，一般无明显症状，当黄斑发生退行性改变，可影响视力。

- 遗传方式：常染色体显性遗传。
- 致病基因：与染色体 2p16-p21 上的 *EFEMP1* 基因（含 EGF 的纤维蛋白样细胞外基质蛋白 1）突变相关。该基

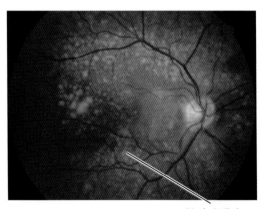

显性玻璃膜疣

▲ 图 10-222 显性玻璃膜疣患者后极部可见大量黄色病灶

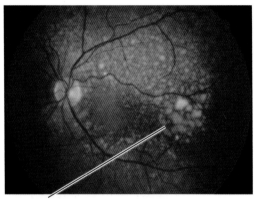

显性玻璃膜疣

▲ 图 10-223 与图 10-222 所示为同一患者，左眼眼底表现

因编码的纤维蛋白是一种在 RPE 中表达的细胞外基质蛋白，可在 RPE 层内及下方聚集。

- 色觉检查：正常。
- 视野检查：正常。如果出现黄斑变性，则产生中央暗点。
- 眼底自发荧光：玻璃膜疣区域呈强弱混杂自发荧光。
- 荧光素血管造影：造影早期玻璃膜疣呈弱荧光，晚期强荧光着染。根据黄

斑退行性变的不同程度，黄斑区可见斑驳状荧光和荧光渗漏或积存。如有 CNV，呈强荧光渗漏。

- OCT：RPE-Bruch 膜水平可见玻璃膜疣沉积，RPE/Bruch 复合体增厚。
- 眼电生理检查：ERG 正常。EOG 晚期降低。暗适应正常。
- 暂无有效的治疗方法。有临床试验显示针对玻璃膜疣区的视网膜色素上皮进行氩绿激光治疗，可提高患者视力。

（五）粉尘状眼底

粉尘状眼底是一种罕见的黄斑营养不良，其临床表现为黄斑区有粗糙的色素斑点，与 *PXE* 基因突变相关。

（六）北卡罗来纳州黄斑营养不良（Lefler-Wadsworth-Sidbury 黄斑营养不良）

北卡罗来纳州黄斑营养不良的患者在儿童期（10 岁前）就出现黄斑区玻璃膜疣，并逐渐进展为脉络膜视网膜萎缩，黄斑葡萄肿或缺损瘤，伴随周围玻璃膜疣。患者早期中心视力正常，多数是非进行性。当形成萎缩性黄斑"缺损"时，视力明显下降，发生 CNVM 后视力可下降至 20/200。根据其特征可分为三级。

一级：中央凹玻璃膜疣样病变和旁中央凹散在色素斑点。

二级：中央凹玻璃膜疣融合病变。

三级：黄斑中心视网膜脉络膜萎缩。

- 患病率：罕见。
- 遗传方式：常染色体显性遗传。
- 致病基因：与临床表现明显的显性进行性双焦脉络膜视网膜萎缩一样定位

于染色体 6q14-q16.2 上的 *MCDR1* 基因，但尚未明确。

- 色觉检查：正常。
- 视野检查：偶有中心暗点，周边视野正常。
- 荧光素血管造影：一级和二级病变者可见 RPE 充盈障碍，晚期玻璃膜疣病变有荧光着染。三级见脉络膜毛细血管无灌注区。
- OCT：三级可见深层脉络膜视网膜凹陷，不累及巩膜。
- 眼电生理检查：ERG、EOG 和暗适应均正常。
- 暂无有效的治疗方法。

（七）假性炎症性黄斑营养不良（Sorsby 眼底营养不良）

假性炎症性黄斑营养不良好发于 40—50 岁，其临床表现为双侧对称性脉络膜萎缩伴视力下降、夜盲和三色觉异常。早期可观察到盘状黄斑病变伴或不伴玻璃膜疣状沉积物，或者脉络膜视网膜萎缩。随病程进展，黄斑病灶向外扩大进展至晚期的脉络膜视网膜萎缩，可伴发 CNVM。此疾病预后不良，最终视力多为手动。

- 遗传方式：常染色体显性遗传。
- 致病基因：与染色体 22q12.1-q13.2 上编码金属蛋白酶组织抑制物 -3 的 *TIMP-3* 基因突变相关。
- 色觉检查：可能异常。
- 视野检查：常见相对中心和旁中央暗点。
- 荧光素血管造影：萎缩区呈窗样缺损，如有 CNV，呈强荧光渗漏。

- 眼电生理检查：ERG 和 EOG 晚期降低。暗适应延迟。
- 暂无有效的治疗方法。

（八）Sjögren 网状色素营养不良

Sjögren 网状色素营养不良一般在婴儿期双眼起病，到青少年期可进展完全。可见 RPE 层鱼网状的色素沉着，从视网膜后极部开始散布到周边。通常无症状，视力良好。

- 患病率：极为罕见。
- 遗传方式：不明确，常染色体隐性遗传和显性遗传均存在。
- 致病基因：尚未发现相关基因。
- 眼底自发荧光：网状强自发荧光。
- 荧光素血管造影：网状结构呈弱荧光，低于造影早期的背景荧光。
- OCT：可能存在 RPE-Bruch 膜复合体、光感受器外段和光感受器 IS/OS 层的异常。
- 眼电生理检查：ERG 正常，EOG 接近正常下限，暗适应正常。
- 暂无有效的治疗方法。

（九）Stargardt 病与眼底黄色斑点症

Stargardt 病与眼底黄色斑点症是最常见的遗传性黄斑营养不良，10—20 岁发病，无性别差异，表现为双侧对称、RPE 层深部的黄色鱼尾状斑点位于视网膜后极部（图 10-224 和图 10-225）。黄色斑点是由一些充满颗粒样物质的巨大 RPE 细胞组成，这些颗粒样物质具有与脂褐质一样的超微结构、自发荧光表现和组织化学性质。疾病进展到晚期才出现周边视网膜盐和胡椒样色素变化。该疾病预后不良，患者在眼底改变出现之前即可有视力受损，到 30 岁左右视力可下降至 20/200，此后视力稳定或持续缓慢进行性下降。常染色体显性遗传的患者一般起病较晚，症状较轻，无明显畏光、色觉损害和夜盲，病程进展缓慢。眼底黄色斑点症好发于成人，无黄斑营养不良。Stargardt 病好发于大童期或青春期，特征为牛眼样黄斑萎缩性病变，外观呈青铜色伴斑片状萎缩。

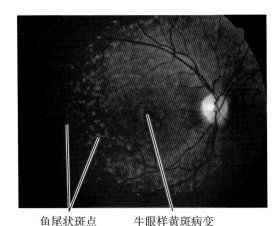

鱼尾状斑点　　牛眼样黄斑病变

▲ 图 10-224　Stargardt 病患者眼底可见沿血管弓的鱼尾状斑点和中央凹色素变化

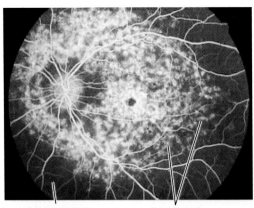

脉络膜湮没症　　　鱼尾状斑点

▲ 图 10-225　与图 10-224 所示为同一患者，荧光素血管造影显示病灶呈强荧光和特征性的脉络膜湮没症

- 患病率：1/10 000。
- 遗传方式：常染色体隐性遗传，常染色体显性遗传。
- 致病基因：常染色体隐性遗传的 Stargardt 病与染色体 1p22.1 上的 *STGD1/ABCA4* 基因突变相关。*ABCA4* 编码位于视细胞外节边缘的视网膜特异性三磷酸腺苷结合转运体，该转运体可将光感受器外节在光照下产生的全反式视黄醇向细胞外运输。常染色体显性遗传的 Stargardt 病则与染色体 4p 上编码 pentaspan 跨膜糖蛋白（prominin-1）的 *STGD4/PROM1* 基因，或者染色体 6q14.1 上的 *STGD3/ELOVL4* 基因突变有关。*STGD3/ELOVL4*（超长链脂肪酸 4 样延伸）基因的蛋白产物是光感受器特异性多不饱和脂肪酸延伸系统的组成部分。眼底黄色斑点症被认为是 Stargardt 病的一种形式，与染色体 1p21-p13 上 *ABCA4* 基因突变有关。
- 色觉检查：随疾病进展，可出现轻至中度的红绿色盲。
- 视野检查：病程早期视野正常，随时间推移，晚期可有中心暗点，并逐渐演变成绝对暗点，多数患者视力＜20/40。
- 眼底自发荧光：RPE 缺损呈弱自发荧光。淡黄色斑点呈强自发荧光。黄斑区可见斑驳状弱自发荧光或相对正常的自发荧光信号。
- 荧光素血管造影：特征为全脉络膜荧光减弱，即脉络膜湮没症。造影可见与黄斑萎缩区相对应的窗样缺损，以及与眼底所见斑点不对应的强荧光灶。这些斑点在造影早期显示遮蔽荧光，晚期显示强荧光着染。

- OCT：黄斑区萎缩，中央凹厚度变薄。感光细胞丧失，IS/OS 层不连续。当存在视网膜萎缩时，通过 OCT 观察 IS/OS 层是否完整可提示患者的视力预后。

- 眼电生理检查：ERG 正常，约 1/3 患者可有明视 ERG 异常，黄斑多焦 ERG 低于正常。EOG 正常或降低，约 3/4 患者 EOG 异常。暗适应一般正常，晚期可有延迟。

- 暂无有效的治疗方法。靶向维生素 A 循环的药物可降低脂褐质水平，减少 A2E 累积，故应避免使用维生素 A，减缓脂褐质的累积。因功能性 *ELOVL4* 活性与红细胞脂质中 DHA 水平之间存在反向关系，补充 DHA 可减缓 *STGD3* 中光感受器和 RPE 细胞死亡的进程。

- 目前正在进行基因治疗的试验。

五十四、遗传性玻璃体视网膜变性

（一）家族性渗出性玻璃体视网膜病变

家族性渗出性玻璃体视网膜病变是一种罕见的有异质性的玻璃体视网膜疾病，其临床特征为双侧不对称的视网膜周边血管发育障碍，进展缓慢，一般无相关系统性疾病史，少见有血小板功能缺陷。其表现与 ROP 相似，但无早产、低出生体重和吸氧的病史。其机制可能为视网膜血管生成或分化提前终止导致视网膜周边血管系统不完整。20%～40% 的患眼视力低于 20/200。然而由于疾病的不对称性，只有

12%～17% 的患者双眼视力低下。其致病基因 *LRP5* 与骨密度降低和骨折风险增加相关。根据其特征可分为三个阶段。

1. 第一阶段

病程早期可见视网膜周边无血管形成，几乎所有第一阶段病例都有非压迫白，伴玻璃体牵拉、周边视网膜囊样变性、微动脉瘤、毛细血管扩张、血管拉直、周边血管充血（颞侧周边网膜尤甚）。约 73% 的病例无症状，可伴有斜视和眼球震颤。视力一般良好。病程可进展到第二阶段，也可能不进展。

2. 第二阶段

病程中期可见视网膜周边血管扩张、迂曲，新生血管，纤维血管增生，视网膜下或视网膜内渗出（图 10-226），视盘和黄斑牵拉（"视盘牵拉"、黄斑异位），镰状视网膜皱褶，以及局限性视网膜脱离。少见 20—30 岁视力丧失，但如果病程进展到第三阶段，有可能视力骤降。

3. 第三阶段

病程晚期因玻璃体机化可导致孔源性

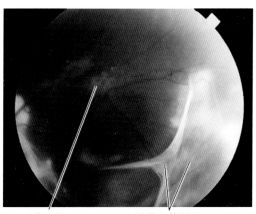

渗出物　　　　　纤维血管增生

▲ 图 10-226　家族性渗出性玻璃体视网膜病变的患者眼底可见纤维血管增生、渗出和瘢痕化

视网膜脱离（占 10%～20%）和（或）牵引性视网膜脱离（罕见），多见于 30—40 岁的患者，常伴有复发性视网膜脱离和 PVR，治疗难度较大。眼底可见视网膜皱褶、纤维条索和大量视网膜下渗出，10%～15% 患眼出现类似 Coats 病样的网膜下渗出物。其他表现包括玻璃体积血、带状角膜变性、后粘连、虹膜萎缩、继发性白内障、新生血管性青光眼、近视、小眼综合征、弱视等。其中斜视或正 κ 角的假性斜视很常见。

- 遗传方式：常染色体隐性遗传＞常染色体显性遗传（表 10-4）。

表 10-4　EVR 的遗传方式			
EVR	**遗传方式**	**位　点**	**基　因**
EVR1	AD	11q13-q23	*FZD4/LRP5*
EVR1	AR	11q13-q14	*LRP5*
EVR3	AD	11p12-13	
EVR4	AD	11q	
Norrie 病等位基因	X 连锁隐性 AD/AR	Xp11.3-p11.2	*NDP* *TSPAN12*

EVR. 渗出性玻璃体视网膜病变；AD. 常染色体显性遗传；AR. 常染色体隐性遗传

- 致病基因：常染色体显性遗传最为常见，具有 100% 外显率和广泛的表达变异性。X 连锁和常染色体隐性遗传罕见。
- 荧光素血管造影：可见周边视网膜血管中断，形成无灌注区，在交界区形成动静脉异常吻合，伴荧光素渗漏。
- 眼电生理检查：病症较轻的患者电生理检查正常，病灶较重的患者电生理检查.
- 对视网膜无血管区进行预防性激光治疗目前仍存在争议。当发生视网膜外血管化时，大多数视网膜专家建议激光治疗视网膜周边的无血管区。当发生视网膜脱离时，应尽早行手术治疗。

（二）Norrie 病（X 连锁隐性）

Norrie 病是一种罕见的双侧视网膜发育不良疾病，表现为周边视网膜无血管，可在出生 1 周内出现双侧出血性视网膜脱离，导致先天性失明。常伴有听力障碍和智力迟钝。

- 遗传方式：X 连锁隐性。
- 致病基因：与染色体 Xp11.4-p11.3 上的 *NDP* 基因突变相关。*NDP* 基因编码的 norrin 蛋白参与眼睛和耳朵血管发育。

（三）S- 视锥增强综合征和 Goldmann-Favre 综合征

这是一种极为罕见的双侧玻璃体视网膜变性疾病，伴中央凹和周边视网膜劈裂，类似青少年视网膜劈裂症。但此疾病无性别差异，可与青少年视网膜劈裂相鉴别。临床表现可见玻璃体腔的"光学空洞"，玻璃体絮状混浊，视网膜血管退化，周边视网膜色素改变、骨细胞样沉着，周边视网膜下斑点，格子样变性，进行性白内障和蜡状视盘苍白。可有前房炎症和迟发性视神经萎缩。具有诊断价值的特征性表现为存在于后极部和视网膜劈裂区的树枝状视网膜血管和血管白线化。患者从儿童早期始就有夜盲和视野狭窄。随年龄增长，视力下降明显，视锥细胞等光感受器细胞对蓝光的敏感性增加。Goldmann-Favre 综合征是指整个疾病谱的严重终末期。

- 患病率：1/164 000～1/56 000。
- 遗传方式：常染色体隐性遗传。
- 致病基因：由染色体 15q23 上的核受体基因 *NR2E3* 或 *PNR* 基因突变所致。*NR2E3* 编码一种配体依赖性转录因子，调控视网膜前体细胞，并在视杆细胞中表达。
- 色觉检查：蓝黄色和红绿色觉缺陷。
- 视野检查：与周边视网膜劈裂相对应的绝对暗点。
- 荧光素血管造影：中央凹劈裂无渗漏。可见视网膜毛细血管异常渗漏，无灌注区，沿血管弓分布的与 RPE 窗样缺损相对应的多个点状强荧光区，以及与 RPE 色素沉着相对应的点状遮蔽荧光。
- OCT：视网膜劈裂伴内层缺失，形成视网膜裂孔，合并黄斑囊样水肿。
- 眼电生理检查：ERG 显著异常。暗视 ERG 观察不到视杆细胞的反应。闪光刺激下，可检测到大而慢的波形。蓝光刺激下的明视 ERG 较红光或白光刺激更敏感。此疾病的 ERG 特征性表现为在同样刺激的明视和暗视 ERG 中观察到以短波为主的类似波形，振幅一般高于正常人群。后期无法记录到 ERG 波形。EOG 波幅低平或严重异常，Arden 比（光峰 / 暗谷比值）降低，此为与青少年视网膜劈裂的鉴别点。我们可通过标准 ERG 检查记录到特征性表现来明确诊断。

- 对视网膜裂孔或撕裂需考虑预防性治疗，但应避免对外层视网膜断裂行预防性治疗，否则可能导致视网膜脱离。发生视网膜脱离时，首选标准的巩膜扣带术，当出现明显的玻璃体牵引或视网膜裂孔靠近后极部时，可行玻璃体切割术。据报道，环孢素可消退黄斑水肿，使视网膜劈裂腔平伏，但其疗效尚不明确。黄斑部格栅样激光可改善黄斑劈裂，部分恢复视力。也有报道称，S- 视锥增强综合征患者局部应用多唑胺可提高视力，减轻黄斑水肿。

（四）Marshall 综合征

Marshall 综合征是一种罕见的伴明显面部畸形的玻璃体变性疾病，其眼底表现与 Stickler 综合征相似，但视网膜脱离的风险较低，伴有面中部发育不全、身材矮小、颅骨增厚、额窦异常、颅内钙化、早期感音神经性听力损失、变性近视、白内障和玻璃体液化。可发生自发性晶状体半脱位，导致继发性青光眼、玻璃体膜性混浊和放射状格子样变性。

- 遗传方式：常染色体显性遗传。
- 致病基因：由染色体 1p21 上 *COL11A1* 基因突变所致，*COL11A1* 基因是 Stickler2 型（STL2）的等位基因。与胶原蛋白 XI 缺陷相关。

（五）雪花样变性

雪花样变性是一种极为罕见的玻璃体变性，其特征是周边视网膜出现黄白色沉积物，伴非压迫白，视网膜血管鞘，玻璃纤维变性和早发性白内障，视网膜脱离风险较高。根据其特征可分为四个阶段。

1. 第一阶段

周围视网膜呈非压迫白，伴有小点状黄色混浊。可有早期纤维性玻璃体变性。

2. 第二阶段

中周边和周边视网膜有大量黄白色颗粒状或结晶状雪花状沉积物（100～200μm），导致视网膜增厚，好发于视网膜下方，较少见于后极部。赤道部以后的雪花状沉积物沿视网膜血管呈放射状排列。纤维状玻璃体混浊更为明显。

3. 第三阶段

随病程进展可见显著的晶状体变化，周边视网膜色素沉积和聚集，视网膜血管鞘，多见浓缩玻璃体的纤维束。

4. 第四阶段

雪花状沉积物不易观察到，周边视网膜血管消失，出现圆形或椭圆形色素沉积物。常见视网膜撕裂和脱离，导致严重的视力丧失，可有视网膜新生血管。视神经呈蜡样苍白，外观平坦，伴或不伴异形。可有视网膜中央血管转位。可能伴有角膜滴。不伴系统性异常疾病。

- 遗传方式：常染色体显性遗传。
- 致病基因：与染色体 2q36 上 *KCNJ13* 基因的 R162W 突变有关。*KCNJ13* 基因编码定位于 ILM 和 RPE 的内向整流钾通道 Kir7.1。
- 视野检查：有明显的周边视野缺损。这些视野缺损与好发于视网膜下方的雪花样病灶相对应，但不是所有眼底病变都有对应的视野缺损。

- 荧光素血管造影：异常的视网膜血管周围可有毛细血管无灌注区。
- 眼电生理检查：视网膜功能逐渐下降，疾病晚期的眼电生理检查明显异常。暗适应显示晚期视杆细胞阈值升高。整个病程中暗视的 b 波振幅随微弱白光而降低。明视的 b 波振幅和明视闪烁反应可能降低。
- 暂无有效的治疗方法。由于视网膜脱离高发，建议对所有视网膜裂孔进行预防性激光光凝。当发生视网膜脱离时，应尽早行手术治疗。手术方式可采用巩膜扣带术。但鉴于该术式失败率较高，并且玻璃体牵引持续存在，可考虑行平坦部玻璃体切割术。此外，也可考虑激光光凝治疗与无灌注区相关的周边视网膜新生血管。

（六）Wagner、Jansen 和 Stickler 玻璃体视网膜营养不良

Wagner、Jansen 和 Stickler 玻璃体视网膜营养不良患者的共同特征为玻璃体腔"光学空洞"，伴有致密的玻璃体混浊、玻璃体内和视网膜前的膜状或线状结构，可伴视网膜血管周围色素改变（60%）、格子样变性、近视、青光眼和后囊下白内障。

- 患病率：1/10 000。
- 遗传方式：常染色体显性遗传。

1. Wagner 病

Wagner 玻璃体视网膜营养不良的患者常见玻璃体腔"光学空洞"，无血管的线状或纱状玻璃体混浊，不伴全身系统性疾病。几乎所有 45 岁以上的患者均有脉

络膜视网膜萎缩和白内障，随年龄增长逐渐发展。早期为晶状体前、后皮质点状混浊，40 岁时白内障更明显，可影响视力。45 岁以上的患者 55% 出现周边 TRD，18% 出现青光眼，其中近一半为新生血管性青光眼。眼部表现还包括视网膜周边血管鞘、视网膜小动脉退化、类似 RP 的血管周围色素团块、周边视网膜囊样变性、视盘倒置等视网膜血管结构异常、中央凹异位、格子样变性和周边视网膜前膜，可伴 −3～−4D 的近视。Wagner 玻璃体视网膜营养不良的孔源性视网膜脱离发生概率约 15%，低于 Stickler 综合征（50%）。患者在 30 岁时视力和晶状体多正常，超过 50 岁后，只有 25% 的患者视力优于 20/100。

- 致病基因：与染色体 5q13-q14 上的 *WGN1* 基因相关。额外的表型与位于染色体 12q13.11-q13.2 上 Stickler 综合征候选基因 *COL2A1* 基因第二外显子突变相关。*COL2A1* 基因第二外显子存在于玻璃体胶原的 mRNA 中，但在软骨 mRNA 中缺失。这也解释了为何 Wagner 玻璃体视网膜营养不良不同于 Stickler 病，不伴有全身系统性疾病表现。
- 视野检查：可有周边视野缩窄和环形暗点，与周边脉络膜视网膜变性灶相对应。
- 眼电生理检查：病程早期正常。逐渐出现进行性视杆、视锥功能障碍。病程晚期随着暗适应时间的延长，63% 的患者视杆、视锥阈值升高。87% 的患者显示视杆、视锥 b 波振幅降低。疾病早期 EOG 就明显抑制。

- 针对视网膜裂孔建议预防性激光治疗。

2. Jansen 病

无相关全身系统性疾病，但患者发生视网膜脱离的风险增加，常为双侧视网膜脱离。

3. Stickler 综合征

Stickler 玻璃体视网膜营养不良，也称为进行性遗传性关节眼病，与系统性结缔组织异常相关，包括马方综合征、面中部发育不良、舌下垂、小颌畸形、鼻梁扁平、鼻孔前倾、中线裂（从腭裂到 Pierre-Robin 序列，严重程度不尽相同），感觉神经性听力损失（非眼型更严重）。90% 的患者有骨骼系统异常，包括关节高度伸展、退行性关节疾病（30—40 岁好发），影像学检查表现阳性的脊柱侧弯、脊柱后凸和脊椎骨骺发育不良，以及臀部和肩部骨骼异常。可有类似马方综合征的临床表现，如二尖瓣脱垂等，偶见四肢纤细和蜘蛛指，但身材和智力均在正常范围。典型的眼部异常包括 75%～90% 的患者在 10 岁以前发现先天性非进行性高度近视，度数为 −8～−18D，与眼轴增加密切相关；先天性巨眼球；玻璃体腔"光学空洞"，玻璃体液化、纱样混浊连接于视网膜赤道部；玻璃体视网膜粘连区的格子样变性伴裂孔、血管周围放射状格子样变性、凿孔样脱色素灶、玻璃体后脱离、梁形或斑点状皮质性白内障（30%～80%）、房角异常（26%）包括明显的虹膜突起、虹膜根部发育不全和慢性开角型为青光眼（5%～10%）；视网膜裂孔风险增加（75%，大多数发生在颞上象限，多个裂孔）和视网膜脱离（患者中在 20 岁前发生网脱的概率为 50%，

50% 为双眼网脱）（图 10-227）。常见后极部巨大裂孔。本病是遗传性孔源性视网膜脱离最常见的病因。葡萄肿、脉络膜新生血管、漆样裂纹、先天性青光眼、晶状体脱位较罕见。早发玻璃体凝缩可在裂隙灯下观察到，多发生于 3—4 岁。根据其特征可分为 6 种类型。

类型 1：最常见的类型，约占所有患者的 75%，表现为先天性膜性玻璃体、先天性巨眼球、耳聋、关节病和腭裂。视网膜巨大裂孔和视网膜脱离的风险特别高，发生率达 70%。

类型 2：先天性玻璃体串珠状、先天性高度近视，伴有严重听力丧失、关节病和腭裂。视网膜脱离风险低于 1 型，为 40%~50%。

类型 3：最少见的类型，眼部表型和玻璃体均正常，但伴有耳聋、关节病和腭裂。

类型 4：隐性遗传，可有近视，玻璃体视网膜病变，伴感音神经性耳聋和骨骺发育不良。

类型 5：仅累及眼部（COL2A1），先天性膜性玻璃体和先天性巨眼球。不伴全身系统性疾病。

类型 6：其他，如玻璃体发育不良，伴耳聋、关节病和腭裂。

- 患病率：1/10 000，是美国最常见的结缔组织疾病。
- 遗传方式：多数常染色体显性遗传伴有表现变异性和接近 100% 的外显率（1~3 型）。常染色体隐性遗传可见于 4 型。
- 遗传学：与编码 Ⅱ 型和 Ⅺ 型胶原前体的基因有关；1 型与位于染色体 12q13.11-q13.2 上表达 Ⅱα-1 胶原蛋白的 COL2A1 基因相关；2 型与位于 1p21 染色体上表达 Ⅺα-1 型胶原蛋白的 COL11A1 基因相关；3 型与位于 6p21.3 染色体上的表达 Ⅺα-2 型胶原蛋白链的 COL11A2 基因相关。
- 电生理检查：ERG（正常）和 EOG（正常）。
- 遗传学咨询。
- 耳鼻咽喉科或骨科评估（腭裂修复、助听器、关节置换）。
- 针对视网膜脱离，进行视网膜手术（玻璃体和视网膜之间异常粘连导致 PVR 的风险增加），预防性激光存在争议，应由视网膜专家操作。

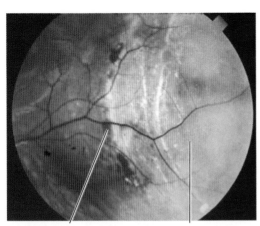

色素沉着的分界线　　慢性视网膜脱离

▲ 图 10-227　Stickler 综合征慢性视网膜脱离边界色素沉着

五十五、Leber 先天性黑矇

一组在出生时或童年早期即出现严重视力障碍（视力范围在 20/40 和 NLP 之间，但大多数视力在 20/200 到 CF 之间）、瞳孔反射迟缓、夜盲症、光敏度（50%）、眼球震颤的遗传性眼病。可能存在不同程度的眼底异常，从无眼底改变（在早年最常见）到进行性视网膜色素上皮颗粒感、血管变细、绒毡层光泽、黄色斑片、椒盐样眼底、黄斑部缺损、脉络膜视网膜萎缩或RP表现（图 10-228）。与高度远视、眼手征、智力低下（37%）、耳聋、癫痫、骨骼异常、后囊下白内障、圆锥角膜和肾脏或肌肉异常有关。

- 患病率：1/80 000～1/30 000。
- 遗传方式：常染色体隐性遗传。
- 遗传学：具体如下（表 10-5）。

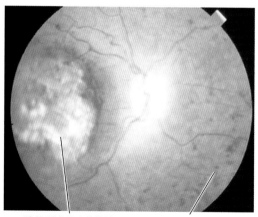

脉络膜视网膜萎缩　　RPE 改变

▲ 图 10-228　Leber 先天性黑矇表现为颗粒状和视网膜色素变性样的色素改变、血管变细和黄斑区瘢痕

RPE. 视网膜色素上皮

表 10-5　LCA 的遗传学					
简　称	位　点	基　因	突变频率(%)	基因编码产物	临床表现
LCA1	17p13.1	GUCY2D	11.7	视网膜鸟苷酸环化酶	视力极差，眼底表现正常，严重畏光
LCA2	1p31	RPE65	6	视黄醇异构酶	夜盲症，一过性视力改善，早年视力相对较好
LCA3	14q31.1	SPATA7	未知	未知（可能纤毛运输相关）	视力差，视网膜萎缩，血管变细
LCA4	17p13.1	AILP1	5.3	视杆细胞 PDE 分子伴侣	快速进展的表型，伴有萎缩性黄斑病变，圆锥角膜，白内障，视盘苍白，视力差，夜盲症
LCA5	6q11-q16	LCA5	1.8	在纤毛表达的 Lebercilin	黄斑缺损，纤毛缺损，有视力暂时改善的报道
LCA6	14q11	RPGRIP1	4.2	蛋白转运	严重的视力丧失，初始视网膜表现正常，可进展到色素性视网膜病变
LCA7	19q13.3	CRX	1	光感受器的发育	严重视力丧失，婴儿眼球震颤，一些显性病例
LCA8	1q13.1	CRB1	9.9	Müller 细胞 - 光感受器相互作用	小动脉旁的 RPE 保持正常，Coats 样反应，OCT 见视网膜增厚和结构紊乱

（续表）

简　称	位　点	基　因	突变频率(%)	基因编码产物	临床表现
LCA9	1p36	未知	未知	未知	仅一篇大型巴基斯坦家系的报道
LCA10	6q21.3	CEP290	15	蛋白转运	最常见于有欧洲血统的患者；大多数情况下视力极差，嗅觉障碍
LCA11	7q31.3-q32	IMPDH1	8.3	鸟嘌呤合成	罕见，弥漫的 RPE 斑驳，无色素沉着
LCA12	1q32.3	RD3	0.1	GUCY2D 分子伴侣	视力差，萎缩性黄斑病变，罕见
LCA13	14q23.3	RDH12	2.7	视黄醇循环中所有光感受器的反式视黄醇	视力快速丧失，快速进行的黄斑病变，眼底色素鱼网样或网状分布，明显的黄斑部黄色素，Coats 样反应
LCA14	4q32.1	LRAT	0.5	视黄醛循环中的视黄酯	临床上类似幼年型 RP，表现与 RPE65 突变型相似
LCA15	6p21.31	TULP1		光感受器纤毛运输（tubby 样蛋白 1）	视力缓慢下降，2 岁左右出现视野丧失，夜盲症，中央凹旁黄色圆环，和青少年发病的 RP 很像
LCA16	2q37.1	KCNJ13		内流钾通道蛋白 Kir7.1	
LCA17	8q22.1	GDF6		TGF-β（TGFB1）超家族成员	
	14q22.3	OTX2		同源异型框蛋白 2	视力差，夜盲，细颗粒状 RPE 色素沉着
	1p36.22	NMNAT1		烟酰胺单核苷酸腺苷转移酶 1	严重视力丧失，黄斑缺损
	11q13	CABP4		钙结合蛋白 4	畏光，眼底改变不明显，有些患者中央凹反光弱
	3q	IQCB1		IQ 结构域 B1 蛋白	与肾病相关，视网膜拱环外叶片样色素减退和色素沉着过度
		MERTK1			

LCA. Leber 先天性黑矇；RPE. 视网膜色素上皮；RP. 视网膜色素变性

- 色觉：异常。
- 视野：严重狭窄。
- 眼底自发荧光：黄斑区弱自发荧光。
- OCT：视网膜变薄，伴有外核层、光感受器及其外节的丢失。
- 电生理测试：ERG（显著降低，无波形），1 岁前记录不到波形，EOG（异常）。
- *RPE65* 突变型患者可考虑视通过网膜下注射奈 – 沃瑞替近（Luxturna）进行基因替代治疗。

五十六、视网膜色素变性

【定义】

一组遗传性、进行性视网膜退行性病变（视杆 – 视锥细胞营养不良），由光感受器蛋白的异常产生引起。全世界的患病率为 1∶5000（是最常见的视网膜营养不良），在美国 3000～5000 人中有 1 人发病，在纳瓦霍印第安人 1878 人中有 1 人发病。有超过 29 个基因位点与视网膜色素变性（retinitis pigmentosa，RP）的不同表型相关，而且每天还有更多位点被发现。

非典型亚型

- 反转性 RP：黄斑和后极部受累及程度不同，易与遗传性黄斑疾病混淆。中心视力下降和色觉异常比普通 RP 出现更早，并且伴有旁中央环形 / 中央暗点出现。
- 无色素性视网膜色素变性：用于描述具有 RP 症状但未出现眼底色素变化的描述性术语。出现在高达 20% 的病例中，伴有更严重的视锥细胞功能障碍。眼底看起来正常或接近正常时，

更类似 RP 的早期表现，而不是 RP 的某个亚型。许多病例有自身免疫性视网膜病变。

- 白点状视网膜炎：多发、白色点状（50～100μm）病灶，分散在中周部，位于 RPE 细胞水平。伴有血管变细和骨细胞样改变。病情缓慢进展（与眼底白点综合征区分）。
  - 遗传方式：常染色体隐性遗传。
- 象限性视网膜色素变性：色素变化仅局限于一个区域的视网膜、通常不会扩大的一种亚型；通常见于鼻下象限，ERG 反应相对较好。与视紫质的特定突变相关。

与全身系统性异常相关的亚型

- 无 β 脂蛋白血症（Bassen-Kornzweig 综合征）：在青少年早期即出现夜盲症和非典型色素性视网膜病变，继发于维生素 A 缺乏症。整个眼底出现大量白点，多数发生在周边部，最终与 RP 的眼底类似。不太常见的临床表现包括上睑下垂、斜视、眼肌麻痹和眼球震颤；与脂肪泻、腹胀、生长迟缓、营养不良、脊柱弯曲（出生后几个月即开始）、脊髓小脑性共济失调、反射消失、虚弱、棘红细胞增多症、生长迟缓、神经病变和血清 β- 脂蛋白缺乏（在微粒体中甘油三酯转运蛋白缺陷）导致的脂溶性维生素（A、D、E、K）、甘油三酯和胆固醇的肠道吸收不良有关，病变早期的色素变化不明显。预期寿命缩短，死因多为心律失常，大多数病例报道发生在东欧的犹太人（阿什肯纳兹犹太人）中。

- 遗传方式：常染色体隐性遗传。

- 遗传学：染色体 4q24 上的 *MTP* 基因，编码微粒体甘油三酯转运蛋白。

- 实验室检查：血涂片上有圆形或"带刺"的红细胞（棘红细胞增多症，"毛刺细胞"畸形），血浆胆固醇＜100mg/dl，缺乏血浆 apoB 和 apo-LDL。

- 治疗：补充维生素 A（100～400U/kg，口服，每天 1 次）、维生素 E（2400～12 000U/kg，口服，每天 1 次）、维生素 K（5mg，口服，每天 1 次）、ω-3 脂肪酸（0.10g/kg，口服，每天 1 次）、铁剂、叶酸补充剂，限制膳食脂肪摄入。

- Alstrom 病：幼年时出现畏光和眼球震颤。早期严重的视力丧失（视力在 10 岁时下降到 20/200 以下，20 岁时达 NLP）。伴有白内障、耳聋、肥胖、糖尿病（胰岛素抵抗引起）、尿崩症、扩张型心肌病（即使在婴儿期）、肝衰竭、肝硬化、肾衰竭（缓慢进展的慢性肾病）、黑棘皮病、秃顶和生殖器功能减退。常见于 Yarmouth County、Nova Scotia 和 Louisiana 的法裔阿卡迪亚人。

  - 遗传方式：常染色体隐性遗传。

  - 遗传学：染色体 2p13 上的 *ALMS1* 基因。

  - 电生理测试：ERG（严重的视锥细胞受损，早期伴有轻度或无视杆细胞受累，后期发展为更严重的视杆细胞功能障碍）。

- Cockayne 综合征：以早发的（Ⅰ型）

和有时是先天性（Ⅱ型）生长迟缓为特征。有伴小头的早老脸、四肢过长、光照性皮炎、由骨骼畸形和膝关节挛缩导致的骑马蹲裆姿势、进行性感音神经性耳聋、进行性神经退化伴精神缺陷、小脑共济失调、舞蹈手足徐动症、癫痫、锥体外系体征、颅内钙化和外围神经病。可有高 β 球蛋白血症、高胰岛素血症，并可观察到高脂蛋白血症。尽管有进行性视神经萎缩和视网膜萎缩，大多数患者的视力仍能保持。视力丧失出现较晚，有的出现眼球内陷（继发于皮下和眼眶的脂肪减少）、扩张肌发育不全伴虹膜透照和瞳孔扩张不良、斜视、高度远视（+10D）和散光；色素性视网膜病变通常表现为椒盐样改变、视神经萎缩和小动脉变细。有时后极会看到更密集的黑色素沉着，而不是典型的椒盐样改变。可能有极度畏光、眼球震颤、下方角膜隆起、带状角膜病变、反复糜烂和 15% 的白内障（可能表现为先白）。颅脑部 MRI 显示髓鞘形成不足、小脑萎缩和基底节钙化。体外培养的成纤维细胞对紫外线 C 非常敏感。产生紫外线诱导的 DNA 损伤病变。皮肤癌的风险未见增加（类似色素性干皮病）。出生第 1 年发育正常，后期恶化。通常发生 2—4 岁死亡。

- 遗传方式：常染色体隐性遗传。

- 遗传学：Ⅰ 型定位在 5 号染色体，Ⅱ 型定位在染色体 10q11，Ⅲ 型尚未定位。

– 电生理测试：ERG（下降或消失）。

● Kearns-Sayre 综合征：20 岁前发病，表现为弥漫的视网膜色素改变，黄斑部最明显，可能有视盘周围萎缩（图 10–229），与慢性进行性眼外肌麻痹、双侧上睑下垂（图 10–230）、心脏传导阻滞（心律失常、传导阻滞、心肌病）、小脑共济失调、脑脊液蛋白＞1g/L 相关；经常出现生长迟缓、

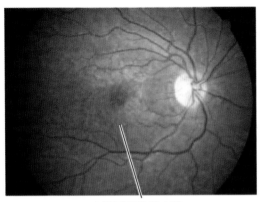

视网膜色素变性

▲ 图 10–229　伴有色素性视网膜病变的 Kearns-Sayre 综合征

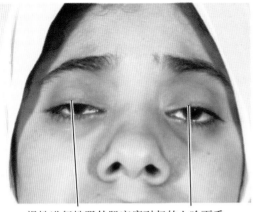

慢性进行性眼外肌麻痹引起的上睑下垂

▲ 图 10–230　与图 10–229 所示为同一患者，表现出慢性进行性眼外肌麻痹并伴有上睑下垂，眼球活动受限

性成熟延迟和智力衰退；咽部和面部无力、骨骼肌无力和耳聋较为少见，以及其他异常。肌肉活检组织学可见"破碎的红色"纤维，CT 上可显示弥漫性白质脑病或者小脑 / 脑干萎缩伴基底节钙化，在生化检查有丙酮酸和乳酸代谢异常，通常在 30—40 岁时死于心脏疾病（见第 2 章）。

– 遗传方式：多数病例为散发性（卵母细胞或受精卵发生异常），但有常染色体隐性遗传和母系传播的报道，通常存在线粒体 DNA 的缺失。

– 电生理测试：ERG（降低）。

– 辅酶 Q 可改善房室传导阻滞、眼球运动和疲劳。

● Bardet-Biedl 综合征和 Laurence-Moon 综合征：以色素性视网膜病变（80%）为特征（图 10–231），伴有早期黄斑病变（通常为牛眼样改变），骨细胞样色素导致椒盐样眼底。两种综合征，即 Bardet-Biedl［75% 多指（趾）和 14% 并指（趾）］和 Laurence-Moon［痉

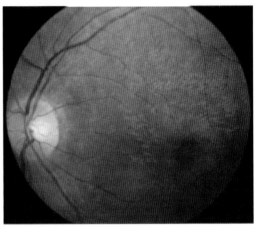

▲ 图 10–231　Laurence-Moon 综合征患者的弥漫性视网膜色素变化

挛性截瘫，无多指（趾）/并指（趾）]。两种都包括的症状有身材矮小、先天性肥胖（超过 95%）、多指（趾）畸形、性腺发育不全（74%～96%；男性不育）、部分耳聋（5%）、肾脏异常（46%～95%）和智力低下（41%～85%），早期的色素改变不明显，到 30 岁时几乎所有患者都会出现严重的视力丧失（>90% 患者在这个年龄达到法定失明）。5% 的患者存在眼球震颤。患者还可能有后皮质和前囊下白内障、近视、固视受限、短而窄的睑裂、色素性玻璃体收缩、黄斑水肿和弥漫的继发性视神经萎缩。Bardet-Biedl 综合征伴发的嗅觉丧失与广泛的纤毛上皮缺陷有关。

- 遗传方式：常染色体隐性遗传。
- 遗传学：具体如下（表 10–6）。

类 型	位 点	基 因	基因编码产物
		表 10–6　Bardet-Biedl 综合征和 Laurence-Moon 综合征的遗传学	
1	11q13	*BBS1*	BBS1 蛋白
2	16q12.2	*BBS2*	BBS2 蛋白
3	3p11.2	*BBS3/ARL6*	GTP 酶
4	15q24.1	*BBS4*	BBS4 蛋白
5	2q31.1	*BBS5*	鞭毛器 – 基体蛋白 DKFZp7621194
6	20p12.2	*BBS6/MKKS*	伴侣蛋白复合物的一部分
7	4q27	*BBS7*	BBS7 蛋白
8	14q31.3	*BBS8/TTC8*	四肽重复结构域 8
9	7p14.3	*BBS9/PTHB1*	甲状旁腺激素反应性 B1 蛋白
10	12q21.2	*BBS10*	BBS10（C12ord58）伴侣蛋白
11	9q33.1	*BBS11/TRIM32*	E_3 泛素连接酶
12	4q27	*BBS12*	BBS12 蛋白
13	17q22	*BBS3/MKS1*	Meckel 综合征 1 型蛋白
	3q11.2	*ARL6*	ADP– 核糖基化因子样 6
14	12q21.32	*BBS14/CEP290/NPHP6*	中心体蛋白 290kDa
15	2p15	*BBS15/WDPCP*	参与调节 septin 定位和纤毛形成蛋白质
	9q34.3	*INPP5E*	肌醇多磷酸 –5– 磷酸酶 E
16	1q4317q22	*BBS16/SDCCAG8MKS1*	• 血清学确定的结肠癌抗原 8 • Meckel 综合征 1 型蛋白

（续表）

类　型	位　点	基　因	基因编码产物
17	3p21.311q43	*BBS17/LZTFL1SDCCAG8*	• 亮氨酸拉链转录因子样 1 • 血清学确定的结肠癌抗原 8
18	10q25.29q33.1	*BBS18/BBIP1TRIM32*	• BBSome 蛋白质 • 三结构域蛋白 32
	20p12.214q32.11	*MKKS/TTC8*	• McKusick-Kaufman 综合征蛋白 • 三角形四肽重复域

- 色觉：严重异常。
- 视野：严重狭窄。
- 电生理测试：ERG（反应重度下降或记录不到波），暗适应（阈值提高）。

• 神经元蜡样脂褐质沉积症：与癫痫发作、痴呆、共济失调和精神迟缓有关联，所有患者均伴有渐进性视力丧失的色素性视网膜病变（伴有 Kufs 疾病的患者除外）。视盘萎缩即可见于在婴儿型、晚期婴儿型，也可见于少年型。晚期婴儿型患者除了视网膜血管退化之外，还可见黄斑区色素斑驳和颗粒样改变，可能导致牛眼样黄斑病变。在婴儿型的患者中有白内障的报道。青少年型的患者可见黑蒙性瞳孔、牛眼样黄斑病变和视网膜血管退化。成人型患者一般没有眼部表现。结膜活检可见具有自发荧光脂褐素的颗粒状沉积物，这些沉积物也可在神经元中积聚导致视网膜和中枢神经系统变性。

四种类型：具体如下。
- 婴儿型：发病年龄 6 个月至 2 岁（Hagberg-Santavuori 综合征，通常在婴儿期或幼儿期死亡），癫痫、失明、迅速的精神和运动功能衰竭。
- 晚期婴儿型：发病年龄为 2—4 岁（Jansky-Bielschowsky 病，死亡常发生在 10 岁内或青少年早期）。
- 青少年型：发病年龄见于 40 岁之前（Vogt-Spielmeyer 和 Batten 病，大多数患者在 30 岁左右死亡），失明、癫痫、痴呆、丧失语言和运动功能。
- 成人型：发病年龄在 40 岁之前（Kufs 病，预期寿命不等），无失明、轻度或较慢的精神和运动功能衰退。
- 发病率：芬兰新生儿中发病率为 1/13 000，在美国每年约影响 300 例新生儿（大多数为青少年型）。
- 遗传方式：常染色体隐性遗传。
- 遗传物质：具体如下（表 10-7）。

表 10-7　神经元蜡样脂褐质沉积症的遗传物质

位　点	基　因	基因编码产物
1p32	*CLN1*	棕榈酰蛋白硫酯酶
11p15.5	*CLN2*	蛋白酶
16p12.1	*CLN3*	功能未知的蛋白质

- 电生理测试：ERG［振幅下降或记录不到波形（婴儿型）］。
- Refsum 病：婴儿型的特征是面部畸形、智力低下、肝大、严重的进行性神经感觉性耳聋、眼球震颤伴进行性色素性视网膜病变（100%）、视神经苍白、黄斑萎缩改变、小动脉狭窄和迟发性白内障（7%）。成人型的特点是小脑性共济失调、多发性神经病、RP、嗅觉障碍、耳聋、鱼鳞病、心肌病和心律失常；夜盲症可能是早期症状，而随着疾病的进展，会出现黄斑萎缩和视网膜色素改变；也可能有伴有白内障、瞳孔异常（瞳孔缩小和瞳孔扩张不良）和视神经萎缩。植烷酸氧化酶缺乏引起的脂肪酸代谢障碍，导致血浆内植烷酸、哌可酸和极长链脂肪酸水平升高。
  - 遗传方式：常染色体隐性遗传。
  - 遗传学：与染色体 10p15.3-p12.2 上编码植烷酰辅酶 A 羟化酶的 PNYH 基因相关，婴儿型 Refsum 病与染色体 7q21-q22 上编码过氧化物酶体生物发生因子 1 的 PEX1 基因相关。
  - 电生理测试：ERG（异常或几乎无法记录）。
  - 通过将膳食植烷酸（动物脂肪和奶制品）和植醇（绿叶蔬菜）限制在每天 10mg 来治疗。这可以预防疾病进展或改善成人型患者的某些症状（鱼鳞病、周围神经病变和心脏传导缺陷），但不能改善视觉或听觉症状。在婴儿型患者中的有效性尚未证实。为预防心律失常导致

死亡，需要行血浆置换以迅速降低植烷酸水平；随访血清植烷酸水平。

- Usher 综合征：与先天性感觉神经性听力丧失有关。可观察到具有典型 RP 表现的视网膜营养不良（可能非常轻微，尤其是在病程早期）；1 型患者晚期中心视力下降（2 型和 3 型患者视力保持更久）；1 型患者在儿童期或青少年早期出现夜盲症，2 型和 3 型出现较晚。大多数在 40 岁时发展为白内障，25% 患有智力低下或精神病；大部分患者有继发于迷路功能障碍的步态不稳。行走迟缓和前庭功能障碍是该病的特征。由轴丝结构异常引起，轴丝是纤毛细胞的组成部分。四种亚型。
  - Ⅰ 型（75%）：重度、先天性耳聋，不伴前庭功能异常，可能会出现共济失调；视力下降出现在 10 岁内，在 24—36 月龄前一般难以发现视网膜的改变，可能会发展为精神病和智力低下。
  - Ⅱ 型（23%）：轻度、迟发性听力丧失，前庭功能正常；青少年出现视网膜营养不良导致的视力下降。
  - Ⅲ 型（2%，Hallgren 综合征）：进行性听力丧失和前庭共济失调，视网膜营养不良；占芬兰以外所有 Usher 综合征病例的 2%，在芬兰占 42%。
  - Ⅳ 型：耳聋和智力低下。

注意，关于 Ⅲ 型和 Ⅳ 型是 Usher 综合征亚型还是不同的遗传疾病仍存在争议。

- 发病率：美国每 100 000 人中有 1.8～6.2 人发病，在斯堪的纳维亚半岛每 100 000 人中就有 3 人，占 RP 家系的 2.5%，在路易斯安那的法裔阿卡迪亚人中 30% 的耳聋患者是 1C 型 Usher 综合征。
- 遗传方式：常染色体隐性遗传。
- 遗传学：具体如下（表 10-8）。

表 10-8　Usher 综合征的遗传学				
类　型	基　因	位　点	基因编码产物	功　能
USH1A		14q32		
USH1B	*MYO7A*	11q13.5	肌球蛋白Ⅶa	肌动蛋白马达结构
USH1C	*USH1C*	11p15.1	Harmonin	PDZ 结构域蛋白
USH1D	*CDH23*	10q22.1	类钙黏蛋白基因 23	黏附蛋白
USH1E	未知	21q21		
USH1F	*PCDH15*	10q21.1	原钙黏蛋白 15	黏附蛋白
USH1G	*USH1G*	17q25.1	Sans 基因	支架
USH1J	*CIB2*	15q25.1	钙整合素结合蛋白基因家族成员 2	
USH2A	*USH2A*	1q41	Usherin	跨膜连接
USH2B		3p24.2-p23		
USH2C	*GPR98*	5q14.3	VLGR1/ 单基因听源性癫痫发作易感基因 1 同源物	G 蛋白耦联受体
USD2D	*DFNB31*	9q32	Whirlin	PDZ 结构域蛋白
USH3A	*CLRN1*	3q25.1	Clarin-1	突触塑形
USH3B	未知	20q		
USH3-like	*ABHD12*	2p11.21	ABHD12	
	HARS	5q31.3	组氨酰 –tRNA 合成酶	

- 电生理测试：ERG（在 1 型中记录不到，但 2 型中可能存在波形；已发现 1 型和 2 型的潜伏期测量结果间存在很大差异）。
- 保护耳朵免受巨响；避免使用耳毒性药物，如氨基糖苷类。许多全聋的患者接受了人工耳蜗植入。

【流行病学】

最常见的遗传性退行性病变，发病率为 1/5000。多种遗传方式：常染色体显性遗传（25%），常染色体隐性遗传（20%，通常外显率不同，发病晚，病程较轻），X 连锁（9%，更严重，携带者也受影响），孤立（38%），未明确（8%）。

【症状】

夜盲症、暗适应障碍、畏光、视野渐进性收缩（管状视野）、色觉障碍、眩光，以及从大约 20 岁开始缓慢渐进的中心视力下降。

【体征】

视力下降，视野收缩，色觉变差（蓝色盲）；经典的眼底改变，在视网膜中周部和静脉旁（骨细胞样）黑色色素团块（图 10-232），视网膜血管变细，黄斑囊样水肿，玻璃体细小的色素细胞和蜡样视盘苍白（图 10-233 至图 10-235），伴有后囊下白内障（39%～72%）、高度近视、散光、圆锥角膜和轻度听力丧失（30%，不包括 Usher 的患者）。50% 的 X 连锁型女性携带者在后极部有金色反光。

【鉴别诊断】

先天性风疹综合征、梅毒、甲硫哒嗪或氯喹药物毒性、癌相关性视网膜病变、先天性静止性夜盲症、维生素 A 缺乏症、非典型巨细胞病毒或疱疹病毒性脉络膜视网膜炎、外伤、弥漫性单侧亚急性视神经视网膜炎、回旋状萎缩、熊迹病灶、先天性视网膜色素上皮细胞肥大。

【评估】

● 完整的眼科病史采集，关注近亲关系、家族史和听力。

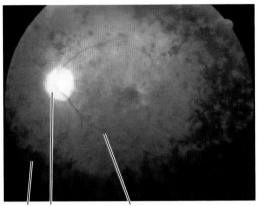

骨细胞　蜡样苍白　血管狭窄
样色素

▲ 图 10-233　视网膜色素变性眼底显示视网膜色素上皮的密度变化、视盘苍白和视网膜血管变细

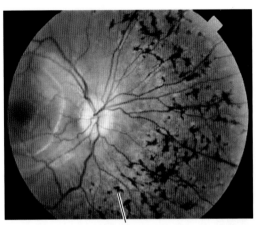

骨细胞样色素

▲ 图 10-232　视网膜色素变性表现出特征性的骨细胞样色素变化

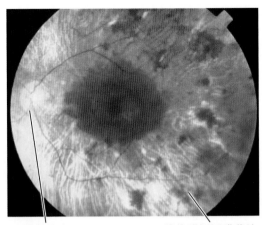

蜡样苍白　　　　　　　脉络膜视网膜萎缩

▲ 图 10-234　视网膜色素变性伴弥漫性脉络膜视网膜萎缩和早期视盘苍白

- 完善眼科检查，关注屈光状态、瞳孔、角膜、晶状体、玻璃体细胞和检眼镜检查。
- 实验室检测：血浆鸟氨酸水平、脂溶性维生素水平（尤其是维生素 A）、血清脂蛋白电泳（Bassen-Kornzweig 综合征）、血清胆固醇和甘油三酯、VDRL、FTA-ABS、外周血涂片（棘红细胞增多症）、血清植烷酸水平（Refsum 病）。
- 色觉（Farnsworth panel D15）：除在疾病晚期外均正常。
- 视野：中周部环形暗点；除了保留中央视岛外视野逐步进展到完全丧失，中央视岛的丧失发生在疾病过程的晚期。
- 电生理检测：ERG（显著降低或缺失；每年降低 10%，X 连锁中 90% 的女性携带者存在异常，暗适应振幅下降的出现早于明适应振幅的下降），EOG（异常），暗适应（视杆细胞和视锥细胞的阈值增加）。

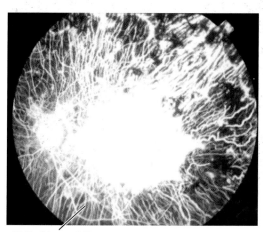

脉络膜视网膜萎缩

▲ 图 10–235　与图 10–234 所示为同一患者，荧光素血管造影显示弥漫性脉络膜视网膜萎缩

处　理

- 治疗可治疗的全身性系统疾病（无 β 脂蛋白血症、Refsum 病）。
- 矫正任何屈光不正，建议佩戴墨镜。
- 为低视力患者提供视觉辅助设备方面的咨询。
- 对于常见形式的 RP（＞18 岁）：维生素 A（15 000U，口服，每天 1 次，棕榈酸酯形式）可减缓 ERG 振幅的降低，避免使用维生素 E；每年随访肝功能和血清视黄醇水平。注意，有争议且未在非典型的 RP 亚型中验证。在年轻患者维生素 A 的使用争议更大：6—10 岁，维生素 A（5000U，口服，每天 1 次，棕榈酸酯），10—15 岁；维生素 A（10 000U，口服，每天 1 次，棕榈酸酯）；在开始高剂量维生素 A 治疗之前请先咨询儿科医生。
- 对＞25 岁患有重度至极重度 RP（双眼裸眼 LP 或 NLP），并曾有视功能的成年患者，可考虑使用 Argus Ⅱ 视网膜假体系统的视网膜植入手术。
- 对于合并黄斑囊样水肿的患者服用乙酰唑胺（500mg，静脉注射或口服）存在争议。
- 根据视网膜功能，决定是否行白内障手术；当考虑白内障摘除时进行术后视力预估。

【预后】

差，通常在 30—40 岁发展到法定盲。

五十七、白化病

（一）眼白化病

临床表现仅局限于眼部的先天性黑色素生成障碍，黑素小体的数量减少（尽管每个黑素小体都完全色素化）。表型多变，患者可能出现视力下降、立体视功能降低或消失，畏光，体征包括先天性眼球震颤、斜视、高度近视、虹膜透照弥漫（图 10-237）、中央凹发育不全、眼底色素减退、环中央凹的视网膜血管缺失（图 10-236），以及视神经纤维在视交叉处的交叉异常（仅 10%～20% 未交叉，通过视觉诱发测试检测到错位交叉）。根据中央凹发育不全的程度，视力可从正常到 20/400。X 连锁形式的女性携带者通常（87%～92%）具有"泥巴飞溅"样的眼底表现（后极部色素斑驳，伴周边部色素减退和正常色素沉着形成的条纹），并且可有部分虹膜半透明。建议将眼白化病限制为该疾病的 X 连锁亚型，并将其他的类型称为眼皮肤白化病。

- 发病率：大约 1/15 000。
- 遗传：X 连锁。
- OCT：可能有中央凹变浅或无中央凹，无法分辨光感受器层。

（二）眼皮肤白化病

所有黑素小体中的黑色素都减少的全身性疾病。患者的头发、皮肤和眼睛缺少色素沉着，患皮肤癌的风险增加；应避免长时间直接暴露在阳光下，使用防晒霜，定期进行皮肤科检查。该病有两种

亚型：酪氨酸酶阳性或称眼皮肤白化病（oculocutaneous albinism，OCA）2 型（出生时色素沉着很少，随着年龄的增长而增加）和酪氨酸酶阴性或称 OCA 1A 型（无色素沉着）。酪氨酸酶阴性型的患者视力在 20/200 以下，而那些酪氨酸酶阳性型的患者视力在 20/40～20/200。眼皮肤白化病的潜在致死变异型包括 Chédiak-Higashi［网状内皮功能不全，伴有中性粒细胞减

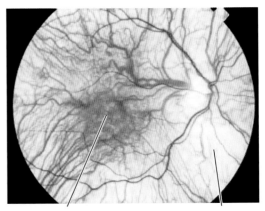

黄斑发育不全　　　　　　　眼底脱色素

▲ 图 10-236　白化病患者眼底色素减退，深层的脉络膜血管清晰可见

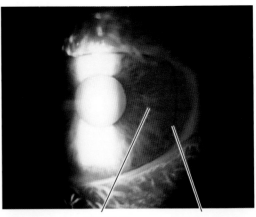

透照缺损　　　　晶状体赤道部

▲ 图 10-237　白化病显示弥散性虹膜透照，请注意在周边虹膜附近可见晶状体赤道部，呈一条暗线

少、贫血、血小板减少、复发性感染（化脓性）、白血病和淋巴瘤；寿命缩短］和 Hermansky-Pudlak（继发于血小板异常的凝血障碍和出血倾向，肺纤维化，视力在 20/100～20/300，在波多黎各人中发病率为 1∶1800）。

- 遗传方式：常染色体隐性遗传
- 遗传学：具体如下（表 10-9）。

表 10-9　眼皮肤白化病的遗传学				
亚　型	类　型	遗传方式	基　因	位　点
酪氨酸酶（−）OCA	OCA1a（1A 型）	AR	酪氨酸酶（TYR）	11q14.3
黄色型 OCA（黄色白化病）	OCA1b（1B 型）	AR	酪氨酸酶（TYR）	11q14.3
酪氨酸酶（+）OCA	OCA2（2 型）	AR	OCA2［以前称为 P 基因（粉红色眼睛稀释基因）］或酪氨酸酶（TYR）	15q12-q13.1, 11q14-q21
Rufous 白化病（黄色素过多症）	OCA3（3 型）	AR	TYRP1，酪氨酸酶相关蛋白	9p23
棕色白化病	BOCA	AR	P 基因	15q11.2-q12
OCA 4 型	OCA4（4 型）	AR	SLC45A2（也称为 MATP）	5p13.2
	OCA5（5 型）	AR	未明确	4q24
	OCA6（6 型）	AR	SLC24A5	15q21.1
	OCA7（7 型）	AR	C10 或 fl1	10q22.2-q22.3
Nettleship-Falls 眼白化病、X 连锁白化病	OA1	XLR	GPR143	Xp22.2
Hermansky-Pudlak 综合征（HPS）	HPS1～9	AR	HPS1（HPS1），AP3B1（HPS2），HPS3（HPS3），HPS4（HPS4），HPS5（HPS5），HPS6（HPS6），DTNBP1（HPS7），BLOC1S3（HPS8），BLOC1S6（HPS9）	10q23.1-q23.3（HPS1），5q14.1（HPS2），3q24（HPS3），22q12.1（HPS4），11p15.1（HPS5），10q24.32（HPS6），6p22.3（HPS7），19q13.32（HPS8），15q21.1（HPS9）
Chédiak-Higashi 综合征（CHS）	CHS	AR	CHS/LYST，在溶酶体和颗粒细胞区室化中起重要作用	1q42.2

AR. 单染色体隐性遗传；XLR. X 连锁隐性遗传；OA. 眼白化病；OCA. 眼皮肤白化病

- 尚无有效的治疗手段。考虑基因检测。请内科和血液学会诊以排除潜在的致命变异。有色眼镜有助于提高感光度。通过将直肌大幅度后退术、Anderson-Kestenbaum 术式或人工眼位散开术来治疗先天性眼球震颤仍存争议。

五十八、斑痣性错构瘤病

斑痣性错构瘤病（phakomatosis）是一组先天性（主要是遗传性）具有眼部和全身多发瘤样生长的综合征，通常不完全外显，表型多变［phako="母斑"（胎记）］。

（一）视网膜血管瘤病

视网膜血管瘤病（von Hippel-Lindau，VHL）1 型（无嗜铬细胞瘤）和 VHL2 型［存在嗜铬细胞瘤；2A 型肾细胞癌（renal cell carcinomas，RCC）风险低，2B 型 RCC 风险高，2C 型具孤立的嗜铬细胞瘤］。视网膜毛细血管瘤［45%～60%，是最常见的特征性改变，平均诊断年龄为 25 岁；常见于周边视网膜，最常见于颞上象限；高达 15% 位于视盘 1 个视盘直径或范围内；通常为双眼和多发性病灶；球状、橙红色的血管病变；通常有扩张的滋养动脉和静脉；病变周围可有脂质渗出物或在远处围绕视盘或黄斑区（图 10-238）；组织学表现为血管内皮被空泡的"泡沫样"细胞分隔的形成通道］、囊性小脑血管母细胞瘤（60%；可能会钙化）、透明 RCC（1/3 患者临床表现明显，是最常见的死亡原因，占该病死亡人数的 50%）、嗜铬细胞瘤（10%）、红细胞增多症（25%）。肝脏、胰腺和附睾囊肿（如果只在视网膜发现 =von Hippel-Lindau 病）、面部、肝脏、肺和肾上腺的樱桃状血管瘤，癫痫，共济失调，阵发性高血压。

最早的临床表现出现在视网膜（95% 患者 10 岁前），双眼发病占 50%，20% 患者至少一只眼睛视力低于 20/100。由渗出性或牵拉性视网膜脱离、玻璃体积血、黄斑水肿、黄斑前膜或黄斑裂孔导致视力丧失，周边也可能存在非常小的血管瘤。患有孤立性视网膜血管血管瘤的患者有 30% 的风险进展为 VHL 病。

- 患病率：1/36 000。
- 遗传方式：常染色体显性遗传。
- 遗传学：与染色体 3p25-p26 相关，调控细胞生长和 VEGF 表达的 VHL 肿瘤抑制基因的突变。
- 眼底荧光素血管造影：动脉期视网膜血管瘤的滋养血管呈强荧光，静脉期引流静脉强荧光明显。瘤体呈强荧光并后期渗漏（图 10-239）。广角血管造影可以帮助发现周围小的血管瘤。
- 头部、上颈部脊髓和腹部 CT 或 MRI 扫描（在两个分区进行钆增强 MRI 扫描是筛查脑和脊髓血管细胞瘤的最佳方法）。
- 多学科会诊。
- 可观察到无渗出液或视网膜下液的小病灶（<500μm）。激光光凝（≤4.5mm 直径）、冷冻和透热疗法可用于治疗小的视网膜病变。氩激光可直接应用于<2.5 个视盘直径的病变。稍大的瘤体（>3mm）、眼内位置靠前、屈光介质半透明的病灶可采用冷冻。对于较大的肿瘤，可能需要联合激光和

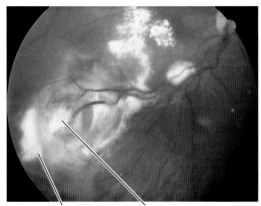

渗出液　　视网膜血管瘤

▲ 图 10-238　视网膜血管瘤（**von Hippel-Lindau** 病）显示的视网膜毛细血管瘤伴有滋养和引流血管、病灶周围渗出

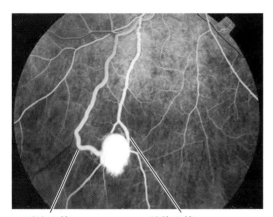

引流血管　　　　滋养血管

▲ 图 10-239　视网膜血管瘤患者的荧光素血管造影，荧光素从滋养血管充盈并通过引流血管引流

冷冻。带或不带巩膜扣带的经巩膜透热疗法可用于治疗大肿瘤。对于较大的肿瘤（＞4.5mm）或对先前光凝或冷冻疗法有抵抗力的肿瘤可采用巩膜敷贴放疗或低剂量外照射放疗。抗 VEGF 也被报道过是潜在的治疗方法。在严重的情况下，可以进行手术切除，但据报道复发和并发症比率很高。

（二）共济失调毛细血管扩张症（Louis-Bar 综合征）

进行性小脑性共济失调（是首发症状，在婴儿开始走路时出现）、构音障碍、皮肤（特别是面部、耳朵和颈部周围）和球结膜（91%；最常见的眼部表现，睑裂区域是首发也是最醒目的位置）的血管扩张（多在 10 岁左右）、眼球运动异常（斜视、扫视或跟随异常、眼动震颤异常、顶头动作、眼球震颤、会聚或调节功能受损）、吞咽不协调、面部表情缺乏、周围神经病变、血清甲胎蛋白升高、自发 X 线辐射诱导的染色体断裂，还伴有脂溢性皮炎、智力低下、胸腺发育不全和 T 细胞免疫力降低有关。恶性肿瘤发病率高（33%），包括淋巴瘤和白血病，体液和细胞免疫缺陷导致的感染风险增加，尤其是慢性呼吸道感染。据报道，96% 的患者的视力≥20/50。预后不良，多在青春期死亡。

- 遗传方式：常染色体隐性遗传。
- 遗传学：与染色体 11q22-q23 上的 *ATM* 基因相关，该基因可能编码对 DNA 修复起重要作用蛋白质。
- 色觉：正常。
- 视野：正常。
- 多学科会诊。

（三）脑三叉神经血管瘤病（Sturge-Weber 综合征）

经典三联征包括孤立或弥漫、扁平、深红色、番茄酱样脉络膜海绵状血管瘤（图 10-241）（40%～50%；最常位于视盘颞侧，在黄斑部隆起最高；早年不会引起视觉异常，但可导致后期发展为视网膜上的囊样病变或渗出性视网膜脱离），先天性面部血管瘤（鲜红斑痣或"葡萄酒色斑"是诊断重要依据，常发生于三叉神经支配的眼部和上颌面部，通常不越过中线，压之不褪色）（图10-240），同侧软脑膜血管瘤伴脑回钙化；累及眼睑的鲜红斑痣（如果累及上眼睑，要怀疑青光眼可能）、巩膜外血管瘤（69%）、结膜血管瘤、巩膜外血管扩张、先天性同侧青光眼（30%）、虹膜异色症，与丘脑和中脑动静脉血管瘤相关的视网膜动脉瘤、弱视、屈光参差、渗出性网脱。大多数有颅内钙化。可能有智

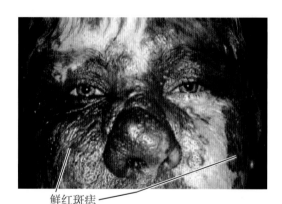

鲜红斑痣

▲ 图 10-240　脑三叉神经血管瘤病（Sturge-Weber 综合征）可见鲜红斑痣

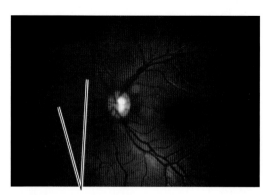

弥漫的脉络膜血管瘤

▲ 图 10-241　脑三叉神经血管瘤病患者可见弥漫分布的脉络膜血管瘤呈番茄酱样改变

力低下（54%）、癫痫发作（80%）、对侧偏瘫（31%）、头痛、生长激素缺乏和中枢性甲状腺功能减退症。没有相关恶性肿瘤报道。预后取决于 CNS 受累情况。

- 患病率：美国每 200 人中有 1 人出生时患有葡萄酒色斑（其中 8%～15% 患有该综合征）。
- 遗传方式：散发，无遗传规律。
- 视野：通常在大脑和面部病变的对侧呈同侧偏盲。
- 荧光素血管造影：脉络膜血管瘤早期弥漫性强荧光，无渗漏。
- 头部和眼眶强化 MRI。
- 如存在颅内病变，请神经科会诊。
- 面部血管瘤对硬化剂或皮质类固醇无反应，但用脉冲染料激光治疗可能会取得一些成功。氩激光光凝术已用于治疗局部脉络膜血管瘤。低剂量保留晶状体的放疗或质子束照射可用于治疗视网膜下积液和诱导弥漫的脉络膜血管瘤消退。光动力疗法已被报道用于治疗弥漫的脉络膜血管瘤。
- 眼压升高可能需要治疗（见第 11 章）。

（四）神经纤维瘤病（von Recklinghausen 病）

神经纤维瘤病（图10-242）是神经外胚层系统的紊乱，有两种亚型（见第 3 章）。

（五）蔓状血管瘤（Wyburn-Mason 综合征）

动静脉系统的异常吻合，包括视网膜（通常稳定，颞上象限多见）（图10-243）、眼附属器（包括结膜、眼睑、面部和口鼻咽部）、脑（20%～30% 患者存在有颅内

动静脉畸形（arteriovenous malformation，AVM）导致的精神状态改变或偏瘫；80%的 AVM 位于幕上，由大脑中动脉供血）、眼眶（导致眼球突出和结膜血管扩张）和面骨（翼状窝、下颌骨和上颌骨）。通常是单侧（96%）蔓状血管瘤，表现为扩张的血管交织在一起；可能因视网膜或玻璃体积血、视网膜缺血、血管闭塞或新生血管性青光眼而导致视力丧失。临床体征和症状包括头痛、癫痫、杂音、脑内和蛛网膜

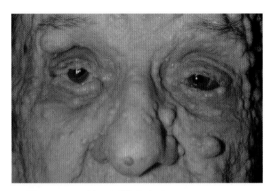

▲ 图 10-242　神经纤维瘤病（von Recklinghausen 病）显示的面部神经纤维瘤

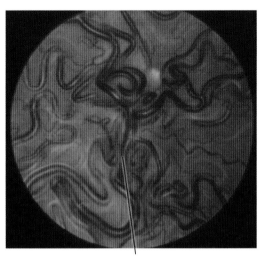

视网膜血管动静脉畸形

▲ 图 10-243　蔓状血管瘤（Wyburn-Mason 综合征）可见视网膜血管动静脉畸形，血管扩张迂曲

下腔出血、鼻衄（由鼻咽 AVM 引起）、口腔出血、脑神经麻痹、各种感觉和运动障碍。颅内动静脉畸形引起的早逝。

- 遗传方式：散发，没有遗传模式。
- 视野：30% 存在视野缺损，包括同侧偏盲。
- 荧光素血管造影：异常的动静脉交通，伴或不伴毛细血管交通支；后期无渗漏（图 10-244）。
- 头部和眼眶 CT。
- 如果存在颅内病变，请神经科会诊。
- 无症状的视网膜病变不需要治疗。如果有症状，可考虑在病变周围进行激光光凝（直接激光治疗有风险）。

（六）结节性硬化症（Bourneville 综合征）

典型的 Vogt 三联征：癫痫（60%）、智力低下（50%~60%）和皮脂腺瘤（85%，血管纤维瘤的误称，指红褐色颧部皮疹）

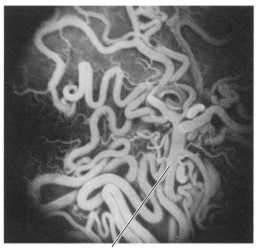

视网膜血管动静脉畸形

▲ 图 10-244　与图 10-243 所示为同一患者，荧光素血管造影显示荧光染色的视网膜血管动静脉畸形，注意两图中的直线标注的同一根血管

（图 10-245）。主要特征为前额斑块或面部血管纤维瘤（皮脂腺瘤；鼻唇沟、颧骨区域和下巴是典型位置；含两种类型，即种子样红色血管纤维瘤生长和黄至棕色原发性纤维瘤结节；首发在 3—5 岁）、非创伤性指甲或甲周血管纤维瘤、鲨鱼斑（结缔组织痣）、黄斑区色素减少（≥3）、脑皮质结节、室管膜下结节、室管膜下巨细胞星形细胞瘤、心脏横纹肌瘤（43%；通常为室间隔或室壁）、淋巴管肌瘤病和肾血管肌脂肪瘤（50%～80%）。次要特征为牙釉质中多发随机分布的凹坑（71%）、骨囊肿、错构瘤性直肠息肉、放射状移行线、牙龈纤维瘤、非肾性错构瘤，如视网膜错构瘤（图 10-246 和图 10-247）[1/2～2/3，2/3 为单侧；最常见的位置是沿血管弓；三种类型，即隆起、结节状和钙化桑葚样病变，通常位于后极部靠近视神经处（2 型），更常见一类是相对平坦和半透明，外观柔软，通常位于眼底后极部（1 型）或混合型病变（3 型）；多见于 2 型结节性硬化症；通常是静止的，但有些会随着时间的推移而生长和钙化；不会发生恶变；并发

玻璃体积血或青光眼的情况少见]、视网膜无色性斑块（12%）、"五彩纸屑"样皮肤病变和多发性肾囊肿。其他临床表现包括皮肤鲨鱼斑（纤维瘤皮肤浸润，尤其是在下背部、前额、腿部；25%）、灰叶斑点（用紫外线 Wood 灯最能很好的发现色素减退的皮肤斑；80%；可能在出生时或 2 岁内出现）、皮赘（悬垂性软疣）、囊性肺病、钙化的 CNS 星形细胞错构瘤（2%；小脑、基底节和颅后窝中的"脑结石"）或婴儿痉挛症（25%）。一些额外的眼部表现包括视

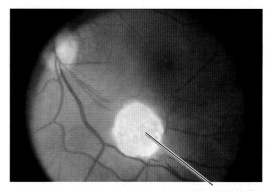

星形细胞错构瘤

▲ 图 10-246　结节性硬化症患者表现的伴桑葚样外观星形细胞错构瘤

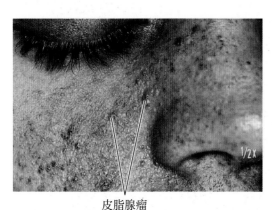

皮脂腺瘤

▲ 图 10-245　结节性硬化症患者表现的皮脂腺瘤（Bourneville 病）

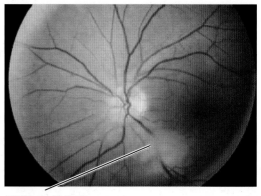

星形细胞错构瘤

▲ 图 10-247　结节性硬化症患者眼底的星形细胞错构瘤，外观光滑

神经萎缩、视网膜色素上皮的灰叶斑、非典型缺损、眼睑血管纤维瘤、虹膜或睫毛的白斑、斜视、视盘水肿和第Ⅵ对脑神经的麻痹（来自继发于脑肿瘤的脑积水）。有视网膜表现的人更可能患有室管膜下巨细胞星形细胞瘤、肾血管平滑肌脂肪瘤、认知障碍和癫痫。40% 的个体存在发育迟缓。预后不良，20 岁前死亡率为 75%。

- 患病率：1/10 000～1/5800。
- 遗传方式：常染色体显性遗传，具有很高的新发突变率（60%）和可变的表达能力。
- 遗传学：与编码 hamartin 的染色体 9q34 上的 *TSC1* 基因和编码 tuberin（GTP 酶激活蛋白）的染色体 16p13.3 上的 *TSC2* 基因相关。*TSC2* 突变在有视网膜病变的患者中更为常见。还与尚未定位的 *TSC3* 和 *TSC4* 基因相关。
- OCT：1 型病变表现为视网膜 NFL 层的穹顶状高反射抬高，下方的神经视网膜和 RPE 层无殊。在 1 型病变中，错构瘤和正常视网膜之间也有逐渐过渡。OCT 的表现有助于与视网膜母细胞瘤鉴别，后者往往具有突然的过渡。
- 脑部 MRI 应在 2 岁之前进行，并在 21 岁之后每年复查。
- 请内科和神经科会诊。

五十九、肿瘤

（一）良性脉络膜肿瘤

1. 脉络膜血管瘤

血管瘤，存在两种亚型。

(1) 单侧，边界清晰，独立病变，位于后极部的圆形、略微隆起（＜6mm）的橘红色病变，通常病变上方伴有浆液性视网膜脱离（图 10-248）。发生在 40 岁左右。无眼外相关病变。

(2) 弥漫性、淡红色、脉络膜增厚，可称为番茄酱样眼底（深色眼底上覆盖红色增厚病变）。发生在患有 Sturge-Weber 综合征的儿童中（图 10-241）。

通常无症状，但两种类型均可导致渗出性视网膜脱离（50%）。由潜在肿瘤或视网膜下积液积聚引起的中央凹改变导致视力下降、视物变形、视物变小。

- B 超：肿块呈中等程度的隆起、脉络膜增厚、肿块内高回声，常伴有肿块上的视网膜浆液性脱离（图 10-249 和图 10-250）。
- 荧光素血管造影：肿瘤自身血管的早期充盈，在拍摄窗逐渐强荧光，其间进行性过度愈合，以及晚期渗漏（多房模式）；局限性病变有明确的血管模式。
- 吲哚菁绿血管造影：局限性血管瘤早期强荧光，晚期相对弱荧光，或者

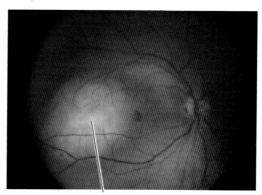

脉络膜血管瘤

▲ 图 10-248 脉络膜血管瘤（孤立型）表现为黄斑部隆起的橘色病变

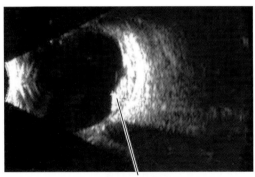

脉络膜血管瘤

▲ 图 10-249　与图 10-248 所示为同一患者，B 超显示增大的肿块伴脉络膜增厚

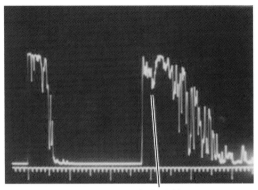

高内反射

▲ 图 10-250　与图 10-248 所示为同一患者，A 超具有高内反射

"冲刷"现象。弥漫性血管瘤病变早期强荧光，晚期弱荧光，血管沿线持续强荧光热点。

• 观察是否无症状，尤其是中央凹外无视网膜下积液；还观察到长期的中央凹下病变，视力恢复的机会很低。

• 根据症状程度、视力丧失和视力恢复潜力，决定是否进行个体化治疗；治疗目的是促进肿瘤萎缩和视网膜下液吸收，即使肿瘤导致中央凹变形，但保留其上视网膜功能；目标不是消灭肿瘤。

• 对于局限性血管瘤，首选的治疗方法是使用维替泊芬和标准治疗参数的光动力疗法。其他方法包括激光光凝（肿瘤表面中等强度的白色反应以消除浆液性渗出）、经瞳孔温热疗法或 ^{125}I 斑贴近距离治疗（所有治疗均视为实验性治疗）。

• 视力丧失会是渐进和不可逆转的；尽管渗出液吸收，但由于慢性黄斑水肿和光感受器损伤，视力仍可能较差。

2. 脉络膜痣

深灰棕色色素沉着，扁平或轻微抬高的病变（1mm）；通常其上有玻璃膜疣，底部周有低色素环（图 10-251 和图 10-252）。美国 49 岁以上人群患病率为 6.5%。通常不进展，但可以数十年缓慢增长；成人中的增长应仔细随访。多发性脉络膜痣可发生在神经纤维瘤患者。恶变的危险因素（TFSOM-UHHD 记忆法）（to find small ocular melanoma using helpful hints daily）：T，厚度（>2mm）；F，液体（视网膜下）；S，症状（视觉；通常为闪光或漂浮物）；O，橙色色素（脂褐素）；M，边缘（距视神经<3mm）；U，超声；H，可见空洞；H，无晕轮（无周围脱色素晕）；D，无玻璃膜疣（无上方玻璃膜疣）；无任何上述危险因素时恶变率为 4%，每增加一个因素相对风险率增加约 3 倍。10% 的可疑痣进展为恶性黑色素瘤。

• B 超：扁平至轻微隆起病灶，脉络膜不连续，中等至高内反射。

• 在 1 个月、3 个月、6 个月、9 个月和 12 个月时，对生长成恶性黑色素瘤可疑病灶进行连续照片、超声和临床检

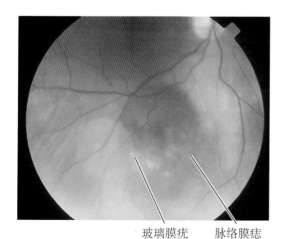

玻璃膜疣　脉络膜痣

▲ 图 10-251　大脉络膜痣（痣）上面覆有玻璃膜疣

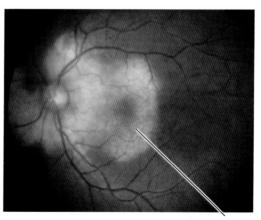

脉络膜骨瘤

▲ 图 10-253　脉络膜骨瘤具有橙色、扁平外观

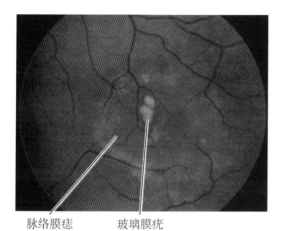

脉络膜痣　玻璃膜疣

▲ 图 10-252　扁平脉络膜痣上覆玻璃膜疣提示慢性病程

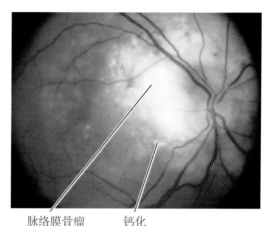

脉络膜骨瘤　钙化

▲ 图 10-254　脉络膜骨瘤伴钙化

查，如果没有生长，则每年或每半年检查 1 次。

3. 脉络膜骨瘤

为轻度隆起、边界清楚、毛细血管周围、橙红色（早期）至奶油色（晚期）良性肿瘤，表面有小血管网（图 10-253 和图 10-254）。大约 80% 是单侧；通常发生在年轻患者中，可能无症状或视力下降、旁中心暗点和视物变形，但在老年患者中也有报道；女性稍有好发倾向。由成熟的松质骨组成；生长可能会持续数年，并且可能会自发地消失。肿瘤边缘常见脉络膜新生血管膜，预后差异大。

• B 超：钙化、眼眶遮蔽和肿瘤表面高反射峰。

• 荧光素血管造影：肿瘤不规则强荧光和晚期染色；对于强荧光肿瘤，血管网络可能呈现弱荧光。

• 眼眶 X 线和 CT 显示肿瘤内有钙化。

• 对中央凹旁和中央凹外脉络膜新生血

管可用激光光凝治疗；需多次疗程；对于中央凹下 CNV，考虑抗 VEGF 药物（实验性）。

4. 巩膜脉络膜钙化

无症状、单个或多个黄白色斑块（图 10-255），通常发生在白种人（98%）、老年患者（平均 69 岁）的中周部网膜（通常沿斜肌插入处的颞上血管弓）；40%～80% 的病例为双侧。通常为特发性，但可能与钙磷代谢异常和肾小管低钾代谢性碱中毒综合征有关。

- B 超：增益降低时钙化。
- OCT：凹凸不平的 RPE 层，脉络膜下方低反射区变薄（图 10-256）。
- 眼眶 X 线和 CT 显示巩膜内有钙化。

（二）视网膜良性肿瘤

1. 星形细胞错构瘤

黄白色、边界清晰、隆起的病变，可能包含钙化结节区或透明囊腔；典型者表现为桑葚样外观，但有更柔软、光滑的外观（图 10-246 和图 10-247）。多发病灶常出现在结节性硬化症。通常不会生长。极

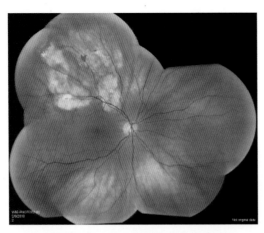

▲ 图 10-255 颞上象限巩膜脉络膜钙化

少病例报道合并渗出性视网膜脱离。

- 荧光素血管造影：晚期像中肿瘤内部各种血管生成。
- 无须治疗。

2. 毛细血管瘤

良性血管肿瘤，起源于视网膜内部，并向视网膜表面延伸。存在两种形式。

(1) 单发、散发、非遗传和单侧，没有系统相关性，与 von Hippel-Lindau 病相似，但为单灶性。

(2) 遗传性，双侧（50%），多灶性，并伴有多系统异常（von Hippel-Lindau 病）；经典的有扩张的滋养血管和回流血管（图 10-257）。

这两种形式最初表现为红色、粉红色或灰色病变，随后随着肿瘤内毛细血管管道增生而长大。新的毛细血管渗漏液体，导致渗出性和浆液性视网膜脱离（图 10-258）。与视网膜前膜有关。

- 荧光素血管造影：肿瘤血管动脉期早期充盈，晚期扩张。
- 一些作者甚至建议对小的无症状血管瘤进行治疗，因为它们容易生长，而对于较大的肿瘤，治疗效率较低。
- 考虑冷冻治疗、光凝和斑贴近距离照射治疗遗传性肿瘤，应由眼科肿瘤医生开展。
- 玻璃体内注射抗 VEGF 药物可暂时减少渗出，此法不能导致肿瘤消退（实验结果提示）。
- 请多学科会诊，评估 von Hippel-Lindau 病的遗传形式。

3. 视网膜血管增生性肿瘤

起源于视网膜周围的良性血管肿瘤

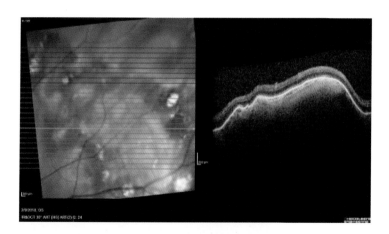

◀ 图 10-256 与图 10-255 所示为同一患者，频域 OCT 显示硬化脉络膜钙化上方特征性块状、隆起视网膜色素上皮

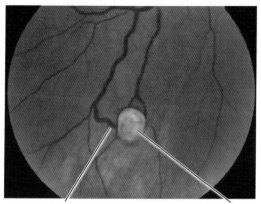

回流血管　　　　　视网膜血管瘤

▲ 图 10-257 von Hippel-Lindau 病患者的视网膜血管瘤的滋养血管和回流血管（荧光素血管造影见图 10-239）

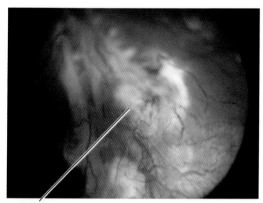

视网膜血管瘤

▲ 图 10-258 von Hippel-Lindau 病患者毛细血管瘤表现为特征性粉红色病变，伴有扩张、弯曲的滋养血管，周围还有一些渗出物

（图 10-259），存在两种形式。

(1) 单发、散发、非遗传和单侧，没有系统相关性，没有滋养血管。

(2) 原发性或继发于睫状体炎、激光瘢痕、RP。

这两种形式最初表现为黄色、粉红色或灰色病变，伴有脂质渗出、视网膜下液和视网膜前膜。

● 荧光素血管造影：肿瘤动脉期早期充盈，晚期渗漏。

● 考虑冷冻疗法或斑贴近距离照射治疗遗传性肿瘤，应由眼科肿瘤医生开展。

4. 海绵状血管瘤

罕见，由囊状、视网膜内动脉瘤和暗静脉血组成（葡萄簇外观）（图 10-260）。细小的灰色视网膜前膜可覆盖肿瘤。通常是单侧，好发于 20—30 岁，略好发女性（60%）。通常无渗出，视网膜或玻璃体积血罕见；通常无症状且无进展。

● 荧光素血管造影：伴液平的强荧光囊泡，分层现象（图 10-261 和图 10-262）。

● 无须治疗。

● 少数与中枢神经系统海绵状血管瘤相关。

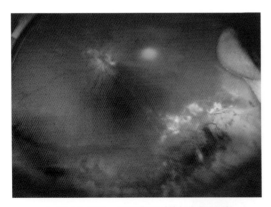

▲ 图 10-259　视网膜血管增生性肿瘤

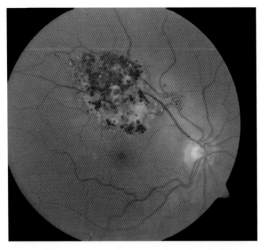

▲ 图 10-260　海绵状血管瘤，葡萄簇外观

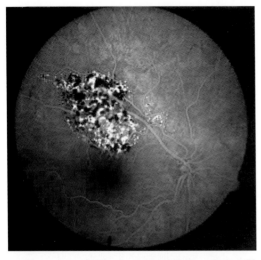

▲ 图 10-261　与图 10-260 所示为同一患者，荧光素血管造影显示动脉瘤内的荧光素液平

5. 先天性视网膜色素上皮肥大

扁平、圆形、单发（但可有 2 个或 3 个）、深棕色至黑色色素沉着病变，边界清晰，边缘呈扇形，低色素腔隙（图 10-263）。绝大多数是静止的，也有报道少数缓慢生长（水平生长）。极为罕见会转化为腺瘤，表现为结节形成（垂直生长）。家族性腺

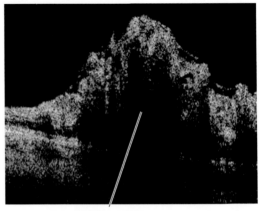

动脉瘤及其下方阴影

▲ 图 10-262　与图 10-260 所示为同一患者，OCT 显示了囊泡样动脉瘤的不规则视网膜表面及其下方阴影

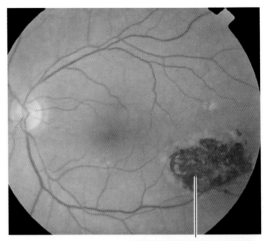

先天性视网膜色素上皮肥大

▲ 图 10-263　先天性视网膜色素上皮肥大伴色素缺失腔隙

瘤性息肉病［Gardner 综合征（常染色体显性遗传）：多发性肠息肉、骨骼错构瘤和软组织肿瘤三联征］中出现双侧多灶性先天性视网膜色素上皮肥大（congenital hypertrophy of the retinal pigment epithelium，CHRPE）样病变（＞4 个病灶）。

- 如果没有生长，则无须治疗。
- 与视网膜渗出物和黄斑囊样水肿相关的 CHRPE 病变区内结节生长，考虑斑贴近距离治疗（实验性）。

6. 熊迹

CHRPE 的多灶变异聚集在一个象限内，呈现动物足迹外观（图 10–264）。北极熊迹是另一种无色素病变的变异（图 10–265）。

- 无须治疗。

7. 视网膜色素上皮和视网膜联合错构瘤

轻微隆起的深灰色（不同色素沉着）病变，边界模糊，羽毛状（图 10–266），常与肿瘤表面的神经胶质膜有关；扩张、弯曲的视网膜血管很常见。可发生在毛细血管周围（46%）或后极部，导致儿童和青年人视力下降、视物变形和斜视。CNVM 和视网膜下渗出是晚期并发症。双眼发病与 2 型神经纤维瘤相关，预后不同。

- 荧光素血管造影：扩张、扭曲的视网膜血管早期充盈，晚期渗漏。
- 如果视网膜前膜导致明显的视物扭曲，考虑玻璃体切割术伴前膜剥除；应由视网膜专科医生开展。如果累及黄斑，可能限制视力恢复。
- 如果出现 CNV，进行激光光凝。

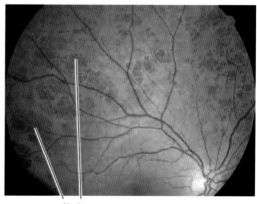

熊迹

▲ 图 10–264　熊迹为多发性先天性视网膜色素上皮肥大团簇样表现

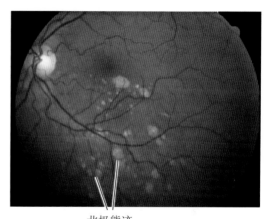

北极熊迹

▲ 图 10–265　北极熊迹为无色素病灶

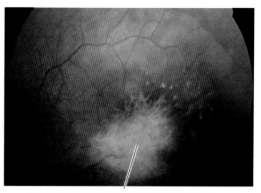

视网膜色素上皮和视网膜联合错构瘤

▲ 图 10–266　视网膜色素上皮和视网膜联合错构瘤，呈灰色，边缘呈羽毛状

（三）恶性肿瘤

注意，视网膜和脉络膜肿瘤应由一个内科医师、肿瘤学家和眼科肿瘤学专家组成的多学科团队进行治理和检查。因此，对这些肿瘤管理的深入讨论超出了本书的范围，治疗最好由照看患者的医生负责。

1. 脉络膜黑色素瘤

脉络膜黑色素瘤是成人最常见的原发性眼内恶性肿瘤，通常为单侧，白种人，发病时间为 50—60 岁；年龄调整后的发病率为 5.1/100 万；葡萄膜黑色素瘤 90% 发生在脉络膜，6% 发生在睫状体，4% 发生在虹膜。表现为单发、深色素沉着或无色素、圆顶或领扣状（突破 Bruch 膜）肿瘤（图 10-267 和图 10-268），通常伴有其上浆液性视网膜脱离和脂褐素（橙色斑点）；通常有巩膜上前哨血管，可能有继发性青光眼。脉络膜黑色素瘤的危险因素包括眼部黑色素细胞增多症、阳光照射、葡萄膜痣、种族（白种人；非裔美国人或亚洲人仅占 1%～2%）、吸烟、神经纤维瘤、发育不良痣综合征、双侧弥漫性葡萄膜黑色素细胞增生综合征。

遗传关联包括单体 3、8q 扩增和 *BAP1*、*SF3B1*、*GNAQ* 和 *GNA11* 基因突变。美国联合癌症委员会根据原发肿瘤的范围（T，基于最大基底直径、厚度、睫状体受累和巩膜外延伸）、淋巴结受累（N）、转移（M）和组织学分级（G），对后葡萄膜黑色素瘤进行分期。合作性眼部黑色素瘤研究（Collaborative Ocular Melanoma Study，COMS）按大小对病变进行分类：小、中、大。葡萄膜黑色素瘤最常见的转移部位是

肝脏（87%）、肺（46%）、骨（29%）和皮肤（17%）。预测转移的因素包括上皮样细胞的存在（Callender 分级）、大量有丝分裂、巩膜外延伸、肿瘤厚度增加、最大基底径、睫状体受累、靠近视盘、年龄较大、男性和基因表达谱（gene expression profiling，GEP）检测。

(1) 合作性眼部黑色素瘤研究结果

① 小病灶（顶部高度 1.5～2.4mm，基底直径 5～16mm）：在 COMS 试验中跟踪 204 例肿瘤大小不足以随机分组的患者，

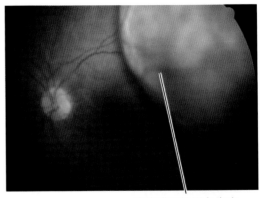

脉络膜恶性黑色素瘤

▲ 图 10-267　脉络膜恶性黑色素瘤显示隆起的圆顶肿瘤

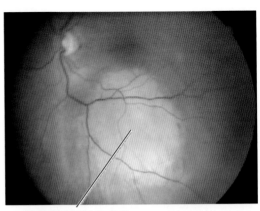

脉络膜恶性黑色素瘤

▲ 图 10-268　脉络膜无色素黑色素瘤显示无色素的视网膜下肿物

5 年时全因死亡率为 6%，5 年时黑色素瘤死亡率为 1%。必须强调的是，大多数（2/3）被确定为"小黑素瘤"的病变没有生长，因此代表痣。

②中等病变（顶部高度 2.5～10mm，最大基底直径≤16mm）：1317 例中等肿瘤患者随机进行眼球摘除术与 ^{125}I 敷贴近距离放疗，死亡率相同；眼球摘除术的 10 年全因死亡率为 34%，^{125}I 敷贴近距离放射治疗的 10 年全因死亡率为 34%；眼球摘除术后 10 年转移死亡率为 17%，^{125}I 敷贴近距离放疗 10 年转移死亡率为 17%。

③大病灶［顶部高度＞10mm，基底直径＞16mm，无转移（原始定义）；更新定义为顶部高度＞2mm，最大基底直径＞16mm；或者顶部高度＞10mm，与基底直径无关；或者如果距视盘＜2mm，顶部高度＞8mm］：1003 例大肿瘤患者均行眼球摘除术，随机分为是否行眼球摘除前外照射（pre-enucleation external-beam radiation，PERT）；死亡率相同，眼球摘除术的全因死亡率为 61%，10 年时 PERT 和眼球摘除术的全因死亡率为 61%，死亡时组织学证实的转移率为 62%，影像学和辅助检查怀疑的转移率为 21%；眼球摘除术后转移死亡率为 39%，PERT 和眼球摘除术后 10 年转移死亡率为 42%。

- 透照法：通常投射阴影。
- B 超检查：颈钮状（COMS 27%）或穹顶状（COMS 60%）肿块＞2.5mm（95%），低至中等（5%～60% 尖峰高度）内反射（84% 为 COMS），内部结构规则，致密均匀，回声衰减，肿瘤内呈中空回声（图 10–269 和图 10–270），

脉络膜挖空征和眼眶遮蔽。
- 眼底自发荧光：橙色色素（脂褐素）。
- 荧光素血管造影：较大肿瘤中可显示由肿瘤固有循环引起的双循环，病变晚期染色有多个针点状强荧光热点；除非记录肿瘤固有循环，否则意义不大。
- OCT：视网膜下积液。
- 全身系统性和肿瘤相关检查，包括肝功能检测、腹部 CT 或 B 超排除肝转移。
- 根据肿瘤大小进行治疗［观察、经瞳

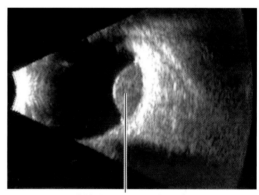

脉络膜恶性黑色素瘤

▲ 图 10–269　与图 10–268 所示为同一患者，B 超扫描显示圆顶状脉络膜肿块

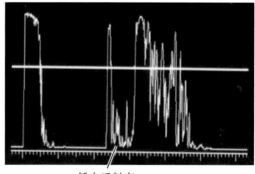

低内反射率

▲ 图 10–270　与图 10–268 所示为同一患者，A 超显示低内反射率

孔温热疗法（激光消融）、斑块敷贴近距离放射治疗（通常为 ^{125}I）或带电粒子（质子束）、切除、摘除］。主要目的是防止转移。治疗的并发症包括复视、放射性视网膜病变、出血、视网膜脱离、黄斑囊样水肿、视神经病变、继发性青光眼、白内障、葡萄膜炎、角膜溶解、干眼症。

- 考虑化疗栓塞、手术和动脉化疗治疗孤立性肝转移；对于转移性葡萄膜黑色素瘤可全身化疗，包括达卡巴嗪、氟替莫司汀和免疫疗法。

- 转移风险最好通过 GEP（从细针穿刺活检获得组织）确定：1A 级、1B 级（低风险，5 年时分别为 2% 和 21%）和 2 级（高风险，5 年时为 72%）。考虑口服舒尼替尼（Sututin，6 个月低剂量）辅助治疗，用以改善 60 岁以下高危患者生存率（6 年生存率 40%～85%）。

- 预后取决于临床、组织学和遗传因素：较大肿瘤（最大基底直径≥12mm）、肿瘤厚度、位置靠近视神经、睫状体受累、转移、上皮样细胞型（5 年时<30%）、高有丝分裂率、炎症、坏死、血管侵犯、单核糖体 3（monosomy 3）和其他基因突变，则预后越差。

5 年生存率为 80%，但 50% 的患者在接受治疗后仍发生转移；转移后平均生存期为 6～12 个月。

(2) 脉络膜转移

成人最常见的眼内恶性肿瘤，多发乳黄色白色病变伴斑驳色素团块（豹斑）（图 10-271 和图 10-272），中低隆起程度；通常伴有其上浆液性视网膜脱离，后极好

发，可能双侧性（20%）。2/3 的转移病灶来自已知的原发灶，1% 病例未检测到原发灶。女性最常见的原发肿瘤是乳腺（晚期转移）、肺、胃肠道胰腺、皮肤黑色素瘤和其他罕见来源；对于男性，最常见是肺（早期转移）、不明原发灶、胃肠道、前列腺、肾细胞和皮肤黑色素瘤。眼部受累为血行播散，快速增长，预后极差（中位生存期，诊断后 8.5 个月）。

- 实验室检查：肝功能检查、血清化学分析。

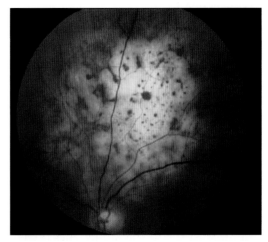

▲ 图 10-271 脉络膜转移显示豹斑样外观（肺癌）

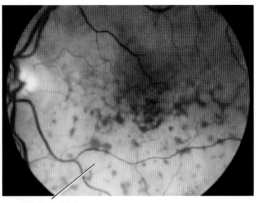

脉络膜转移

▲ 图 10-272 转移性乳腺癌显示黄色奶油状后极部病变

- 胸部、腹部和盆腔增强 CT。
- B 超：扁平或轻度隆起的肿块，表面不规则，中等至高内反射，通常可见浆液性视网膜脱离，无眼眶遮蔽或无回声区（图 10-273 和图 10-274）。
- 荧光素血管造影：早期弱荧光，在静脉期出现针点状强荧光，晚期逐渐增强。

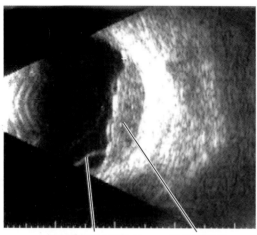

浆液性视网膜脱离　　脉络膜转移

▲ 图 10-273　脉络膜转移患者 B 超扫描显示脉络膜肿块隆起，表面不规则，其上浆液性视网膜脱离

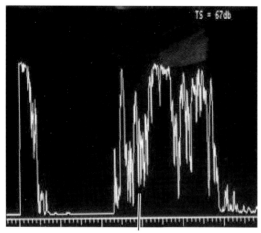

中等内反射

▲ 图 10-274　与图 10-273 所示为同一患者，A 超显示中等内反射

- 化疗、激素治疗（乳腺和前列腺）、靶向治疗（乳腺和肺）、放射治疗、近距离放疗、眼球摘除术，应由眼科肿瘤专家开展，全身疾病晚期的临终关怀。
- 如果没有已知的原发灶，进行转移性相关检查的肿瘤学咨询。

(3) 原发性眼内淋巴瘤（原发性中枢神经系统淋巴瘤）

双侧（80%）前葡萄膜炎、玻璃体炎、视网膜血管炎、乳黄色 PED、无色素视网膜色素上皮病变伴其上浆液性视网膜脱离和视盘水肿。黄斑囊样水肿少见（不像葡萄膜炎），发生在 60—70 岁，类葡萄膜炎。患者视力下降，存在漂浮物，与中枢神经系统受累和痴呆有关。预后不良，诊断后 2 年内死亡。

- 荧光素血管造影：早期 PED 染色，晚期积存；萎缩区域窗样缺损。
- 考虑诊断性玻璃体切割术行玻璃体活检病理和细胞学分析，应由视网膜专家开展。
- 腰穿细胞学检查。
- 头部 MRI。
- 化疗（全身、鞘内、玻璃体内）和放射治疗，应由肿瘤学家执行。
- 请内科和肿瘤科会诊。

(4) 视网膜母细胞瘤

球状、白黄色、隆起的肿块或钙化（图 10-275 和图 10-278），可向玻璃体（内生）生长，导致玻璃体植入（图 10-277），或者向脉络膜（外生）生长，导致视网膜脱离（图 10-276），或者在视网膜内弥漫性渗透。儿童最常见的原发性眼内恶性肿

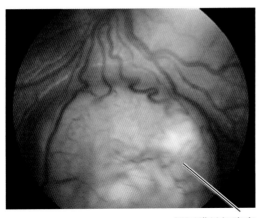

视网膜母细胞瘤

▲ 图 10-275 视网膜母细胞瘤显示为独立的圆形肿瘤

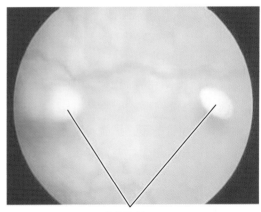

玻璃体植入

▲ 图 10-277 视网膜母细胞瘤显示玻璃体植入的内生生长

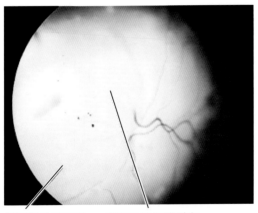

视网膜母细胞瘤　　浆液性视网膜脱离

▲ 图 10-276 视网膜母细胞瘤显示为外生生长伴浆液性视网膜脱离

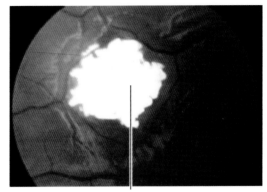

视网膜母细胞瘤

▲ 图 10-278 视网膜母细胞瘤显示为独立的圆形肿瘤

瘤（美国每 15 000～20 000 例活产中有 1 例，或者每年 300 例）。90% 患者 5 岁时诊断。70% 为单侧，40% 为遗传，90% 外显，96% 散发（25% 为生殖细胞型，75% 为体细胞型），4% 为家族性（常染色体显性遗传）。*RB1* 基因位于染色体 13q14。儿童表现为白瞳（60%）、斜视（20%）、眼内炎症和视力下降。预后不良的危险因素包括视神经侵犯、脉络膜侵犯、眼外扩散、多灶性肿瘤、诊断延迟、分化程度、既往意外手术干预（活检、玻璃体切割术）。预后通常良好，长期生存率为 90%～95%，3% 自发消退；如果未经治疗，4 年内死亡；可转移，最常见沿视神经转移至中枢神经系统，50% 转移至骨；25%～30% 的遗传性视网膜母细胞瘤儿童可能发展第 2 次恶性肿瘤。

视网膜母细胞瘤国际分类（更好地预测预后）：具体如下。

A 组（非常低风险）：远离中央凹和视盘的视网膜内小（≤3mm）肿瘤。

B 组（低风险）：肿瘤＞3mm 肿瘤，黄斑部或视盘旁位置，或者伴有视网膜下积液。

C 组（中度风险）：肿瘤边缘 3mm 内有局灶性视网膜下或玻璃体播散。

D 组（高危组）：肿瘤伴视网膜下或玻璃体播散，距肿瘤＞3mm。

E 组（高危）：广泛性视网膜母细胞瘤占全眼球 50%，伴或不伴新生血管性青光眼、出血、肿瘤生长至视神经或前房。

- 眼科检查和治疗需要在麻醉下进行。
- B 超和 CT 检查钙化（80%）。
- 头部和眼眶 MRI 评估视神经和眼外扩散、三侧视网膜母细胞瘤（双侧伴有松果体母细胞瘤或鞍旁肿块）。
- 最常用的是眼球摘除术和化疗［静脉注射、动脉内、球周、玻璃体内（均为实验性治疗）］。冷冻疗法、激光光凝、热疗和近距离放射疗法与化疗结合使用。外放疗仅在特殊情况下使用，因为担心在以后的生活中引起第二次恶性肿瘤，应由经验丰富的眼科肿瘤专家开展。
- 请肿瘤科会诊。
- 基因检测以评估发生视网膜母细胞瘤附加病变、第二原发性恶性肿瘤的遗传率及风险。
- 家庭成员筛查包括遗传检测和眼部检查［风险取决于与患者关系：高风险（＞7.5%）、中等风险（1%～7.5%）、低风险（＜1%）；一般人群风险（0.007%）］（频率取决于年龄和危险因素）。

六十、副肿瘤综合征

（一）双侧弥漫性葡萄膜黑色素细胞增生综合征

罕见的副肿瘤性疾病，包括 RPE 水平的多发、微小的橘红色斑点、散布于眼底的轻度隆起、有色素和无色素的葡萄膜黑色素细胞肿瘤（"长颈鹿皮肤"眼底）（图 10-279），伴有葡萄膜增厚。发生在患有系统性恶性肿瘤的老年患者中，通常是隐匿性和晚期，最常见于女性的卵巢肿瘤和男性的胰腺和肺肿瘤。患者发病迅速，双侧严重视力丧失和进行性白内障，晚期可能发生少量浆液性视网膜脱离；26% 有皮肤色素沉着和黏膜病变。预后不良，通常在诊断后 2 年内死亡。

- B 超：弥漫性葡萄膜增厚。
- 荧光素血管造影：早期高多灶性（橙色斑点）强荧光（图 10-280）。
- OCT：RPE 增厚和 RPE 脱失区。
- 电生理检查：ERG（明显降低）。
- 眼部无有效治疗，血浆置换可能会改善视力、视网膜下积液和脉络膜增厚。
- 治疗潜在的恶性肿瘤。
- 请肿瘤科会诊。

（二）癌症相关视网膜病变

50 岁以上系统性恶性肿瘤（尤其是小细胞肺癌）患者出现速发无痛进行性夜盲症、视力下降（可在数月至数年内发展为 NLP）、色觉障碍、闪光感和视野改变（环形暗点）。通常是双侧。患者会出现视网膜色素变性、视网膜血管变窄、玻璃体细胞，预后不良。

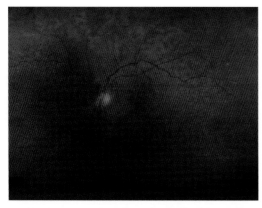

▲ 图 10-279 双侧弥漫性葡萄膜黑色素细胞增生综合征，可见"长颈鹿皮肤"外观的色素性病变

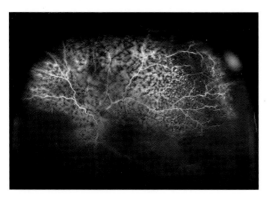

▲ 图 10-280 与图 10-279 所示为同一患者，荧光素血管造影显示强荧光病灶

- 实验室检测：抗复原素（recoverin）抗体。
- 电生理检查：ERG（明显降低）。
- 考虑高剂量系统性类固醇、其他免疫调节剂、血浆置换。
- 请肿瘤科会诊。

（三）黑色素瘤相关视网膜病变

具有相似症状和眼底病变的癌症相关视网膜病变亚型，与皮肤黑色素瘤相关的副肿瘤综合征。双极细胞抗体导致 ERG 上的 b 波选择性丢失。

- 实验室检测：抗双极细胞抗体。
- 电生理检查：ERG（明显降低伴 b 波选择性丢失）。
- 无有效治疗。
- 请肿瘤科会诊。

第 11 章　视神经与青光眼
Optic Nerve and Glaucoma

一、视盘水肿

【定义】

颅内压（intracranial pressure，ICP）增高引起的视盘水肿。

【病因】

导致颅内压增高的原因可能是先天性也可能是获得性的。出生后即可出现的视盘水肿是由于先天性脑积水或围产期出血引起的。获得性视盘水肿则是由于颅内肿瘤及其他肿块、感染（脑炎、脑膜炎）、硬脑膜下或蛛网膜下腔出血、假性脑瘤（pseudotumor cerebri，PTC）导致。有很多情况下查不出明确病因，此时称为特发性颅内高压（idiopathic intracranial hypertension，IIH）。

【症状】

头痛是颅内压升高的最常见症状，但初期患者可能无症状。视盘水肿的视觉障碍包括盲点扩大、一过性视物遮挡（持续数秒的单侧或双侧视物发黑）、视野缺损、视物模糊、复视（单侧或双侧第Ⅵ对脑神经麻痹）、色觉障碍。颅内压升高的其他症状包括搏动性耳鸣、恶心、呕吐、眩晕、颈部或背部疼痛、假性脑膜炎和放射性痛、其他脑神经麻痹表现、精神状态改变、其他神经系统障碍。

【体征】

视力正常或下降，色觉正常或者下降，红色饱和度减弱，与水肿程度相应的生理盲点的扩大，双侧（单侧者罕见）视盘水肿伴视盘边界模糊，视盘充血，视杯变小，视神经纤维层增厚导致视网膜血管模糊，视盘周围视神经纤维层出血（图 11-1），棉绒斑、渗出、脉络膜皱褶、Paton 线、静脉搏动缺失（20% 先天性小杯盘比的正常人也会存在静脉搏动的缺失）；可能伴第Ⅵ对或第Ⅶ对脑神经麻痹（单侧或双侧），视盘周小动脉变细及静脉淤血，视野缺损，视力下降，以及视神经萎缩（晚期因轴突丢失而发生）。Foster-Kennedy 综合征患者表现为指单侧视盘水

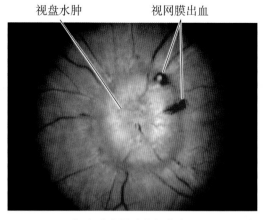

视盘水肿　　　　视网膜出血

▲ 图 11-1　颅内肿瘤导致的视盘水肿，可见视盘水肿伴 360° 视盘边界明显模糊，可见两处火焰状出血

肿伴有对侧视神经萎缩和嗅觉缺失，该综合征是由于嗅沟脑膜瘤导致一侧视神经受压（萎缩），另一侧视神经因颅内压升高而导致视盘水肿。

【鉴别诊断】

无颅内高压的视盘水肿、恶性高血压、糖尿病性视盘炎、视神经炎、葡萄膜炎、感染、前部缺血性视神经病变（anterior ischemic optic neuropathy，AION）、贫血、Leber遗传性视神经病变、低眼压、视神经浸润（淋巴瘤、白血病）或肿块占位、视盘玻璃膜疣、假性视盘水肿。视网膜中央静脉阻塞和视神经视网膜炎常单侧起病，但也可见双侧起病，此时要注意鉴别。

【评估】

- 完善眼科病史采集、神经系统检查，以及眼科检查。重点关注视力、色觉检查、瞳孔、检眼镜检查。对既往有视盘水肿和视神经萎缩病史的患者，视盘水肿的诊断较困难。
- 视野检查。
- 荧光素血管造影：视盘水肿高度可疑、视神经饱满但未见明显肿胀时，应观察视盘染色情况，以排除灌注不足疾病。
- 急诊神经影像检查：最好行头颅及眼眶的MRI平扫或增强检查，以排除眼眶及颅内问题。同时考虑行静脉MRI以排除静脉窦血栓。当怀疑有颅内出血，或者患者一般情况不稳定时，行头颅CT平扫检查。如果无法做MRI检查，则行头颅CT。

- 腰椎穿刺（完成颅内影像学检查后）可用于检查脑脊液压力和成分。尽管效果短暂（数小时至数日），必要时可考虑行大体积放液降压。
- 实验室检测：对于腰穿未发现颅内压升高的患者需要明确视盘水肿的原因，应检测FBS、CBC、ESR、CRP、ANA、ANCA、ACE。
- 测血压。舒张压≥120mmHg或收缩压≥180mmHg可定义为恶性高血压。
- 请神经科会诊。

处　理

- 治疗潜在病因。
- 可使用乙酰唑胺（常规使用1000～2000mg，口服，每天1次，分次口服；最大量可用至4000mg，每天1次）或其他利尿药治疗视盘水肿。初始使用短效乙酰唑胺治疗，后过渡至长效乙酰唑胺。使用乙酰唑胺前后应检查CBC和基本代谢全套检查。
- 对于威胁视力的视盘水肿，若伴有其他颅内症状和体征(如头痛、复视)，应考虑使用大剂量全身类固醇及后续的分流术（脑室腹膜分流或腰大池腹膜分流术）进行治疗。

【预后】

取决于病因，但早期干预时预后好。在少见的情况下，尽管使用了大量的药物及手术治疗，仍可能出现严重且不可逆的视力丧失。

二、特发性高颅压和假性脑瘤

【定义】

特发性高颅压是指一类病因不明而符合以下条件的疾病：①颅内压升高的症状和体征；②脑脊液压力高（≥250mmH₂O）而成分正常；③神经影像检查结果正常；④神经系统查体结果正常（除了可有视盘水肿或第Ⅵ对脑神经麻痹表现）（图11-2）；⑤无明确病因，如使用可诱发该疾病的药物病史等（改良后 Dandy 标准）。

由于虽无占位、但体征和症状与颅内肿瘤所表现出来的相似，故特发性高颅压有时被称为假性脑瘤。但假性脑瘤的称呼也适用于有明确病因的视盘水肿，如静脉窦血栓形成或药物性高颅压等；只有真正无明确病因的病例才被称为特发性高颅压。

【病因】

从名字就能看出，特发性高颅压是特发的疾病。育龄期的肥胖女性更常见，可能与近期增重、多囊卵巢综合征、睡眠呼吸暂停（obstructive sleep apnea，OSA）有关。有脑脊液漏病史的患者出现特发性高颅压的风险较高，这是因为此渗漏已与高颅内压相关。特发性高颅压是一种排除性诊断。

假性脑瘤可能与以下因素有关：静脉窦血栓形成；四环素类抗生素（最常见的是多西环素）、维生素 A 衍生物（包括异

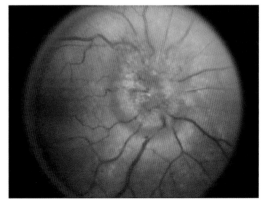

▲ 图 11-2　特发性高颅压患者的视盘水肿

维 A 酸和全反式维 A 酸）、口服避孕药(因其可导致高凝状态和硬脑膜窦血栓形成)、类固醇撤药、氟喹诺酮类、左甲状腺素、萘啶酸、锂剂、多种其他药物的使用；根治性颈部手术、中耳疾病（因其可能导致硬脑膜窦血栓形成）、慢性阻塞性肺疾病、妊娠也与假性脑瘤有相关性。

【流行病学】

好发于 BMI＞30kg/m² 的育龄期女性。

【症状】

见视盘水肿相关内容。

【体征】

见视盘水肿相关内容。

【鉴别诊断】

排除由其他原因引起的视盘水肿。

【评估】

见视盘水肿相关内容。

处　理

- 特发性高颅压：如果患者肥胖，则制订减重 5%～10% 的计划。

- 假性脑瘤：治疗潜在病因。停止使用维生素 A、四环素、口服避孕药、萘啶酸、锂剂和类固醇等药物。
- 视盘水肿可使用乙酰唑胺（常规使用 1000～2000mg，口服，每天 1 次，分次口服；最大量可用至 4000mg，每天 1 次）或其他利尿药治疗。
- 出现进行性的视力丧失、视野缺损、难治性头痛，或者其他明显的神经系统症状或体征时，可考虑手术治疗。当有威胁视力的视盘水肿伴其他颅内症状和体征（如头痛、复视等）时，考虑使用大剂量全身激素治疗后进行分流术治疗（脑室腹膜分流或腰大池腹膜分流术）。单纯威胁视力的视盘水肿则考虑视神经鞘开窗术。
- 对视野、视力、色觉改变进行随访。
- 非颅内压相关头痛症状也应进行治疗，这在很多已恢复正常颅内压的患者中可见。
- 在全身使用类固醇之前需要完善 PPD 和对照检测、CBC、血糖、血脂和胸部 X 线。需长期使用类固醇（≥5mg，每天 1 次，≥3 个月）的患者在用药之前及每 1～3 年的时候需检查身高、骨密度和脊柱 X 线。
- 长期使用全身性类固醇治疗时，需添加 H_2 受体拮抗药（雷尼替丁 150mg，口服，每天 2 次）或质子泵抑制药（奥美拉唑 20mg，口服，每天 1 次）；同时可添加钙、维生素 D，以及适当的双膦酸盐或特立帕肽。

【预后】

通常较好，症状和体征会在 3～6 个月内改善。在少见的情况下，尽管使用了大量的药物及手术治疗，仍可能出现严重且不可逆的视力丧失。

三、视神经炎

【定义】

视神经炎指的是视神经任一部位的炎症。

- 视盘炎：炎症位于前部（视盘炎），存在视盘水肿。
- 球后视神经炎：炎症位于眼球后部（球后）、无视盘水肿，更为常见。
- 视神经脊髓炎或 Devic 综合征：双侧视神经炎伴随横贯性脊髓炎，与视神经脊髓炎抗体有关。

【病因】

脱髓鞘是最常见的原因，其他还包括血管炎性、感染性、自身免疫性原因。

【流行病学】

脱髓鞘性视神经炎好发于 15—45 岁的女性。大多数多发性硬化患者有视神经炎的表现；在尸检病理研究中这一发生率接近 100%；20% 的多发性硬化患者初次诊断为视神经炎；反之，50%～60% 的单纯视神经炎患者最终会发展为多发性硬化。注意，儿童的视神经炎通常是双侧的，常发生在病毒感染后（如腮腺炎、麻疹等），一般与多发性硬化很少相关。

【症状】

亚急性视觉丧失（一般 1～2 周的疾病进展后，会再后续的 3 个月内恢复），眼球运动痛，色觉障碍，亮度感觉减退，畏光；可能有既往病毒综合征的症状，当眼球转动时可能出现光幻视（闪光感），或者有高声恐惧。

【体征】

视力可从 20/20 下降至无光感，视野缺损（通常为中心或旁中心暗点，但其他任何类型的视野缺损都可能发生），色觉和对比敏感度下降，相对性传入性瞳孔障碍；可能有视盘水肿（35%），轻度的玻璃体炎，深度觉改变（Pulfrich 现象），以及视觉诱发电位的潜伏期延长、振幅降低。

【鉴别诊断】

眼内炎症、恶性高血压、糖尿病、猫抓病、视神经周围炎、结节病、梅毒、肺结核、胶原血管病、Leber 视神经病变、视神经胶质瘤、眼眶肿瘤、眼前部缺血性视神经病变、中央浆液性视网膜病变、多发性一过性白点综合征、急性特发性盲点扩大综合征。

【评估】

- 完善眼科病史采集，神经系统学检查、眼科检查，注意视力、色觉检查、Amsler 方格表、对比度、瞳孔、眼球运动、检眼镜检查。
- 视野检查。
- 头颅和眼眶 MRI 平扫和增强：用于寻找是否存在多发性硬化或有多发性硬化高风险病灶的证据。这包括有 T_2 加权高信号病灶或明显增强的表现。出现 1 个或多个典型的 T_2 加权高信号白质病灶或 Dawson 指状表现时，表示发展称为多发性硬化的风险显著增加。
- 实验室检查：对于典型的视神经炎，没有必要进行实验室检测。当存在非典型特征时，行 ANA、ACE、VDRL、FTA-ABS、ESR；如果视神经肿胀且有接触猫的病史，需要考虑检查巴尔通体。
- 测量血压。
- 考虑腰椎穿刺以排除颅内疾病。
- 请神经眼科会诊。

处 理

- 如果有视神经炎证据，可以考虑全身类固醇治疗（甲泼尼龙 250mg，静脉滴注，每 6 小时 1 次，使用 3 天；然后改为泼尼松，每天 1mg/kg，口服，11 天，接着在第 12 天快速减量为每天 20mg，在第 13～15 天减量为每天 10mg）。视神经炎治疗研究（Optic Neuritis Treatment，ONTT）表明，该方案的视力恢复较其他治疗方案快 2 周，但最终视力没有区别；使用该方案的患者后续 2 年内多发性硬化的发病率降低，但 3 年后的多发性硬化发病率则无差别。
- 在全身使用类固醇之前要完善 PPD 和对照检测、血糖和胸部 X 线。

- 长期使用全身性类固醇治疗时，需添加 H_2 受体拮抗药（雷尼替丁 150mg，口服，每天 2 次）或质子泵抑制药（奥美拉唑 20mg，口服，每天 1 次）。
- 高度提示多发性硬化（如有 1 种症状事件伴在多于 1 次时间点检测到 MRI 病灶）时，请多发性硬化专科医生会诊考虑进行早期疾病修饰治疗。治疗方案有很多，包括注射治疗 [IFN-1β 药物，如 Avenox、Betaseron、Rebif；醋酸格拉替雷（Copaxone）]、口服药物治疗 [芬戈莫德（Gilenya）、富马酸二甲酯（Tecfidera）、特立氟胺（Aubagio）]、输液治疗 [那他珠单抗（Tysabri）；使用时需检测 John Cunningham 病毒、奥克立珠单抗（Ocrevus）及其他] 等。要关注潜在不良反应、治疗相关反应、与妊娠相关的注意事项。

【预后】

视神经炎的视力预后通常良好，视神经脊髓炎的预后就稍差一些。不管是否使用类固醇治疗，一般情况下视力一般都在数周至数月内提高；最终视力取决于初始时视力丧失的严重程度，70% 的患者视力可恢复到 20/20。永久性精细色觉和对比敏感度下降常见；即使病情恢复后，患者仍可能在体温升高或运动时出现视物模糊（Uhthoff 现象或症状）。约 30% 的患者可能出现任一眼的再次发作，并且有 50% 的单纯视神经炎患者会在 15 年内发展为多形性硬化。若视神经炎的患者在 MRI 检查上可见一个或多个病灶，则在 15 年内发展为多发性硬化的风险为 72%（ONTT 研究结论）。

四、前部缺血性视神经病变

【定义】

前部视神经的缺血，一般位于筛板后的后睫状动脉区域。

【病因】

- 动脉炎性：见于有巨细胞动脉炎（颞动脉炎）者，与后睫状动脉卒中有关。占前部缺血性视神经病变的 5%。
- 非动脉炎性：病因不明，但不是脑卒中。占前部缺血性视神经病变的 95%。

【流行病学】

- 动脉炎性：通常发生在 >55 岁的患者（主要是 >70 岁的患者）；如果 2 周内未进行治疗，则对侧眼的发病率是 75%；与风湿性多肌痛有关；白种人最常见，亚洲人较少见。
- 非动脉炎性：通常发生在中年患者；对侧眼也受累的概率约 25%；伴有解剖结构（高危视盘或小杯盘比、小型视盘、近期玻璃体后脱离）或全身系统 [高血压（40%）、糖尿病（30%）、缺血性心脏病（20%）、高胆固醇血症（70%）和吸烟（50%）、OSA、高凝状态] 的高危因素。发病较年轻的非动脉炎性前部缺血性视神经病变（nonarteritic anterior ischemic optic neuropathy，NAION）可能与视盘玻璃膜疣有关。

【症状】

急性的、单侧的无痛的视野缺损及色觉障碍。非动脉炎性前部缺血性视神经病变常在睡醒时发病。

动脉炎性病变可能有头痛、发热、乏力、体重下降、头皮压痛、咀嚼暂停、一过性黑矇、复视、风湿性多肌痛症状（关节疼痛）和眼痛。

【体征】

视力正常或者减退、色觉减退、相对性传入性瞳孔障碍阳性、中心性或上下性视野缺损（通常在下方并且范围较大）、视盘水肿（6～8 周后出现苍白或萎缩）（图 11-3 和图 11-4）。

- 动脉炎性：对侧眼通常杯盘比正常。可能有颞动脉的肿胀和压痛、棉绒斑、视网膜分支或中央动脉阻塞、眼动脉阻塞、眼前段缺血、脑神经麻痹（特别是第Ⅵ对脑神经），视盘凹陷出现较晚，荧光素血管造影可见脉络膜梗死。

- 非动脉炎性：对侧眼的视神经常拥挤，视杯小或没有视杯，对侧眼的视神经可能因为既往发作史而变苍白（伪 Foster-Kennedy 综合征，比真正的 Foster-Kennedy 综合征更常见）。

【鉴别诊断】

恶性高血压、糖尿病、视网膜血管阻塞、压迫性损伤、胶原血管疾病、梅毒、带状疱疹［多灶性 VZV 血管病：伴颞动脉受累而导致动脉炎性病变或非典型非动脉

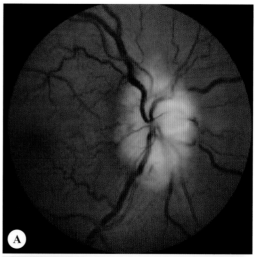

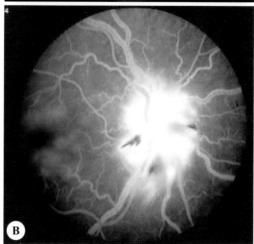

▲ 图 11-4　A. 前部缺血性视神经病变伴视盘水肿；B. 晚期渗漏的荧光素血管造影

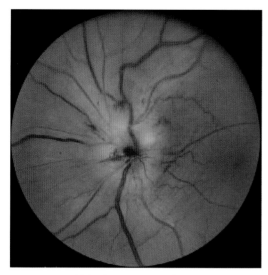

▲ 图 11-3　前部缺血性视神经病变，伴视盘水肿和火焰状出血

炎性前部缺血性视神经病变（颞动脉活检中的病毒抗原）（在巨细胞动脉炎阳性和巨细胞动脉炎阴性者中均适用）；与巨细胞动脉炎的特点有重合（头痛、风湿性多肌痛、颞动脉压痛、中央视网膜动脉阻塞、视网膜坏死、后部缺血性视神经病变）或可能有非典型非动脉炎性前部缺血性视神经病变表现（疼痛、大杯盘比、视网膜受累、病程发展缓慢）]；同时应与偏头痛、手术后、大量失血、正常（低）眼压性青光眼相鉴别。

【评估】

- 完善眼科病史采集，关注是否存在可能引发类似前部缺血性视神经病变或视神经病变症状的可治性系统性疾病（血管风险因素、OSA）和药物，包括治疗勃起功能障碍药物、胺碘酮、利奈唑胺、乙胺丁醇、异烟肼等。
- 完善眼科检查，关注视力、色觉检查、Amsler 方格表检查、瞳孔及检眼镜检查。
- 视野检查。

- 实验室检查：尽快完成 ESR 检查［以排除动脉炎性病变；男性 ESR>（年龄 /2）或女性 ESR>（年龄 ×10/2）为异常］。CRP、CBC（低比容、高血小板）、血脂、VDRL、FTA-ABS、ANA。
- 年轻起病的非动脉炎性前部缺血性视神经病变或有特殊视盘外观的患者可考虑行 B 超检查以识别埋藏性玻璃膜疣。
- 测量血压。
- 以下情况考虑颞动脉活检：动脉炎性（注意，巨细胞动脉炎的跳跃性病灶分布特点可能导致活检假阴性结果；糖皮质激素开始治疗后 2 周内，颞动脉活检可能仍为阳性）及不典型非动脉炎性的患者。
- 考虑荧光素血管造影，动脉炎性病变者可见脉络膜无灌注。
- 单纯性前部缺血性视神经病变的不典型表现患者，应考虑眼眶及颅内 MRI 平扫或增强
- 考虑颈动脉超声检查。
- 请内科会诊。

处 理

动脉炎性病变

- 在活检结果未出前即开始使用全身激素［甲泼尼龙 1g，静脉滴注，每天 1 次，3 天内分次静脉滴注；然后口服泼尼松 80～100mg，每天 1 次，至少数周；然后缓慢减量；减速不要超过每周 2.5～5.0mg；持续使用 10～20mg，每天 1 次，12～18 个月；在最后 10mg 减量时应非常缓慢（每天 1mg）]治疗，这可以预防对侧眼的缺血性视神经病变；仔细监测 ESR、CRP 和症状情况。
- 使用全身类固醇之前应完善 PPD 和对照检测、CBC、血糖、血脂和胸片。需长期使用类固醇（≥5mg，每天 1 次，≥3 个月）的患者在用药之前及每 1～3 年需检查身高、骨密度和脊柱 X 线。

- 需要长期使用全身类固醇治疗时，需添加 H_2 受体拮抗药（雷尼替丁 150mg，口服，每天 2 次）或质子泵抑制药（奥美拉唑 20mg，口服，每天 1 次）；同时可添加钙、维生素 D，以及适当的双膦酸盐或特立帕肽。
- 对巨细胞动脉炎患者和对全身类固醇难治的大血管血管炎患者，可考虑托珠单抗（Actemra）162mg，皮下注射，每周 1 次治疗。
- 对临界眼压或高眼压者，可能需要局部降眼压药物以降低眼压。
- 对于颞动脉活检出 VZV 阳性的患者，使用全身性抗病毒治疗。
- VZV 免疫治疗（重组带状疱疹病毒疫苗 Shingrix 最有效）。

非动脉炎性病变

- 治疗全身风险因素，若存在明显的血管高危因素，则考虑日常服用阿司匹林。
- 应筛查 OSA，若有 OSA 应进行治疗。

【预后】

与巨细胞动脉炎相关的动脉炎性患者预后较差，视力恢复者罕见。约 10% 的非动脉炎性眼前部缺血综合征患者会进展，而超过 42% 的患者将会有所改善（Snellen 视力表改善 ≥3 行，但这种感觉上的改善可能是因为残余视野的学习效应提高，而不是真正的轴突恢复）。

五、外伤性视神经病变

【定义】

由于直接或间接的外伤造成的视神经（眼内、眶内或颅内）的损害。

【病因】

- 直接损伤：横贯正常组织平面的眼眶或脑外伤对视神经解剖完整性的破坏（如穿透性外伤或骨折碎片）。
- 间接损伤：外力从远距离传输至视神经。这种损伤的机制可能为外力通过颅骨传递，引起蝶骨弹性形变，从而直接传递至视神经管内段。

- 视神经撕脱：视神经在它与眼球的连接处发生脱位，通常由于减速损伤引起眼球前脱位引起（图 11-5 和图 11-6）。

【流行病学】

见于 3% 的严重头部外伤患者及 2.5% 的面中部骨折患者。

【症状】

急性视力下降，色觉障碍，外伤导致的疼痛。

【体征】

视力可从 20/20 降至无光感，相对性传入性瞳孔障碍，色觉下降，视野缺损；急性期视神经通常正常，但随后可发生视神经萎缩；也可有其他眼外伤的其他体征。视盘部位出血伴随视神经撕脱。

【鉴别诊断】

震荡伤、眼球开放伤、视网膜脱离、Terson 综合征、Purtscher 视网膜病变、黄斑裂孔、玻璃体积血。

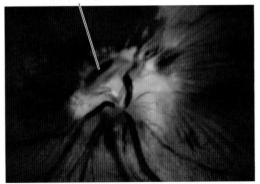

▲ 图 11-5 外伤性视神经撕脱

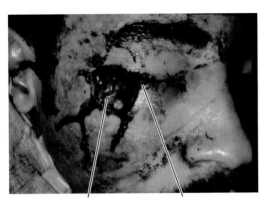

▲ 图 11-6 外伤性眼撕脱，全眼球从眼眶脱出但仍与视神经相连

【评估】

- 检查是否有危及生命的创伤。
- 完善眼部病史采集、神经系统检查、眼科检查，关注外伤机制、视力、色觉、瞳孔、眼球运动、眼压检测、眼前节与检眼镜检查情况。
- 视野检查。
- 眼眶 CT 及经视神经管冠状扫描：评估出血、骨折、其他骨性损伤，判断损伤位置与程度、损伤机制、伴随性创伤。
- 眼眶及颅脑 MRI：比 CT 能更好地评估软组织情况。
- 需请内科或神经科会诊评估相关损伤。

处 理

- 若外伤发生在 72h 以内，并且无其他明显禁忌者，可考虑大剂量全身性类固醇治疗（初始剂量使用甲泼尼龙 30mg/kg，静脉滴注，2h 后开始使用 15mg/kg，每 6 小时 1 次，治疗 1～3 天）；该治疗方案的剂量、疗程与效果未经证实，故尚存在争议。
- 若存在明显水肿或视力下降进展，可考虑使用短程高剂量类固醇治疗。
- 如果未见改善或影像学表明视神经管骨折，可考虑行减压手术。

【预后】

通常较差，取决于视神经损害的程度；20%～35% 可自发改善。

六、其他视神经病变

【定义】

引起单侧或双侧视神经损害，继而发生视神经萎缩的各种病变（图 11-7）。发生在外侧膝状体核前的外伤，在 6～8 周时可导致轴索萎缩，引起视盘苍白。

【病因】

- 压迫性：肿瘤（眼眶，蝶鞍上），甲状腺眼病，血肿。
- 遗传性：孤立性病变。

Leber 遗传性视神经病变（Leber's

hereditary optic neuropathy，LHON）：通常发生在 10—30 岁男性（9：1）。通常单眼发生快速、严重的视力下降，另一眼受累通常发生在 1 年内，也可在数天到数周内。有视神经充血、神经纤维层水肿伴荧光素血管造影上无渗漏的视盘周毛细血管扩张（视神经也无着染）（图 11-8）。为线粒体 DNA 突变疾病，母系遗传使生育的所有男孩为患者（50% 发病），所有女孩为携带者（10% 发病）。三组已被鉴定的最常见线粒体基因组突变核酸位点为 3460、11 778 和 14 484。

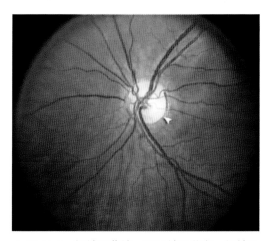

▲ 图 11-7　视神经萎缩，可见神经苍白，视神经神经苍白在视盘颞下方区域最明显（箭头）

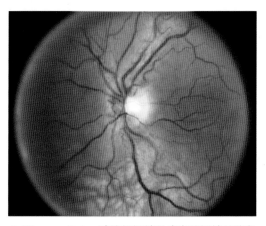

▲ 图 11-8　Leber 遗传性视神经病变伴视神经苍白

常染色体显性视神经萎缩（既往被称为 Kjer 或青少年视神经萎缩）：最常见的遗传性视神经病变，患病率为 1/50 000～1/12 000，发病年龄多变（平均 4—6 岁）。可有轻微的隐匿性视力损伤（可为 20/20～20/800）、蓝色盲，轻度进展，眼球震颤少见，视盘颞侧可见楔形苍白（颞侧凹陷）。致病基因定位在染色体 3q28-q29（OPA1 基因）、18q12.2-q12.3（OPA4 基因）和 22q12-q13（OPA5 基因）。

其他

隐性遗传性视神经萎缩（Costeff 综合征）：致病基因定位在染色体 8q21-q22（OPA6 基因）。

X 连锁遗传性视神经萎缩：致病基因定位在染色体 Xp11.4-p11.2（OPA2 基因）。

- 综合征性病变
  - DIDMOAD（Wolfram 综合征）：伴尿崩症、糖尿病、视神经萎缩及耳聋，发病早，进展快。为线粒体 DNA 遗传，致病基因位于染色体 4p16.1（WFS1 基因）和 4q22-q24（WFS2 基因）。
  - 复杂性遗传性婴幼儿型视神经萎缩（Behr 综合征）：在 1—8 岁发病，男性好发。中度视力丧失，无疾病进展；50% 伴有眼球震颤，也可伴深腱反射增强、痉挛、肌张力低下、共济失调、尿失禁、弓形足、智力发育迟缓。致病基因定位于染色体 19q13（OPA3 基因）。
  - 其他：多种综合征性遗传性视神经病变，常伴耳聋等全身性表现。
  ○ 感染性：弓形虫病、弓蛔虫病、

CMV、结核等。

○ 浸润性：结节病、恶性肿瘤（淋巴瘤、白血病、癌、浆细胞瘤、转移）。

○ 缺血性：放射。

○ 营养性：各种维生素缺乏，包括维生素 B_1（硫胺素）、维生素 B_2（核黄素）、维生素 B_6（吡哆醇）、维生素 B_{12}（钴胺素）和叶酸。

○ 中毒性：最常见的是乙胺丁醇中毒（毒性是剂量和疗程依赖；在使用 2 个月后，每天 15mg/kg 的发生率为 1%，每天 25mg/kg 的发生率为 6%，剂量＞每天 35mg/kg 的发生率为 18%）；罕见的原因包括异烟肼（严重程度稍轻、可逆）、利福平、氯霉素、链霉素、氯喹、奎宁、利奈唑胺、异维 A 酸、环孢素、长春新碱、甲氨蝶呤、苯丁酸氮芥、他莫昔芬、青霉胺、双硫仑、顺铂、砷、铅、汞、铊、烟草相关或酒精相关性（乙醇、乙二醇、甲醇）弱视。

偶见有使用治疗勃起功能障碍药物（如西地那非、伐地那非、他达拉非）和胺碘酮后引起缺血样视神经病变的报道。但两者之间是否存在因果关系仍有待确定；然而，缺血性视神经病变的患者应尽可能避免使用此类药物。此外，偶见 LASIK 和 epi-LASIK 术后发生视神经病变的报道，这可能与吸引环导致的眼内压升高相关。

【症状】

视力下降，色觉障碍，视野缺损；可能有畏光或暗适应差。

【体征】

单侧或双侧视力下降，视力可在 20/20～20/400，色觉下降，对比敏感度下降；如果视神经损害不对称，则会出现相对性传入性瞳孔障碍（对称性损害时可能没有相对性传入性瞳孔障碍）；视盘苍白（图 11-9），视网膜神经纤维层缺

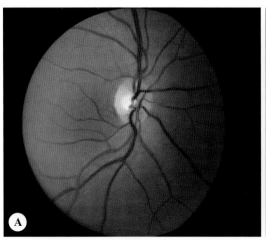
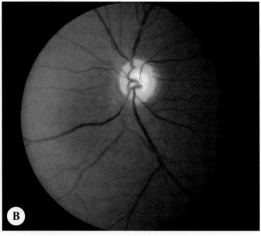

▲ 图 11-9　左眼视神经萎缩的患者，可见其右眼视神经正常（A）和左眼视盘苍白（B）

损，视野缺损；视觉诱发电位和视网膜电流图异常；球后肿块病变可引起眼球突出和眼球运动障碍。酒精相关病变可见瞳孔反应消失、眼球震颤、视盘肿胀、视网膜水肿。

【鉴别诊断】

正常眼压性青光眼。

【评估】

- 完善眼科病史采集、神经系统查体、眼科查体，关注视力、对比敏感度、色觉、瞳孔、眼球运动情况；评估眼球突出度，进行检眼镜检查。
- 检查视野：中心或哑铃型暗点，乙胺丁醇相关病例可见视野缩窄或双颞侧缺损。
- OCT：视网膜神经纤维层（retinal nerve fiber layer，RNFL）厚度减少。
- 考虑电生理检查：视网膜电流图（a 波及 b 波的敏感性和幅度降低）、视觉诱发电位（潜伏期正常，P100 波幅度降低）。
- 头部与眼眶 CT 或 MRI：以排除颅内病变或肿块。
- 考虑实验室检查：CBC；维生素 B_1、维生素 B_2、维生素 B_6、维生素 B_{12} 及叶酸水平检测；毒素筛查；ELISA 检测弓形虫和弓形虫抗体滴度，HIV 抗体检测，CD4 细胞计数，HIV 病毒载量，尿 CMV 检测，PPD 和对照检测。
- 请内科或肿瘤科会诊。

处　理

根据病因治疗。

压迫性

- 口服类固醇（泼尼松 60～200mg，口服，每天 1 次）并对甲状腺眼病进行手术减压治疗。
- 对部分肿瘤可考虑手术切除治疗。

遗传性

- 没有有效的治疗方法。
- 遗传咨询。
- 分子筛查可能具有一定的预测作用。

感染性

- 可能需要全身性抗感染治疗。

浸润性

- 儿童急性白血病视神经浸润是一种眼科急症，需要放射治疗以挽救视力。若怀疑白血病，需在肿瘤科评估骨髓活检之后再启动类固醇治疗。

营养性

- 考虑补充维生素 B_1（硫胺素 100mg，口服，每天 2 次）、维生素 B_{12}（1mg，肌内注射，每月 1 次）、叶酸（0.1mg，口服，每天 1 次）或复合维生素（每天 1 次）。

中毒性

- 停止接触有毒物质。
- 对于使用乙胺丁醇剂量＞每天 15mg/kg 的患者，应每个月监测视力、色觉、Amsler 方格表检查情况，并考虑行对比敏感度及 OCT 检查。

【预后】

取决于病因，一旦发生视神经萎缩则预后较差。停止接触有毒物质后，视力可能恢复也可能无法恢复。

七、先天异常

【定义】

多种视神经发育异常（图 11-10）。

- 发育不全：非常罕见，该病患者无视神经或视网膜血管。
- 发育异常：具体如下。

视神经缺损：胚裂一般在妊娠 6～7 周闭合，若关闭不全，则会造成视盘外观大且异常的表现；视盘的缺损多位于内下侧（图 11-11），常合并其他眼部组织缺损。可合并先天性心脏病、主动脉双弓畸形、大血管转位、主动脉狭窄和颅内颈动脉异常等系统疾病，有时可伴随小眼球。67%的患者有 CHD7 基因突变，表现为常染色体显性遗传。

Aicardi 综合征（X 显性）：均为女性发病，可表现为视神经缺损、腔隙性脉络膜视网膜缺损、小眼球、智力发育迟缓、惊厥、眼球震颤、眉毛外侧稀疏、手部畸形、脊柱侧弯、胼胝体发育不全。在所有新生儿中，发病率为 1/105 000。

视神经发育不良：表现为小视盘、"双环"征（视盘旁因色素改变出现的环形）（图 11-12）。单侧发病者多为特发性，双侧发病者则常与中线发育异常、内分泌功

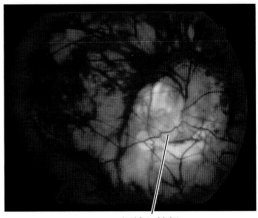

视神经缺损

▲ 图 11-11　视神经缺损，可见异常大的视盘，并且向下延伸，伴不规则血管走行

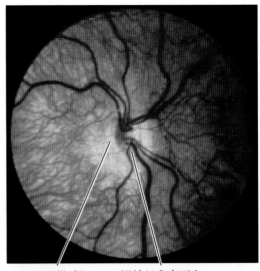

"双环"征　　　视神经发育不良

▲ 图 11-12　视神经发育不良，表现为"双环"征，即一个因视盘周围色素改变而形成的环

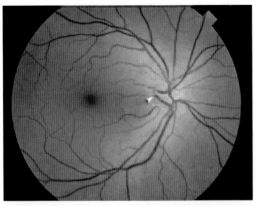

▲ 图 11-10　视神经异常，可见视盘处发出形态不规则的血管（箭头）

能障碍，母亲有糖尿病病史、败血症、妊娠期间有用药史（苯妥英钠、奎宁、乙醇和麦角二乙酰胺等）、先天性寨卡综合征有关。可并发先天性颅脑畸形（39%）、神经发育迟缓（36%）、惊厥（9%）、视隔发育不良（7%）、内分泌异常（5%）。双侧视神经发育不良者比例较高。

牵牛花综合征：单侧、增大、凹陷的视盘，伴中央白色胶质组织及环绕周围的隆起色素环（图 11-13），从视盘发出轮辐状视网膜血管、血管数量增加，可能为视神经缺损的一种表现。女性多发（2∶1），通常有严重的视力损害，有白瞳症或斜视的表现，可发展为局部浆液性视网膜脱离（积液的来源与脑脊液还是玻璃体尚有争议）。与面中部缺损和前脑异常、基底脑膨出、肾脏缺陷、烟雾病有关。可能与常染色体显性遗传的 PAX2 基因突变所导致的眼 – 肾综合征有关，PAX2 基因是视神经裂和神经管闭合所需的基因。

视神经玻璃膜疣：是位于筛板前的视

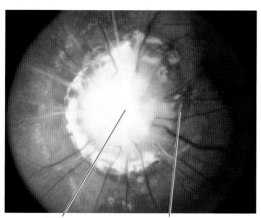

胶质组织　　　色素改变

▲ 图 11-13　牵牛花综合征，特征性表现为中央白色胶质组织、环绕周围的色素改变，以及从视盘发出的轮辐状僵直血管

神经表面或深层（埋藏性玻璃膜疣）透明玻璃样物质，由异常轴索代谢产生的蛋白质样沉着物累积而成，可钙化（图 11-14 至图 11-16）。75% 为双侧发病，可能为常染色体显性遗传。人群发病率为 2%，是假性视盘水肿的最常见原因。与弹性假黄瘤和视网膜色素变性相关，可发展出现视野缺损，常为鼻下方或弓形暗点。不需要治疗。

视盘小凹：为视盘的凹陷，0.1~0.7 个视盘直径大小，常位于视盘颞侧（图 11-17），外观为灰白色，85% 为单侧发病。95% 存在视盘旁视网膜色素上皮改变；40% 可形成视网膜内积液，积液主要位于外层视网膜，并存在劈裂空腔。视网膜下积液增加后可发展为从视盘小凹延伸至黄斑部的泪珠状浆液性视网膜脱离（图 11-18 和图 11-19）。积液的来源（可能源于脑脊液或液化的玻璃体或两者皆有）尚存争议。视盘小凹表面常覆盖一薄层组织，因该病引起的浆液性视网膜脱离可自限。

视隔发育不良综合征（De Morsier 综合征）：合并视盘发育不全、透明隔缺损、胼胝体发育不良和内分泌异常的综合征，可能有跷跷板式眼震。与 HESX-1 基因突变有关。所有患者应进行 MRI 和儿童神经科评估。

视盘倾斜综合征：视盘周边的一侧异位，伴视网膜血管倾斜长入。与高度近视（可有视野缺损，一般认为是屈光不正导致，伴与视盘相邻的葡萄肿）和散光有关，也可有视网膜血管逆位，可引起跨越垂直中线的双颞侧视野缺损。

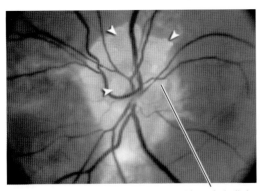

视神经玻璃膜疣

▲ 图 11–14　视神经玻璃膜疣（箭头），可见多处玻璃膜疣，表现为隆起、块状、可折光的结节

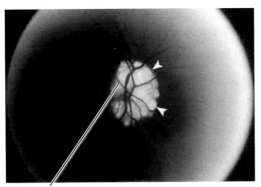

视神经玻璃膜疣

▲ 图 11–15　视神经玻璃膜疣，在带荧光素滤过片的眼底相机下观察时表现出自发荧光，多发的玻璃膜疣表现为明显的小圆状凸起。此照片为未注射荧光素染料时的表现

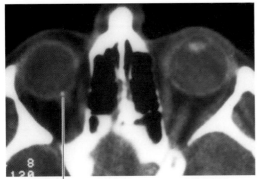

视神经玻璃膜疣

▲ 图 11–16　眼眶 CT 下的视神经玻璃膜疣，可见钙化

【症状】

无症状，可能有视力减退、视物变形或视野缺损。

【体征】

视力正常或减退、视盘外形异常、各种视野缺损，可有相对性传入性瞳孔障碍。B 超、CT 或 MRI 扫描可发现玻璃膜疣，荧光素血管造影可见自发荧光。

【鉴别诊断】

如前所述；视盘玻璃膜疣可呈视盘水肿样表现（假性视盘水肿）。

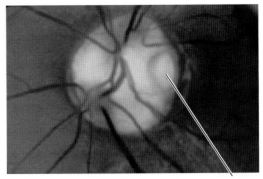

视盘小凹

▲ 图 11–17　视盘小凹，典型表现为视神经边缘颞侧的圆形凹陷

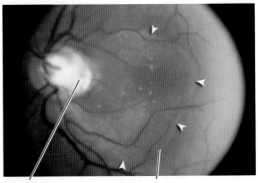

视盘小凹　　　　浆液性视网膜脱离

▲ 图 11–18　视盘小凹伴浆液性视网膜脱离（箭头）

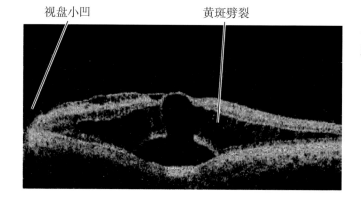

视盘小凹　　　　黄斑劈裂

◀ 图 11-19　视盘小凹伴浆液性视网膜脱离的频域 OCT 表现

【评估】

- 采集眼部病史，完善眼科检查，注意视力、色觉、瞳孔和检眼镜检查。
- 视野检查。
- 荧光素血管造影：浆液性视网膜脱离早期可见点状荧光，晚期充盈可能呈现视盘小凹；在注射荧光素之前，视神经玻璃膜疣仅用滤光片就可见自发荧光。
- OCT：可见外层视网膜劈裂腔常伴视网膜下液聚集。视神经附近的凹陷，位于视神经缺口处，常伴发育不良的组织疝出。视网膜内及视网膜下的积液与凹陷相连。偶见玻璃体被吸入凹陷内。
- 对埋藏性视神经玻璃膜疣，可考虑行 B 超检查识别，此时病灶呈高回声并伴声影。
- 头颅及眼眶 CT 可帮助诊断发育不良和埋藏性视神经玻璃膜疣。
- 请内分泌科会诊发育不全。

处　理

- 通常不需要治疗。
- 可考虑经平坦部玻璃体切割术：术中仔细剥离后界膜、联合或不联合内界膜剥离、气液交换、联合或不联合颞侧视盘黄斑束区眼内激光、长效气体填充（有争议）；避免使用硅油。治疗后需经数月积液才会吸收。
- 若手术不成功，可考虑对视盘黄斑束的颞侧缘进行激光光凝术。
- 有报道全身使用乙酰唑胺 1000～2000mg，口服，每天 1 次（有争议）。
- 避免指压眼球，特别是眼内有填充气体时（可能造成气体进入视网膜下腔）。
- 弱视或有视力下降的儿童可能需使用聚碳酸酯防护镜。
- 治疗潜在的任何内分泌异常。

【预后】

大多数先天视盘异常不伴视力的进行性丧失。由于压迫、脉络膜新生血管、中央视网膜动静脉阻塞引起的视力下降可见于极少数的视盘玻璃膜疣患者中。基底脑膨出可见于任何种类的发育不良。

八、肿瘤

【定义】

累及视神经走行各部位的多种眼内肿瘤（良性或恶性）。

- 血管瘤（von Hippel-Lindau 病）：为视网膜毛细血管瘤（见第 10 章），是可能影响视神经的良性肿瘤，可能与颅内（特别是小脑）血管瘤（von Hippel-Lindau 病）有关（图 10-213、图 10-230 和图 10-231）。

- 星形细胞错构瘤：见于结节性硬化和神经纤维瘤病中的良性黄白色病灶（见第 10 章），可表现为光滑病灶，或者结节样、闪光的桑葚样外观。可单发或多发，单眼或双眼（图 10-221 和图 10-222）。

- 视网膜及视网膜色素上皮联合性错构瘤：本病为少见的视盘旁肿瘤，由视网膜、视网膜色素上皮、血管和胶质组织组成。可能导致视网膜前膜伴黄斑牵拉或水肿（见第 10 章，图 10-239）。

- 胶质瘤：胶质瘤有以下两种类型。

  - 多形性胶质母细胞瘤：多形性胶质母细胞瘤（图 11-20）是一种罕见的恶性肿瘤，见于成年人，进展迅速、偶有痛性视力下降；通过视交叉延伸可累及对侧眼。若切除不完全，进展性的肿瘤可能在数月内导致眼盲，6~9 个月内导致死亡；由于肿瘤影响了血供，故可能导致视网膜中央动静脉阻塞。CT 可见视神经管扩大；当肿瘤侵犯邻近其他结构时，可出现内分泌或神经系统损害。

  - 青少年毛细胞型星形细胞瘤：青少年毛细胞型星形细胞瘤是最常见的视神经内肿瘤，占视神经内肿瘤的 65%；良性肿瘤。该肿瘤有两种不同的生长模式，即神经内部胶质增生（最常见；肿瘤的增殖只发生在单独的视神经束内）和神经周围蛛网膜脑胶质瘤（其典型特征为软脑膜的明显浸润，而视神经本身的浸

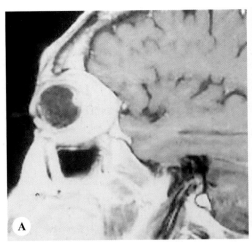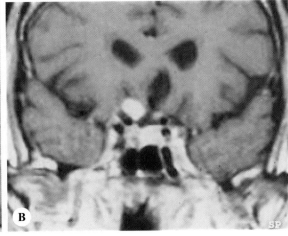

▲ 图 11-20　视神经胶质瘤（多形性胶质母细胞瘤）的 T_1 加权 MRI，可见右侧视神经累及，病变为高信号肿物，位于眼内视盘（**A**）和颅内视神经走行处（**B**）

润较少）。90% 在 10 岁前或 20 岁前发病，最常见于 2—6 岁起病。此病导致渐进性、单侧、进行性、无痛性突眼，视力减退，相对性传入性瞳孔障碍，视盘水肿。晚期可能出现视神经萎缩或斜视，50% 的病例会累及视交叉。眼眶 CT 可见视神经梭形扩张；组织学以 Rosenthal 纤维、毛细胞型星形细胞、黏液瘤分化为特征。25%～50% 的病例合并有 1 型神经纤维瘤。

- 黑素细胞瘤：为良性的颜色深的肿瘤，位于或比邻视盘，常呈墨黑色，边界模糊；很少增大（图 11-21 和图 11-22）。非裔美国人更常见。极少转变为恶性。

- 脑膜瘤：起源于视神经鞘蛛网膜组织或相邻脑膜的罕见的、组织学上良性的肿瘤，常见于 30—50 岁的中年女性（3∶1）。体征包括单侧突眼、无痛性视力下降和色觉减退、相对性传入性瞳孔障碍、视神经睫状分流血管、视盘水肿或萎缩（图 11-23 和图 11-24）。妊娠期间可能迅速生长，产后可能消失，视神经苍白视神经睫状分流血管出现在晚期病程中。眼眶 CT 可见视神经管状扩大、骨质增生、钙化，呈现出矢状位"轨道征"和冠状位"双环征"（图 11-25）。组织学上以螺纹状和砂粒体（脑膜细胞螺旋样围绕着透明状钙盐所形成）为特征。

【症状】

无症状；可能有视力下降、色觉障碍、球后形态扭曲的患者可有视物变形。

【体征】

视力和色觉正常或下降、相对性传入性瞳孔障碍、眼球突出、眼球运动障碍、高眼压、视神经或视盘周边病变、视盘肿胀或苍白、视野缺损；脑膜瘤患者也可见视神经睫状分流血管。在少数情况下，血

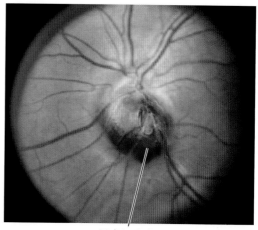

黑素细胞瘤

▲ 图 11-21　黑素细胞瘤，带有深色色素的肿瘤在下方覆盖了大部分视盘

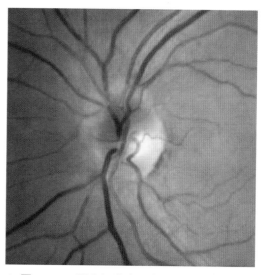

▲ 图 11-22　黑素细胞瘤，表现为视神经的扇形色素沉着

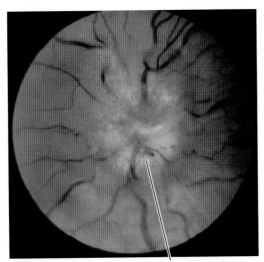

脑膜瘤造成的视盘水肿

▲ 图 11-23　脑膜瘤引起的视盘水肿

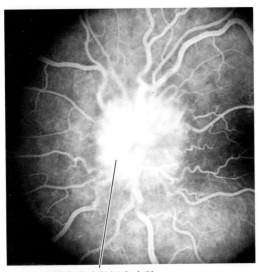

脑膜瘤造成的视盘水肿

▲ 图 11-24　与图 11-23 所示为同一患者，荧光素血管造影显示视盘有荧光渗漏

管瘤可能致玻璃体或视网膜出血。

【鉴别诊断】

如前所述。

【评估】

● 完善眼科病史采集、神经系统检查、眼

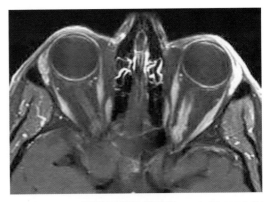

▲ 图 11-25　视神经鞘脑膜瘤的 T_1 加权 MRI 扫描显示左侧视神经管状扩张伴 "轨道征"

科检查，注意视力、色觉、瞳孔、眼球突出度测量、眼压测量、检眼镜检查。

● 视野检查。

● B 超检查评估视神经通路。

● 荧光素血管造影检查排除视网膜血管瘤。

● 头颅和眼眶 CT 或 MRI（也可用于排除颅内病变）：可见视神经扩张、轨道征（神经外周的环状钙化）或视神经管的骨质侵蚀。

处　理

● 基于病因学进行治疗，治疗方案目前存在争议；年轻的脑膜瘤和胶质瘤患者应更积极地治疗。

● 可能需要治疗高眼压。

● 对血管瘤可考虑进行激光光凝（见第 10 章）。

● 对恶性肿瘤的放疗、化疗或手术治疗时应由肿瘤专家实施。

【预后】

良性病变预后良好，脑膜瘤预后差异较大，恶性病变预后不佳。

九、视交叉综合征

【定义】

多种引起视野缺损的视交叉疾病。

【流行病学】

95% 为占位性病变，多为垂体瘤。大部分病灶体积较大，因为视交叉位于蝶鞍上方 10mm 处（微腺瘤则不引起视野缺损），以急性垂体卒中发病者可能是继发于出血或坏死。

【症状】

无症状，可能有头痛、视力下降、色觉障碍、视野缺损、复视或视物模糊等主诉，也可能出现性欲减退、乏力、溢乳和不孕等系统性症状。

【体征】

视力和色觉正常或减退；可有相对性传入性瞳孔障碍、视神经萎缩（图 11-26）、视野缺损（交界性暗点、双颞侧偏盲、非对称性同侧性偏盲），或者垂体卒中的体征［严重头痛、视力下降、精神状态

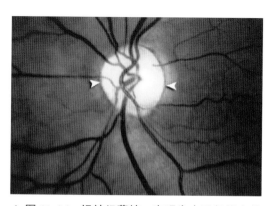

▲ 图 11-26 视神经萎缩，表现为水平径线上的"领结"状苍白外观（箭头）

改变、恶心或呕吐、Cushing 三联征等（译者注：Cushing 三联征表现为呼吸缓慢或不规则、脉搏心率缓慢、血压增高或脉压增大）］。

【鉴别诊断】

垂体瘤、垂体卒中、脑膜瘤、动脉瘤、创伤、结节病、颅咽管瘤、视交叉神经炎、胶质瘤、乙胺丁醇毒性改变。

【评估】

- 采集完整的眼科病史、内分泌科病史，完善眼科检查，注意视力、色觉、瞳孔和检眼镜检查。
- 视野检查，注意垂直中线处视野（图 11-27）。
- 在急诊或怀疑垂体卒中时，进行头颅和眼眶 CT。
- 眼眶和颅脑 MRI 平扫及增强。
- 实验室检查：检查激素水平。

处 理

- 治疗取决于病因。
- 需要进行手术、放疗、溴隐亭或激素替代治疗的垂体疾病，应请神经外科、内科医师或两者联合治疗。
- 垂体卒中需使用全身性类固醇和手术减压治疗。

【预后】

取决于病因。垂体肿瘤一般预后较好。

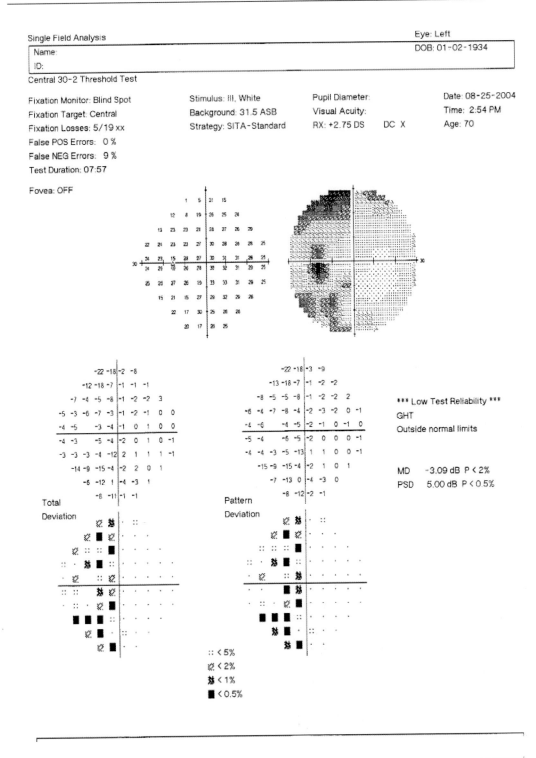

▲ 图 11-27　垂体瘤患者的 Humphrey 视野，可见双颞侧偏盲的视野缺损

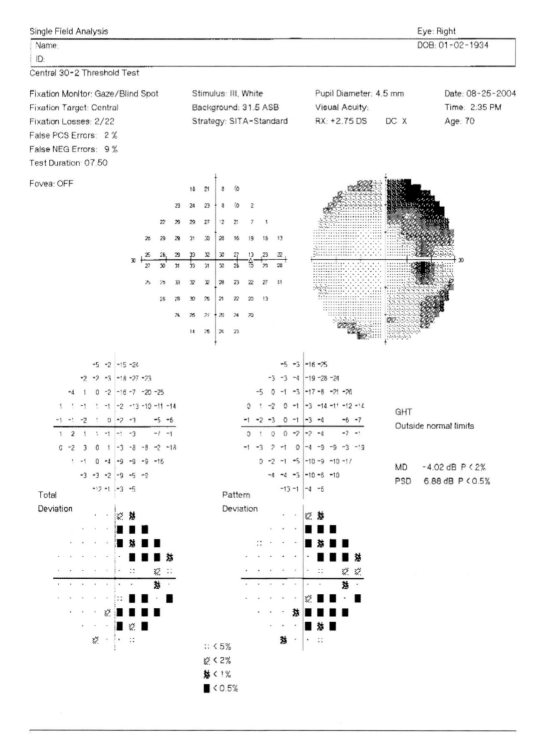

Single Field Analysis   Eye: Right

Name: DOB: 01-02-1934
ID:

Central 30-2 Threshold Test

Fixation Monitor: Gaze/Blind Spot   Stimulus: III, White   Pupil Diameter: 4.5 mm   Date: 08-25-2004
Fixation Target: Central   Background: 31.5 ASB   Visual Acuity: Time: 2:35 PM
Fixation Losses: 2/22   Strategy: SITA-Standard   RX: +2.75 DS   DC X   Age: 70
False POS Errors: 2 %
False NEG Errors: 9 %
Test Duration: 07:50

Fovea: OFF

GHT
Outside normal limits

MD   -4.02 dB P < 2%
PSD   6.88 dB P < 0.5%

Total
Deviation

Pattern
Deviation

∷ < 5%
▨ < 2%
▩ < 1%
■ < 0.5%

B

▲ 图 11-27（续）　垂体瘤患者的 Humphrey 视野，可见双颞侧偏盲的视野缺损

十、先天性青光眼

【定义】

先天性：从出生到 3 月龄时发病的青光眼（婴幼儿型：3 月龄至 3 岁；青少年型：3—35 岁）。

【流行病学】

在新生儿中的发病率为 1/10 000。有三种类型：约 1/3 为原发性，1/3 为继发性，1/3 伴有系统性综合征或畸形。

- 原发性：70% 双眼发病，男性占 65%，多因素遗传，40% 在出生时发病，85% 在 1 岁前发病。定位在染色体 1p36（GLC3B 基因）和 2p22-p21（GLC3A 基因、GYP1B1 基因）上。85% 的先天性青光眼是由于 GYP1B1 基因的突变引起的。
- 继发性：炎症、类固醇激素诱发、晶状体源性、外伤、肿瘤。
- 伴有综合征：中胚层发育不全综合征，无虹膜，永存原始玻璃体增生症，真性小眼球，风疹，太田痣，Sturge-Weber 综合征，神经纤维瘤，马方综合征，Weill-Marchesani 综合征，Lowe 综合征，黏多糖贮积症。

【机制】

原发性：房角发育异常（前房角发育不全）伴房角分裂缺陷和睫状肌异常插入。与细胞色素 P450 基因家族中的 GYP1B1 基因突变有关。

【症状】

溢泪，畏光，眼睑痉挛。

【体征】

视力下降，近视（原发性或继发于眼压升高），弱视，眼压升高，1 岁前角膜直径大于 12mm，角膜水肿，Haab 线（后弹力层破裂，相对角膜缘呈水平或同心圆分布）（图 5-70），视神经凹陷（经治疗可能逆转），牛眼（眼球增大）。

【鉴别诊断】

鼻泪管阻塞、大角膜、高度近视、眼球突出、产伤、先天性遗传性角膜内皮营养不良、角膜巩膜化、代谢性疾病。

【评估】

- 完善眼部病史和眼科检查，注意视网膜检影、眼压、角膜直径、房角镜和检眼镜的检查。
- 检查可能需要在麻醉下进行。注意，麻醉药可影响眼压（氯胺酮可使眼压一过性升高，吸入麻醉药可使眼压下降）。
- 检查大龄儿童的视野。

处理

- 首选手术治疗，但取决于青光眼类型、眼压水平和控制情况、视神经凹陷及视野缺损的程度和进展（大龄儿童），治疗应由青光眼专科医生进行。

- 药物（术前缓和性治疗）：局部使用 β 受体拮抗药[噻吗洛尔或倍他洛尔（Betoptic S），每天 2 次]、碳酸酐酶抑制药（多佐胺，每天 3 次；布林佐胺，每天 3 次；或者乙酰唑胺（Diamoz），每天 15mg/kg，口服）或两者联用。缩瞳药反而可能引起眼压升高，溴莫尼定的使用可能与婴儿死亡有关。
- 手术：前房角切开术、小梁切开术；也可考虑小梁切除术、青光眼引流物植入术、睫状体消融术。
- 矫正可能存在的屈光不正（近视）。
- 用眼罩或遮盖法治疗弱视（见第 12 章）。

【预后】

差异较大；原发性先天性青光眼，以及在 3—12 月龄发病的患者预后较好。

十一、原发性开角型青光眼

【定义】

进行性、双眼的视神经损害疾病，房角开放、视盘凹陷、视神经纤维束丢失所引起的典型视野缺损，眼压升高（>21mmHg），并排除其他全身性或局部疾病所引起的继发性因素（见继发性开角型青光眼部分）。

【流行病学】

40 岁以上人群发病率为 2%～5%，发病风险随年龄增加而增大，是最常见的青光眼类型（占 60%～70%），无性别差异。危险因素有高眼压、杯盘比增大、中央角膜厚度偏薄（超声法测量角膜厚度<约 550μm，或者光学测量法角膜厚度<约 520μm）、种族（非裔美国人患原发性开角型青光眼的概率是白种人的 3～6 倍，并且发病更早，致盲率也高 6 倍，是非裔美国人致盲的主要原因）、低眼灌注压、高龄、一级亲属（父母及兄弟姐妹）中有阳

性家族史。其他各研究结果不尽相同，相关危险因素可能包括近视、糖尿病、高血压、心血管疾病病史等。夜间低血压和口服降压药是青光眼进展的独立危险因素。致病基因定位在染色体的 2qcen-q13（GLC1B 基因）、2p15-p16（GLC1H 基因）、3q21-q24（GLC1C 基因）、5q22（GLC1G 基因）、7q35-q36（GLC1F 基因）、8q23（GLC1D 基因）、10p14（GLC1E 基因、OPTN 基因）上。约 17% 的原发性开角型青光眼患者有 OPTN 基因突变。

【机制】

- 眼压升高：流出道阻力增加（在邻管小梁网），小梁网胶原异常，小梁网内皮细胞功能障碍，基底膜增厚，糖胺聚糖沉积，小梁间隙变窄，Schlemm 管塌陷等。在一部分患者中已证实存在肌纤蛋白（myocilin）这种糖蛋白的突变。此蛋白突变也见于常染色体显性遗传的青少年型开角型青光眼患者中（GLC1A、MYOC/TIGR 基因），定位在染色体 1q23-q25 位点上。
- 视神经损伤：有多种学说。

- 机械性学说：视神经纤维在筛板处受压，导致轴浆流动受阻。
- 血管性学说：视神经灌注不足［低眼灌注压、夜间低血压（指平均动脉压较白天低 10mmHg）］或血流自身调节功能失常。
- 眼压波动学说：昼夜眼压波动较大。
- 神经源性学说：其他多种导致神经节细胞坏死或凋亡的通路，如兴奋毒性（谷氨酸盐）、神经营养因子剥夺、自身免疫、胶质 - 神经元相互作用异常（TNF-α）、内源性保护机制缺陷（热休克蛋白）等。

【症状】

无症状，晚期可能有视力下降或视野缩小。

【体征】

视力正常或下降，眼压升高，前房角开放而无周边前粘连，视神经凹陷（盘沿组织缺损及盘沿切迹，杯盘比增大且不对称，尤其在下方和上方）（图 11-28），视盘处"裂片状"神经纤维层出血（Drance 出血），视杯处血管刺刀状（译者注：屈膝样）改变，视神经纤维层缺损，视野缺损。

【鉴别诊断】

继发性开角型青光眼、正常眼压型青光眼、高眼压症、视神经病变、生理性大视杯（图 11-29）。

【评估】

- 完善眼部病史采集和眼科检查，注意角膜、眼压、前房、房角镜、虹膜、

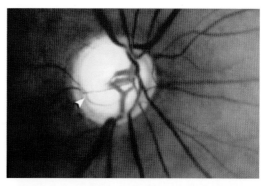

▲ 图 11-28 原发性开角型青光眼引起的视神经凹陷，注意在两极处及颞侧走行的血管，血管上行越过盘沿时呈现出"豆荚"样形态（箭头）

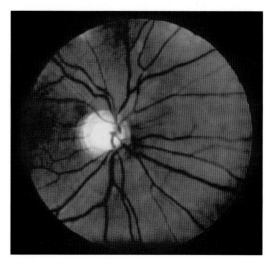

▲ 图 11-29 生理性大视杯，尽管视杯较大，但盘沿 360° 均为健康的神经组织

晶状体、检眼镜的检查。

- 检查角膜厚度（使用压平式眼压计测眼压时，因角膜偏厚或偏薄会使眼压测量值较实际偏高或偏低）。
- 视野（图 11-30 和图 11-31）：特征性的青光眼视野缺损包括旁中心暗点（中心 10° 以内）、弓形（Bjerrum）暗点［孤立暗点、Ronne 鼻侧阶梯或 Seidel 暗点（与生理盲点相连）］、颞侧楔形缺损等。

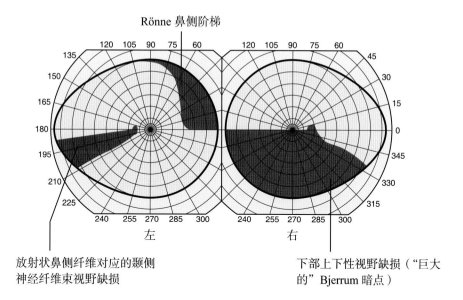

Rönne 鼻侧阶梯

左　　右

放射状鼻侧纤维对应的颞侧
神经纤维束视野缺损

下部上下性视野缺损（"巨大
的" Bjerrum 暗点）

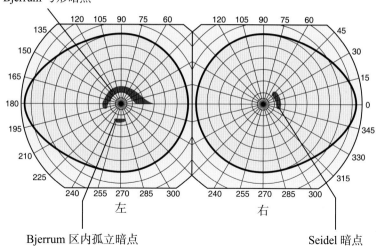

Bjerrum 弓形暗点

左　　右

Bjerrum 区内孤立暗点

Seidel 暗点

▲ 图 11-30　显示不同类型视野缺损的复合图

- 视神经立体照相记录视神经外观，用于随访时的评估比较。
- 视盘分析系统：有多种方法，包括共聚焦激光扫描检眼镜［海德堡视网膜断层扫描仪（Heidelberg retinal tomography，HRT）、地形图扫描系统（topographic scanning system，TopSS）］（图 11-32）、OCT（图 11-33 和图 11-34）、偏振激光扫描仪（Nerve Fiber Analyzer，GDx）、视神经血流测量仪（彩色多普勒成像和激光多普勒血流检测仪）。
- 电生理检查：图形视网膜电流图和视觉诱发电位可能在疑似青光眼患者中检测出视野损害前期的青光眼性视功能丧失。

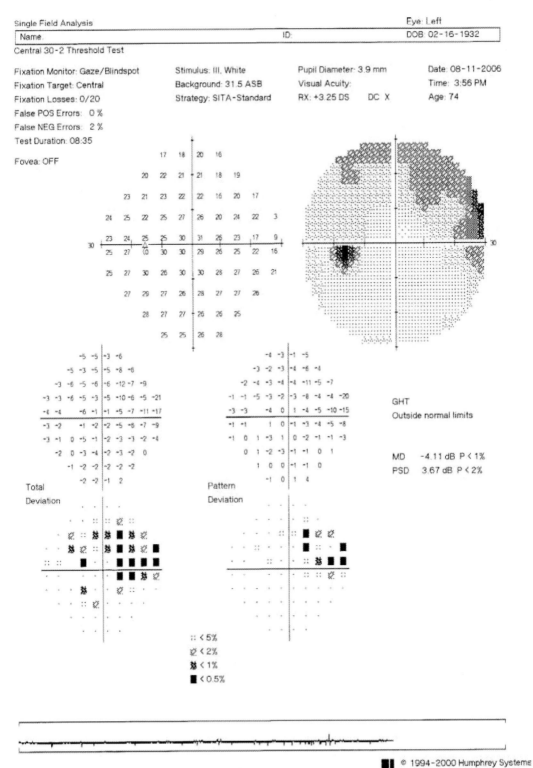

▲ 图 11–31　Humphrey 视野显示左眼上方鼻侧阶梯状视野缺损

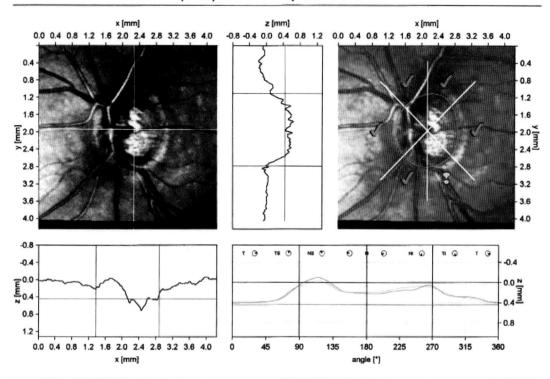

**Heidelberg Retina Tomograph II
Follow-Up Report**

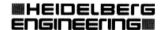

Patient:

Sex: female　DOB:　　　　　Pat-ID: ---　　　　　**OS**

Examination:　Baseline: Jan/28/2004　FollowUp: **Aug/9/2006**　Time elapsed: 30 months

Scan:　Focus: 0.00 dpt　Depth: 2.75 mm　Operator: KM　IOP: ---

Stereometric Analysis ONH		Change	Normal Range
Disk Area	2.050	0.000 mm²	1.69 - 2.82
Cup Area	0.642	0.145 mm²	0.26 - 1.27
Rim Area	1.407	-0.146 mm²	1.20 - 1.78
Cup Volume	0.051	0.011 cmm	-0.01 - 0.49
Rim Volume	0.383	-0.029 cmm	0.24 - 0.49
Cup/Disk Area Ratio	0.313	0.071	0.16 - 0.47
Linear Cup/Disk Ratio	0.560	0.068	0.36 - 0.80
Mean Cup Depth	0.200	0.021 mm	0.14 - 0.38
Maximum Cup Depth	0.406	0.039 mm	0.46 - 0.90
Cup Shape Measure	-0.020	0.014	-0.27 - -0.09
Height Variation Contour	0.510	0.076 mm	0.30 - 0.47
Mean RNFL Thickness	0.233	-0.001 mm	0.18 - 0.31
RNFL Cross Sectional Area	1.184	-0.004 mm²	0.95 - 1.61
Reference Height	0.441	0.003 mm	
Topography Std Dev.	12 μm		

Moorfields Classification: Borderline (*)

(*) Moorfields regression classification (Ophthalmology 1998;105:1557-1563). Classification based on statistics. Diagnosis is physician's responsibility.

Comments:

Date: Oct/17/2007　Signature:

Software: IR1-V1.7/1347

▲ 图 11–32　与图 11–31 所示为同一患者，HRT 显示颞下方神经纤维层变薄（黄色感叹号）

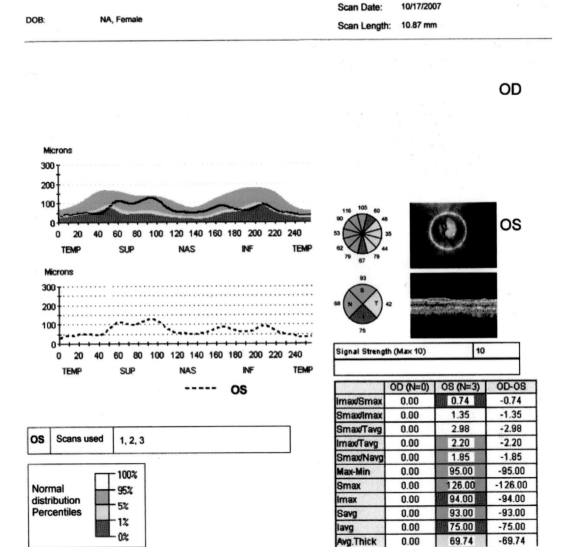

▲ 图 11-33　与图 11-31 所示为同一患者，Stratus OCT 显示颞下方神经纤维层变薄（红色和黄色区域）

处　理

- 降眼压和减少眼压波动，以减缓或阻止视神经损伤（及其所致的进行性视野丧失）。治疗的目标是预防患者失明。

- 治疗方式的选择和顺序取决于多种因素，包括患者的年龄、眼压水平和控制程度、视盘凹陷和视野缺损的程度及进展等。

- 观察：每 3～6 个月进行眼压测量，每 6～12 个月进行视野检查，每年进行房角镜检查和视神经评估。
- 药物治疗：局部前列腺素类似物是最常见的一线药物。若眼压未能控制，可以联用其他药物治疗。改变治疗方案后 3～4 周进行随访（眼压稳定后）以评估疗效。治疗方案包括以下药物的单药治疗或联合治疗。
  - 局部前列腺素类似物［拉坦前列素（Xalatan）、曲伏前列素（Travatan）、贝美前列素（Lumigan）、他氟前列素酸（Zioptan）或拉坦前列素硝酸酯（Vyzulta）］等睡前使用，可增加葡萄膜巩膜途径的外流。
  - 局部 β 受体拮抗药［噻吗洛尔、选择性 β_1 受体拮抗药盐酸倍他洛尔、盐酸左布诺洛尔（Betagan）、美替洛尔（OptiPranolol）、盐酸卡替洛尔（Ocupress），每天上午 1 次或每天 2 次用药；或者噻吗洛尔凝胶（Timoptic XE），每天上午 1 次］，可减少房水生成；开具处方前应检查患者是否有心脏和肺部疾病史。
  - 局部 α 肾上腺素能受体激动药［溴莫尼定，每天 3 次；阿可乐定，每天 3 次；或者地匹福林，每天 2 次］，可减少房水生成。
  - 局部碳酸酐酶抑制药（多佐胺或布林佐胺，每天 3 次），可减少房水生成。
  - 局部 rho 激酶抑制药［奈妥舒迪（Rhopressa），每天 1 次］，可增加小梁网途径外流。
  - 局部胆碱能药物治疗（毛果芸香碱，每天 4 次；卡巴胆碱，每天 3 次；或者碘化二乙氧磷酰硫胆碱，每天 2 次），可增加小梁网途径外流。
  - 全身碳酸酐酶抑制药［乙酰唑胺或醋甲唑胺（Neptazane），每天 1～4 次］，可减少房水生成，因有全身性不良反应而较少使用。
- 激光：小梁成形术、巩膜造口术、睫状体光凝术。
  - 氩激光小梁成形术操作参数：持续时长 0.1s，激光斑大小 50μm，能量 600～1200mW，每 180 度约 50 个激光点数；操作时使用接触镜可固定眼球并更好地聚焦光束，激光斑置于色素小梁网处，调整能量设定直到组织轻度变白。
  - 选择性激光小梁成形操作参数：能量 0.6～0.9mJ，时间与激光斑大小（400μm）固定，每 180° 约 50 个相邻激光斑；将激光斑置于小梁网的位置，调整能量设定直到生成小气泡。术后短期使用局部类固醇或非甾体抗炎药（每天 4 次，连用 5 天）可有助于眼压的降低［来自激光小梁成形术后类固醇研究（Steroids after Laser Trabeculoplasty，SALT）结论］。
- 手术：小梁切除术（图 11-35）、青光眼引流物植入或引流管分流术（图 11-36）、睫状体消融（激光或冷冻）、青光眼微小切口手术［小管成形术、前房角切开术（小梁消融仪、Kahook 双刀刃小梁切除器）］、微支架（iStent，CyPass，XEN gel，Hydrus）等。

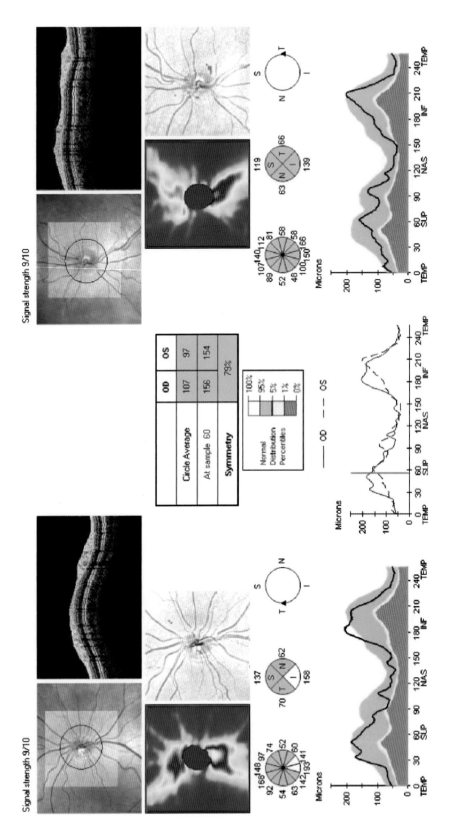

▲ 图 11-34　该频域 OCT 展示了双眼正常的神经纤维层

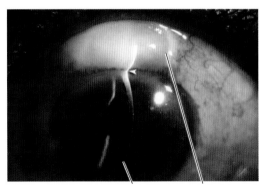

裂隙光带　　结膜滤过泡

▲ 图 11-35　青光眼手术（小梁切除术）后的结膜滤过泡，图示典型的功能良好的薄壁囊性无血管滤过泡，注意隆起的滤过泡下方曲折的裂隙光带（箭头）

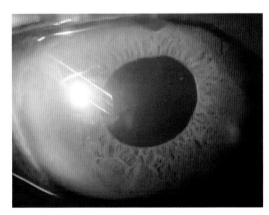

▲ 图 11-36　青光眼引流物植入手术，可见一长管在前房内从 10 点位置跨虹膜延伸至瞳孔缘，上方可见周边虹膜切除

【预后】

预后不一；由于视力丧失是永久性，因此预后取决于视神经损伤程度。如果早期发现且眼压得到充分控制，则通常预后良好；非洲裔美国人的预后较差。

十二、继发性开角型青光眼

【定义】

由多种局部或全身疾病导致的开角型青光眼。

【病因】

病因包括假性剥脱综合征（见第 8章）、色素播散综合征（见第 7 章）、葡萄膜炎、晶状体源性青光眼（见第 8 章）、眼内肿瘤、外伤和药物，以及上巩膜静脉压升高（眼眶肿物、甲状腺眼病、动静脉瘘、眼眶静脉曲张、上腔静脉综合征、Sturge-Weber 综合征、特发性）、视网膜疾病［视网膜脱离（Schwarz-Matsuo 综合征）、视网膜色素变性、Stickler 综合征］、全身疾病（垂体瘤、库欣综合征、甲状腺疾病、肾脏疾病）、术后（激光和外科手术）、葡萄膜炎 - 青光眼 - 前房积血综合征（见第 6 章）。

- 药源性：具体如下。
  - 类固醇：最为常见，可能由小梁网黏多糖增多所致。类固醇相关的眼压升高与药物效力和使用时间有关；30% 的人在局部使用类固醇 4～6 周后眼压升高，4% 的人眼压升高可超过 30mmHg；95% 的原发性开角型青光眼患者对类固醇有反应；在糖尿病、高度近视、结缔组织疾病或有青光眼家族史的患者中，类固醇反应的发生率增加。
  - 黏弹剂：在眼科手术中使用，可一过性堵塞小梁网（1～2 天）。
  - α- 糜蛋白酶：在白内障囊内摘除手术中使用，产生的悬韧带碎片可堵塞小梁网。
- 眼内肿瘤：由出血、房角新生血管、肿瘤直接侵犯房角导致，或者因肿瘤、炎症、红细胞等堵塞小梁网导致。
- 外伤性：具体如下。
  - 房角后退：若累及 2/3 以上的房角，

则 10% 的患者因房角结构瘢痕而发生青光眼（图 11-37）。

- 化学损伤：直接或间接（前列腺素、缺血引起）损伤对房角结构的毒性作用。

- 出血：红细胞、血影细胞（变性的红细胞）或吞噬了红细胞的巨噬细胞（溶血性青光眼）阻塞小梁网，在镰状细胞病患者中发生率增加。

- 铁质沉着症或铜质沉着症：眼内铁或铜质异物对房角结构的毒性作用。

- 葡萄膜炎：由炎性细胞、小梁炎症、小梁网瘢痕或房水黏度增加引起的房水外流受阻。

【症状】

无症状，可能有疼痛、畏光、视力下降。

【体征】

视力正常或下降，眼压升高，视神经凹陷，神经纤维层缺损，视野缺损；房角镜下可能见明显的 Schlemm 管内血流（因上巩膜静脉压力升高导致），或者潜在病因的其他体征。

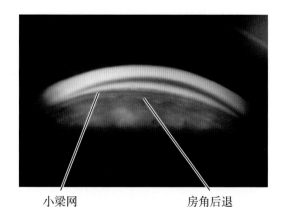

小梁网　　　　　房角后退

▲ 图 11-37　房角后退的房角镜检查，可见房角加深，伴清晰可见的睫状体蓝灰色表面

- 眼内肿瘤：虹膜肿物、局部虹膜隆起、前房积血、前房积脓、前房细胞和闪辉、假性前房积脓、白瞳症、节段性白内障、房角侵犯、巩膜外扩张、前哨浅层巩膜血管。

- 外伤性：前房细胞和前房闪辉；外伤的其他体征，包括前房或前部玻璃体内红细胞、房角后退、虹膜根部离断、睫状体脱离、括约肌撕裂、虹膜震颤、晶状体震颤、白内障、角膜血染、角膜瘢痕、巩膜苍白或缺血、眼内异物、虹膜异色、视网膜撕裂、脉络膜破裂等。

- 葡萄膜炎：睫状体充血，前房细胞和前房闪辉，角膜后沉着物，瞳孔缩小，周边前粘连、后粘连，虹膜异色，虹膜萎缩，虹膜结节，房角细小血管，角膜知觉减退，角膜水肿，角膜瘢痕，幻影血管，白内障，因房水生成减少所致的低眼压，黄斑囊样水肿。

【评估】

- 完善眼科病史和眼部检查，注意角膜、眼压、前房、房角镜、虹膜、晶状体和检眼镜的检查。

- 视野检查。

- 如果无法看清眼底，进行 B 超检查。

- 考虑使用超声生物显微镜检查评估房角和睫状体。

- 考虑使用眼眶 X 线或头部及眼眶 CT 以排除眼内异物。

- 考虑葡萄膜炎检查。

- 可能需要请内科或肿瘤科会诊。

处　理

- 处理高眼压，激光小梁成形术通常无效，可能需要小梁切除术或青光眼引流物植入以充分降低眼压。
- 治疗潜在疾病。

药源性

- 逐渐减少、改用或停用类固醇激素。
- 如果手术后第 1 天眼压＞30mmHg 且前房内无玻璃体，可考虑通过前房穿刺引流出黏弹剂。

眼内肿瘤

- 对肿瘤的放疗、化疗或手术治疗应由肿瘤专科医师进行。

外伤性

- 与出血相关、无法控制的眼压升高，可能需要通过前房冲洗或经平坦部玻璃体切割术来治疗。

葡萄膜炎

- 禁用毛果芸香碱或前列腺素类似物。
- 葡萄膜炎的治疗可局部使用睫状肌麻痹药（1% 环戊酸酯或 0.25% 东莨菪碱，每天 3 次）和局部类固醇［根据炎症程度可使用 1% 醋酸泼尼松龙、利美索龙（Vexol）、氯替泼诺或氟米龙，每天 1 次至每小时 1 次；应用类固醇时注意因类固醇反应或睫状体恢复正常房水分泌功能后引起的眼压升高；若存在类固醇反应，则应考虑类固醇的逐渐减量或替换］；类固醇激素对 Fuchs 异色性虹膜睫状体炎无效。
- 根据葡萄膜炎的病因，可能需要其他的治疗措施（见第 6 章）。

【预后】

由于常由慢性疾病所致，预后通常较原发性开角型青光眼差；预后取决于病因、视神经损伤程度，以及后续眼压控制情况；如果能够早期识别和治疗，药源性的患者预后较好。

十三、正常（低）眼压性青光眼

【定义】

有和原发性开角型青光眼相似的视神经和视野损害，但眼压正常（≤21mmHg）。

【流行病学】

在血管痉挛性疾病患者中的患病率较高，包括偏头痛、雷诺现象、缺血性血管疾病、自身免疫病、凝血障碍等；也和睡眠呼吸暂停病史、低血压（夜间系统性低血压）引起的视神经低灌注病史，或者血流动力学危象（休克、心肌梗死或大出血）病史相关。

【症状】

无症状，晚期可能有视力下降或视野缩小。

【体征】

视力正常或下降，眼压正常（≤21mmHg），视神经凹陷，视盘裂片状出血（较原发性开角型青光眼多见），视盘周萎缩灶，神经纤维层缺损，视野缺损（图 11-38）。

【鉴别诊断】

原发性开角型青光眼［未被识别的高眼压，或者由于角膜过薄引起的假性低眼压，如天生薄角膜或激光屈光校正术后（PRK、LASIK、SMILE）薄角膜］、继发性青光眼（类固醇源性，色素性或炎症后的耗竭型青光眼）、闭角型青光眼间歇期、视神经病变、视神经异常、青光眼睫状体炎危象（青光眼睫状体炎综合征）。

【评估】

- 完善眼科病史和眼部检查，注意角膜、眼压测量、前房、房角镜检查、虹膜、晶状体和检眼镜眼底检查。

- 视野检查。

- 测量角膜厚度。

- 考虑昼夜曲线描记（在 10～24h，每 2 小时测量 1 次眼压）和眼压描记。

- 考虑引起视神经病变的其他病因：若患者年龄＜60 岁、出现无明显诱因的视力下降、非典型青光眼的视野缺损、视野与视盘改变不相符、进展迅速、单侧或明显不对称起病或神经苍白区大于视杯凹陷，则可考虑色觉检查、实验室检查（CBC、ESR、VDRL、FTA-ABS 检查、ANA）、神经影像学检查或心血管评估。

处 理

- 局部青光眼药物的选择和用药顺序取决于诸多因素，包括患者年龄、眼压水平和控制情况、视神经凹陷和视野缺损的程度及进展。

- 每 6 个月进行随访，对患者进行完整的眼科检查和视野检查；如果情况稳定，则无须治疗，除非存在其他病情进展的危险因素(视盘出血、偏头痛病史或女性)；治疗目标是将眼压从基线降低 30%［结论来自多中心正常眼压性青光眼研究（Collaborative Normal Tension Glaucoma Study）］。

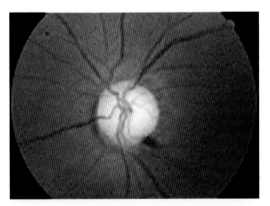

▲ 图 11-38　正常眼压性青光眼，可见视神经凹陷及视盘下方 5 点方向的裂片状出血

【预后】

较原发性开角型青光眼差。

第 12 章　视力、屈光手术与突发性视力丧失
Visual Acuity, Refractive Procedures, and Sudden Vision Loss

一、屈光不正

【定义】

进入眼睛的光线不能聚焦在视网膜上，导致成像模糊的一种状态。

- 非正视：非正视即屈光不正（包括近视、远视和散光）。
- 屈光参差：屈光参差指双眼屈光状态不一致，屈光度相差 2D 及以上（图 12-1）。
- 散光：散光指角膜的曲率在不同子午线上不一致或较少见的晶状体的曲率在不同子午线上不一致，导致光线经过眼屈光系统后无法形成一个焦点，而是两条焦线。若角膜在垂直子午线方向更陡峭，称为顺规散光；若在水平子午线方向更陡峭，称为逆规散光。散光还可分为规则散光（包括对称与不对称）与不规则散光。规则散光能被柱面透镜矫正。

- 正视：正视即没有屈光不正；光线能够聚焦在视网膜上，远视力不需要透镜矫正。
- 远视：远视指进入眼睛的光线形成的焦点在视网膜后。远视能被正球面透镜矫正。
- 近视：近视指来自远处物体的光线经过眼屈光系统后形成的焦点在视网膜前，而来自近处物体的光线经过眼屈光系统后形成的焦点在视网膜上。近视能被负球面透镜矫正。
- 老视：老视指晶状体调节能力随着年龄的增长而下降。老视症状一般在 40 岁左右出现，到 60 岁左右老视程度不再进展。正球面透镜（即双光眼镜的"近附加"）可用来解决老视症状。

【病因】

种族、遗传、环境因素；获得性。

- 散光：散光由角膜的曲率在不同子午线上不一致或较少见的晶状体的曲率在不同子午线上不一致导致。获得性散光可能由眼睑疾病（肿瘤、睑板腺囊肿、上睑下垂）、角膜疾病（翼状胬肉、角膜缘皮样囊肿、变性、扩张、手术）、晶状体疾病（白内障）与睫状

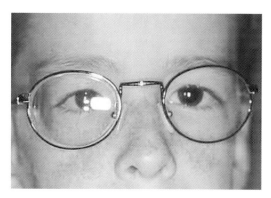

▲ 图 12-1　屈光参差，右眼高度近视（注意镜片的缩小效应），左眼远视（注意镜片的放大效应）

体疾病（肿瘤）引起。

- 远视：远视由角膜的屈光力太弱或眼轴太短导致。获得性远视可能由导致眼屈光力下降［晶状体改变（晶状体后脱位、无晶状体、糖尿病）、药物（氯喹、吩噻嗪、抗组胺药、苯二氮䓬类药物）、调节能力减弱（阿迪瞳孔、药物、创伤）、角膜变平坦（接触镜诱导）、眼内硅油填充］或有效眼轴缩短（中心性浆液性视网膜病变、球后肿物、脉络膜肿瘤）的疾病引起。

- 近视：近视由眼屈光力太强或眼轴太长导致。获得性近视可能是由导致眼屈光力增加［晶状体改变（糖尿病、半乳糖血症、尿毒症、白内障、前圆锥形晶状体、晶状体前脱位）、药物（磺胺类药物、缩瞳药）、调节过度、角膜变陡（圆锥角膜、先天性青光眼、接触镜诱导）］或有效眼轴增长（先天性青光眼、后巩膜葡萄肿、早产儿视网膜病变、巩膜扣带手术）的疾病引起。近视在暗环境中增加（夜间近视）。与获得性近视相关的环境因素包括近距离工作（仍有争议）与较少的户外活动时间。

- 老视：老视由晶状体弹性丧失或睫状肌肌力下降导致。过早老视可能与衰竭性疾病、白喉、肉毒中毒、汞中毒、头部损伤、动眼神经麻痹、阿迪瞳孔和镇静药有关。

【流行病学】

在婴儿期和幼儿期通常为远视眼，8—13 岁时远视度数下降，成年时大多数为正视眼。近视是世界上最常见的眼部异常，患病率为 23% 且仍在增加，而在亚洲近视患病率高达 90%。在美国屈光不正患者中，近视约占 50%，远视占 25%，其中 50% 的人带有一定程度的散光。远视与浅前房和窄房角有关，近视与格子样变性、视网膜脱离、青光眼、白内障和近视性变性有关（见第 10 章）。

【症状】

未佩戴矫正镜时视物模糊；近视表现为视远模糊而视近清晰，远视表现为视远及视近均模糊，老视表现为视近模糊而目标移远后变清晰。持续的调节［近视过矫或远视欠矫与过矫、集合不足或调节不足（甲状腺功能减退、贫血、妊娠、营养不良和慢性疾病）］会导致视疲劳（眼疲劳）。儿童和年轻人由于调节能力强，远视能够被完全代偿而无症状。

【体征】

通过针孔试验、佩戴框架眼镜或接触镜可以提高裸眼视力，远视者裸眼视力可能正常。

【鉴别诊断】

常规眼科检查以排除能够引起视力下降的其他疾病：弱视、球后视神经病变、其他视神经病变（中毒性、营养性）、非器质性（功能性）视力丧失、视杆细胞性全色盲、视锥细胞变性、无色素性视网膜色素变性、皮质盲。

【评估】

- 完整的眼部病史与检查，重点关注针孔视力（可将大多数中低度屈光不正患者视力提高至 20/25～20/30 水平）、主觉验光（未散瞳）、睫状肌麻痹验光（散瞳）、视网膜检影、瞳孔、角膜曲率、角膜、晶状体与检眼镜检查。

- 若疑似有不规则散光，可行潜视力测试、硬性接触镜试戴、角膜地形图或断层成像检查。

处 理

- 框架眼镜可以矫正除不规则散光以外的几乎所有屈光不正，是屈光不正的一线治疗手段。
- 接触镜（软性或硬性）；接触镜款式众多，几乎可以矫正所有的屈光不正；硬性接触镜可以矫正不规则散光。
- 可考虑屈光手术。
- 6—12 岁的儿童近视度数≥2D，并且过去 1 年近视度数增加≥0.5D 可考虑为期 2 年低浓度阿托品（0.01%）的使用 {能够延缓近视的进展并最大限度地减少停药后近视反弹［阿托品治疗近视（Atropine for the Treatment of Myopia, ATOM2）的研究结果］}。
- 近视进展迅速的儿童可考虑佩戴双焦眼镜。
- 增加儿童的户外活动时间，以减少近视的发生。

【预后】

除病理性近视外，预后良好（见第 10 章 ）。

二、屈光手术并发症

（一）眼内屈光手术

用于矫正中高度近视与远视。

1. 背驮式人工晶状体植入术

第二片植入的人工晶状体可插入睫状沟，用于矫正白内障或屈光性晶状体置换手术后出现的异常但低度数的屈光不正。以正视为目标的背驮式人工晶状体（图 12-2）屈光度是以 1.5 倍的远视误差或 1.2 倍的近视误差为标准计算。该人工晶状体材料应不同于眼内已有人工晶状体的材料（即丙烯酸与硅树脂），以减少光学区部位形成透镜间膜的风险。同时，该人工晶状体应为三片式向后成角设计、边缘圆滑、有足够的长度，以此防止晶状体与虹膜后表面的摩擦导致色素播散和虹膜损伤。

2. 屈光性晶状体置换术

摘除透明晶状体的无晶状体眼可以植入适当屈光度的人工晶状体来矫正屈光不正。这种方法的主要缺点是失去调节能力。由于人工晶状体植入状态的眼睛视网

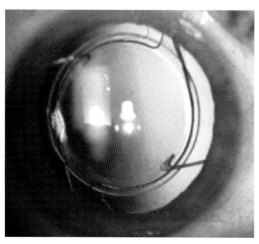

▲ 图 12-2　背驮式人工晶状体植入术后患者，可见两片中心对位良好的后房型人工晶状体

膜脱离的风险更高，用该术式矫正近视是有争议的；合并小眼球的远视眼行该术式可能出现脉络膜积液。

3. 有晶状体眼人工晶状体植入术

人工晶状体被置于前房、后房或固定在虹膜上（图 12-3 和图 12-4），光学区位于瞳孔中央。通常在术前或术中行周边虹膜切开术，以预防术后瞳孔阻滞型闭角型青光眼（见第 6 章）。

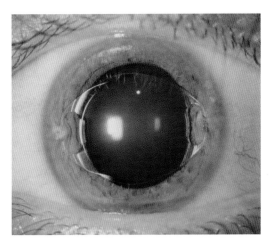

▲ 图 12-3　有晶状体眼人工晶状体植入术后患者，人工晶状体（**Verisyse**）位于前房，固定在虹膜的 **3** 点和 **9** 点位

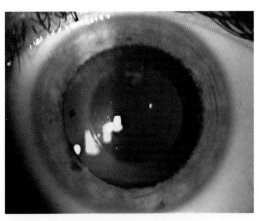

▲ 图 12-4　有晶状体眼人工晶状体植入术后患者，人工晶状体（**Visian ICL**）位于睫状沟

【症状】

术后可能有畏光、疼痛、视力下降、眩光和光晕。

【体征和并发症】

角膜水肿（内皮细胞丢失）、白内障、青光眼、瞳孔阻滞、虹膜睫状体炎和眼内炎，可能有残余屈光不正。其他与屈光性晶状体置换术相关的并发症包括后发性白内障、黄斑囊样水肿、视网膜脱离、脉络膜上腔出血、脉络膜积液、晶状体残留、虹膜损伤。背驮式人工晶状体植入术后可能会形成透镜间膜。

（二）角膜屈光手术

1. 非激光角膜屈光手术

(1) 放射状角膜切开术（radial keratotomy, RK）：RK 应用钻石刀在角膜上做放射状的深切口使角膜中央变平坦（图 12-5），可用于中低度近视的矫正。手术效果受到许多因素的影响，包括切口深度和数量、光学区直径大小、患者的年龄与性别、钻石刀的设计、手术者的经验。RK 联合散光性角膜切开术可用于近视合并散光的矫正。现 RK 在临床上已基本不用。

(2) 散光性角膜切开术（astigmatic keratotomy, AK）：AK 应用钻石刀或飞秒激光在角膜中周部陡峭子午线方向做直的或平行于角膜缘的弧形深切口（图 12-6），以使其变平坦，从而达到矫正角膜散光的目的。与 RK 一样，AK 手术效果取决于切口深度、切口长度、切口数量、光学区直径大小（通常为 7mm）、患者年龄、手术者的经验。需要注意的是，AK 的切口不应与 RK 的切口相交，并且切口弧长对

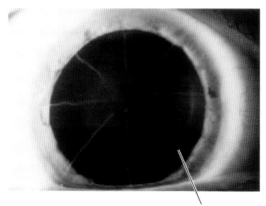

▲ 图 12-5　放射状角膜切开术术后患者，角膜上共 8 条放射状切口，深达角膜厚度的 90%～95%

放射状角膜切开术切口

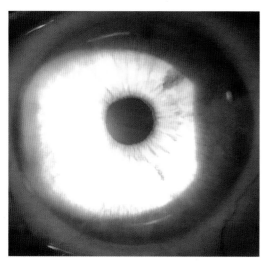

▲ 图 12-6　散光性角膜切开术术后患者，在垂直子午线方向角膜缘部位可见两条深达 90% 角膜厚度的激光切口

应的圆心角应＜90°。AK 可用于矫正穿透性角膜成形术后的中高度散光。

(3) 角膜缘 / 周边角膜松解切开术：角膜缘 / 周边角膜松解切开术的手术方式与散光性角膜切开术相似，通常与白内障手术联合，用于矫正低度散光。该术式用防护刀片在 10～11mm 直径光学区部位平行于角膜缘做 500～600μm 深的弧形切

口，达到矫正 1～2D 的散光的作用。松解切口可以在手术中完成，也可以在门诊完成。飞秒激光的出现使得松解切口的每一个参数都变得更加精准可控，同时使松解切口能够做得更深，做在更小的光学区直径（8～10mm）部位或角膜基质层内。建议在进行此手术前完善角膜地形图检查。

【症状】

术后可能出现的症状：视力下降（由欠矫、过矫或不规则散光引起）、视力波动、夜视力下降、光晕、眩光、星爆、重影、复视和异物感。

【体征】

角膜瘢痕、感染、角膜穿孔，可能有残余屈光不正、随时间推移发生屈光回退或进展。

激光角膜屈光手术：应用一种波长为 193nm 的紫外光消融角膜组织来达到矫正近视（中央消融）（图 12-7）、远视（周边消融）（图 12-8）、规则散光（椭圆形消融）、不规则散光（地形图引导下的消融）、减少高阶像差（波前像差引导下的消融）的目的。

- 准分子激光屈光性角膜切削术（photore-fractive keratectomy，PRK）：PRK 通过机械、化学、激光等方法去除角膜上皮后，用准分子激光消融角膜组织以重塑角膜基质。与准分子激光原位角膜磨镶术（laser in-situ keratomileusis，LASIK）相比，PRK 术后视力恢复周期更长，但对于中低度近视患者而言，PRK 与 LASIK 最

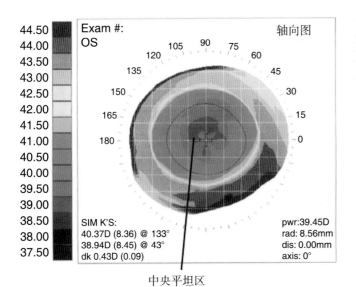

◀ 图 12-7 近视患者准分子激光原位角膜磨镶术术后的角膜地形图，中央蓝绿色平坦部分由激光消融角膜基质产生

中央平坦区

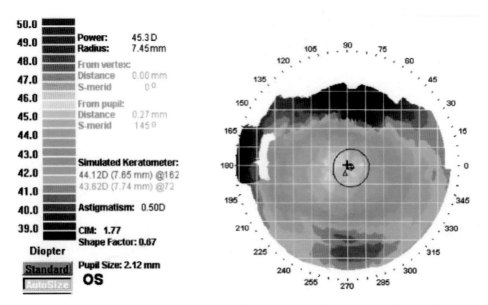

▲ 图 12-8 远视患者准分子激光原位角膜磨镶术术后的角膜地形图，中央黄绿色陡峭部分由激光消融周边角膜基质产生

终达到的视力效果相似。PRK 术后早期，由于角膜上皮缺损，患者会有明显的眼痛，而角膜上皮下雾状混浊会导致视力下降。

• 激光辅助的上皮下角膜切除术（laser-assisted subepithelial keratectomy，

LASEK）与上皮激光原位角膜磨镶术（epithelial-laser in-sity keratomileusis，epi-LASIK）：LASEK 与 epi-LASIK 将 PRK 与 LASIK 两种技术相结合，先使用酒精（LASEK）或机械上皮分离器（epi-LASIK）制作一个仅含角

膜上皮层的角膜瓣，并将其卷缩放置在一旁，然后用准分子激光对基质床进行消融，最后将角膜上皮瓣复位或切除。LASEK 与 epi-LASIK 结合了 PRK 与 LASIK 两种术式的优点，既减少了 PRK 术后眼痛及角膜上皮下雾状混浊的发生率，又避免了 LASIK 术后与角膜瓣相关的并发症。

- 准分子激光原位角膜磨镶术（laser in-situ keratomileusis，LASIK）：LASIK 将自动板层角膜成形术（automated lamellar keratoplasty，ALK）与 PRK 两种技术相结合。先应用微型角膜刀或飞秒激光制作一个包含角膜基质层的带蒂角膜瓣，然后在角膜瓣掀起后，用设置好的准分子激光消融下方的基质床，最后将角膜瓣放回原位。与 PRK 相比，LASIK 术后疼痛轻微且视力恢复快，但是存在发生角膜瓣相关并发症的风险。

- 飞秒激光小切口基质透镜取出术（small incision lenticule extraction，SMILE）：SMILE 应用飞秒激光在角膜基质层制作一个透镜，然后通过一个小切口将透镜取出。透镜分离与取出过程中需要小心仔细以避免切口撕裂、角膜帽穿孔或透镜残留。与 LASIK 相比，SMILE 避免了大切口、与角膜瓣相关的并发症。

【症状】

术后可能出现的症状：视力下降（由欠矫、过矫、不规则散光或角膜上皮下雾状混浊引起）、视力波动、夜视力下降、光晕、眩光、星爆、重影、复视、异物感、轻微疼痛等不适。

【体征】

角膜瘢痕、感染（图 12-11）、角膜扩张、中央中毒性角膜病变、偏心（由角膜地形图可见）、干眼，可能有残余屈光不正、不规则散光、随时间推移发生的屈光回退。其他与 LASIK 相关的并发症包括角膜瓣条纹（图 12-12 和图 12-13）、上皮植入（图 12-14）、角膜瓣损伤、弥漫性层间角膜炎（diffuse lamellar keratitis，DLK）（或称"撒哈拉沙漠"）（图 12-15）、流体综合征（interface fluid syndrome，IFS）〔或称压力诱导层间基质角膜炎（pressure-induced stromal keratopathy，PISK）：类固醇诱导的眼压升高导致角膜瓣与基质床交界面房水积聚并伴有基质混浊，导致近视漂移、角膜厚度增加以及眼压测量不准确〕。SMILE 手术过程中可能会发生基质透镜取出不完全（透镜残留）。表层消融手术（PRK 和 LASEK）可能在术后早期（由上皮愈合延迟引起）或晚期（≥3 个月，由切削过深与紫外线暴露引起）发生角膜上皮下雾状混浊（图 12-9 和图 12-10）。

2. 植入型角膜屈光手术

(1) 角膜基质内镶嵌术：角膜基质内镶嵌术（图 12-16）无须移除角膜组织，首先制作一个有一定厚度的角膜瓣（与 LASIK 类似）或层间空腔，将一片薄的类似接触镜的植入物植入角膜中央光学区基质层，从而达到矫正老视的目的。

(2) 基质内角膜环植入术（intrastromal

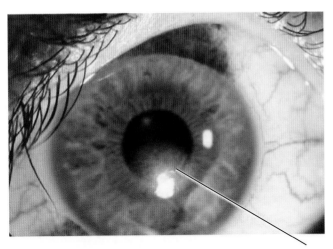

◀ 图 12-9 高度近视患者准分子激光屈光性角膜切削术术后 6 个月，在角膜中央可见轻微角膜上皮下雾状混浊

角膜上皮下雾状混浊

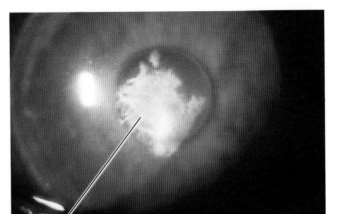

◀ 图 12-10 角膜植片准分子激光屈光性角膜切削术术后角膜中央角膜上皮下雾状混浊与瘢痕，致密程度（4⁺），图中 1～5 点位置可见角膜植片边缘，为白色线条状

角膜上皮下雾状混浊

corneal ring segments，Intacs）：Intacs（图 12-17）是在不切削不去除角膜中央光学区组织的情况下，将聚甲基丙烯酸甲酯材料的环段植入由手工或飞秒激光制作的位于视轴之外周边角膜约 2/3 角膜深度的隧道里，使角膜变平坦，达到矫正中低度近视的目的。该术式还被用于轻中度圆锥角膜的治疗，通过逆转或稳定圆锥，增加患者对接触镜的适配度，以及获得更好的框架眼镜矫正视力。

【症状】

术后可能会有视力下降（由欠矫、过矫或不规则散光引起）、视力波动、夜视力下降、光晕、眩光和异物感。

【体征】

植入物脱出、植入物偏心、感染、基质沉积（基质内角膜环植入术）、角膜瓣条纹（角膜基质内镶嵌术）、上皮植入（角膜基质内镶嵌术），可能有残余屈光不正。

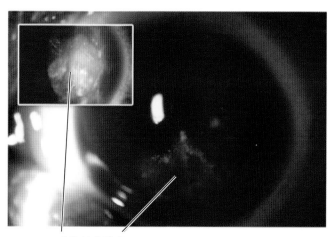

感染性角膜炎

◀ 图 12-11　准分子激光原位角膜磨镶术术后非典型的分枝杆菌角膜炎，在角膜瓣与基质交界面可见感染性角膜炎

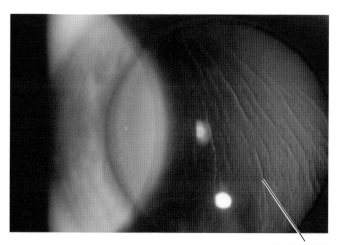

角膜瓣皱褶

◀ 图 12-12　准分子激光原位角膜磨镶术术后角膜瓣条纹，可见角膜瓣内纵行弯曲的皱褶

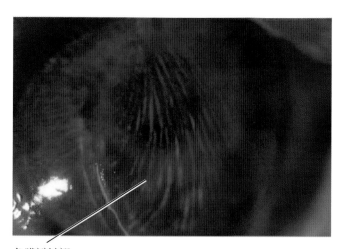

角膜瓣皱褶

◀ 图 12-13　与图 12-12 所示为同一患者，准分子激光原位角膜磨镶术术后角膜瓣条纹，在钴蓝光下可见局部荧光增强的弯曲条纹

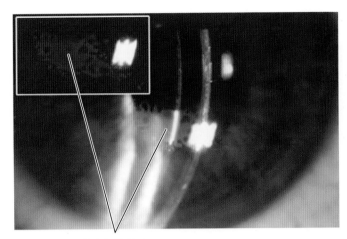

◀ 图 12-14　准分子激光原位角膜磨镶术后角膜瓣下方上皮植入，图中灰泥状伪足为植入角膜瓣交界面的上皮，左上方插图为上皮长入部分的透照图

上皮细胞植入

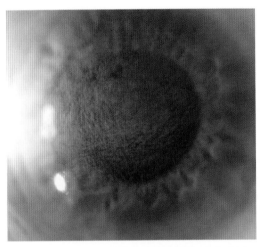

▲ 图 12-15　准分子激光原位角膜磨镶术术后 2 级弥漫性层间角膜炎或称"撒哈拉沙漠"，白色颗粒状的物质以波浪形分布在角膜瓣与基质交界面

3. 角膜热成形术

传导性角膜成形术：传导性角膜成形术应用一个带有 450μm 针的手持接触式探头直接将射频能量以环形模式传递到视轴以外的角膜周边区域，使周边角膜胶原组织发生收缩致中央角膜变陡峭，从而达到治疗中低度远视的目的。作用点的数量（8～32 个）决定了中央角膜的陡峭程度（图 12-18）。现传导性角膜成形术在临床

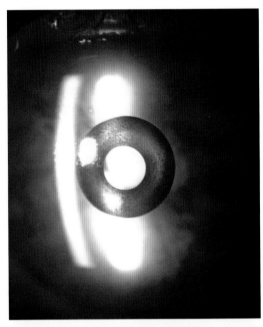

▲ 图 12-16　KAMRA 角膜环镶嵌术后，可见环状透明针孔设计的 KAMRA 角膜环位于角膜中央视轴上

上已基本不用。

【症状】

术后可能有眼痛、异物感、视力下降（由不规则散光、屈光回退造成）、眩光、光晕。

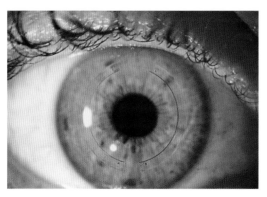

▲ 图 12-17 Intacs（基质内角膜环植入术）术后，可见两个植入物很好地置于角膜内

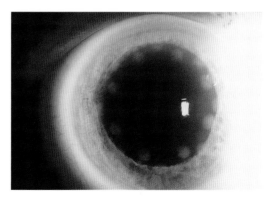

▲ 图 12-18 角膜热成形术后患者，在瞳孔边缘可见白色不透明作用点，双环交错排列，每个环 8 个作用点

【体征】

作用部位角膜瘢痕，随时间推移发生屈光回退，可能有残余屈光不正。

三、屈光手术并发症：评估与管理

【评估】

- 完整的眼部病史与检查，重点关注视力、主觉验光、睫状肌麻痹验光、瞳孔直径、角膜曲率、泪膜、角膜、晶状体、直接检眼镜检查。
- 角膜地形图或断层成像。
- 疑似有不规则散光可考虑硬性角膜接触镜试戴。

处　理

- 除非患者有症状或视力下降，否则不建议治疗。治疗方式的选择取决于屈光手术的类型。
- 欠矫或过矫：调整局部用药方案，佩戴框架眼镜或接触镜；若保守治疗失败，待角膜恢复稳定后可考虑二次加强手术。具体的治疗方案必须根据患者个性化定制，并且应该由角膜或屈光专家执行，已超出本书范围。
- 感染性角膜炎：掀起角膜瓣，取样培养；应用局部抗感染药物（见第 5 章）；可能需要去除角膜瓣。
- 角膜扩张：佩戴框架眼镜或硬性透气性角膜接触镜，可考虑核黄素角膜胶原交联术或 Intacs，可能需要行穿透性角膜移植术。
- 中央中毒性角膜病变：观察，混浊消退后可能需要远视加强治疗。
- 偏心或不规则散光：试戴硬性接触镜，在波前像差或地形图引导下进行二次加强手术。

- 光晕、眩光和星爆：考虑局部使用缩瞳药（0.5%～1% 毛果芸香碱）或溴莫尼定（0.15% Alphagan-P），每天 1～2 次；佩戴偏光太阳镜；增大治疗光学区行二次手术。

- 干眼：局部使用人工泪液，严重时每小时 1 次；可考虑泪小点栓塞术；局部使用 0.05% 环孢素或 5% 利福舒特，每天 2 次；鼻内神经刺激；由于角膜表面不规则，可能需要佩戴绷带镜。

- 疼痛（表层切削手术）：佩戴绷带镜，局部使用非甾体抗炎药，可考虑局部使用稀释麻醉药、口服镇痛药［维柯丁、哌替啶、酮咯酸（首次剂量 20mg，然后每 4～6 小时 10mg）、加巴喷丁（100mg，每天 3 次，持续 3 天）或普瑞巴林（75mg，每天 3 次，持续 5 天）、舒马曲坦（100mg，服用 1 次）］、口服类固醇药物（泼尼松，首次剂量 80mg，每天减量 20mg，每天 1 次，持续 4 天］，可在激光消融后立即用冷藏或冷冻的水杨酸铋溶液冲洗 30s。

- 角膜上皮下雾状混浊（表层切削手术）：术后 1～3 个月禁用类固醇类滴眼液；术后 1 个月口服维生素 C 500mg，每天 2 次；佩戴太阳镜减少紫外线照射；可在激光消融后立即局部 0.02% 丝裂霉素作用 12～30s。对于已经存在的混浊，可局部加用类固醇类滴眼液或采用准分子激光治疗性角膜切削术联合丝裂霉素与冷冻保存羊膜（PROKERA）覆盖。

- 上皮植入：掀起角膜瓣，刮除角膜瓣下及基质床表面植入的角膜上皮；可考虑缝合角膜瓣；钕：钇 - 铝石榴子石激光治疗。

- 弥漫性板层角膜炎：1～2 级 DLK 可局部频繁使用类固醇激素滴眼液，每小时 1 次起始；3～4 级 DLK 需要掀起角膜瓣后冲洗基质床以去除炎症碎屑；可考虑口服激素冲击治疗。

- 角膜瓣条纹：将角膜瓣掀起，重新复位，然后拉伸平整；可能需要去除角膜上皮，以及缝合角膜瓣；可用温热海绵棒加热角膜瓣。术后第 1 天，角膜瓣条纹通常可在裂隙灯下通过按摩或拉伸去除。

- 界面流体综合征：停用局部类固醇滴眼液，可能需要用局部降眼压药物治疗高眼压（见第 11 章）。

- 基质透镜残留：取出残留透镜。

【预后】

通常良好，取决于特殊的手术技巧和并发症的情况。远视治疗易随时间而逐渐回退。

四、椎基底动脉供血不足（椎基底动脉粥样硬化血栓性疾病）

【定义】

椎基底动脉（后段）循环构成脑干、

小脑和枕叶皮质的动脉供应。流向这些区域的血流因损伤而表现为许多症状。该血管区域的短暂性脑缺血发作被称为椎基底动脉供血不足（vertebrobasilar insufficiency，VBI）。

【病因】

血栓、栓子、高血压、心律失常、动脉夹层、高凝状态和锁骨下动脉盗血综合征。大约 1/4 的脑卒中和 TIA 发生在椎基底动脉分布区。MRI 研究表明，40% 的椎基底动脉 TIA 患者伴有脑干梗死。

【流行病学】

男性居多（2∶1），中老年人多见，多为 70—80 岁。

【症状】

眩晕是椎基底动脉供血不足的主要表现。此外，双眼暂时性视物模糊或变暗（数秒至数分钟）、眩光（闪光）、复视、单侧无力、感觉丧失、共济失调、眼球震颤、面部麻木、构音障碍、声音嘶哑、吞咽困难、听力损失和眩晕，可伴有跌倒发作（晕厥）史。

【体征】

通常无症状；可伴有小的、旁中心、一致、同侧的视野缺损。

【鉴别诊断】

一过性黑矇、偏头痛、视盘水肿、颞动脉炎、迷路炎、前庭神经元炎、良性阵发性位置性眩晕。

【评估】

- 完善眼部病史，注意发作特征（单眼或双眼、其他症状、频率、持续时间等）、神经系统检查和眼部检查，注意眼球运动、瞳孔和检眼镜眼底检查。
- 视野检查。
- 实验室检查：CBC、ESR 和血糖（低血糖）。
- 血压。
- 头部和眼眶 MRI。
- 颈椎 X 线（颈椎病）。
- 请内科会诊，进行完整心血管评估，包括 ECG、超声心动图、颈动脉和椎动脉的双重扫描和多普勒扫描。
- 请神经科会诊。

处 理

- 通常无有效的治疗方法。
- 阿司匹林（325mg，口服，每天 1 次）。
- 可能需要长期抗凝。
- 治疗潜在病因。

【预后】

通常不良。

五、偏头痛

【定义】

一种神经系统综合征，以持续 4～72h 的反复发作为特征，通常伴有单侧搏动性中度至重度头痛、知觉改变、胃肠道症状和情绪障碍。五个阶段：临床前驱症状（在其他症状之前 24～72h 出现先兆症状）、先兆（短暂性神经系统症状，常为视觉性）、头痛、消退和恢复。偏头痛通常分为以下几类：无先兆、有先兆、变异型和复杂型。根据国际头痛学会（第 2 版）（IHS-2），偏头痛分为以下类型。

- 无先兆偏头痛（80%）：最常见的偏头痛，头痛前可无或出现情绪波动（亢奋、过度兴奋、渴望食物、易怒、烦躁、抑郁、压抑感）、过度精力、疲劳、频繁打哈欠和胃肠道紊乱（厌食、恶心和呕吐）。

- 有先兆偏头痛：先兆（暂时性神经系统症状）5~20min 逐渐形成，并持续不超过 60min；最常见的视觉改变（双侧）包括闪光、锯齿样亮线、扩散暗点、管状视野、视物变小、视物模糊和垂直性视野缺损，也可能是眩晕、知觉或运动障碍、昏厥、意识模糊或可能出现幻听。头痛、恶心、畏光、畏声、呕吐、易怒和不适通常会在 1h 后或 1h 内出现，其他症状包括腹泻、眩晕、震颤、出汗和寒战。亚型包括以下类型。

  - 伴典型先兆的偏头痛性头痛（15%~20%）："经典"偏头痛；先兆持续<1h。

  - 伴典型先兆的非偏头痛性头痛：头痛不满足偏头痛的标准。

  - 典型先兆不伴头痛（5%）：非头痛性偏头痛，先兆症状无头痛（常为视觉先兆）。常发生于有经典偏头痛病史的老年人，25% 有偏头痛家族史。

  - 偏瘫性偏头痛：家族性或散发性。少见。单侧运动无力或部分瘫痪。

  - 基底型偏头痛（Bickerstaff 综合征）：先兆类似椎基底动脉供血不足，伴有脑干或双侧枕叶症状（即失明、复视、眩晕、言语或协调困难）。少见，通常发生在少女和年轻女性身上。

- 儿童周期性偏头痛综合征：儿童反复发作的具有偏头痛前兆特征的疾病，包括周期性呕吐［恶心和呕吐反复发作（5 天内至少 5 次）］、腹型偏头痛（中腹部腹痛反复发作长达 72h，并伴有恶心、呕吐、厌食或脸色苍白）和良性儿童期发作性眩晕（反复发作的眩晕，通常伴有呕吐或眼球震颤）。

- 视网膜性偏头痛："眼部"偏头痛，少见，由视网膜或视神经缺血引起的持续数分钟至 1h 的单眼盲点或视力丧失。

- 偏头痛并发症：包括慢性偏头痛（1 个月内头痛>15 天）、偏头痛持续状态（接受治疗后头痛仍持续>72h，其间可有短于 4h 的缓解期）、无梗死的持续先兆（先兆持续>72h）、偏头痛性梗死（偏头痛期间的脑卒中或伴有相应的神经影像学病变的神经功能缺损持续>1 周）和偏头痛诱发的癫痫发作（"偏瘫"，偏头痛刚发生时或期间的癫痫发作）。

【病因】

病因虽尚未完全阐明，越来越多的循证医学证据表明神经源性肽在偏头痛形成中的关键作用，如大脑中的 5- 羟色胺和多巴胺。这些血管活性神经肽刺激炎症反应、释放内皮细胞、肥大细胞和血小板，产生血管舒张和血管周围反应。偏头痛患者对头痛的易感性是由大脑皮质，尤其是枕部区域的过度兴奋的状态引起的。先兆是由皮质扩散抑制（神经元兴奋波，随后血管收缩和扩张从而产生抑制）引起的，头痛是由神经化学物质释放引起炎症和血管扩张引起的。多巴胺刺激也可能起作用，尤其是在先兆症状中。5-羟色胺受体（serotonin receptor，5-HT）被认为是头痛通路中最重要的受体。

【流行病学】

美国女性患病率约为 18%，男性患病率约为 6%。可发生于任何年龄；70% 有偏头痛家族史，常有晕动症病史。通常由食物、酒精、咖啡因戒断、药物（硝酸甘油、利血平、肼屈嗪、雷尼替丁、雌激素）、激素变化（月经、排卵、口服避孕药、激素替代）、睡眠改变、劳累、压力、疲劳、头部外伤（还有禁食、强烈气味、闪烁灯光、炫光、烟雾缭绕或嘈杂的环境、海拔高度和天气变化）。与癫痫、家族性血脂异常、Tourette 综合征、遗传性特发性震颤、缺血性脑卒中、孤立性中枢性神经麻痹（第Ⅲ对、第Ⅳ对、第Ⅵ对和第Ⅶ对脑神经和特发性感音神经性听力损失）、抑郁症、哮喘、卵圆孔未闭有关。偏头痛通常表现出母系遗传，并且在线粒体疾病患者中更常见。家族性偏瘫偏头痛现已被定位到染色体 19p13 和 1q。

【症状】

可伴有先驱症状、先兆、头痛或其他神经系统、胃肠道或情绪症状。

【体征】

通常无症状，可有视野缺损、中枢神经麻痹或其他神经系统缺陷。

【鉴别诊断】

- 严重性疾病：脑膜炎、蛛网膜下腔出血、颞动脉炎、恶性高血压、颅内肿瘤、动静脉畸形、椎基底动脉供血不足、动脉瘤、硬膜下血肿、短暂性脑缺血发作、枕叶或颞叶癫痫、脑血管意外。
- 其他：紧张性或丛集性头痛、三叉神经痛、颞下颌关节综合征、颈椎病、眼带状疱疹、鼻窦或牙齿病变、葡萄膜炎、闭角型青光眼、腰椎穿刺后、非器质性、咖啡因戒断、一氧化碳吸入和亚硝酸盐暴露。

【评估】

- 完整眼科病史，注意发作特征（如诱发因素、频率、持续时间、相关症状）、神经系统检查和眼科检查，注意眼球运动、瞳孔、眼压测量和检眼镜眼底检查。
- 视野检查。
- 测量血压和体温。
- 对疑似脑膜炎患者进行腰椎穿刺。
- 复杂偏头痛或伴有神经功能缺损的偏头痛考虑神经影像学检查。
- 医学咨询或请神经科会诊。

处 理

- 在黑暗、安静的房间里休息。

- 缓解疼痛：非甾体抗炎药（阿司匹林 325～500mg，口服；或者布洛芬 600mg，口服，每天 1 次）、曲坦类药物［舒马曲坦（Imitrex）、利扎曲坦（Maxalt）、佐米曲坦（Zomig）］、麦角生物碱（麦角胺在先兆或头痛发作时口服 1～3mg，1 片；15～20min 后再服用 1 片）或双氢麦角胺（Migranal）、阿片类药物（可待因、羟考酮）。曲坦类和麦角类是血管收缩药，不应用于复杂的偏头痛。在症状出现时和 30min 后可双眼滴 0.5% 噻吗洛尔 1 次。
- 使用止吐药。
- 预防：避免触发因素和诱发因素（食物、酒精、压力）、减轻压力、调节睡眠和膳食、锻炼；生物反馈和肌肉松弛训练；β受体拮抗药（普萘洛尔 20～40mg，口服，每天 2～3 次）、三环类抗抑郁药（阿米替林 25～75mg，口服，每天 1～2 次）、钙通道阻滞药（硝苯地平 10～40mg，口服；或者维拉帕米 80mg，口服，每天 3 次）；使用抗癫痫药［丙戊酸（Depakote）（500～1000mg，口服，每天 1 次）、托吡酯（Topamax）（30～100mg，口服，每天 1 次）、加巴喷丁］或肉毒杆菌毒素，头皮和太阳穴皮下注射。
- 治疗应由内科医生或神经科医生监测。

【预后】

较好。

六、集合不足

【定义】

近距离注视时融像性集合降低，集合近点远移，调节性集合 / 调节（AC/A）降低。

【病因】

特发性为主，可为神经源性。可由药物、外伤和框架眼镜棱镜效应（底向外的三棱镜效应）引起。

【流行病学】

患病率为 2%～8%，发病率随年龄增长而增加；常见于青少年和年轻人；10 岁前较少见；女性略多。视疲劳的主要原因之一，焦虑、疾病、睡眠缺乏可加剧其症状。常伴随视近的外隐斜或间歇性外斜视。

【症状】

视疲劳，复视，视物模糊，头痛，阅读障碍。

【体征】

不能维持视近的双眼融合（患者阅读时喜闭一眼以减轻视疲劳症状），集合近点远移，近距离注视时融像性集合幅度降低，视近伴有外隐斜（长时间阅读后更明显）。

【鉴别诊断】

老视、屈光不正（未矫正的远视、过矫的近视）、调节不足。

【评估】

完善眼部病史和眼部检查，显然验光和睫状肌麻痹验光。眼球运动功能检查（遮盖与交替遮盖试验，近距外隐斜）。调节近点（正常值：5～10cm；异常值：10～30cm）。融像性集合幅度（正常值：30～35PD；异常值：<20PD）。4PD三棱镜底向内试验（鉴别集合不足与调节不足）。

处 理

- 矫正屈光不正（远视欠矫，近视足矫）。

- 视知觉训练：笔尖训练以提高融像性集合（将铅笔置于一臂长处，眼睛注视目标并缓慢移近；当出现复视即刻停止，将铅笔移远再重复训练，直至在不出现复视的情况下将铅笔移动更近）。使用底向外的三棱镜（增加三棱镜度数直到模糊点，通常为4～6PD，继续增加三棱镜度数达到破裂点，如此反复）。训练需重复15次，每天5次；也可使用同视机训练。

- 若视知觉训练未能改善患者的症状，可考虑底向内的附加三棱镜。

- 需双眼内直肌截除术者较为少见。

【预后】

通常较好，近距外斜度数可能增加。

七、调节过度（调节痉挛）

【定义】

过度的调节功能（对焦）；近反射三联征痉挛：过度的调节、过度的集合和瞳孔缩小。

【病因】

常见于压力或长时间的近距离阅读。

【症状】

视远模糊，头痛，偏头痛，视近疲劳，可伴有复视。

【体征】

异常的调节近点，瞳孔缩小和正常的调节幅度；睫状肌麻痹后可减轻症状；睫状肌麻痹后暴露出更高的远视度数。

【鉴别诊断】

虹膜睫状体炎、未矫正的屈光不正（常为远视，也可为散光和近视）、假性近视（系统性疾病导致的获得性近视、药物、晶状体前移）。

【评估】

完善眼部病史和眼部检查（包括显然验光和睫状肌麻痹验光、瞳孔大小和眼球运动功能检查）。

处 理

- 必要时停用其他药物。

- 矫正屈光不正，视近存在内斜视可考虑近附加。

- 使用睫状肌麻痹药以解除痉挛
  （0.25% 东莨菪碱，每天 1～4 次，
  必要时使用）。
- 指导患者在长时间近距离用眼后
  注视远处。

【预后】

良好。

八、功能性视力丧失

【定义】

无器质性疾病引起的视力下降。

- 伪盲：为了二次利益而捏造疾病的存
  在或程度。
- 癔症：潜意识地表达症状（无意识）。

【流行病学】

20% 患者可同时伴有器质性疾病。伪
盲通常与经济纠纷挂钩（如法律诉讼和保
险赔偿）。

【症状】

视觉质量下降（单眼或双眼视力，症
状程度常含糊不清），复视，视物变形，
幻视。

【体征】

视力下降（20/20 下降至无光感），视
野异常（重复性较差或有特征性改变）；
可伴有自主性眼球震颤，注视麻痹及眼睑
痉挛。伪盲患者通常不配合，情绪激进，
癔症患者可配合，但通常冷淡；其他常规
眼部检查（尤其瞳孔、视动性眼球震颤、
眼底评估）。

【鉴别诊断】

功能性视力下降是排除性诊断；必
须排除器质性疾病，如弱视、早期圆锥角
膜、前基底角膜营养不良、早期白内障、
中央性浆液性视网膜病变、早期 Stargardt
病、无色素性视网膜色素变性、色盲、椎
体变性、球后视神经炎、视神经病变、中
枢性盲。

【评估】

- 完善眼部病史和眼部检查，尤其关注
  视觉质量（远视力和近视力，单眼视
  力和双眼视力，不同距离视力，雾
  视，戴红绿色眼镜双色试验或 Worth4
  点检查，三棱镜分离试验，立体视，
  惊吓反射，本体感觉，签名，镜像
  跟踪，视动性眼球震颤）、检影验光、
  眼球运动、瞳孔、眼底检查。
- 视野检查（单眼和双眼视野）；注意管
  状视野、螺旋形视野和交叉等视线。
- 角膜地形图检查。
- 在疑难病例或无法证明正常的视力和
  视野时，可考虑视网膜电图、视觉诱
  发电位、荧光素血管造影或神经影像
  学检查。

处 理

- 安慰患者。
- 在诊室内局部用药并重复测试
  （尤其是儿童）。
- 可考虑几周后重复相关检查。
- 通常不需要精神科会诊。

【预后】

多达 30% 患者无改善。

九、短暂性视力丧失

【定义】

因缺血引起的单眼短暂性视力损伤。为短暂性脑缺血发作的一种，又称为短暂性单眼盲、一过性黑矇。

【病因】

通常由颈动脉栓塞或心脏瓣膜疾病引起，也由心律失常、凝血障碍、高黏血症、血管痉挛、低血压和罕见的眼眶肿块引起。

【症状】

单眼、短期、可逆的变暗或视力丧失（通常为 2～5min）。

【体征】

通常没有，视网膜血管中可能有可见的栓子。

【鉴别诊断】

椎基底动脉供血不足、偏头痛、颞动脉炎、视盘水肿、假性视盘水肿（视神经玻璃膜疣）。

【评估】

- 完整眼科病史，注意视力丧失的特征（如单眼或双侧、其他症状、频率、持续时间），神经系统检查，并注意瞳孔和检眼镜眼底检查。
- 视野检查。
- 请内科会诊，进行完整的心血管评估，包括 ECG、超声心动图和颈动脉多普勒研究。

处 理

- 阿司匹林（325mg，口服，每天 1 次）。
- 治疗潜在病因。

【预后】

取决于病因，1 年内发生心脑血管疾病风险率为 2%。

十、弱视

【定义】

无器质性病变正常眼出现的单眼或双眼的最佳矫正视力下降称为弱视。基于视力分为轻度弱视（视力优于 20/40），中度弱视（20/40～20/80）和重度弱视（20/100～20/400）。

【病因】

由视觉发育过程中（一般到 6—8 岁）视觉刺激下降或异常的双眼视引起。

- 斜视性弱视：最常见的弱视类型；为了避免复视和视觉混淆的发生，斜视眼视觉刺激被抑制。
- 屈光性弱视：具体如下。
  - 屈光参差性：由于两眼不对称，未矫正的屈光不正而引起的物象离焦；通常近视性屈光参差>3D，远视性屈光参差>1D，散光性屈光参差>1.5D。可同时伴有斜视性弱视。

- 屈光不正性：由于两眼对称，较高的未矫正的屈光不正引起的双眼弱视，通常近视＞8D，远视＞5D，散光＞2.5D。
- 形觉剥夺性弱视：不常见；常见于先天性或获得性视觉损伤，如白内障、角膜混浊、上睑下垂；常引起严重视力下降。遮盖性弱视（反转性弱视）是非常少见的形觉剥夺性弱视之一，常由过量的弱视治疗引起，多为暂时、可逆。

【流行病学】

总人群患病率约为 2%。发育迟缓、早产、眼外伤和家族史可增加弱视的风险，斜视性弱视和屈光参差性弱视占比超过 90%，屈光不正性弱视和形觉剥夺性弱视少见，各占 1%～2%。

【症状】

不同程度的视觉损伤。

【体征】

视力下降，单视标下视力偏好（拥挤现象：当多视标并列呈现时无法分别各视标），中度滤光片下视力更稳定（斜视性弱视为主），对比敏感度下降，立体视下降，可伴有斜视，眼球震颤，上睑下垂，白内障，角膜混浊，轻度相对性传入性瞳孔障碍。

【鉴别诊断】

功能性视力损伤、视网膜或视神经疾病。

【评估】

- 完善眼部病史和眼部检查，尤其关注眼病史、外伤史、手术史、治疗史（戴镜史、遮盖史或药物治疗史）
- 综合眼部检查：中度滤光片和单视标下视力、睫状肌麻痹验光、检影验光、对比敏感度、立体视、瞳孔、眼球运动、眼睑、角膜、晶状体和眼底检查。3 岁以下的儿童精准诊断较为困难。
- 视网膜和视神经的影像学检查可排除器质性病因。

处　理

- 治疗目的：通过去除视觉输入障碍和提高弱视眼的视觉刺激，实现视觉功能改善。
- 治疗形觉剥夺因素［如白内障摘除术（2 月龄前）及矫治上睑下垂］等。
- 矫正屈光不正：重度的屈光参差性弱视可考虑激光角膜屈光手术矫正视力。
- 对儿童非弱视眼全天 / 部分的遮盖治疗（每年复诊时前 1 周不建议全天遮盖，以避免遮盖性弱视的检出）。双眼均可交替注视，双眼视力接近即为治疗的终点。3—6 月龄依从性较好的患者若全天遮盖后视力仍未提高，则建议先暂停遮盖排除眼部其他病变。可维持或减少遮盖量以维持视力水平。其他遮盖的替代选择包括不透明的隐形眼镜、眼镜压抑膜或遮盖片、眼镜片贴胶带或涂抹指甲油。

- 压抑疗法（通常为 0.5% 或 1% 的阿托品眼膏）以模糊健康眼的近视力，也可以光学压抑，通过正镜过矫的眼镜、隐形眼镜或较高度数的双光镜片来实现。压抑疗法用于轻度至中度弱视，可与遮盖疗法联合使用或代替遮盖疗法，以提高依从性。
- 如果存在严重弱视，可选用聚碳酸酯镜片的护目镜以保护对侧眼，因为非弱视眼的视力受损风险会增加，通常可由外伤引起。
- 弱视治疗后再考虑进行斜视手术。

【预后】

取决于弱视的严重程度和持续时间、开始治疗的年龄（年龄越小，效果越好）、治疗的依从性和弱视的类型（形觉剥夺性弱视和屈光参差性弱视预后较差，斜视性弱视预后最好）。77% 的弱视患者通过单纯的屈光矫正能提升视力。遮盖治疗 1 年后的成功率为 73%。弱视治疗研究（Amblyopia Treatment Studies，ATS）表明，对于 3—7 岁的儿童，每天 6h 遮盖与全天遮盖对重度弱视的效果相当，每天 2h 的遮盖与每天 6h 或每周 2 次阿托品压抑治疗对中度弱视的效果相当。对于 7—12 岁的儿童，即使之前已有弱视治疗史，每天 2~6h 的遮盖治疗和阿托品压抑治疗也可以改善弱视。对于 13—17 岁的儿童，每天 2~6h 的遮盖治疗可能会改善以前未治疗过的弱视。<6 岁儿童的遮盖治疗效果优于 >6 岁儿童。治疗成功后，在停止遮盖治疗后的第 1 年内，弱视复发率为 25%（大部分在 6 个月内），多见于 <10 岁儿童、斜视性弱视、突然停止治疗和未逐渐遮盖减量。3 年后的复发率可高达 53%。

十一、皮质盲

【定义】

皮质盲（皮质性视觉障碍），一种双侧失明的罕见综合征，由枕叶广泛损伤引起，但瞳孔光反射正常。

【病因】

脑血管意外（双侧枕叶梗死），很少见于肿瘤。

【症状】

完全的视力丧失；罕见的失明否认症（Anton 综合征），视幻觉。

【体征】

除双眼无光感患者外，均需进行眼科常规检查（包括瞳孔反应）；可伴有 Riddoch 现象（感知动态而非静态物体的能力）和"盲视"（对物体的运动及其周围的环境变化有反应）。

【鉴别诊断】

功能性视力丧失。

【评估】

- 完整眼科病史、神经系统检查和眼科检查，注意视力、瞳孔和检眼镜眼底检查。

- 头颅和眼眶 CT 或 MRI。
- 请神经科会诊。

处 理

- 无特殊治疗。
- 潜在病因治疗。

【预后】

较差。

十二、视路病变

【定义】

从视神经到枕叶的任何视觉通路的视路病变（见第 11 章）。

【病因】

最常见于血管性或肿瘤性，也可由外伤、感染、多发性硬化症、结节病和其他罕见原因引起。

【症状】

无症状或可有视力下降或视野缺损。

【体征】

视力正常或下降，视野缺损［通常是偏盲或象限盲（图 12-19 和图 12-20）］；可能有相对性传入性瞳孔障碍（若病变位于视交叉之前）；可能有相关的内分泌异常或其他神经系统缺陷。

【鉴别诊断】

一过性黑矇、偏头痛、颞动脉炎、椎基底动脉供血不足、功能性视力丧失。

【评估】

- 完整眼科病史、神经系统检查和眼科

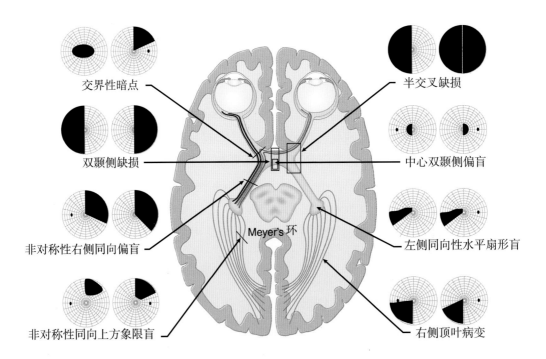

▲ 图 12-19　视觉通路及相应的视野缺损

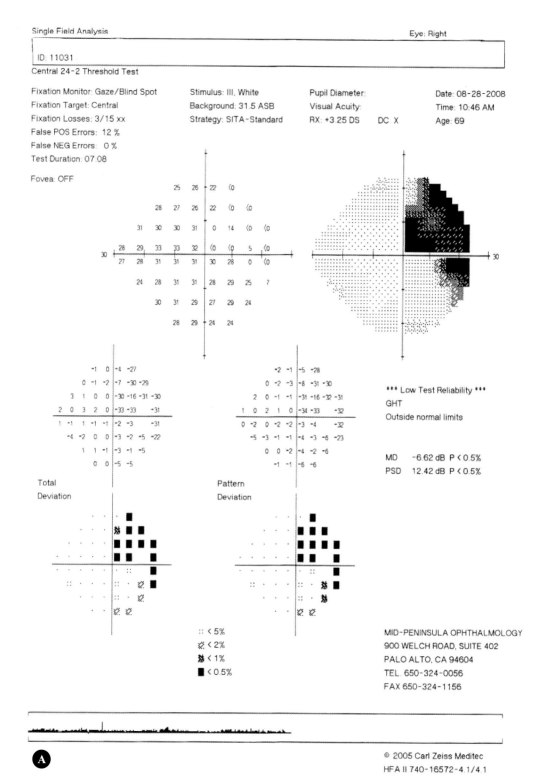

▲ 图 12-20　脑卒中患者 **Humphrey** 视野检查结果，表现为非对称性右侧同向偏盲性视野缺损，上方更密集

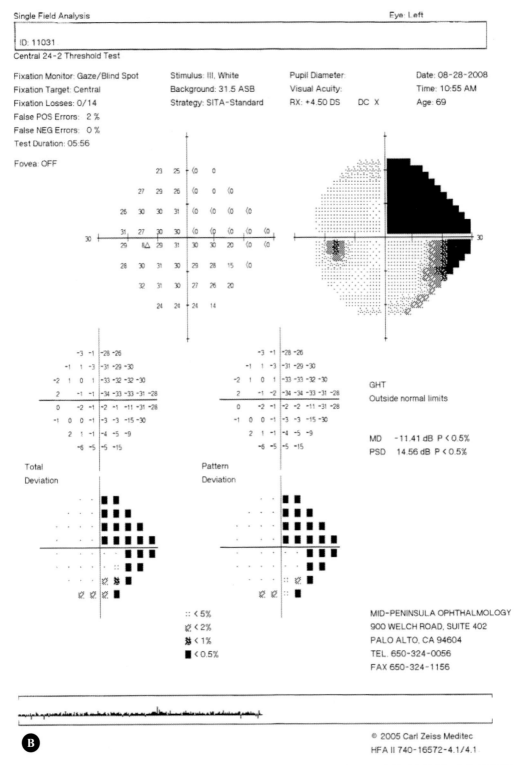

▲ 图 12-20（续） 脑卒中患者 Humphrey 视野检查结果，表现为非对称性右侧同向偏盲性视野缺损，上方更密集

检查，注意视力、瞳孔和检眼镜眼底
检查。

- 检查视野（视野缺损有助于定位受累
  区域）。
- 头部和眼眶 CT 或 MRI。
- 请神经科会诊。

处　理

对症治疗。

【预后】

通常较差，但取决于病因。

附 录
Appendix

附录 A 眼科病史采集和检查

（一）病史

与所有诊疗行为一样，完整的病史采集是初步评估的首要步骤。与全身疾病的病史采集要素基本类似，但眼科病史采集更关注于视觉系统。

- 主诉。
- 现病史。
- 眼部既往史。
- 眼部用药情况。
- 既往病史和手术史。
- 全身用药史。
- 过敏史。
- 家族史。
- 社会生活史。
- 系统回顾。

（二）眼部检查

眼科检查有其特殊性，因为检查者可以直接观察大部分眼部病变。但若要进行全面的检查，专科仪器设备是必要的。与其他常规医学检查相同，眼科检查也是一套由很多不同内容组成的完整体系，检查者应当进行系统性的检查评估。

1. 视觉

(1) 视力：视力是眼睛在一定距离分辨物体的能力。检查视力时双眼分别检查，若患者佩戴框架眼镜或接触镜，则检查矫正视力。视力的记录方法通常为检查者视力距离与视标设计的标准距离之间的比值。

采用 20 英尺（或 6m）远的 Snellen 视力表来进行远视力检查是最常见的方法（附表 A-1），视力结果记录为 VA、Va 或 V，下标 cc 和 sc（如 V_{cc} 或 V_{sc}）分别代表矫正视力及裸眼视力。针孔镜（附图 A-2）可用于尝试提高视力，以及预估潜在最佳视力。若使用针孔镜后视力有所提高，则表示可能存在未矫正的屈光不正或白内障。当视力低于 20/400 时，若患者能辨认检查者的手指数量，则记录为指数（CF/ 检查距离，如 CF/6 英寸）；若患者仅能感受到检查者手的移动，则记录视力为手动；若患者能感受光到并能辨别光源方向，则记录视力为光感可光定位（和可辨别光源所在的象限）；若患者能感受光，但不能辨别光源方向，则记录为光感无光定位；若即使最强的光照患者也无法感受到，则记录视力为无光感。近视力（附图 A-3）检查方法与远视力相似（单眼矫正或裸眼），并用 N 来表示。

其他类型的视力表包括 Bailie-Lovie 视力表或早期糖尿病视网膜病变治疗研究（Early Treatment Diabetic Retinopathy Study，ETDRS）视力表等，这些视力表常用于临床试验（视力检查在 2m 和 4m 处

附表 A-1　视力检查：中心视力记录

远视力记录

Snellen 远视力表

英尺	米	小数视力	对数视力	中心视力丧失（%）
20/10	6/3	2.00	−0.3	—
20/15	6/5	1.25	−0.1	—
20/20	6/6	1.00	0	—
20/25	6/7.5	0.80	0.10	5
20/30	6/10	0.63	0.20	10
20/40	6/12	0.50	0.30	15
20/50	6/15	0.40	0.40	25
20/60	6/20	0.32	0.50	35
20/70	6/22	0.29	0.55	40
20/80	6/24	0.25	0.60	45
20/100	6/30	0.20	0.70	50
20/125	6/38	0.16	0.80	60
20/150	6/50	0.125	0.90	70
20/200	6/60	0.10	1.00	80
20/300	6/90	—	—	85
200/400	6/120	—	—	90
200/800	6/240	—	—	95

近视力记录

Snellen 近视力表			Snellen 远视力表		
英寸	厘米	Jaeger 标准视力	美国点制视力	等效	视力丧失（%）
14/14	35/35	1	3	20/20	—
14/18	35/45	2	4	20/25	0
14/21	35/53	3	5	20/30	5
14/24	35/60*	4	6	20/40	7
14/28	35/70	5	7	20/45	10

（续表）

近视力记录					
Snellen 近视力表			Snellen 远视力表		
英寸	厘米	Jaeger 标准视力	美国点制视力	等效	视力丧失（%）
14/35	35/88	6	8	20/50	50
14/40	35/100	7	9	20/60	55
14/45	35/113	8	10	20/70	60
14/60	35/150	9	11	—	80
14/70	35/175	10	12	—	85
14/80	35/200	11	13	—	87
14/88	35/220	12	14	20/100	90
14/112	35/280	13	21	—	95
14/140	35/350	14	23	—	98

* 译者注：原著为 35/50，计算有误，已修改为 35/60

进行）。在 ETDRS 视力表中，由于每行之间对数视力间隔 0.1，并且字母间距及行间距同字母大小保持同比例缩小，每三行视标的视角会缩小 1 倍。与 Snellen 视力表不同的是，ETDRS 视力表的结果记录为"字母"个数，而不是"行"数。对于学龄前儿童和文盲的视力可使用的检查方法（附图 A-1）包括翻滚 E 字视力表、Landolt C 字视力表、HOTV 匹配检查、Allen 图形卡。婴幼儿的视力通常是通过评估其固视和追踪（fix and follow，F&F）感兴趣物体的能力或稳定的持续性中心注视（central steady maintained fixation，CSM）的能力来进行。

(2) 验光：采用综合验光仪（附图 A-4）或试镜架进行屈光不正的主观检查，能确定患者在何种屈光度下可以接收到最清晰的成像。这种检测用于确定最佳矫正视力（best spectacle-corrected visual acuity，BSCVA）及配镜处方。显然验光指未散瞳的验光结果，用 M_R 或 M 表示。散瞳验光指使用睫状肌麻痹滴眼液放大瞳孔后的验光结果，用 C_R 或 C 表示。散瞳验光对于儿童、远视患者和拟行屈光手术的患者的验光来说尤其重要。因为对于这些人，显然验光的结果可能不够准确。双色测试（红绿测试）是确认验光是否存在过矫或欠矫的一种有效方法。自动验光仪（附图 A-5）可用于自动检影和屈光不正检查，但其结果需要在主觉验光确认后才能用于配镜。

(3) 检影：检影是采用检影镜进行屈光不正客观检查的一种方法，结果用 R 表示。

(4) 焦度计：焦度计（附图 A-6）是一种测量框架眼镜或镜片屈光力的一种手动

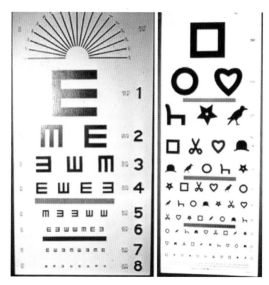

▲ 附图 A-1　供言语障碍或不懂英文字母的患者检查用的视力表

左，翻滚 E 字视力表；右，图形视力表

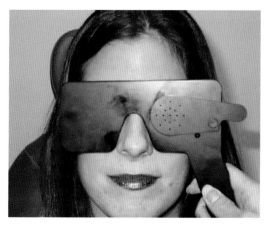

▲ 附图 A-2　患者左眼前放置针孔镜

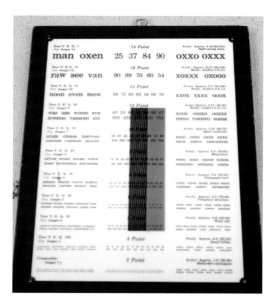

▲ 附图 A-3　近视力表

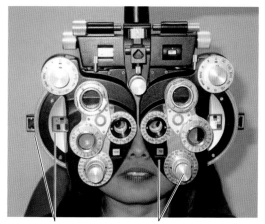

球镜调整　　柱镜调整

▲ 附图 A-4　采用综合验光仪对患者进行显然验光

或自动的仪器。患者所佩戴的眼镜处方用 W 表示。

(5) 视网膜潜在视功能检测仪：视网膜潜在视功能检测仪（附图 A-7）是一种能穿透混浊的角膜或晶状体把视力表投射到视网膜前，进而检查视网膜潜在视功能的仪器。这项检查通常用于评估合并视网膜病变的白内障患者的术前潜在视力。

(6) 对比敏感度：通常采用特殊视力表（如 Pelli-Robson 表）进行单眼的对比敏感度检查。这种视力表通常以不同对比度的条纹为背景，对不同空间频率的阅读结果可绘制成曲线。

(7) 色觉：色觉是对单眼分别进行的检查，最常见的有 Ishihara 假同色图（仅有红绿）（附图 A-8）、Hardy-Rand-Ritter 盘。

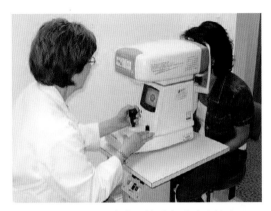

▲ 附图 A-5　患者正接受自动验光检查

眼镜放置于此处

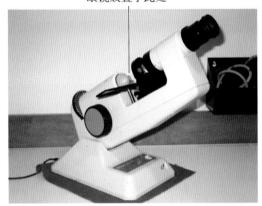

▲ 附图 A-6　焦度计对放置于平台中间的镜片屈光度进行测量

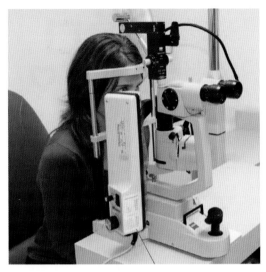

▲ 附图 A-7　患者在进行视网膜潜在视功能检查

视力表通过安装在裂隙灯上的设备投射到视网膜前，在聚焦时会考虑患者的屈光不正

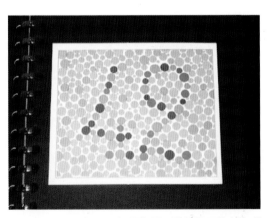

▲ 附图 A-8　Ishihara 假同色图，此处显示数字"42"

更细致的评估则需要用到 Farnsworth 检查。通过询问患者能否辨识红色物体，如眼药水瓶盖［散瞳眼药水都有红色瓶盖（译者注：为原文作者所在医院的情况）］，可以粗测黄斑或视神经功能。通过双眼交替检查时询问患者所看到的红色瓶盖是否具有相同的亮度，可以检查红色饱和度。

　　(8) 立体视觉：立体视功能需双眼进行检查（附图 A-9），常使用 Titmus 或 Randot 检测。Titmus 检查（附图 A-10）使用的是立体偏振图形，包括一只苍蝇（要求患者抓住或碰触苍蝇的翅膀）、动物（3 排，

每排 5 个卡通形象，要求患者碰触其中凸起的动物）和圆圈（9 组，每组 4 个圆圈，要求患者碰触其中凸起的圆圈）的立体偏振图像，并通过难度的增加来进行立体视觉的定量（40 弧秒为正常）。

　　(9) 4Δ 底朝外三棱镜检查：该检查用于检出看似"正位"眼的融像或抑制。这是一项主观检查，可用于难以理解立体视觉检查但愿意配合的儿童。该检查也可以

用于怀疑立体视检查阴性"造假"的患者。将一个 4PD 底朝外的棱镜放置在患者一只眼前，让患者注视远距离视标。正常情况下每只眼睛会产生少量的集合运动。若棱镜置于抑制眼前，则该眼不会发生移动；若置于融像眼前，则该眼会向鼻侧移动。

(10) Worth 4 点法检查：该检查用于评估斜视患者的双眼视。患者佩戴着右眼红色、左眼绿色的特殊眼镜，注视远处和近处的 4 个亮点（1 个红色，2 个绿色，1 个白色）（附图 A-11）。通过患者感知的亮点数量和亮点分布，可以判断抑制暗点的大小和位置。

2. 眼球活动

眼位的评估首先观察患者原位注视时的眼位，然后观察患者双眼追随检查者手持的物体向各个方向移动时的表现（附图 A-12）。正常活动（眼外肌运动）常被记录为完整（extraocular movements intact, EOMI）或完全。若存在双眼不匹配、注视受限、眼球震颤，则需进行其他检查。一些方法可用于鉴别和检查眼位不匹配。

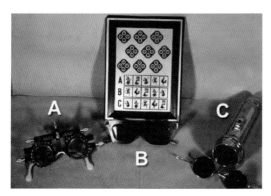

▲ 附图 A-9　三项专科检查
A. 试镜架；B. 立体视觉检查本及所需偏振光眼镜；C.Worth 4 点检查

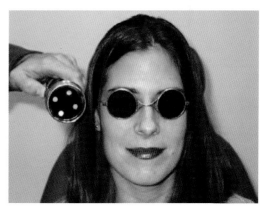

▲ 附图 A-11　Worth 4 点检查中，患者佩戴红绿眼镜，图中使用的是手持式检查灯

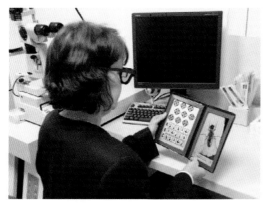

▲ 附图 A-10　患者佩戴偏振光眼镜进行立体视觉检查，当患者佩戴眼镜时，图片中苍蝇是三维立体的

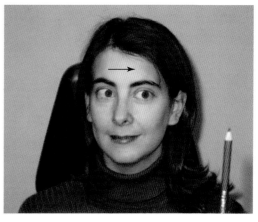

▲ 附图 A-12　患者在进行眼球活动检查，她的眼睛追随着一支铅笔

(1) 遮盖试验：当患者注视一个目标时，遮盖一只眼睛后评估眼位。需在戴镜和不戴镜情况下进行远距离及近距离检查。

遮盖 – 去遮盖试验（附图 A–13 和附图 A–14）：用于区别显斜视和隐斜视。遮盖其中一只眼睛然后去遮盖。假如遮盖时，未遮盖眼发生移动，则表明存在显斜视。假如去遮盖时，原本被遮盖的眼发生移动，则存在隐斜视。

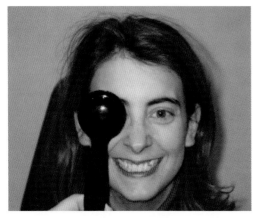

▲ 附图 A–13　患者在进行遮盖 – 去遮盖试验，以判断其是否存在显斜视或隐斜视

交替遮盖试验（棱镜和遮盖试验）（附图 A–15）：用于检查眼位异常的总和（显斜视和隐斜视）。遮盖板交替放置于双眼前直到双眼发生分离，然后将手持式棱镜放到一只眼前，调整棱镜直至眼位不动。

(2) 角膜映光点检查：将光源照射眼球，通过观察患者角膜映光的相对位置来评估眼位，可以用来评估对遮盖试验不合作的患者。角膜映光的位置可用于测量眼位的分离。

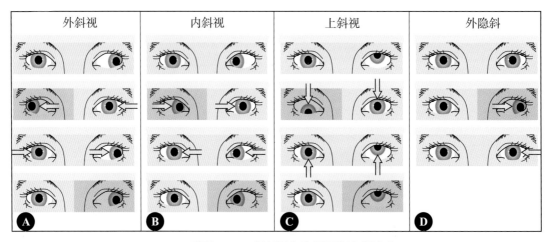

外斜视	内斜视	上斜视	外隐斜
A	B	C	D

▲ 附图 A–14　显斜视和隐斜视的遮盖试验

A. 外斜视者，遮盖右眼时左眼内转注视目标；去遮盖右眼时右眼重新注视目标、双眼向左转；遮盖左眼时，由于右眼为优先注视眼、故不发生移动。B. 内斜视者，遮盖右眼时左眼外转注视目标；去遮盖右眼时右眼重新注视目标、双眼向右转；遮盖左眼时，由于右眼为优先注视眼，故不发生移动。C. 上斜视者，遮盖右眼时左眼下转注视目标；去遮盖右眼时右眼重新注视目标、双眼向上转；遮盖左眼时，由于右眼为优先注视眼，故不发生移动。D. 外隐斜者，遮盖左眼时左眼在遮挡片后发生外转运动，去遮盖时左眼恢复初始眼位。若去遮盖后左眼立即内转恢复初始眼位，提示隐斜；若左眼内转延迟，则提示间歇性外斜视（经许可转载，引自 Diamond G, Eggers H. *Strabismus and Pediatric Ophthalmology*. London: Mosby; 1993.）

Hirschberg 试验（附图 A–16）：角膜映光的偏心情况可用于估算眼位的分离量（1mm 的偏离对应 7°，即 15PD）。映光在瞳孔缘（2mm 偏离）、虹膜中部（4mm 偏离）、角膜缘（6mm 偏离）分别对应 15°（即 30PD）、30°（即 45PD）、45°（即 60PD）。

改良 Krimsky 检查（附图 A–17）：将棱镜放置在注视眼前，直到分离眼的角膜映光移至中心。

(3) 牵拉试验：该试验可确定眼球运动受限是否是由于限制性因素引起。在局部麻醉下，用镊子抓住角膜缘，向注视受限的方向转。如果有阻力代表存在限制性因素。镊子需要放在眼球将要被牵拉的方向侧的角膜缘，以避免镊子滑开时对角膜造成意外损伤。

(4) 视动眼球震颤试验（附图 A–18）：该试验用于评估眼球震颤或有其他眼球运动异常的患者。使用有黑白相间条纹的转鼓（或条带）缓慢在患者面前向水平及垂

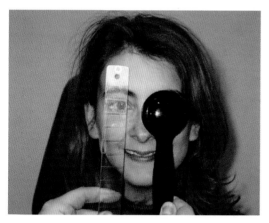

▲ 附图 A–15 患者正在进行交替遮盖试验，她将手持棱镜置于一只眼前，调整棱镜直到遮盖时眼位不发生运动，结果可得到总眼斜视度

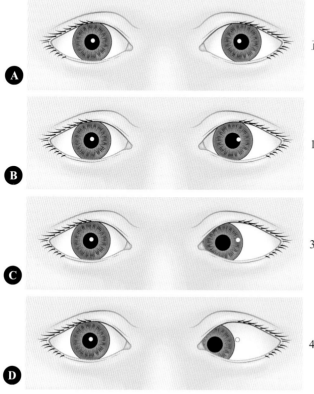

A　正常

B　15° 内斜视

C　30° 内斜视

D　45° 内斜视

◀ 附图 A–16　Hirschberg 试验评估眼位分离
经许可转载，引自 von Noorden GK. *Von Noorden-Maumenee's Atlas of Strabismus*, ed 3. St. Louis: Mosby; 1977.

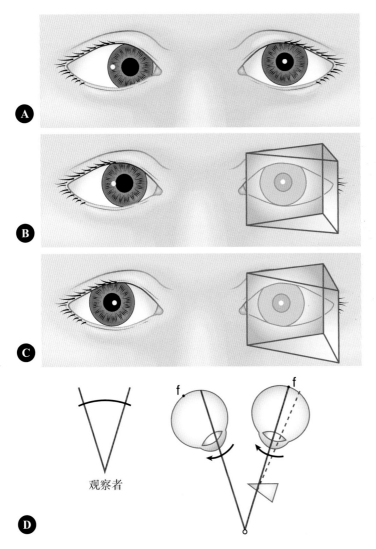

◀ 附图 A-17 改良 Krimsky 检查法评估眼位分离

经许可转载，引自 von Noorden GK. *Von NoordenMaumenee's Atlas of Strabismus*, ed 3. St. Louis: Mosby; 1977.

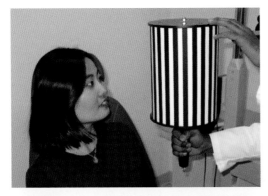

▲ 附图 A-18 患者在进行视动眼球震颤试验

直方向移动，观察眼球运动情况。

3. 瞳孔

让患者注视远距目标，评估瞳孔的大小、形状和对光反射。要观察直接和间接对光反射。移动手电筒光源来检查是否存在相对性传入性瞳孔障碍（见第 7 章），尤其是当有双侧瞳孔不等大或瞳孔对光反射差时。假如瞳孔对光反射存在，那么调节反射也会存在，因此不需要进行检查；但如果一侧或双侧瞳孔对光反射消失，那么应该进行调节反射的检查，因为有些情况会导致光 – 近反射分离。

每侧瞳孔的反射程度可以分为 1^+（呆滞）~ 4^+（灵敏），共 4 级。正常瞳孔应该是双侧等大等圆，对光反射灵敏的。最常用的描述瞳孔及其反应的缩写是 PERRL（pupils equal round and reactive to light，即双瞳孔等大、等圆、对光反射灵敏）或 PERRLA（A 表示调节反射检查正常）。更好地描述瞳孔在光刺激前后的大小（如 P4 → 2 双眼），可以提供更多的信息。若双眼瞳孔不等大，那么应该在正常亮环境和暗环境（包括中间视觉和暗视觉环境）下进行瞳孔检查。

4. 视野

面对面视野检查（附图 A–19）是指患者和检查者面对面坐着，患者盯着检查者的对侧眼（作为对照），然后被要求说出检查者的手指数量、识别检查者手指在各个象限内的移动，来对每只眼分别进行检查。正常视野记录为 VFFC（visual fields full to confrontation，即面对面视野完整）或 VF full。

(1) Amsler 方格表检查（附图 A–20）：

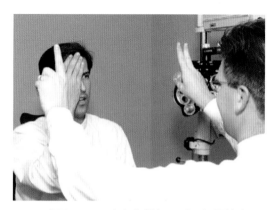

▲ 附图 A–19　患者在进行面对面视野检查

Amsler 方格表是一张由 5mm 大小的小正方形组成的 10cm × 10cm 网格图，用于评估 10° 的中心视野。这项检查常用于评估年龄相关性黄斑变性或其他黄斑病变患者的中心视物变形情况。

(2) 切线幕：切线幕是一项手动检查，检查时让患者坐在距离一个 2m × 2m 正方形黑布的 1m 远处，检查者用不同大小和不同颜色的测试球来进行检查。

(3) Goldmann 视野计：Goldmann 视野计是一个手动操作的仪器，用于评估静态和动态的周边和中央视野（附图 A–21 和附图 A–22）。

(4) Humphrey 视野：Humphrey 视野（附图 A–23）是一个计算机控制的静态视野检查，内置很多不同的模式，用于筛查及评估青光眼、视神经和眼睑问题所致的视野缺损。

5. 外眼检查

眼眶、眼睑和泪器结构的检查应评估其对称性、位置及异常。必要时还需触诊

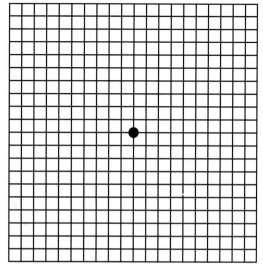

▲ 附图 A–20　Amsler 方格表

和听诊。

(1) 眼球突出计（附图 A-24）：测量角膜顶点与眼眶外侧壁前缘的距离来评估眼球突出或眼球凹陷。眼球突出计放置于眼眶外侧壁前缘处，嘱患者第一眼位凝视，从眼球突出计的镜子中观察双眼角膜顶点位置。检查结果与眶距（眶缘距离）一起记录。

(2) Schirmer 检查（附图 A-25）：将 5mm×35mm 的特殊试纸条（Whatman41号滤过纸）放置于下睑以吸收泪液并测量泪液分泌来评估干眼（见第 4 章）。

(3) Jones 干眼检查：包括两项评估泪液排出道阻塞的检查（见第 3 章）。

(4) 其他脑神经检查：第 V 对脑神经的评估包括面部和角膜的敏感性。第 VII 对脑神经则评估面部运动，包括被要求时的眼睑闭合情况。

6. 裂隙灯检查

裂隙灯（附图 A-26）这种特殊的生物显微镜能提供眼部的细节信息。裂隙光束的长度、宽度和角度都能够调整，选择不

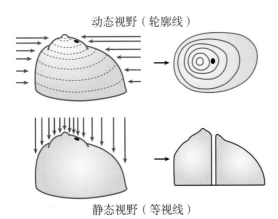

动态视野（轮廓线）

静态视野（等视线）

▲ 附图 A-21　静态和动态视野计
经许可转载，引自 Bajandas FJ, Kline LB. *Neuro-Ophthalmology Review Manual*, ed 3. Thorofare, NJ: Slack; 2004.

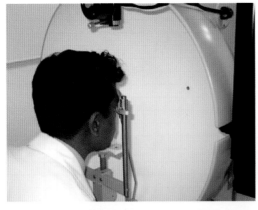

▲ 附图 A-22　患者在进行 Goldmann 视野计检查

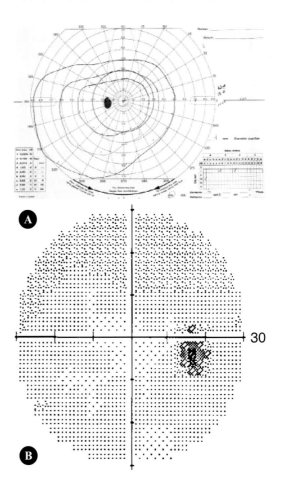

30

▲ 附图 A-23　正常人的 Goldmann（A）和 Humphrey（B）视野

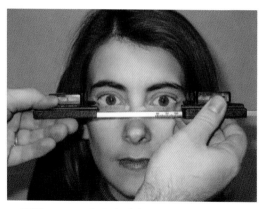

▲ 附图 A–24　患者在进行眼球突出计检查，检查是否存在眼球突出或眼球凹陷

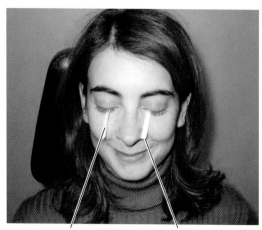

泪液线　　　Schirmer 试纸

▲ 附图 A–25　患者正在行干眼的 **Schirmer** 检查，患者泪液湿润了足够长度的试纸条，说明患者没有干眼

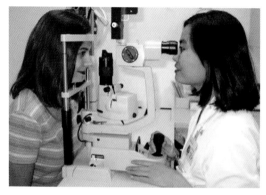

▲ 附图 A–26　患者正在行裂隙灯检查

同滤光片则可以提高可视度。一条窄光带在透明的眼内介质（角膜、前房、晶状体和玻璃体）内穿过，形成一个光切面，照出眼内光学介质的横截面结构。裂隙灯的这种特质能精确定位病变位置。后照技术（光线和眼内结构同轴对齐）可以将来自视网膜的红光反射从后部照亮角膜和晶状体，使得一些病变更容易被发现。此外，眼前节的病损大小可以用控制旋钮处的毫米级刻度记录病损处裂隙光带的高度来准确测量。尽管眼后节可以通过辅助镜片来观察到，裂隙灯检查最常用的还是眼前节情况的检查。

可携带的手持式裂隙灯装置有助于进行床边检查。如果没有条件进行裂隙灯检查，笔灯结合放大镜也可以大致评估眼前节。与此类似，直接检眼镜或间接检眼镜结合镜片也可聚焦至眼前节结构进行检查。

(1) 裂隙灯检查内容。

眼睑、睫毛和泪腺：观察眼睑、睫毛、泪小管和睑板腺开口。可以通过分别触诊压迫内眦和睑缘使得泪液和分泌物排出下泪小点和睑板腺。泪腺也可以进行观察和触诊。

结膜和巩膜：要求患者向水平或垂直方向注视，以观察完整的球结膜。外翻眼睑可观察睑结膜表面。同时可观察到泪阜和半月皱襞。上眼睑可以翻转 2 次来评估上睑穹窿，湿润的棉签可以用于清除穹窿处的可疑异物（附图 A-27）。

角膜：观察角膜的 5 层结构。通过泪膜破裂时间和泪新月高度可以评估泪膜情况。钴蓝滤光片可以更好地观察角膜铁线。

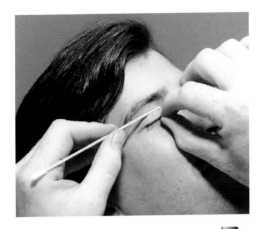

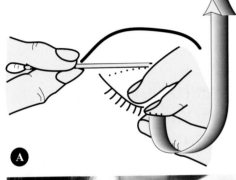

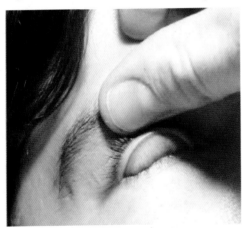

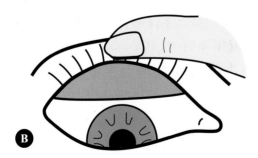

▲ 附图 A-27　翻转上睑的技巧

前房：观察前房深度，可分为 1^+（浅）～ 4^+（深）级，以及观察是否存在前房细胞或闪辉（见第 6 章）。正常情况下记录为前房深清（deep and quiet，D&Q）。

虹膜和晶状体：观察虹膜和晶状体。晶状体最好在散瞳后观察。若为人工晶状体眼，需要描述人工晶状体的位置和稳定性，并评估后囊情况。前部玻璃体可以在不使用辅助镜片的情况下观察。对于无晶状体眼，需要评估玻璃体前界膜的完整性，任何玻璃体脱出于前房或滞留于前节结构的情况都需要进行描述。

(2) 染色：荧光素、孟加拉红和丽丝胺绿可用于评估结膜和角膜上皮的健康和完整性。创口的完整可用 Seidel 试验来评估（见第 5 章）。

(3) 前房角镜检查（附图 A-28）：采用置于角膜上的特殊接触镜可评估前房角结构。判断前房角是否开放有多种分级标准（附图 A-29）。压迫前房角镜检查是用来确定房角关闭是由于结构重叠（当压迫中央角膜时，房水将流向周边，房角开放）还是房角粘连（压迫时房角不开放）。

(4) 接触式和非接触式检眼镜：视网膜和视神经检查可通过多种镜片实现。尽管需要结合裂隙灯，但这些结果可以记录为眼底检查的一部分。

7. 眼压计

很多仪器可以用来检查眼压。最常见的是在裂隙灯检查时利用连接在裂隙灯上的 Goldmann 压平式眼压计（一个可以产生光学倍频的双像棱镜）（附图 A-30）进行测量。测量时，眼部滴入眼表麻醉药和荧光素滴眼液（分别滴入或一起滴入），使

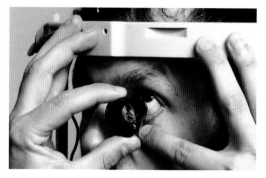

▲ 附图 A-28 **Goldmann** 房角镜检查

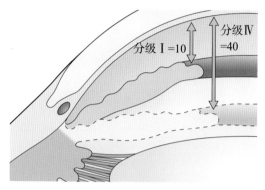

▲ 附图 A-29 **Shaffer** 房角分级体系
经许可转载，引自 Fran M, Smith J, Doyle W. Clinical examination of glaucoma. In: Yanoff M, Duker JS [eds]: *Ophthalmology*, ed 2. St. Louis: Mosby; 2004.

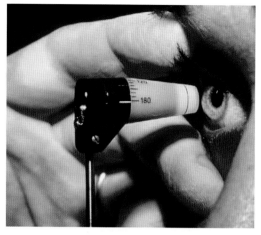

▲ 附图 A-30 **Goldmann** 压平式眼压计

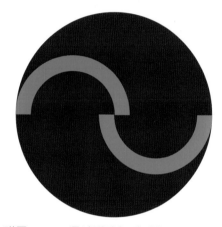

▲ 附图 A-31 通过裂隙灯看到的压平式眼压计半圆弧，当两个半圆弧如图中所示重叠时，可以读得眼内压结果

裂隙灯的宽光带钴蓝光照射到眼压计前侧，将探头与角膜相接触，调整刻度使得两个镜像的半圆弧内侧轻度重叠，此时刻度数乘以 10 就是所测得的眼压结果（如刻度对应数字"2"，则眼压就是 20mmHg）（附图 A-31）。假如存在明显的角膜散光，为了获得准确的结果，需要将眼压计探头旋转使得探头上的红色标记与角膜最平子午线角度一致，再读出所对应的刻度。中央角膜厚度会影响眼压结果。记录眼压检查的时间也非常重要。假如没有裂隙灯，也可使用便携的手持式装置如 Tono-Pen 眼压笔（附图 A-32）、Perkins 或 Shiotz 眼压计。用指压法估计的眼压结果是非常不准确的。

8. 特殊检查

(1) 角膜厚度仪（附图 A-33）：可通过光学或超声原理测量角膜厚度。超声仪器通过压迫角膜来测量角膜厚度，所以需要局部麻醉。这种方法常用于对压平式眼压计所获得的眼压进行校正，或者筛查屈光手术患者时。光学原理仪器则通过计算机形成全角膜厚度图，在评估角膜扩张和

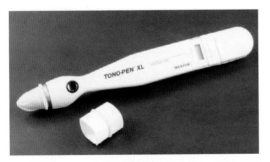

▲ 附图 A-32　手持式眼压计（Tono-Pen 眼压笔）

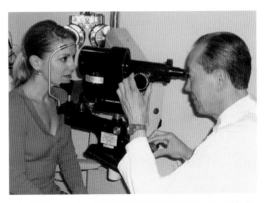

▲ 附图 A-34　患者在进行手动角膜曲率计检查

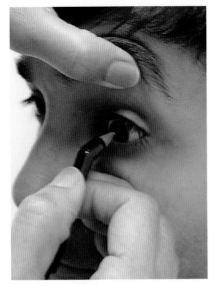

▲ 附图 A-33　患者正在进行角膜厚度检查

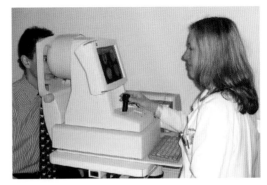

▲ 附图 A-35　患者在进行角膜地形图检查，显示屏上显示的便是角膜地形图形态

角膜水肿时非常有用。

（2）角膜曲率计（附图 A-34）：角膜曲率计通过评估角膜前表面旁中心两点来测量角膜曲率和屈光力。将圆弧投射到角膜上后，通过旋转仪器手柄使反射的像对齐，便可读得数据。自动化仪器常将角膜曲率计与其他测量结合起来，如屈光测量或生物测量。

（3）角膜地形图 / 角膜断层扫描（附图 A-35）：计算机视频角膜地形图可以检查整个角膜表面的曲率或高度，可以比角膜厚度仪提供更多的信息。这类仪器能得出

角膜地形图，有些甚至能检查角膜后表面和角膜厚度。仪器里常包含多种可早期分析识别不规则角膜的软件。

（4）波前像差（附图 A-36）：波前像差可检查眼部（包括角膜和晶状体）的总像差，包括高阶像差。通过 Zernicke 或 Fourier 分析可得到像差并生成像差图。这项技术被用于波前屈光手术治疗中。

（5）内皮镜（附图 A-37）：可通过光线镜面反射来评估角膜内皮细胞。该仪器可检查细胞的数量和形态。

（6）共聚焦显微镜：共聚焦显微镜用于评估角膜细胞结构。这项用于评估角膜的无创性技术可以提供清晰的角膜层次图

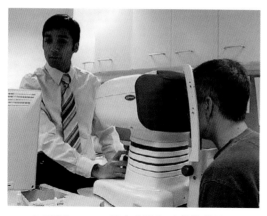

▲ 附图 A–36 患者在进行波前像差检查

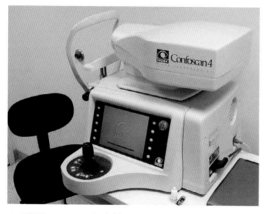

▲ 附图 A–37 内皮镜用于检查角膜内皮细胞计数和形态

像，可显示出角膜上皮、前弹力层、基质层、后弹力层和角膜内皮。

（7）眼前节光学相干断层扫描仪：该仪器可对角膜、前房角、虹膜和晶状体进行横断面扫描，用于眼前节的评估。眼前节光学相干断层扫描仪利用近红外光线测量各解剖结构之间的距离。和评估眼后节的眼光学相干断层扫描仪比，该仪器需要配合特殊的镜片和扫描模式。

9. 眼底检查

在各种仪器和辅助镜头的帮助下，我们得以在散瞳或不散瞳的情况下检查视神经和视网膜。直接检眼镜检查（direct ophthalmoscopy，DO）（附图 A–38）和间接检眼镜检查（indirect ophthalmoscopy，IO）（附图 A–39）可分别使用直接检眼镜和间接检眼镜实施。直接检眼镜可提供单眼高倍率（15 倍）图像，但视野较小。而间接检眼镜能提供较大的双眼视野，但放大倍率较小（2～3 倍）。通过间接检眼镜联合裂隙灯检查（附图 A–40）所获得的图像是上下左右颠倒的，画眼底图时必须要把这点考虑进去。一种比较简便的方法是将视网膜图纸颠倒，将通过镜头看到的病灶图像画出来。当把图纸颠倒回来，就可以判读真实的眼底图了。散瞳眼底检查常用 DFE（dilated fundus examination）表示，需要对视盘（disc）、血管（vessels）、黄斑（macula）和周边眼底（periphery）情况进行描述。若视网膜检查如果正常（within normal limits），则常缩写为 d/v/m/p wnl。病损的尺寸和位置一般会与视盘大小进行对照，因此检查结果记录为多少个视盘直径（disc diameters，DD）或视盘面积（disc areas，DA）。

眼底检查的内容

视盘：视神经检查时要特别关注杯盘比（cup-to-disc ratio，C/D）、盘沿形态（正常是边界清楚且平坦的）及颜色（正常为橙黄色），是否存在视盘水肿也很重要。

血管：可以观察到视网膜血管从视杯开始延伸，分出分支到周边视网膜。有时候可以在视盘看到自发的视网膜静脉搏动。任何血管的异常分布或畸形均应进行记录，包括颜色（对于高血压等疾病很重要，高血压患者的血管可能会呈现铜线外

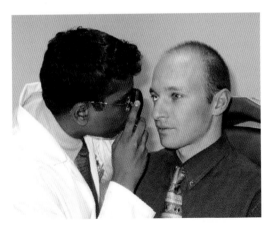

▲ 附图 A-38　患者在进行直接检眼镜检查

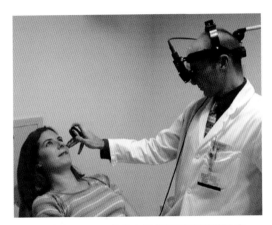

▲ 附图 A-39　患者在进行间接检眼镜检查

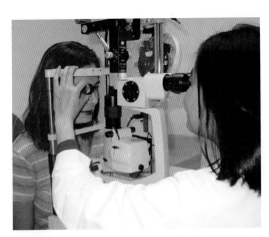

▲ 附图 A-40　采用裂隙灯联合高放大倍率镜头的方法进行眼底检查，并评估黄斑情况

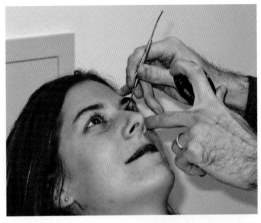

▲ 附图 A-41　患者进行巩膜顶压配合双目间接检眼镜检查，评估远部周边视网膜情况

观）、扭曲度、直径、动静脉交界处的改变（如动静脉压迹）等。

黄斑：黄斑，尤其是其中央凹的情况，需要进行评估。通常在黄斑中央凹处可见一明亮的反光，在年轻患者中尤其明显。对于可疑黄斑裂孔或黄斑囊样水肿的患者，需进行 Watzke-Allen 检查。这项检查是将一束细竖光带投射到黄斑中央凹的中心，然后询问患者光带是否存在中断，或光带中间存在狭窄（见第 10 章）。

周边视网膜：视网膜周边通常在充分散瞳的情况下比较容易进行检查。检查时要求患者朝各方向注视，这样全视网膜（360°）的情况就可以通过间接检眼镜法进行观察。通过巩膜顶压可以观察及鉴别锯齿缘及远周边部视网膜的病变（附图 A-41）。

10. 特殊检查

(1) 超声检查：检查眼内界面的声反射，有以下两种模式。

A 超（幅度）（附图 A-42）：可产生单维图像，主要应用于人工晶状体计算时眼轴的测量（生物测量），但同时也有助于识别眼部肿物的内部结构。检查方法包括浸润法（更准确）或接触法（由于角膜压迫或对位误差使其结果准确性相对差一些）。生物测量法是基于内界膜的反射进行测量的。

B 超（亮度）（附图 A-43）：可对眼后节的结构生成二维图像，尤其是当眼底情况无法直接被观察到时需要进行 B 超检查。

(2) 部分激光相干干涉仪（IOL Master）和光学低相干反射仪（Lenstar）：通过测量来自视网膜色素上皮细胞层的光学反射可测量眼轴长度。IOL Master（附图 A-44）

和 Lenstar 都是非接触式检查，比浸润式 A 超具有更好的分辨率。两者均可测量角膜曲率、前房深度、白到白距离，以及人工晶状体度数计算。此外，Lenstar 仪器还可以测量角膜厚度、晶状体厚度、瞳孔直径、视轴离心率和视网膜厚度。

(3) OCT：OCT 是一项无创、非接触的检查，通过眼部组织结构的光学反射可提供眼部结构的高分辨率横断面图像。OCT 在眼前节、黄斑和视神经病变方面的诊断和随访具有非常重要的作用。时域 OCT（time-domain OCT，TDOCT）（附图 A-45）的工作原理是基于参考镜的运动，

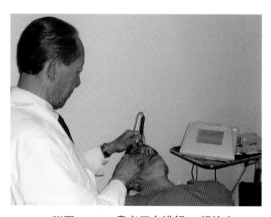

▲ 附图 A-42　患者正在进行 A 超检查

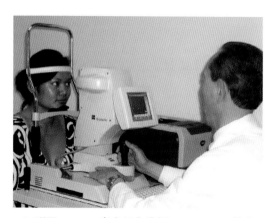

▲ 附图 A-44　患者正在进行 IOL Master 检查

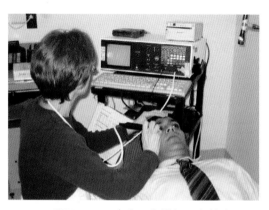

▲ 附图 A-43　患者正在进行 B 超检查

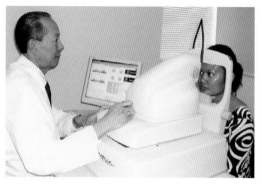

▲ 附图 A-45　患者在接受 Stratus 时域 OCT 扫描进行青光眼视神经纤维层检查

因此需要更长的时间来获得图像。频域 OCT（spectral-domain OCT，SDOCT）或 Fourier OCT 则不依赖于参考镜的运动，故可进行高速扫描。此外，SDOCT 可提供更好的分辨率，尤其是进行图像平均时。通过将扫描探头移近患者，或者使用图像平均，可以评估更深层次的结构，如脉络膜和巩膜（增强深度成像）。垂直于角膜进行 OCT 扫描，可以显示清晰的眼前节结构细节。长波长光源（如 1050nm 波长）有更好的穿透力。新一代扫频光源 OCT 使用的可调节扫频波长激光可以替代窄带宽的激光，提供更高的信噪比、更快的扫描速度（A 超每秒 100 000），产生更好的图像质量。

【参考文献】

Wilson FM，Gurland JE，*Practical Ophthalmology：A Manual for Beginning residents*，ed 5.San Francisco：American Academy of Ophthalmology；2005.

附录 B 美国眼科学会推荐的常规眼科查体指南

0—2 岁：在常规儿科预约体检中筛查。

3—5 岁：每 1~2 年在保健预约时进行常规筛查。

6—19 岁：有必要时进行定期规律的检查。

20—29 岁：1 次检查。

30—39 岁：2 次检查。

40—65 岁：每 2~4 年检查 1 次。

65 岁以上：每 1~2 年检查 1 次。

（如有以下危险因素，需要更加频繁的检查：眼部外伤史、糖尿病、眼病家族史、40 岁以上的非裔美国人。）

附录 C 常见眼部症状的鉴别诊断

（一）视力下降

有很多原因会引起视力下降或视物模糊，为了缩小鉴别诊断范围，症状的起病急缓、病程、中心和周边视力、远和近视力、单眼和双眼视力，以及其他伴随症状（如无其他症状，或者有疼痛、眼红、流泪、闪光感、头痛、其他神经症状等）非常重要。

- 急性视力下降：眼动脉阻塞、视网膜血管阻塞（中央血管阻塞会导致严重的视力下降，分支血管阻塞则会导致视野缺损）、视神经病变（缺血性、外伤性、中毒性）、视神经炎（常伴眼球转动痛）、湿性黄斑变性（通常表现为中心视力下降，周边视力常保留）、黄斑裂孔（通常表现为中心视力下降，周边视力常保留）、视网膜脱离、玻璃体积血、前房积血、急性房角关闭（痛性视力下降）、中央角膜上皮缺损（视物模糊伴疼痛，如角膜擦伤、反复糜烂、单纯疱疹病毒性角膜炎）、晶状体脱位。

- 慢性视力下降：视神经病变（压迫性、遗传性、感染性、渗透性、营养性、中毒性）、青光眼、干性黄斑变性、黄斑水肿、糖尿病性视网膜病变、中心性浆液性视网膜病变（central serous retinopathy，CSR）、慢性视网膜脱离、葡萄膜炎（伴轻度疼痛 / 畏光）、白内障（强光下可能产生眩光）、角膜水肿、角膜营养不良、角膜扩张、屈光改变。

- 短暂视力下降（<24h）：一过性黑矇（短暂性缺血发作，单眼）、椎基底动脉供血不足（双眼）、偏头痛、视盘水肿、晕厥发作前兆。
- 视野缺损：脑卒中、视神经病变、视网膜分支血管阻塞、慢性青光眼、视网膜脱离。

（二）视物变形

黄斑病变（如年龄相关性黄斑变性、视网膜前膜、黄斑裂孔、中心性浆液性视网膜病变）、未矫正的屈光不正、不规则散光、偏头痛、药物性作用、中枢神经系统病变、视幻觉。

（三）眩光或光晕

由角膜、虹膜或晶状体病变所引起，如干眼症、角膜水肿、角膜瘢痕、葡萄膜炎、闭角型青光眼、白内障、后囊混浊、人工晶状体植入、角膜屈光手术术后、未矫正的屈光不正、瞳孔散大、虹膜孔。

（四）畏光

角膜擦伤、水肿、角膜瘢痕、角膜炎、葡萄膜炎、巩膜炎、闭角型青光眼、瞳孔散大、偏头痛、白化病、无虹膜症、先天性青光眼、脑膜炎和视神经炎。

（五）复视

可能是双眼复视或单眼复视，水平复视或垂直复视，间歇性复视或持续性复视。此时应该询问患者复视的表现来缩小鉴别诊断范围。

- 双眼复视：第Ⅲ对、第Ⅳ对、第Ⅵ对或多支脑神经麻痹，失代偿性隐斜，眼科术后，甲状腺相关性眼病，特发性眼眶炎症，重症肌无力，结节病，淀粉样变性，眼眶骨折，眶蜂窝织炎，眼眶肿瘤，视交叉综合征，水平和垂直运动障碍，椎基底动脉供血不足，偏头痛，集合不足，调节痉挛，眼镜问题（如不匹配、高度屈光参差），功能性视觉损伤。
- 单眼复视：未矫正屈光不正、角膜混浊、不规则散光、虹膜孔、虹膜根部离断、白内障、晶状体脱位、人工晶状体植入偏心、后囊膜混浊、视网膜前膜。

（六）夜盲

视网膜营养不良（如视网膜色素变性、先天性静止性夜盲、回旋状萎缩、无脉络膜症等）或中毒、全视网膜光凝术后、维生素A缺乏、视神经萎缩、青光眼晚期、未矫正的屈光不正、硬核白内障、小瞳孔。

（七）眼痛

对有眼部不适症状的患者，应询问其眼痛的特点和严重程度。

- 表浅（异物感、刺激、痒、烧灼感）：通常由眼前节组织引起，包括结膜炎、睑缘炎、倒睫、浅层点状角膜炎（如干眼症、药疹和接触镜相关性角膜炎）、小的角膜擦伤或复发性糜烂、角膜或结膜异物、睑裂斑炎、翼状胬肉炎、巩膜外层炎。
- 深层（隐痛或疼痛）：大的角膜擦伤、复发性糜烂、化学烧伤或溃疡，葡萄膜炎、眼内炎、房角关闭、巩膜炎、肌炎、视神经炎。

- 眼眶或眶周：非眼性疼痛，包括外伤、眼睑及附属器病变（如睑腺炎、隔前蜂窝织炎、皮炎、泪囊炎、泪腺炎）、牵涉痛（鼻窦、口腔、鼻腔）、脑神经麻痹、三叉神经痛、海绵窦畸形、眼眶损伤（如特发性眼眶炎症、眶蜂窝织炎、肿块）、头痛（偏头痛、丛集性）。

（八）眼红

常见引起眼红的原因和相关表现见附表 C-1。

（九）流泪

干眼症、睑缘炎、倒睫、睑内翻、睑外翻、结膜炎、泪小点狭窄或关闭、鼻泪管阻塞、泪小管炎、泪囊炎、角膜炎、角膜擦伤、角膜或结膜异物、葡萄膜炎、先天性青光眼。

（十）分泌物

结膜炎、鼻泪管阻塞、睑腺炎、泪囊炎、泪小管炎、角膜溃疡、睑缘炎。

（十一）眼睑肿胀

睑板腺囊肿或睑腺炎、蜂窝织炎、皮炎（接触性或感染性）、过敏（血管神经性水肿）、睑缘炎、皮肤松垂、结膜炎、外伤、异物、昆虫叮咬、眶脂脱垂、眼睑皮肤松弛、泪囊炎、眼睑或泪腺肿物。

（十二）眼睑抽搐

眼睑肌纤维颤搐、结膜或角膜刺激、睑痉挛、偏侧面肌痉挛、三叉神经痛、

Tourette 综合征。

（十三）闪光感

视网膜裂孔或脱离、玻璃体后脱离、快速眼球运动、眼部摩擦、偏头痛、视网膜炎、视神经炎、枕叶疾病、椎基底动脉供血不足、视幻觉。

（十四）飞蚊症

玻璃体凝缩、玻璃体后脱离、玻璃体炎、玻璃体积血、视网膜裂孔或脱离、前房积血、大细胞淋巴瘤。

附录 D　常用眼科药物

（一）抗感染药物

1. 抗生素

(1) 氨基糖苷类

阿米卡星（Amikin）10mg/ml，最高用量可至每小时 1 次。

阿米卡星 25mg/0.5ml，结膜下。

阿米卡星 0.4mg/0.1ml，玻璃体腔内。

阿米卡星，每天 15mg/kg，分 2 次或 3 次，静脉注射。

庆大霉素（Genoptic, Gent-AK, Gentacidin, Garamycin）0.3%，每天 4 次。

新霉素 - 多黏菌素 B- 短杆菌肽（Neosporin, AK-Spore）0.025%，每天 4 次至每小时 1 次。

妥布霉素（Tobrex, AK-Tob, Tobralcon, Tobrasol）0.3%，每天 4 次至每小时 1 次。

强化妥布霉素 13.6mg/ml，最高用量可至每小时 1 次。

(2) 氟喹诺酮类

贝西沙星（Besivance）0.6%，每天 3

附表 C–1　常见引起眼红的原因和相关表现							
诊　断	视　力	眼　红	疼　痛	分泌物	角　膜	眼　压	瞳　孔
结膜炎	正常	弥漫，表浅	眼痒或异物感	水样、黏稠或脓样	可能有点染	正常	正常
结膜下出血	正常	鲜红，成片	无	无	正常	正常	正常
角膜擦伤	可视物模糊	弥漫或睫状充血	锐痛、异物感	流泪	角膜染色阳性	正常	正常
巩膜外层炎	正常	常为扇形	刺激症状	无	正常	正常	正常
巩膜炎	正常	深层，紫红色	压痛，深部痛	无	正常	正常	正常
闭角型青光眼	下降	睫状充血	重度疼痛	无	雾状、水肿	极高	中度散大
葡萄膜炎	可视物模糊	睫状充血	隐痛，畏光	无	可能有KP	正常、偏低或偏高	正常

KP. 角膜后沉积物

次至每小时 1 次。

环丙沙星（Ciloxan）0.3%，滴眼液或眼膏，每天 4 次至每小时 1 次。

环丙沙星（Cipro）500～750mg，口服，每天 2 次。

加替沙星（Zymar）0.3%，（Zymaxid）0.5%，每天 4 次至每小时 1 次。

左氧氟沙星（Quixin）0.5%，（Iquix）1.5%，每天 4 次至每小时 1 次。

左氧氟沙星（Levaquin）500mg，口服，每天 1 次。

莫西沙星（Vigamox，Moxeza）0.5%，每天 3 次至每小时 1 次。

诺氟沙星（Chibroxin，Noroxin）0.3%，每天 4 次至每小时 1 次。

氧氟沙星（Ocuflox）0.3%，每天 4 次至每小时 1 次。

氧氟沙星（Floxin）200～400mg，口服，每 12 小时 1 次。

（3）青霉素类

阿莫西林 – 克拉维酸（Augmentin）250mg，口服，每 8 小时 1 次；或者 500mg，口服，每天 2 次。

氨苄西林 500μg/0.1ml，玻璃体腔内。

氨苄西林 50～150mg/0.5ml，结膜下。

氨苄西林（Polycillin）4～12g，分 4 次，静脉注射。

甲氧西林，每天 200～300mg/kg，分 4 次，静脉注射。

青霉素 G，每天 1200～2400 万 U，分 4 次，静脉注射。

替卡西林（Ticar），每天 200～300mg/kg，分 3 次，静脉注射。

（4）头孢菌素类

头孢唑啉 100mg/0.5ml，结膜下。

头孢唑啉 2.25mg/0.1ml，玻璃体腔内。

头孢唑啉（Ancef），每天 50～100mg/kg，分 3～4 次，静脉注射。

强化头孢唑啉 50～100mg/ml，最高用量可至每小时 1 次。

头孢噻肟（Claforan）25mg/kg，静脉注射，每 8～12 小时 1 次。

头孢他啶 2.25mg/0.1ml，玻璃体腔内。

头孢他啶 100mg/0.5ml，结膜下。

头孢他啶（Fortaz）2g，静脉注射，每 8 小时 1 次。

强化头孢他啶 50～100mg/ml，最高用量可至每小时 1 次。

头孢曲松 100mg/0.5ml，结膜下。

头孢曲松（Rocephin）2g，静脉注射，每 12 小时 1 次。

头孢氨苄（Keflex）500mg，口服，每天 2 次

(5) 大环内酯类

阿奇霉素（Azasite）1%，每天 2 次，2 天，再改每天 1 次，5 天。

阿奇霉素（Zithromax）250～600mg，口服，Z-Pak。

红霉素（Ilotycin, AK-Mycin, Romycin）0.5%，每天 1～4 次。

红霉素 0.5mg/0.1ml，玻璃体腔内。

红霉素 100mg/0.5ml，结膜下。

(6) 肽类

杆菌肽（AK-Tracin），每天 1～4 次。

新霉素 - 多黏菌素 B- 杆菌肽（AK-Spore, Neosporin, Ocutricin），每天 4 次至每 2 小时 1 次。

多黏菌素 B- 杆菌肽（Polysporin, AK-Poly Bac, Polycin B），每天 4 次至每 4 小时 1 次。

多黏菌素 B- 土霉素（Terak, Terramycin），每天 4 次至每 4 小时 1 次。

硫酸多黏菌素 B- 甲氧苄啶，每天 4 次至每小时 1 次。

万古霉素 1mg/0.1ml，玻璃体腔内。

万古霉素 25mg/0.5ml，结膜下。

万古霉素 1g，静脉注射，每 12 小时 1 次。

强化万古霉素 25～50mg/ml，最高用量可至每小时 1 次。

(7) 磺胺类

磺胺醋酰钠（AK-Sulf, Bleph-10, Cetamide, Ophthacet, Sodium Sulamyd, Sulf-10）10%、（Sodium Sulamyd, Vasosulf）30% 滴眼液，（AK-Sulf, Bleph-10, Cetamide, Sodium Sulamyd）10% 眼膏，每天 4 次至每 2 小时 1 次。

甲氧苄啶 / 磺胺甲噁唑（Bactrim）1 片，双倍强度药片，口服，每天 2 次。

(8) 四环素

多西环素 20～200mg，口服，每天 1 次。

米诺环素 25～100mg，口服，每天 1 次。

四环素 250～500mg，口服，每天 1 次。

四环素（Achromycin）1%，每天 4 次至每 2 小时 1 次。

(9) 其他抗生素

氯霉素（Chloroptic, AK-Chlor, Ocuchlor, Chloromycetin）0.5% 滴眼液，1% 眼膏，每天 1 次至每 4 小时 1 次。

克林霉素（Cleocin）200μg/0.1ml，玻璃体腔内。

克林霉素（Cleocin）50mg/ml，最高

用量可至每小时 1 次。

克林霉素（Cleocin）15～50mg/0.5ml，结膜下。

克林霉素（Cleocin）300mg，口服，每天 4 次。

克林霉素（Cleocin）600～900mg，静脉注射，每 8 小时 1 次。

(10) 抗生素 / 类固醇复方制剂

庆大霉素 – 醋酸泼尼松龙 0.6%（Pred-G）滴眼液或眼膏，每天 4 次至每 2 小时 1 次。

新霉素 – 地塞米松 0.05%（NeoDecadron），每天 4 次至每 2 小时 1 次。

新霉素 – 多黏菌素 B – 地塞米松（AK-Trol，Maxitrol，Dexacidin，Dexasporin），每天 4 次至每 2 小时 1 次。

新霉素 – 多黏菌素 B – 氢化可的松（AK-Spore HC，Cortisporin），每天 4 次至每 2 小时 1 次。

新霉素 – 多黏菌素 B – 醋酸泼尼松龙（Poly-Pred Liquifilm），每天 4 次至每 2 小时 1 次。

土霉素 – 醋酸氢化可的松（Terra-CortriI），每天 4 次。

磺胺醋酰钠 10% – 氟米龙 1%（FML-S），每天 4 次至每 4 小时 1 次。

磺胺醋酰钠 10% – 醋酸泼尼松龙 0.2%（Blephamide）滴眼液或眼膏，每天 4 次至每 4 小时 1 次。

磺胺醋酰钠 10% – 醋酸泼尼松龙 0.5%（Ak-Cide，Metimyd）滴眼液或眼膏，每天 4 次至每 4 小时 1 次。

磺胺醋酰钠 10% – 醋酸泼尼松龙 0.25%（Isopto Cetapred，Vasocidin），每天 4 次至

每 4 小时 1 次。

磺胺醋酰钠 10% – 醋酸泼尼松龙 0.25%（Cetapred）眼膏，每天 4 次至每 4 小时 1 次。

妥布霉素 0.3% – 地塞米松 0.05%（Tobradex ST）滴眼液，每天 4 次至每 2 小时 1 次。

妥布霉素 0.3% – 地塞米松 0.1%（Tobradex）滴眼液或眼膏，每天 4 次至每 2 小时 1 次。

妥布霉素 0.3% – 氯替泼诺 0.5%（Zylet），每天 4 次至每 2 小时 1 次。

2. 抗阿米巴药

氯己定 0.02%，最高用量可至每小时 1 次。

己脒定（Desomedine）0.1%，最高用量可至每小时 1 次。

巴龙霉素（Humatin）10mg/ml，最高用量可至每小时 1 次。

盐酸聚六亚甲基双胍（PHBG，Baquacil）0.02%，最高用量可至每小时 1 次。

异硫氰酸丙脒（Brolene）0.1%，最高用量可至每小时 1 次。

3. 抗真菌药

两性霉素 B 0.1%～0.5%，最高用量可至每小时 1 次。

两性霉素 B 0.25～1.0mg/kg，静脉注射 6h 以上。

两性霉素 B 5mg/0.1ml，玻璃体腔内。

克霉唑 1%，最高用量可至每小时 1 次。

氟康唑（Diflucan）800mg，口服，负荷量；每天 400mg，维持量。

氟康唑（Diflucan）0.2%，最高用量可至每小时 1 次。

氟胞嘧啶（Ancobon），每天 50～

150mg/kg，分 4 次，静脉注射。

酮康唑 1%～2%，最高用量可至每小时 1 次。

酮康唑（Nizoral）200～400mg，口服，每天 1～3 次。

甲硝唑 0.75% 眼膏，每天 1 次。

咪康唑 1%，最高用量可至每小时 1 次。

咪康唑 25μg/0.1ml，玻璃体腔内。

咪康唑，每天 30mg/kg，静脉注射。

那他霉素（Natacyn）5%，最高用量可至每小时 1 次。

伏立康唑 1%，最高用量可至每小时 1 次。

4. 抗病毒药

阿昔洛韦（Zovirax）200～800mg；治疗单纯疱疹病毒，200～400mg，口服，每天 2 次至每天 5 次；治疗带状疱疹病毒，800mg，口服，每天 5 次；治疗 7～10 天。

泛昔洛韦（Famvir）250～500mg；治疗单纯疱疹病毒，250～500mg，口服，每天 1～3 次；带状疱疹病毒，500mg，口服，每天 3 次，7 天。

膦甲酸（Foscavir），初始剂量，90～120mg/kg，静脉注射，每天 2 次，14～21 天；维持剂量，90～120mg/kg，静脉注射，每天 1 次。

更昔洛韦（Cytovene），初始剂量，5mg/kg，静脉注射，每天 2 次，14～21 天；维持剂量，5mg/kg，静脉注射，每天 1 次。

更昔洛韦（Zirgan）0.15% 凝胶，每天 3～5 次。

碘苷（Herplex，Stoxil）0.1% 滴眼液，0.5% 眼膏，每天 1～5 次。

曲氟尿苷（Viroptic）1%，每天 1～9 次。

伐昔洛韦（Valtrex）500～1000mg；治疗单纯疱疹病毒，500～1000mg，口服，每天 1～3 次；治疗带状疱疹病毒，1g，口服，每天 3 次，7 天。

阿糖腺苷（Vira-A）3%，每天 1～5 次。

（二）抗炎药

1. 非甾体抗炎药

溴芬酸（Bromday）0.09%，（BromSite）0.075%，（Prolensa）0.07%，每天 1 次。

塞来昔布（Celebrex）100mg，口服，每天 2 次。

双氯芬酸钠（Voltaren）0.1%，每天 1～3 次。

双氯芬酸钠（Voltaren）75mg，口服，每天 2 次。

二氟尼柳（Dolobid）250～500mg，口服，每天 2 次。

氟比洛芬钠（Ocufen）0.03%，预防术中瞳孔缩小。

吲哚美辛（Indocin）50mg，口服，每天 2～3 次。

酮咯酸氨丁三醇（Acular）0.5%，（Acuvail）0.45%，（AcularLS）0.4%，每天 1～3 次。

萘普生（Naprosyn）250mg，口服，每天 2 次。

奈帕芬胺（Nevanac）0.1%，每天 3 次，（Ilevro）0.3%，每天 1 次。

舒洛芬（Profenal）1%，预防术中瞳孔缩小。

2. 免疫调制剂

环孢素（Cyclosporin）（Restasis）0.05%，

（Cequa）0.09%，每天2次。

利福舒特（Xiidra）5%，每天2次。

3. 类固醇类

地塞米松（Maxidex）0.1%，每天1次至每小时1次。

地塞米松磷酸钠（Decadron，AK-Dex）0.05%～0.1%，每天1次至每小时1次。

地塞米松眼内悬液（Dexycu）9%，虹膜下前房注射。

地塞米松眼用植入剂（Dextenza）0.4mg，泪小管内植入。

二氟泼尼酯（Durezol）0.05%，每天1次至每小时1次。

醋酸氟轻松玻璃体腔内植入剂（Yutiq）0.18mg，治疗慢性非感染性后葡萄膜炎。

醋酸氟米龙（Flarex，Eflone）0.1%，每天1次至每小时1次。

氟米龙乙醇（Fluor-Op，FML）0.1%，（FMLForte）0.25%，每天1次至每小时1次。

氟米龙乙醇（FML S.O.P.）0.1%眼膏，每天1次至每小时1次。

氯替泼诺（Alrex）0.2%，（Lotemax SM gel）0.38%，[Lotemax（混悬液、凝胶、眼膏）]0.5%，（Inveltys）1%，每天1次至每小时1次。

甲羟松（HMS）1%，每天1次至每小时1次。

醋酸泼尼松龙（Pred Mild）0.12%，（Econopred）0.125%，（AK-Tate，Pred Forte，Econopred Plus）1%，每天1次至每小时1次。

泼尼松龙磷酸钠（Inflamase Mild，AK-Pred）0.125%，（Inflamase Forte，AK-Pred）1%，每天1次至每小时1次。

泼尼松60～100mg，口服，每天1次，逐渐减量；与H_2受体拮抗药［雷尼替丁、法莫替丁（Pepcid）］或质子泵抑制药［奥美拉唑、兰索拉唑（Prevacid）］合用（预防胃溃疡疾病）；长期全身使用类固醇药物（≥5mg，每天1次，≥3个月）时，应考虑加用钙剂（1000～1500mg，每天1次）、维生素D（800U，每天1次），甚至加用双膦酸盐（阿仑膦酸盐、利塞膦酸盐、唑来膦酸盐）或特立帕肽，以预防类固醇性骨质疏松，同时建议患者运动、戒烟、减少酒精摄入。

利美索龙（Vexol）1%，每天1次至每小时1次。

（三）眼用降眼压（青光眼）药物

1. α肾上腺素能受体激动药（紫色瓶盖）

(1) 作用机制：减少房水生成、增加葡萄膜巩膜房水流出途径。

阿可乐定（Iopidine）0.5%，每天3次；或者1.0%，每天2次。

溴莫尼定（Alphagan-P）0.15%，0.1%，（Alphagan）0.2%，每天3次。

(2) 不良反应：上睑回缩、瞳孔缩小、结膜血管苍白、口干、鼻干、快速耐受、倦怠、头痛、过敏。

地匹福林（Propine）0.1%，每天2次。

肾上腺素（Glaucon，Epifrin，Epitrate）0.25%、0.5%、1%、2%，每天2次。

(3) 不良反应：无晶状体眼黄斑囊样水肿、高血压、心动过速、结膜肾上腺素红沉淀（使用肾上腺素）。

2. β 受体拮抗药（黄色或蓝色瓶盖）

(1) 作用机制：拮抗睫状体无色素上皮的 β_2 受体，减少房水生成。

倍他洛尔（Betoptic S）0.25%，（Betoptic）0.5%，每天 2 次。

卡替洛尔（Ocupress）1.5%，3%，每天 2 次。

左倍他洛尔（Betaxon）0.5%，每天 2 次。

左布诺洛尔（Betagan）0.25%～0.5%，每天 1～2 次。

美替洛尔（OptiPranolol）0.3%，每天 2 次。

噻吗洛尔［Timoptic，Betimol，Ocudose（无防腐剂）］0.25%，0.5%，每天 2 次，或者（lstalol）0.5%，每天 1 次，噻吗洛尔凝胶（Timoptic-XE）0.25%，0.5%，每天 1 次。

(2) 不良反应：心动过缓、支气管痉挛（哮喘者禁用）、低血压、抑郁、倦怠、性欲下降、阳痿、血清高密度脂蛋白（high-density lipoprotein，HDL）水平下降（卡替洛尔除外）。

3. 胆碱能受体激动药（缩瞳药；绿色瓶盖）

(1) 作用机制：增加小梁途径流出，可能增加葡萄膜巩膜途径流出。

卡巴胆碱［Isopto Carbachol，Miostat（眼内 0.01%）］0.75%，1.5%，2.25%，3%，每天 3 次。

二乙氧膦酰硫胆碱（Phospholine iodide）0.03%，0.0625%，0.125%，0.25%，每天 2 次。

毛果芸香碱（Pilocar，Ocusert，Isopto Carpine，PiIopine HS gel）0.5%，1%，2%，3%，4%，6%，每天 4 次（凝胶，每天临睡前使用）。

(2) 不良反应：缩瞳、诱发近视、调节痉挛、眉弓疼痛、瞳孔阻滞、房角关闭。

4. 碳酸酐酶抑制药（橘色瓶盖）

(1) 作用机制：抑制房水生成。

乙酰唑胺（Diamox，125～250mg，片剂，500mg，Sequels），最高用量可至每天口服 1g，分数次服用。

布林佐胺（Azopt）1%，每天 3 次。

多佐胺（Trusopt）2%，每天 3 次。

醋甲唑胺（Neptazane）25～50mg，口服，每天 2～3 次。

(2) 不良反应：倦怠、抑郁、再生障碍性贫血、血小板减少症、粒细胞缺乏症、Stevens-Johnson 综合征、感觉异常、肾结石、腹泻、恶心（口服时更明显）、一过性近视、性欲下降、味觉金属味。这些药物为磺胺类衍生物，磺胺类过敏患者要小心。

5. 前列腺素类药物（蓝绿或青色瓶盖）

(1) 作用机制：增加葡萄膜巩膜房水流出途径。

贝美前列素（Lumigan）0.01%，每天 1 次。

拉坦前列素（Xalatan，Xelpros）0.005%，每天 1 次。

他氟前列素（Zioptan）0.0015%，每天 1 次。

曲伏前列素（Travatan）0.004%，每天 1 次。

拉坦前列素硝酸酯（Vyzulta）0.024%，每天 1 次（是一类一氧化氮供体前列腺素类似物，也可以增加小梁途径流出）。

异丙基乌诺前列酮（Rescula）0.15%，每天2次（与前列腺素类似物有关的docosanoid复合物）。

(2) 不良反应：虹膜和眼睑色素沉着、虹膜炎、结膜充血、黄斑囊样水肿、多毛症、单纯疱疹病毒性角膜炎的再激活、流感样症状、前列腺素类药物相关眶周病变（prostaglandin-associated periorbitopathy, PAP）、上睑下垂、上睑沟加深、进行性皮肤松弛、眶周脂肪萎缩、轻度眼球内陷、下巩膜暴露、眼睑充血、眼睑变紧。

6. Rho激酶（ROCK）抑制药

(1) 作用机制：增加小梁网途径引流，减少房水生成。

奈妥舒迪（Rhopressa）0.02%，每天1次。

(2) 不良反应：结膜充血、角膜涡状营养不良、结膜出血。

7. 高渗脱水剂

(1) 作用机制：提高渗透压收缩玻璃体。

甘油（Osmoglyn）50%，8盎司（227g），口服。

甘露醇（Osmitrol）20%浓度溶液，最高用量可至2g/kg，静脉滴注30～60min以上。

异山梨醇（Ismotic）45%浓度溶液，口服，最高用量可至2g/kg。

(2) 不良反应：腰痛、头痛、精神紊乱、心力衰竭、酮症酸中毒（糖尿病者使用甘油）、恶心、呕吐。

8. 混合制剂

溴莫尼定0.2%-噻吗洛尔0.5%

（Combigan），每天2次。

布林佐胺1%-溴莫尼定0.2%（Simbrinza），每天3次。

多佐胺2%-噻吗洛尔0.5%（Cosopt），每天2次。

奈妥舒迪0.02%-拉坦前列素0.005%（Rocklatan），每天1次。

（四）抗过敏药

阿卡他定（Lastacaft）0.25%，每天1次。

盐酸氮卓斯汀（Optivar）0.05%，每天2次。

苯磺酸贝他斯汀（Bepreve）1.5%，每天2次。

西替利嗪（Zyrtec）5～10mg，口服，每天1次。

西替利嗪（Zerviate）0.24%，每天2次。

色甘酸钠（Crolom, Opticrom）4%，每天1次至每4小时1次。

地洛他定（Clarinex）5mg，口服，每天1次。

依美斯汀（Emadine）0.05%，每天4次。

盐酸依匹斯汀（Elestat）0.05%，每天2次。

非索非那定（Allegra）60mg，口服，每天2次；180mg，口服，每天1次。

酮咯酸氨丁三醇（Acular）0.5%，每天4次。

富马酸酮替芬（Zaditor, Alaway, Claritin Eye）0.025%，每天2次。

左卡巴斯汀（Livostin）0.05%，每天4次。

洛度沙胺氨丁三醇（Alomide）0.1%，每天 1～4 次。

氯雷他定（Claritin）10mg，口服，每天 1 次。

氯替泼诺（Alrex）0.2%，每天 4 次。

萘甲唑啉（Naphcon，Vasocon），每天 1～4 次。

萘甲唑啉 - 安他唑啉（Vasocon A），每天 1～4 次。

萘甲唑啉 - 非尼拉敏（Naphcon-A，Opcon-A，Ocuhist，Visine-A），每天 1～4 次。

奈多罗米钠（Alocril）2%，每天 2 次。

盐酸奥洛他定（Patanol）0.1%，每天 2 次；（Pataday）0.2%，每天 1 次；（Pazeo）0.7%，每天 1 次。

吡嘧司特钾（Alamast）0.1%，每天 2 次。

硫酸四氢唑啉钾（Visine A-C），每天 1～4 次。

（五）散瞳药及睫状肌麻痹药

硫酸阿托品（Atropisol，Isopto Atropine）0.5%，1%，2%，每天 1～4 次。

环喷托酯（Cyclogyl）0.5%，1%，2%，每天 1～4 次。

尤卡托品 5%～10%，每天 1～4 次。

后马托品（Isopto Homatropine）2%，5%，每天 1～4 次。

氢溴酸羟苯丙胺 1%/托吡卡胺 0.25%（Paremyd），每天 1～4 次（15min 起效，90min 内开始恢复）。

去氧肾上腺素（Neo-Synephrine，Mydfrin）2.5%，5%，10%，用于散瞳。

东莨菪碱（Isopto Hyoscine）0.25%，每天 1～4 次。

托吡卡胺（Mydriacyl）0.5%，1%，用于散瞳。

（六）麻醉药

布比卡因（Marcaine）0.25%～0.75%，用于球周 / 球后注射。

氯普鲁卡因（Nesacaine）1%～2% 溶液。

可卡因 1%～10%，用于局部麻醉，瞳孔试验（Horner 综合征）。

荧光素［Fluress（0.4% 奥布卡因麻醉）］0.25%～2%，用于检查结膜、角膜和眼压。

利多卡因（Xylocaine）0.5%～4%，用于局部麻醉（无防腐剂，可用于前房麻醉）。

甲哌卡因（Carbocaine）1%～2% 溶液。

丙美卡因（Ophthaine）0.5%，用于局部麻醉。

普鲁卡因（Novocain）0.5%～2% 溶液。

丁卡因（Pontocaine）0.5%，用于局部麻醉。

（七）其他药物

乙酰胆碱［Miochol，1：100（20mg）］0.5～2ml，前房内注射，用于术中缩瞳。

乙酰半胱氨酸（Mucomyst）10%～20%，对干眼症者最高用量可至每 4 小时 1 次。

阿达木单抗（Humira）80mg，皮下注射；1 周后每隔 1 周使用 40mg，用于治疗成人非感染性中间葡萄膜炎、后葡萄膜炎和全葡萄膜炎。

氨基己酸（Amicar）50～100mg/kg，口服，每 4 小时 1 次，最高用量可至每天 30g，用于治疗前房积血。

溴莫尼定（Lumify）0.025%，用量可

至每天 3 次，用于治疗眼红。

塞奈吉明（rhNGF；Oxervate）0.002%，每天 6 次，用于治疗神经营养性角膜炎。

巯乙胺（Cystaran）0.44%，用于治疗角膜半胱氨酸结晶体蓄积。

达哌拉唑（Rev-Eyes）0.5%，用于逆转瞳孔散大。

依酚氯铵（Tensilon）10mg，静脉注射，用于进行重症肌无力试验。

羟基苯丙胺（Paredrine）1%，用于瞳孔试验（Horner 综合征）。

醋甲胆碱（Mecholyl）2.5%，用于瞳孔试验（阿迪瞳孔）。

奥克纤溶酶（Jetrea）0.125mg，玻璃体腔注射，用于治疗玻璃体黄斑牵拉 / 粘连。

氯化钠（Adsorbonac，Muro 128）2.5%、5% 溶液或眼膏，每天 1～4 次，用于复发性糜烂综合征。

托珠单抗（Actemra）162mg，皮下注射，每周联合类固醇减量，用于成人巨细胞动脉炎。

奈 - 沃瑞替近（Luxturna），视网膜下注射，用于治疗因 *RPE65* 基因突变引起的遗传性视网膜疾病。

附录 E　眼科局部用药瓶盖的颜色代码

根据美国眼科学会向美国 FDA 提出的用于帮助患者识别并减少错误用药概率的建议。

类　别	颜　色
抗感染药物	棕黄色
类固醇类药物	粉红色、白色
非甾体抗炎药	灰色
散瞳药 / 睫状肌麻痹药	红色
缩瞳药	绿色
β 受体拮抗药	黄色或蓝色
α 肾上腺素受体激动药	紫色
碳酸酐酶抑制药	橘色
前列腺素类药物	蓝绿色

附录 F　药物的眼毒性（附表 F-1）

附表 F-1　药物的眼毒性		
眼部结构	**作　用**	**药　物**
眼外肌	眼球震颤、复视	麻醉药、镇静药、抗惊厥药、普萘洛尔、抗生素、吩噻嗪类、戊巴比妥、卡马西平、单胺氧化物酶抑制药
	水肿	水合氯醛
眼睑	异色	吩噻嗪类
	下垂	胍乙啶、普萘洛尔、巴比妥类

（续表）

眼部结构	作　用	药　　物
结膜	充血	利血平、甲基多巴
	结膜炎	度匹鲁单抗
	过敏	抗生素、磺胺类、阿托品、抗病毒药、抗青光眼药
	异色	吩噻嗪类、苯丁酸氮芥、保泰松
巩膜	异色	米诺环素
角膜	角膜炎	抗生素、保泰松、巴比妥类、苯丁酸氮芥、类固醇类、免疫检查点抑制药
	沉积物	氯喹、胺碘酮、他莫昔芬、吲哚美辛、布洛芬、萘普生、氯法齐明、苏拉明、吩噻嗪类、金
	水肿	金刚烷胺
	色素沉着	维生素 D
眼内压升高	房角开放	抗胆碱药、咖啡因、类固醇类、抗 VEGF 药（雷珠单抗、贝伐单抗、阿柏西普）
	房角狭窄	抗胆碱药、抗组胺药、吩噻嗪类、三环类抗抑郁药、氟哌啶醇、磺胺类（托吡酯）、加巴喷丁
前房	葡萄膜炎	利福布汀、双膦酸盐、磺胺类、乙胺嗪、美替洛尔、西多福韦、口服避孕药、免疫检查点抑制药
晶状体	混浊 / 白内障	类固醇类、吩噻嗪类、布洛芬、别嘌醇、长效缩瞳药
	近视	磺胺类、四环素、丙氯拉嗪、交感拮抗药、度洛西汀
	水肿	氯霉素、吲哚美辛、他莫昔芬、卡莫司汀、免疫检查点抑制药
视网膜	出血	抗凝药、乙胺丁醇
	血管病变	口服避孕药、氧、氨基糖苷类、万古霉素、滑石粉、卡莫司汀、干扰素
	色素变性	吩噻嗪类、吲哚美辛、萘啶酸、乙胺丁醇、异维 A 酸、氯喹、羟氯喹、戊聚糖
	网膜下积液	免疫检查点抑制药、MEK 抑制药
视神经	视神经病变	乙胺丁醇、异烟肼、利福平、磺胺类、链霉素、氯霉素、氯喹、奎宁、洋地黄、丙咪嗪、青霉胺、白消安、顺铂、长春新碱、双硫仑、甲氨蝶呤、他莫昔芬、利奈唑胺、环孢素
	视神经炎	免疫检查点抑制药
	视盘水肿（假性脑瘤）	类固醇类、维生素 A、口服避孕药、四环素、米诺环素、青霉素、保泰松、胺碘酮、萘啶酸、异维 A 酸、萘普生、锂

VEGF. 血管内皮生长因子

附录 G　重要眼部参数列表

容积	眼眶 =30ml
	眼球 =6.5ml
	玻璃体 =4.5ml
	前房 =250μl
	结膜囊 =35μl
密度	视杆细胞 =1.2 亿
	视锥细胞 =600 万
	视网膜神经节细胞 =120 万
距离	角膜厚度（中央）为 0.5～0.6mm
	前房深度 =3.15mm
	角膜（水平）=10mm（婴幼儿），11.5mm（成人）
直径	晶状体 =9.5mm
	晶状体囊袋 =10.5mm
	睫状沟 =11.0mm
	视盘 =1.5mm
	黄斑 =5mm
	黄斑中央凹 =1.5mm
	黄斑中央凹无血管区 =0.5mm
	黄斑中心小凹 =0.35mm
	睫状体 =1mm
	锯齿缘 =7～8mm
与角膜缘的距离	直肌止点　内直肌 =5.5mm
	下直肌 =6.5mm
	外直肌 =6.9mm
	上直肌 =7.7mm

（续表）

	睫状冠 =2mm
	睫状体平坦部 =4mm
长度	视神经为 45～50mm
	视神经眼内段为 0.7～1mm
	视神经眶内段为 25～30mm
	视神经管内段为 7～10mm
	视神经颅内段为 10～12mm
眶口	宽度 =35mm
	高度 =40mm
单眼视野范围	鼻侧 =60°
	颞侧 =100°
	上方 =60°
	下方 =70°
其他	视野背景光 =31.5 apostilb（约 10cd/m^2）
	亮环境下最大光谱灵敏度波长 =555nm
	暗环境下最大光谱灵敏度波长 =507nm
	视交叉处的交叉纤维 =52%（鼻侧纤维）
	基础泪液分泌 =2μl/min

附录 H　以人名命名的术语列表

阿迪（Adie）瞳孔：对胆碱类超敏的强直性瞳孔。

Alexander 法则：急跳性眼球震颤，通常朝快相方向注视时震颤幅度增大。

阿·罗（Argyll Robertson）瞳孔：瞳孔小且不规则，对光反射消失，调节反射保留；见于梅毒患者。

Arlt 线：沙眼患者中睑结膜上的水平瘢痕。

Arlt 三角（Ehrlich-Türck 线）：葡萄膜炎者角膜中央呈底朝下三角形分布的角膜后沉着物。

Amsler 征（Amsler-Verrey 征）：对 Fuchs 异色性虹膜睫状体炎的患者使用手术降眼压（如穿刺放液术）时，由于眼压下降过快导致前房角内异常血管的出血。

Bergmeister 乳头：视盘处残余的胚胎神经胶质组织。

Berlin 结节：肉芽肿性葡萄膜炎患者中前房角处的成团炎症细胞。

Berlin 水肿：（视网膜震荡）钝性外伤后感光细胞解离而导致的后极部视网膜苍白。

Bielschowsky 现象：在分离性垂直斜视患者的注视眼前逐渐增加中性滤光镜的密度时，被遮盖眼的眼位逐渐下降。

Bitot 斑：维生素 A 缺乏时，可发生球结膜的角质化鳞状上皮化生，形成白色泡沫状区域。

Bonnet 征：视网膜分支静脉阻塞时，动静脉交叉处的出血。

Boston 征：甲状腺疾病患者向下注视时的眼睑迟落。

Brushfield 斑：唐氏综合征患者的周边虹膜所呈现的灰白色斑点。

Busacca 结节：肉芽肿性葡萄膜炎患者的虹膜前表面所呈现的成团炎症细胞。

Coats 环：既往金属异物伤所致的角膜基质层出现含铁颗粒状白色混浊。

Cogan 征：上睑下垂患者从向下注视转回原始眼位时出现的上睑抽动；重症肌无力患者的非特异表现；也见于因甲状腺疾病出现外直肌静脉怒张的患者。

Collier 征：因中脑病灶所造成的双侧眼睑退缩。

Czarnecki 征：第Ⅲ对脑神经的异常再生造成眼球运动时的瞳孔节段性收缩。

Dalen-Fuchs 结节：发生交感性眼炎时，位于视网膜色素上皮和 Bruch 膜之间的炎症细胞组成的小而深层的黄色视网膜病灶（也见于结节病、vogt– 小柳 – 原田综合征）。

Dalrymple 征：甲状腺疾病患者中，继发于上睑退缩所产生的睑裂增大。

Goldberg 消退征：棉绒斑溶解后的局部神经纤维层缺失。

Drance 出血：青光眼患者中可见的视盘边缘神经纤维层出血（线状出血）。

Ehrlich-Türck 线：同 Arlt 三角。

Elschnig 珠：白内障术后囊膜上残余的晶状体上皮细胞囊性增生。

Elschnig 斑：在高血压患者中，早期可见呈黄色斑片状的位于脉络膜缺血区上的视网膜色素上皮，晚期将变成带有晕圈的色素沉积瘢痕。

Enroth 征：甲状腺疾病患者的眼睑水肿。

Ferry 线：滤过泡边缘的角膜上皮铁线。

Fischer-Khunt 斑：（巩膜老年性斑块）在老年人水平直肌止点前的蓝灰色透明巩膜区域。

Fleischer 环：圆锥角膜患者角膜圆锥底部的角膜基底上皮内的铁环。

Fuchs 斑：病理性近视患者的色素性

黄斑病灶（视网膜色素上皮增生）。

Globe 征：甲状腺疾病患者向上注视时的眼睑迟落。

Guiat 征：动脉硬化患者所呈现的视网膜静脉迂曲。

Gunn 点：视盘及黄斑处的内界膜反光。

Gunn 征：高血压视网膜病变所呈现的动静脉压迹。

Haab 纹：后弹力层的断裂（水平或与角膜缘同轴方向），见于先天性青光眼（与产伤所造成的垂直断裂区分）。

Hassall-Henle 小体：正常老化而出现的后弹力层周边部透明赘生物。

Henle 层：黄斑中央凹处的斜向视锥细胞纤维。

Herbert 小凹：沙眼患者的角膜缘滤泡瘢痕。

Hering 法则：眼球运动时，双眼的配偶肌接收等量同时的神经冲动。

Hirschberg 征：麻疹患者结膜及泪阜上的苍白圆斑（Koplik 斑）。

Hollenhorst 斑块：血管分支中的胆固醇栓子，常与一过性黑矇和视网膜动脉阻塞有关。

Horner-Trantas 点：春季性结膜炎患者中角膜缘的嗜酸粒细胞聚集。

Hudson-Stahli 线：正常老化而出现的角膜下 1/3（与泪膜水平处）水平状角膜上皮铁线。

Hutchinson 瞳孔：由于钩回疝及第Ⅲ对脑神经受压所导致的昏迷患者中固定散大的瞳孔。

Hutchinson 征：眼部带状疱疹的鼻尖处受累（累及鼻睫神经）。

Hutchinson 三联征：先天性梅毒的三个表现为基质性角膜炎、锯形齿和耳聋。

Kayes 点：角膜同种异体移植后排斥出现的上皮下浸润。

Kayser-Fleischer 环：肝豆状核变性（Wilson 病）患者角膜缘后弹力层的铜质沉着。

Khodadoust 线：角膜移植内皮排斥线，由炎症细胞组成。

Klein 斑：黄斑裂孔基底部的黄色斑点。

Kocher 征：甲状腺疾病患者向上注视时，眼球运动迟于上睑。

Koeppe 结节：肉芽肿性葡萄膜炎患者的瞳孔缘处所呈现的炎症细胞团块。

Kollner 法则：由于内层视网膜、视神经、视路、视皮质疾病引起的获得性色觉缺损表现为红绿色觉障碍［主要用于排除青光眼（初始表现为蓝黄色觉异常的视神经病变）］。

Koplik 斑：麻疹患者前驱期可见下颌磨牙对应的颊黏膜处的小灰白斑。

Krukenberg 梭：色素播散综合征出现的双侧中央角膜内皮垂直色素沉着。

Kunkmann-Wolffian 小体：周边虹膜处的白色小点，类似 Brushfield 斑，但见于正常人。

Kyreileis 斑块：弓形虫病患者中出现的黄白色血管斑块。

Lander 征：下方的视网膜前结节，见于结节病。

Lisch 结节：神经纤维瘤患者的虹膜黑色素细胞错构瘤。

Axenfeld 环：角膜缘黑色斑点，代表巩膜神经襻。

Mittendorf 点：晶状体后表面的白点（永存玻璃体动脉）。

Mizuo-Nakamura 现象：先天性夜盲症（Oguchi 病）在暗适应时异常黄斑光泽现象消失。

Moebius 征：甲状腺疾病患者的集合能力下降。

Morgagnian 白内障：过熟期皮质型白内障出现的皮质溶解，导致核下沉。

Munson 征：圆锥角膜患者向下注视时可见下睑睑缘突出。

Panum 区：在双眼单视范围周边的双眼仍能成单个像的范围。

Parry 征：甲状腺疾病患者的眼球突出。

Paton 线：视神经水肿引起的视盘周边弧形视网膜皱褶。

Paton 征：镰状细胞贫血可见的结膜微动脉瘤。

假 von Graefe 征：由于第Ⅲ对脑神经的异常再生导致内转或下转时眼睑抬高。

Pulfrich 现象：由于双眼和脑皮质之间神经传递的倍数差异而导致的立体感觉异常（如见钟摆呈椭圆运动），常见于多发性硬化。

Purkinje 像：来自角膜和晶状体的前后表面反射像。

Purkinje 位移：眼的光谱敏感度峰值所对应的波长从亮环境（555nm，视锥细胞）到暗环境（507nm，视杆细胞）中发生改变。

Riddoch 现象：一种视野异常，表现为可见到移动的物体却不可见静态的物体。

Rizutti 征：当使用笔灯斜照时，圆锥角膜患者由于光在圆锥处聚焦，而在虹膜上形成三角状的光线。

Roth 斑：中心处呈白色的视网膜内出血，可见于亚急性细菌性心内膜炎、白血病、严重贫血、胶原血管病、糖尿病和多发性骨髓瘤。

Salus 征：在高血压和动脉硬化时，视网膜动静脉交叉处的视网膜静脉偏移成角（90°）。

Sampaoelesi 线：假性剥脱综合征中可见的 Schwalbe 线前方色素沉积。

Sattler 雾：由于缺氧（如佩戴接触镜）所造成的浅层角膜水肿。

Scheie 线：在晶状体赤道部和后囊膜出现的色素，见于色素播散综合征。

Schwalbe 线：代表后弹力层边界的房角结构。

Schwalbe 环：后胚胎环（在 Schwalbe 线前方形成）。

Seidel 检查：在可疑渗漏处使用浓缩荧光素染色，观察是否有房水流出稀释荧光素，从而探测伤口是否渗漏。

Shafer 征：前部玻璃体内的色素细胞（烟灰样），与视网膜裂孔有关。

Sherrington 法则：一条肌肉的收缩将引起其拮抗肌的放松（交互神经支配）。

Siegrist 条纹：硬化的脉络膜血管上呈线状链条样的色素沉积点，常见于慢性高血压或脉络膜炎。

Singerman 点：黄斑旁毛细血管扩张症患者中可见浅层闪光样白色斑点。

Soemmering 环白内障：由外伤或手术导致的囊膜破裂或中心晶状体再吸收后，剩余的周边白内障样晶状体物质。

Tillaux 螺旋：连接各直肌止点的虚拟连线。

Stellwag 征：甲状腺疾病患者眨眼不全或瞬目减少。

Stocker 线：在翼状胬肉边缘的角膜上皮铁线。

Sugiura 征：vogt- 小柳 - 原田综合征相关的角膜缘周围白斑。

Tenon 囊：覆盖眼球的筋膜。

Uhthoff 综合征：体温升高（如运动或热水澡）时视力下降或复视，见于视神经炎恢复后。

van Trigt 征：视盘处的静脉搏动（正常表现）。

Vogt 征：由于既往的房角关闭发作导致晶状体上皮细胞缺血，引起的前部晶状体白色混浊（青光眼斑）。

Vogt 条纹：圆锥角膜患者的圆锥顶端所呈现的深基质层内垂直压力线。

von Graefe 征：甲状腺疾病患者向下注视时的眼睑迟落。

Vossius 环：钝性外伤后，瞳孔环处的虹膜色素沉着在晶状体前囊上形成的色素环。

Watzke-Allen 征：当裂隙光带聚焦于黄斑中央凹时，黄斑裂孔患者可感受到光线的中断。

Weiss 环：玻璃体后脱离后，玻璃体后表面因黏附了视盘周围神经胶质组织所形成的环。

Wessely 环：由抗原抗体复合物组成的角膜基质层渗出环。

Vogt 白线：在格子样变性中可看到的血管鞘或硬化血管。

Wieger 韧带：玻璃体通过 Wieger 韧带附着于晶状体后表面。

Willebrandt 膝：视神经的鼻下方部分神经纤维在视交叉处交叉，进入对侧视神经后再折回己侧的视束，这丛纤维叫作 Willebrandt 膝。

附录 I 常见眼科缩略语（如何阅读眼科病例）

AC	anterior chamber	前房
AFX	air-fluid exchange	气液交换
AK	astigmatic keratotomy	散光性角膜切开术
ALT	argon laser trabeculoplasty	氩激光小梁成形术
AMD	age-related macular degeneration	年龄相关性黄斑变性
APD（RAPD）（relative）	afferent pupillary defect	传入性瞳孔障碍（相对性）
ASC	anterior subcapsular cataract	前囊下白内障
AV	arteriovenous	动静脉

BCVA（BSCVA）	best（spectacle）corrected visual acuity	最佳（框架）矫正视力
BVO，BRVO	branch retinal vein occlusion	视网膜分支静脉阻塞
C，C_R	cycloplegic refraction	散瞳验光
CB	ciliary body	睫状体
C/D	cup-to-disc ratio	杯盘比
CE（ECCE，ICCE，PE）	cataract extraction（extracapsular, intracapsular, phacoemulsification）	白内障摘除（囊外、囊内、超声乳化）
C/F	cell/flare	细胞 / 闪辉
CF	count finger	指数
CL（DCL，SCL，EWCL）	contact lens（disposable, soft, extended wear）	接触镜（次抛、软性、长戴）
CME	cystoid macular edema	黄斑囊样水肿
CNV/CNVM	choroidal neovascular membrane	脉络膜新生血管膜
CRA	chorioretinal atrophy	脉络膜视网膜萎缩
C/S	conjunctiva/sclera	结膜 / 巩膜
CS	cortical spoking（cataract）	皮质轮辐状（白内障）
CSME	clinically significant macular edema	有临床意义的黄斑水肿
CVO，CRVO	central retinal vein occlusion	视网膜中央静脉阻塞
CWS	cotton-wool spot	棉绒斑
D	diopter（s）	屈光度
DD	disc diameter（s）	视盘直径
DFE（NDFE）	（non）dilated fundus examination	（非）散瞳眼底检查
DME	diabetic macular edema	糖尿病性黄斑水肿

DR（BDR，NPDR，PDR）	diabetic retinopathy（background, nonproliferative, proliferative）	糖尿病视网膜病变（背景性、非增殖性、增殖性）
E（ET）	esophoria（esotropia）	内隐斜（内斜视）
EL	endolaser	眼内激光
EOG	electro-oculogram	眼电图
EOM	extraocular muscles or movements	眼外肌 / 眼外肌运动
ERG	electroretinogram	视网膜电图
ERM	epiretinal membrane	视网膜前膜
FA	fluorescein angiogram	荧光素血管造影
FAZ	foveal avascular zone	黄斑中央凹无血管区
FB	foreign body	异物
FBS	foreign body sensation or fasting blood sugar	异物感，或者指空腹血糖
GA	geographic atrophy	地图样萎缩
H	Hertel exophthalmometry measurement or hemorrhage	Hertel 眼球突出计测量，或者指出血
HM	hand motion	手动
HT	hypertropia	上斜视
I/L	iris/lens	虹膜 / 晶状体
ILM	internal limiting membrane	内界膜
IO	inferior oblique muscle	下斜肌
IOFB（IOMFB）	intraocular（metallic）foreign body	眼内（金属）异物
IOL（ACIOL，PCIOL）	intraocular lens（anterior chamber, posterior chamber）	人工晶状体（前房型、后房型）

IOP	intraocular pressure	眼压
IR	inferior rectus muscle	下直肌
IRMA	intraretinal microvascular abnormalities	视网膜内微血管异常
K	keratometry	角膜曲率
KP	keratic precipitates	角膜后沉积物
L/L/L	ids/lashes/lacrimal	眼睑 / 睫毛 / 泪器
LF	levator function	上睑提肌功能
LP	light perception or projection	光感伴或不伴可辨别光源所在的象限
LR	lateral rectus muscle	外直肌
M，M_R	manifest refraction	显然验光
MA	macro-/microaneurysm	大动脉瘤，或者指微动脉瘤
MCE	microcystic corneal edema	微囊样角膜水肿
MP	membrane peel	剥膜
MR	medial rectus muscle	内直肌
MRD	margin to reflex distance	眼睑边缘到角膜映光点距离
NLP	no light perception	无光感
NS（NSC）	nuclear sclerosis（nuclear sclerotic cataract）	核硬化（核硬化性白内障）
NV（NVD，NVE，NVI）	neovascularization [of the disc, elsewhere（retina），iris]	新生血管化（视盘、除视盘外的视网膜、虹膜）
NVG	neovascular glaucoma	新生血管性青光眼
OD	right eye	右眼

ON	optic nerve	视神经
OS	left eye	左眼
OU	both eyes	双眼
P	pupil（s）	瞳孔
PC	posterior chamber or capsule	后房，或者指后囊膜
PCO	posterior capsular opacification	后囊膜混浊
PD	prism diopters or pupillary distance	棱镜度，或者指瞳距
PEE	punctate epithelial erosion	点状上皮糜烂
PERRL（A）	pupils equal round reactive to light （and accommodation）	瞳孔等大等圆对光反应（调节反应）灵敏
PF	palpebral fissure	睑裂
PH	pinhole vision	针孔视力
PI	peripheral iridectomy or iridotomy	周边虹膜切除术 / 周边虹膜切开术
PK，PKP	penetrating keratoplasty	穿透性角膜移植术
PPL	pars plana lensectomy	经平坦部晶状体切除术
PPV	pars plana vitrectomy	经平坦部玻璃体切割术
PRK	photorefractive keratectomy	准分子激光屈光性角膜切削术
PRP	panretinal photocoagulation	全视网膜光凝
PSC	posterior subcapsular cataract	后囊下白内障
PTK	phototherapeutic keratectomy	准分子激光治疗性角膜切削术
PVD	posterior vitreous detachment	玻璃体后脱离

PVS	posterior vitreous separation	玻璃体后分离
R	retinoscopy	检影
RD（RRD，TRD）	retinal detachment（rhegmatogenous, tractional）	视网膜脱离（孔源性、牵拉性）
RGP	rigid gas-permeable contact lens	硬性透氧性角膜接触镜
RK	radial keratotomy	放射状角膜切开术
RPE	retinal pigment epithelium	视网膜色素上皮
（R）PED	（retinal）pigment epithelial detachment	（视网膜）色素上皮脱离
SB	scleral buckle	巩膜扣带术
SLE	slit-lamp examination	裂隙灯检查
SO	superior oblique muscle	上斜肌
SPK（SPE）	superficial punctate keratopathy（epitheliopathy）	浅层点状角膜（上皮）病变
SR	superior rectus muscle	上直肌
SRF	subretinal fluid	视网膜下液
SRNVM	subretinal neovascular membrane	视网膜下新生血管膜
SS	scleral spur	巩膜突
T（T_a，T_p，T_t）	tonometry（applanation, palpation, Tono-Pen）	眼压测量（压平眼压、指压眼压、Tono-Pen 眼压笔眼压）
TH	macular thickening or edema	黄斑增厚，或者指黄斑水肿
TM	trabecular meshwork	小梁网
V（VA，V_{cc}，V_{sc}）	vision（visual acuity, with correction, without correction）	视功能（视力、矫正视力、未矫正视力）

VF（GVF，HVF）	visual field（Goldmann，Humphrey）	视野（Goldmann、Humphrey）
VH	vitreous hemorrhage	玻璃体积血
W	wearing（refers to current glasses prescription）	佩戴（针对现有眼镜处方）
X（XT）	exophoria（exotropia）	外隐斜（外斜视）

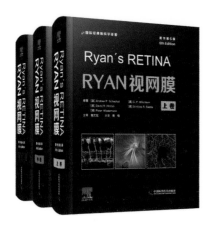

原著 [美] Andrew P. Schachat 等

主译 周 楠

定价 1980.00 元

本书引进自世界知名的 Elsevier 出版社,是一部实用、全面的视网膜学指导用书,由国际知名教授 Andrew P. Schachat、C. P. Wilkinson、David R. Hinton、SriniVas R. Sadda 和 Peter Wiedemann 联合众多视网膜领域的专家共同打造。本书为全新第 6 版,分三卷 160 章,对视网膜影像及诊断、基础科学与转化治疗等方面进行了全面细致的介绍。全书包含大量精美高清图片,为视网膜学理论研究和疾病诊疗的工作者提供了非常全面的参考资料。本书内容全面系统,图文并茂,既可作为视网膜专业的临床医生和研究人员的案头工具书,又可为眼科相关的医务人员提供细致的学术参考资料。

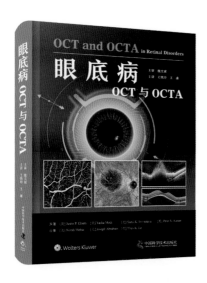

原著 [美] Justis P. Ehlers 等

主译 王艳玲 王 康

定价 298.00 元

本书引进自 Wolter Kluwer 出版社,由克利夫兰医学中心及纽约大学等国际知名临床与科研机构的多名专家联合编写。著者基于不同眼底疾病的典型病例,对每种疾病状态下的 OCT 和 OCTA 同步表现进行深入解析,以言简意赅的表达形式对影像特征进行细致描述,并配有丰富的图片资料。本书内容涉及视网膜血管性疾病、外层视网膜与脉络膜疾病、玻璃体视网膜界面及周边视网膜病变,以及炎症和感染、遗传性视网膜变性、脉络膜和巩膜病变、眼外伤等方面,还就 OCT 与 OCTA 检查对改善患者预后的作用进行了全面介绍。本书内容丰富,图文并茂,适合广大眼科医生、医学生学习掌握 OCT 及 OCTA 相关知识及操作技巧,可作为案头常备参考书。

相 关 图 书 推 荐

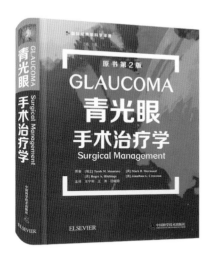

原著 [瑞士] Tarek M. Shaarawy 等

主译 王宁利 王 涛 段晓明

定价 350.00 元

本书引进自 Elsevier 出版社，是一部经典实用的青光眼手术治疗著作，Tarek M. Shaarawy 等四位国际知名教授联合众多青光眼领域顶级专家倾力编著。

本书为全新第 2 版，共含十篇 63 章，分别从青光眼激光治疗、小梁切除术、伤口愈合调节、非穿透性青光眼手术、青光眼合并白内障的治疗、引流装置、先天性青光眼手术治疗、循环破坏手术、新设备与新技术等方面进行了细致阐释，内容全面系统，并包含大量精美高清图片，方便广大眼科医师深入了解青光眼激光治疗、手术治疗的原理、操作、并发症、术后处理，是一部不可多得的眼科案头工具书。

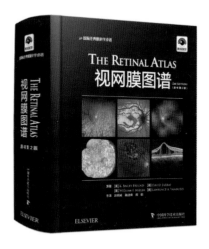

原著 [美] K. Bailey Freund 等

主译 赵明威 曲进锋 周 鹏

定价 598.00 元

本书是一部引进自 Elsevier 出版社的国际经典眼科著作，由眼底内科学术大师 Lawrence A. Yannuzzi 联合眼科学各领域权威专家倾力打造，是一部新颖、独特、全面的眼科学参考书。本书精选了 5000 余幅极富临床指导意义的眼底图片，完美呈现了眼科学中常见与罕见的各类眼底疾病，涵盖当前所有的视网膜成像方法，包括光学相干断层扫描（OCT）、吲哚菁绿血管造影、荧光素血管造影和眼底自体荧光，还介绍了 OCT 的拓展应用，包括光谱域和面 OCT，以及演进的视网膜成像模式，如超广域眼底摄影、血管造影和自身荧光。本书适合各年资的眼科医师，特别是眼底疾病科的医师、住院医师，以及相关辅助技术人员在临床工作中参考阅读。

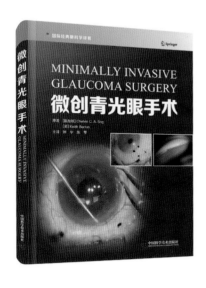

原著　[新加坡] Chelvin C. A. Sng 等

主译　钟　华　陈　琴

定价　158.00 元

本书英文版由 Springer 出版社出版，是一部详细概述微创青光眼手术的实用著作。全书共 11 章，系统阐述了各种微创青光眼手术的设备信息、作用机制、相关的解剖生理要点、适应证、患者选择、手术操作要点、术后并发症、效果和安全性等内容，几乎涵盖了当前世界范围内应用的各种微创青光眼手术方式，包括 iStent 小梁旁路支架、小梁消融术、Hydrus 微支架、XEN 青光眼引流管、PRESERFLO 微型引流器、脉络膜上腔微创青光眼手术装置、睫状体手术等，并在专门的章节对微创青光眼手术应用的争议与全球化情况进行了探讨。本书内容全面，重点突出，图文并茂，非常适合广大眼科医师及青光眼相关研究人员阅读参考。

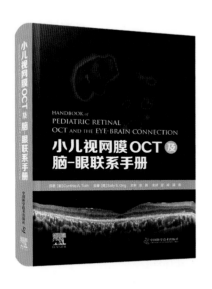

原著　[美] Cynthia A. Toth 等

主译　邵　毅　谭　钢

定价　178.00 元

本书引进自世界知名的 Elsevier 出版社，是一部全面讲述小儿视网膜 OCT 图像的实用著作，由国际知名教授 Cynthia A. Toth 和 Sally S. Ong 联合众多经验丰富的 OCT 工程师、技师、医护人员共同打造。全书共十篇 70 章，对小儿视网膜发育与视网膜相关疾病的 OCT 成像等方面进行了全面细致的介绍。书中包含 200 余幅精美高清图片，为小儿视网膜理论研究和疾病诊疗的工作者提供了非常全面的参考资料。本书内容全面系统，图文并茂，既可作为小儿眼科专业临床医生和研究人员的案头工具书，又可为从事小儿视网膜成像相关的医务人员提供细致的学术参考资料。